继承华西百年传统，汇聚当代潮流发展。

谨以此书致敬华西口腔正畸詹淑仪、周秀坤、罗颂椒、赵美英、段玉贵、陈扬熙等前辈！

国家出版基金项目
NATIONAL PUBLICATION FOUNDATION

# 当代儿童正畸矫治
# 经典应用

Contemporary Principles of
Orthodontic Appliance Therapy for
Children

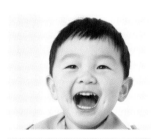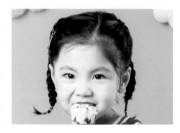

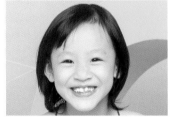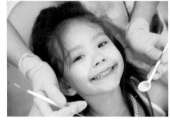

# 李小兵

**主编**

四川大学出版社
SICHUAN UNIVERSITY PRESS

项目策划：周　艳　张　良
责任编辑：周　艳
责任校对：谢　瑞　张　澄
封面设计：墨创文化
责任印制：李金兰

图书在版编目（CIP）数据

当代儿童正畸矫治经典应用 / 李小兵主编 . — 成都：
四川大学出版社，2021.7（2025.3 重印）
　ISBN 978-7-5690-4795-0

Ⅰ . ①当… Ⅱ . ①李… Ⅲ . ①儿童－口腔正畸学
Ⅳ . ① R783.5

中国版本图书馆 CIP 数据核字（2021）第 129525 号

| 书名 | 当代儿童正畸矫治经典应用 |
| --- | --- |
| | DANGDAI ERTONG ZHENGJI JIAOZHI JINGDIAN YINGYONG |
| 主　　编 | 李小兵 |
| 出　　版 | 四川大学出版社 |
| 地　　址 | 成都市一环路南一段 24 号（610065） |
| 发　　行 | 四川大学出版社 |
| 书　　号 | ISBN 978-7-5690-4795-0 |
| 印前制作 | 成都跨克创意文化传播有限公司 |
| 印　　刷 | 四川省平轩印务有限公司 |
| 成品尺寸 | 185mm×260mm |
| 印　　张 | 37 |
| 字　　数 | 785 千字 |
| 版　　次 | 2021 年 7 月第 1 版 |
| 印　　次 | 2025 年 3 月第 7 次印刷 |
| 定　　价 | 229.00 元 |

◆ 读者邮购本书，请与本社发行科联系。
　电话：(028)85408408/(028)85401670/
　(028)86408023　邮政编码：610065
◆ 本社图书如有印装质量问题，请寄回出版社调换。
◆ 网址：http://press.scu.edu.cn

四川大学出版社
微信公众号

# 编委会

## 主　编
李小兵

## 副主编（以姓氏拼音首字母顺序排序）
彭怡然　钱　煦　苏晓霞　王娅婷　周陈晨

## 编　委
田玉楼　刘人恺　吴　艳　王云霁　舒　睿　易俭如　尹　星　周　力　赵　阳　邓　潇
黄诗言　韩　雪　张凡柯　张　赟　黄仲敏　陈恩皓　陈逸恺　马宇星　王　艺

## 矫治器制作
杭州紫丁香正畸矫治器制作中心　　　沈阳清奥美口腔镶复技术有限公司
成都牙美医疗科技有限公司　　　　　成都牙贝美塑科技有限公司

## 矫治器拍摄
彭希果

## 绘　图
成都艾视美科技有限公司
马宇星　黄仲敏　张凡柯　于斯涵　杨一凡　方婷露

## 主　审
邹淑娟

国家出版基金资助项目
由四川省科技厅重点项目"儿童云矫治关键技术"支持

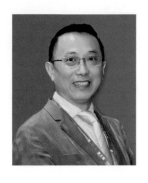

# 主编简介

## 李小兵 教授/主任医师，硕士研究生导师

现任四川大学华西口腔医学院儿童口腔科副主任　儿童早期矫治专科主任

担任国家卫生健康委医院管理研究所"儿童早期矫治规范化诊疗项目"主任委员，中华医学会儿科学分会口腔医学学组组长，中华口腔医学会儿童口腔医学专委会常委，四川省口腔医学会儿童口腔专委会副主任委员，四川省口腔医学会口腔正畸学专委会常委，贵州省人民政府"医疗卫生援黔专家团核心专家"，国际牙医师学院院士，四川省侨联特聘专家委员会特聘专家，中华医学会儿科学分会中国青少年隐形矫治专家组组长。英国爱丁堡皇家外科学院海外院员（2002—2005），《中华口腔医学杂志》《华西口腔医学杂志》《国际口腔医学杂志》审稿专家。

从事儿童牙颌畸形的预防矫治、阻断性矫治及综合矫治二十余年，主研方向是儿童错𬌗畸形矫治的临床技术与理论研究。开创性提出"咬合发育管理——儿童错𬌗畸形的全面矫治"的全新理念，并在正畸矫治与矫形的基础上创新性提出基于牙弓/牙槽骨发育的"牙槽骨塑形矫治理论"，为我国儿童错𬌗畸形早期矫治领域领军人物，创立了我国第一个儿童早期矫治专科。

承担1项国家出版基金项目、8项省市级科研课题、1项国际合作课题、1项临床GCP研究。荣获中华医学科技奖三等奖1项；四川省科技进步一、二、三等奖各1项；四川大学科技进步二等奖1项；成都市科技进步二、三等奖各1项。作为第一作者或通讯作者发表40余篇核心期刊论文和多篇SCI论文。主编《中国青少年隐形矫治专家共识2018》《中国青少年隐形矫治专家共识》《儿童口腔科诊疗与操作常规》3部专著，主审《儿童口腔早期矫治》。参编《中华口腔科学》《口腔住院医师手册》《口腔正畸学——基础、技术与临床》《爱丁堡皇家外科学院口腔正畸专业考试病例精选》《牙颌面畸形功能矫形》《华西儿保余妈妈告诉你生长发育那些事儿》6部学术专著。获国家实用新技术专利5项。2013年获《成都商报》评选的成都"好医生"百强，2013年获《华西都市报》评选的"榜样中国·我心目中的四川名医（口腔科）"，2016年成为《成都商报》"寻找成都的世界高度打造城市医学名片"上榜名医。

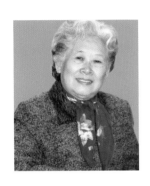

2017年春，我的学生李小兵跟我提出了想写一本儿童错殆畸形早期矫治的专著，我觉得非常有意义，就把我收藏的詹淑仪教授1991年主编的《口腔活动矫治器的应用》一书赠送给了他，希望他能借鉴华西老教授的临床经验，写出一本能帮助广大临床口腔医生的专业好书。

李小兵教授在四川大学华西口腔医学院的指导下，于2011年创建了我国第一个"儿童早期矫治专科"，开启了他正畸临床生涯的新征程。作为他的老师，我时刻关注着他个人专业和我国儿童错殆畸形早期矫治事业的发展，很高兴看到通过10年的努力，华西"儿童早期矫治专科"已发展成为有正畸博士毕业专科医生8人、口腔综合治疗台10张的颇具规模的专科，对我国儿童口腔正畸事业的发展做出了积极的贡献。同时，我也欣喜地看到，如今我国儿童错殆畸形早期矫治不断发展，出现了欣欣向荣的气象。

纵观口腔正畸学发展史，其临床治疗经历了活动矫治、功能矫治、固定多托槽矫治、无托槽隐形矫治的不同发展阶段。而儿童错殆畸形的早期预防与阻断治疗，一直都是口腔正畸学临床理论与技术的重要组成部分，学习和掌握适合儿童错殆畸形早期矫治的各类儿童矫治器的临床应用是一个合格的正畸医生必做的功课。我也希望开展儿童错殆畸形早期预防与阻断治疗的临床医生能更加重视这部分专业知识的学习，更好地保护我国儿童的牙颌面的正常生长发育，有效降低我国儿童的错殆畸形发病率。

活动矫治器一直是儿童错殆畸形早期矫治的主要工具，《口腔活动矫治器的应用》一书详细地阐述了正畸应用活动矫治器的临床技术知识，这是华西口腔正畸的规范化治疗体系的体现，我觉得对当今我国的儿童正畸临床是有很大的借鉴和指导价值的。在《口腔活动矫治器的应用》出版30年以后，李小兵教授在这本书的基础上，系统梳理了当代儿童正畸矫治的临床内容，结合自身的临床经验，编写了《当代儿童正畸矫治经典应用》一书。它既继承了华西口腔传统，也展示了当代儿童正畸的潮流方向，这是值得肯定的，我很期待这本书的出版面世，希望该书的出版能为广大口腔医生的临床治疗提供有益的帮助。

最后，祝愿我国儿童早期矫治事业欣欣向荣、不断发展！祝愿我国口腔正畸事业欣欣向荣、不断发展！

罗颂椒　教授

2021年5月于成都

# 序二

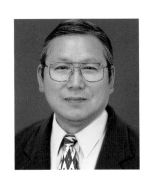

很高兴能为李小兵博士主编的这部书写序，尽管，因时间有限，我仅仅阅读了该书全稿的前言、目录和第一章。

我认为，这是一本值得推荐的好书。该书不仅仅是国内第一本从儿童口腔医学的角度系统介绍早期矫治的专著，更是对口腔前辈们早期以活动及功能矫治器为主所开拓技术和积累经验的孜孜学习、运用、发扬和创新，是对我国正畸前辈们智慧和开拓精神的传承和仰止。

早期矫治并不是新概念。从Angle所处的20世纪20年代至20世纪70年代，国内外口腔正畸的对象，主要是生长发育期的儿童及青少年，因此，牙颌畸形的早期预防和早期矫治一直是口腔正畸科及儿童口腔科教学及临床的主要内容。

但由于历史的原因，在我国，儿童口腔科更多偏重龋齿的防治，除做一些最简单的乳牙反𬌗矫治、间隙保持等预防处置外，较少涉及儿童生长发育期牙颌畸形病因机理的系统研究、监护导引及特殊治疗。改革开放前，早期矫治多由正畸专科医生完成。直至20世纪90年代后，随着国民素质的提高及对儿童口腔健康的日益重视，随着学科的分工完善和科学重组，在华西，一大批拥有正畸博士学位，经过正畸专业学习的青年医生进入了儿童口腔行业，无疑为我国儿童口腔专业健全发展、为我国儿童口腔医学进入国际前列，开启了新的征程。

千仞之台，起于垒土。该书的宗旨是尝试对儿童牙颌畸形的临床矫治器设计、应用进行系统的梳理、总结和指导。饮水思源，这不能不缅怀我国口腔先辈，特别是毛燮均、陈华、席应中及王巧璋、罗宗赉等老师们在当年一穷二白的艰苦条件下，对错𬌗畸形早期防治及正畸装置的改良、发明和创新。由于条件的限制，近40年中，国内矫治的工具主要是活动矫治器。两代人的开拓、探索、继承和创造，改善并治愈了国内近三代人的牙颌畸形疾苦，积累了丰富的经验和教训，这是留给我们后辈难能可贵的财富，是我们得以前行的基础。没有他们的积累就没有今天的我们！前人不忘，后人之师，站在前人的肩膀上，我们才能让自己看得更远，"哪怕只前进一毫米，也是功勋"（任正非语）。

我认识李小兵医师已有30年，大学毕业后他曾在华西医科大学附属口腔医院（现为"四川大学华西口腔医院"）口腔放射科工作，1992年考入华西医科大学附属口腔医院（现为"四川大学华西口腔医院"）正畸科读正畸研究生，5年后博士毕业，留正畸科工作。之后，曾被公派至英国伦敦大学做博士后研究工作1年，之后又受聘去新加坡国立大学牙学院做正畸讲师3年，归国后服从医院安排，到儿童口腔科组建儿童早期正畸诊疗工作室。10年来，他与同事们努力合作，积极学习新老技术方法，提出了咬合管理的新认识，倡导建立儿童错𬌗畸形早期矫治规范化治疗的条例标准，为儿童口腔科建设，特别是为儿童牙颌畸形早期防治的拓展作出了突出的贡献。

本书是他和全科同僚在学习和继承詹淑仪教授《口腔活动矫治器的应用》原书的基础上，通力合作而成，从儿童早期矫治的角度，系统化地演绎、阐述和梳理了儿童早期矫治技术的发展史、技术方法、设计原理，并分类介绍了适用于儿童早期矫治器的临床适应证和临床应用设计。

这本新书是有传承，有积淀，有开拓创新性的。为了便于读者对照学习，作者们为该书精制插图千余幅，并辅以矫治器实物图片，配有示范病例，一目了然。本书文字也通俗易懂，纲目清晰，易于查询。本书是一本适合口腔医学本科生、儿童口腔专业和正畸专业进修生、研究生，以及从事临床全科工作的口腔医师学习、参考、应用的专业参考书。

一本书的诞生凝聚着众人的心血，但它的价值尚待读者评说。记得，我最敬重的老师王翰章教授在主编巨著《中华口腔科学》后说过："出版书是一项永远有遗憾的工作……不仅在于永远检校不尽的错图漏字、内容的争议，更重要的是科学技术发展一日千里，很多黑字既定的概念出书时已过去。"因为世界上的所有人、物和事，都需要积淀、总结，都在不断发展创新，这是社会发展的原动力。

我是一个爱书，喜欢读书、藏书的人，也有着念书、背书、教书、疑书、编书的人生经历。我深深体会到书对人和业的影响。而作为技术类的书籍，越是适用、有效、沉淀弥深的基础及技术专著，它的阅读周期越长。而一些介绍最新时髦技术的书籍反而阅读周期短，因为技术正日夜突破、淘汰、更新，作为一个已经退休的正畸老人，我非常相信前辈正畸学家P. C. Kesling的一句话："要牢牢记住，正畸学上没有永恒的东西。我们目前所有的矫治器将不可避免地被放入博物馆的架子上，而由更简单、更有效的牙移动方法所取代。"

谨对本书作者们的辛勤工作深致敬意!

我殷切盼望着这本书能早日出版,等这本书出版了,我会细心阅读、学习它……

亲爱的读者朋友们:你们呢?

陈扬熙

记于成都·华西坝·天竺园

2021年4月3日

# 前言

随着我国社会经济的发展及人们文化水平的提高，广大儿童及家长对儿童口腔健康的要求越来越高，对儿童错殆畸形早期矫治的临床需求快速增长，儿童错殆畸形早期矫治成为当前我国口腔学术界和口腔临床治疗中的热点。遍观口腔专业书籍，专业论述儿童正畸矫治器临床应用的书籍还很缺乏，于是，我们有了编写《当代儿童正畸矫治经典应用》一书的想法。

正畸治疗从19世纪Norm An W. Kingsley诱导下颌位置向前的活动矫治器开始，逐步走向了当代固定多托槽矫治器和现在热门的无托槽隐形矫治器的应用阶段。在目前的正畸治疗临床中，相对于固定多托槽矫治器及无托槽隐形矫治器，儿童活动矫治器的临床应用是处于弱势的，这也说明我国目前临床口腔医生对儿童矫治器的应用是不多的。错殆畸形的产生有一个发生、发展的过程，早期预防与阻断错殆畸形是正畸临床治疗的一个基本原则。而应用于儿童错殆畸形早期预防与阻断的儿童正畸矫治器系统，因其设计灵活、临床应用范围广泛、成本更低，是临床各类儿童错殆畸形早期矫治的主要技术手段。"上医治未病"，忽视儿童错殆畸形的早期预防，忽略传统活动矫治器的临床应用是万万不可取的。儿童正畸矫治器治疗技术是口腔正畸学的重要组成内容，在当今社会日益增长的儿童早期矫治临床应用中也将得到越来越多的印证。

1991年人民卫生出版社出版了四川大学华西正畸专家詹淑仪教授主编的《口腔活动矫治器的应用》一书，该书详细讲解了儿童正畸用传统活动矫治器的结构和设计原理，是儿童错殆畸形早期矫治不可多得的重要参考书籍，也是陪伴作者近30年正畸临床工作的案头书。为满足当前广大儿童早期矫治医生临床治疗的迫切需求，推陈出新，作者于2017年开始规划《当代儿童正畸矫治经典应用》一书的编写，希望通过此书既继承华西口腔儿童正畸经典活动矫治器的理论技术，同时也展现当今儿童正畸矫治的新技术、新潮流和新思维。本书拟通过梳理儿童正畸矫治技术的各类系统，全景展示儿童早期矫治的不同种类矫治器的临床应用方法，推动儿童错殆畸形矫治器在我国的临床应用。

本书共分为十六章，从儿童错殆畸形矫治的目的、儿童正畸早期矫治各类矫治器结构、儿童早期矫治的生物学/生物力学原理，再到不同类别儿童错殆畸形矫治器的临床应用，以及儿童错殆畸形早期矫治后的保持，系统和全面地描述了儿童错殆畸形矫治器临床治疗方法和技术要点。

本书编写是以临床儿童早期矫治用各种矫治器为出发点，以经典儿童活动矫治器、活动/固定功能矫治器、儿童固定支架式矫治器、局部固定多托槽矫治器为主线，阐述各类儿童错殆畸形早期矫治的临床治疗理论与技术。编写结构包括：①儿童错殆畸形临床病因机制；②儿童错殆畸形临床表现；③儿童错殆畸形矫治器结构组成；④儿童错殆畸形矫治器设计与矫治原理；⑤儿童错殆畸形矫治器临床应用；⑥儿童错殆畸形早期矫治的保持。期望以此让读者深入理解各类儿童错殆畸形矫治器结构与临床应用的关系，更有效地指导广大致力于儿童错殆畸形早期矫治的口腔医生的临床工作。

本书特别强调临床实用性：①本书有大量图片内容，包括矫治器图片、矫治示意图和临床矫治病例图片。本书文字与图片的比例有助于增加读者的阅读体验，方便读者对儿童早期矫治器临床应用有更好的理解。②本书还有临床儿童错殆畸形矫治器治疗的病例展示，目的是让读者更清晰、深刻地理解各类不同矫治器的临床应用，学习起来更便捷。③在介绍各类儿童矫治器基本结构的基础上，本书还涉及同类别"矫治器的特殊设计"内容，目的是根据儿童错殆畸形临床表现千差万别的实际情况，灵活调整矫治器设计，拓展读者的思路。

此外，本书在展示经典的儿童错殆畸形矫治器内容的同时，也论述了当代儿童错殆畸形早期矫治的创新发展，包括当今国际最新的儿童错殆畸形矫治器设计和华西儿童口腔早期矫治专科矫治器的最新设计。对于当今儿童早期矫治的新趋势——计算机辅助诊断设计的无托槽隐形矫治技术，作者另有专著论述，所以在本书中就省略了。而对目前正畸界争论很大的弹性功能矫治器，本着客观、谨慎的原则，作者也论述了自己的观点，希望对这类矫治器的临床应用有所引导。

《当代儿童正畸矫治经典应用》一书由国家出版基金资助，作者邀请了国内多个高水平专业团队制作了500余副各类矫治器、绘制了200余幅示意图、拍摄了800余张图片，引用了千余张华西儿童口腔早期矫治专科近年来典型临床病例图片，力争保证本书的质量，使本书成为有中国特色的精品儿童早期矫治专业书籍。

从《口腔活动矫治器的应用》到《当代儿童正畸矫治经典应用》，从2017年到2021年，四年编撰时间转眼过去，希望《当代儿童正畸矫治经典应用》的出版能为当前我国儿童早期矫治领域的发展添砖加瓦，切实帮助我国口腔医生进行儿童早期矫治，若此书也能成为儿童早期矫治医生的椅旁书、案头书，则此书幸甚！作者幸甚！

由于作者水平所限，本书错误和不足难免，在此也恳请各位儿童早期矫治专家多提宝贵的意见。

感谢对本书出版做出贡献的各位参编人员！感谢正雅齿科科技（上海）有限公司、洋紫荆牙科器材（深圳）有限公司、3M中国有限公司、杭州新亚医疗器械有限公司、上海时代天使医疗器械有限公司对本书的支持！

祝愿我国儿童健康成长！祝愿我国儿童口腔健康事业兴旺发达！祝愿我国儿童早期矫治事业兴旺发达！

李小兵

2021年初夏于成都

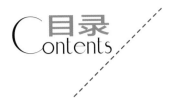

# 目录
## Contents

### 第一章　当代儿童正畸矫治器概述

一、当代儿童正畸矫治器概念 …………………………………………………… 003

二、当代儿童正畸矫治器历史回顾及发展 ……………………………………… 007

　（一）经典儿童功能矫治器的发展历史 ……………………………………… 007

　（二）活动机械性矫治器的发展历史 ………………………………………… 009

　（三）上颌腭中缝扩弓器的发展历史 ………………………………………… 010

　（四）固定推磨牙向后矫治器的发展历史 …………………………………… 011

　（五）运动护齿器的发展历史 ………………………………………………… 013

　（六）儿童无托槽隐形矫治器的发展历史 …………………………………… 013

三、常见儿童正畸矫治器分类、设计及临床适应证 …………………………… 014

　（一）儿童正畸活动矫治器的分类 …………………………………………… 014

　（二）儿童正畸活动矫治器设计的基本原则及优缺点 ……………………… 016

　（三）儿童正畸活动矫治器的临床适应证 …………………………………… 019

　（四）儿童正畸固定矫治器分类及临床适应证 ……………………………… 019

四、其他类型的儿童正畸矫治器 ………………………………………………… 025

　（一）儿童正畸口腔不良习惯矫治器 ………………………………………… 025

　（二）儿童正畸间隙保持器与间隙扩展器 …………………………………… 025

　（三）儿童正畸运动护齿器 …………………………………………………… 027

五、儿童正畸矫治器临床治疗的依从性 ………………………………………… 027

### 第二章　儿童正畸矫治器结构（组成部分）

一、儿童正畸矫治器支抗的定义、作用、种类和增加支抗的方法 …………… 030

　（一）支抗的定义 ……………………………………………………………… 030

　（二）支抗的作用 ……………………………………………………………… 030

（三）支抗的种类 ……………………………………………………… 030

（四）增加支抗的方法 ………………………………………………… 032

二、儿童正畸矫治器的组成 …………………………………………… 032

（一）儿童正畸矫治器固位部分 ……………………………………… 032

（二）儿童正畸矫治器作用力部分 …………………………………… 033

（三）儿童正畸矫治器连接部分 ……………………………………… 034

三、儿童正畸活动矫治器卡环类型及设计 …………………………… 035

（一）儿童正畸活动矫治器支抗牙的选择 …………………………… 035

（二）儿童正畸活动矫治器卡环的部位和数量 ……………………… 035

（三）儿童正畸活动矫治器卡环的类型及应用 ……………………… 035

四、儿童正畸活动矫治器作用力部分 ………………………………… 040

（一）儿童正畸活动矫治器唇弓加力部分 …………………………… 041

（二）儿童正畸活动矫治器弹簧加力部分 …………………………… 045

（三）儿童正畸活动矫治器扩弓加力部分 …………………………… 047

五、儿童正畸矫治器连接部分 ………………………………………… 050

（一）儿童正畸活动矫治器基托 ……………………………………… 050

（二）儿童正畸矫治器连接体、腭杆及舌弓 ………………………… 051

（三）儿童正畸活动矫治器导板 ……………………………………… 052

六、儿童正畸矫治器其他组成部分 …………………………………… 053

（一）儿童正畸活动矫治器𬌗垫 ……………………………………… 053

（二）儿童正畸矫治器唇挡 …………………………………………… 054

（三）儿童正畸矫治器带环、颊/舌面管、附件及舌侧弓 …………… 054

（四）儿童正畸矫治器口外牵引装置 ………………………………… 056

附录　儿童正畸活动矫治器结构不同设计 …………………………… 060

## 第三章　当代儿童正畸经典矫治的生物学及生物力学原理

一、儿童牙颌面生长发育 ……………………………………………… 070

（一）牙颌面生长发育基本概念及生长发育机制 …………………… 070

（二）儿童出生后颅颌面生长发育 …………………………………… 072

（三）儿童出生后牙弓的生长发育 …………………………………… 077

（四）儿童出生后牙𬌗的生长发育 …………………………………… 078

（五）儿童恒牙萌出及牙龈附着改变 ………………………………… 082

（六）儿童出生后面部软组织的生长发育 ⋯⋯⋯⋯⋯⋯⋯⋯⋯⋯⋯⋯⋯ 083

（七）儿童牙颌面生长发育与错𬌗畸形早期矫治⋯⋯⋯⋯⋯⋯⋯⋯⋯⋯⋯ 083

二、儿童错𬌗畸形矫治中的组织变化⋯⋯⋯⋯⋯⋯⋯⋯⋯⋯⋯⋯⋯⋯⋯⋯⋯ 084

（一）儿童正畸牙齿移动的组织变化 ⋯⋯⋯⋯⋯⋯⋯⋯⋯⋯⋯⋯⋯⋯⋯ 084

（二）儿童正畸牙颌面的骨组织改建 ⋯⋯⋯⋯⋯⋯⋯⋯⋯⋯⋯⋯⋯⋯⋯ 088

三、儿童正畸矫治的生物力学原理⋯⋯⋯⋯⋯⋯⋯⋯⋯⋯⋯⋯⋯⋯⋯⋯⋯⋯ 089

（一）正畸矫治生物力学概述 ⋯⋯⋯⋯⋯⋯⋯⋯⋯⋯⋯⋯⋯⋯⋯⋯⋯ 089

（二）正畸矫治的生物力学具体运用 ⋯⋯⋯⋯⋯⋯⋯⋯⋯⋯⋯⋯⋯⋯⋯ 091

（三）儿童正畸矫治力的强度与临床特征 ⋯⋯⋯⋯⋯⋯⋯⋯⋯⋯⋯⋯⋯ 098

## 第四章　儿童反𬌗矫治器原理及临床应用

一、乳牙列期反𬌗的临床矫治⋯⋯⋯⋯⋯⋯⋯⋯⋯⋯⋯⋯⋯⋯⋯⋯⋯⋯⋯⋯ 102

（一）概述 ⋯⋯⋯⋯⋯⋯⋯⋯⋯⋯⋯⋯⋯⋯⋯⋯⋯⋯⋯⋯⋯⋯⋯⋯ 102

（二）乳牙反𬌗的病因及机制 ⋯⋯⋯⋯⋯⋯⋯⋯⋯⋯⋯⋯⋯⋯⋯⋯⋯ 103

（三）乳前牙反𬌗矫治器原理及临床应用 ⋯⋯⋯⋯⋯⋯⋯⋯⋯⋯⋯⋯⋯ 107

（四）乳后牙反𬌗矫治器原理及临床应用 ⋯⋯⋯⋯⋯⋯⋯⋯⋯⋯⋯⋯⋯ 113

二、替牙列期反𬌗的临床矫治⋯⋯⋯⋯⋯⋯⋯⋯⋯⋯⋯⋯⋯⋯⋯⋯⋯⋯⋯⋯ 115

（一）替牙列期反𬌗的病因机制及临床表现 ⋯⋯⋯⋯⋯⋯⋯⋯⋯⋯⋯⋯ 115

（二）替牙列期反𬌗的临床矫治⋯⋯⋯⋯⋯⋯⋯⋯⋯⋯⋯⋯⋯⋯⋯⋯⋯ 119

附录1　儿童反𬌗矫治器特殊设计 ⋯⋯⋯⋯⋯⋯⋯⋯⋯⋯⋯⋯⋯⋯⋯⋯⋯ 127

附录2　典型病例 ⋯⋯⋯⋯⋯⋯⋯⋯⋯⋯⋯⋯⋯⋯⋯⋯⋯⋯⋯⋯⋯⋯⋯ 129

## 第五章　替牙列期牙弓横向发育异常早期矫治原理及矫治器临床应用

一、儿童牙弓宽度发育不足的早期矫治⋯⋯⋯⋯⋯⋯⋯⋯⋯⋯⋯⋯⋯⋯⋯⋯ 144

（一）儿童牙弓宽度发育不足的机制及临床表现 ⋯⋯⋯⋯⋯⋯⋯⋯⋯⋯ 144

（二）儿童牙弓宽度的发育规律 ⋯⋯⋯⋯⋯⋯⋯⋯⋯⋯⋯⋯⋯⋯⋯⋯ 144

（三）儿童牙弓宽度发育不足矫治的解剖学基础 ⋯⋯⋯⋯⋯⋯⋯⋯⋯⋯ 145

二、儿童扩弓矫治的临床治疗原理⋯⋯⋯⋯⋯⋯⋯⋯⋯⋯⋯⋯⋯⋯⋯⋯⋯⋯ 146

（一）扩弓矫治的适应证 ⋯⋯⋯⋯⋯⋯⋯⋯⋯⋯⋯⋯⋯⋯⋯⋯⋯⋯⋯ 146

（二）扩弓矫治的非适应证 ⋯⋯⋯⋯⋯⋯⋯⋯⋯⋯⋯⋯⋯⋯⋯⋯⋯⋯ 146

（三）扩弓矫治的临床方法及时机选择 ⋯⋯⋯⋯⋯⋯⋯⋯⋯⋯⋯⋯⋯⋯ 146

（四）扩弓矫治的颅面颌骨效应及保持 ⋯⋯⋯⋯⋯⋯⋯⋯⋯⋯⋯⋯⋯⋯ 147

（五）扩弓矫治器的分类 ·················· 147

三、上颌活动扩弓矫治器原理及临床应用·················· 148

（一）上颌分裂簧式扩弓矫治器原理及临床应用 ·················· 148

（二）上颌螺旋扩弓簧矫治器原理及临床应用 ·················· 151

（三）上颌双曲舌簧式扩弓矫治器原理及临床应用 ·················· 153

（四）上颌扇形扩弓矫治器原理及临床应用 ·················· 154

四、下颌活动扩弓矫治器原理及临床应用·················· 155

（一）下颌分裂簧活动扩弓矫治器原理及临床应用 ·················· 155

（二）下颌Schwartz螺旋簧活动扩弓矫治器原理及临床应用 ·················· 156

（三）下颌双曲舌簧活动扩弓矫治器原理及临床应用 ·················· 156

五、不对称扩弓矫治器原理及临床应用·················· 157

（一）上颌不对称活动扩弓矫治器原理及临床应用 ·················· 157

（二）下颌不对称扩弓矫治器原理及临床应用 ·················· 159

六、儿童牙弓宽度发育不足合并牙弓长度发育不足的矫治·················· 160

（一）儿童牙弓宽度发育不足合并牙弓长度发育不足的临床表现 ·················· 160

（二）儿童牙弓宽度、长度发育不足矫治器原理及临床应用 ·················· 160

七、固定支架式扩弓矫治器原理及临床应用·················· 164

（一）上颌固定四眼圈簧扩弓矫治器原理及临床应用 ·················· 165

（二）上颌W形扩弓矫治器原理及临床应用 ·················· 167

（三）上颌固定Hyrax扩弓矫治器原理及临床应用 ·················· 169

（四）上颌固定Hass扩弓矫治器原理及临床应用 ·················· 171

（五）下颌固定扩弓矫治器原理及临床应用 ·················· 174

附录1 扩弓矫治器特殊设计 ·················· 178

附录2 典型病例 ·················· 182

## 第六章 儿童牙弓长度发育异常矫治原理及矫治器临床应用

一、儿童牙弓长度发育异常的机制·················· 194

（一）儿童牙弓长度发育规律 ·················· 194

（二）儿童牙弓长度发育异常的机制及临床诊断 ·················· 195

二、儿童前段牙弓长度发育异常的临床矫治·················· 198

（一）儿童前段牙弓长度发育异常的临床治疗原则 ·················· 198

（二）乳牙列期儿童前段牙弓长度发育异常的治疗 ·························· 200

（三）替牙列期儿童前段牙弓长度发育异常的治疗 ·························· 202

三、磨牙近/远中移动矫治原理及矫治器临床应用 ·························· 206

（一）推下颌磨牙向后矫治器原理及临床应用 ·························· 207

（二）推上颌磨牙向后矫治器原理及临床应用 ·························· 212

附录1　牙弓长度扩展矫治器特殊设计 ·························· 218

附录2　典型病例 ·························· 220

## 第七章　儿童牙颌面发育异常（垂直向）矫形治疗原理及矫治器应用

一、儿童牙颌面发育异常（垂直向）的机制、临床表现、诊断及治疗原则 ············ 234

（一）儿童前牙深覆𬌗的机制、临床表现及治疗原则 ·························· 234

（二）儿童前牙开𬌗畸形的病因、机制、分类、临床表现及治疗原则 ············ 236

二、儿童牙颌面发育异常（垂直向）的临床治疗 ·························· 239

（一）儿童前牙深覆𬌗的矫治：矫治器原理及临床应用 ·························· 239

（二）儿童前牙开𬌗畸形的矫治：矫治器原理及临床应用 ·························· 242

附录1　儿童正畸功能矫治器（垂直向）的特殊设计 ·························· 252

附录2　典型病例 ·························· 255

## 第八章　儿童牙颌面矢状向不调矫形治疗Ⅰ：Ⅱ类错𬌗畸形矫治原理及矫治器临床应用

一、Ⅱ类错𬌗畸形的病因、分类及临床表现与治疗原则 ·························· 264

（一）Ⅱ类错𬌗畸形的病因 ·························· 264

（二）Ⅱ类错𬌗畸形的分类及临床表现 ·························· 265

（三）Ⅱ类错𬌗畸形的治疗原则 ·························· 270

二、Ⅱ类错𬌗畸形的治疗：矫治器原理及临床应用 ·························· 272

（一）肌激动器的矫治原理及临床应用 ·························· 272

（二）改良肌激动器的矫治原理及临床应用 ·························· 277

（三）功能调节器（Functional Regulator，FR功能矫治器）的矫治原理及临床应用 ··· 281

（四）生物调节器（Bionator矫治器）的矫治原理及临床应用 ·························· 289

（五）上颌斜面导板矫治器的矫治原理及临床应用 ·························· 291

（六）双板矫治器（Twin Block矫治器）的矫治原理及临床应用 ·························· 293

（七）固定双板矫治器的矫治原理及临床应用 ·························· 297

（八）头帽式肌激动器的矫治原理及临床应用 ·························· 298

（九）Sander Ⅱ矫治器的矫治原理及临床应用 ·························· 302

（十）Herbst矫治器的矫治原理及临床应用 ························· 305

附录1　儿童正畸Ⅱ类错𬌗畸形功能矫治器特殊设计 ················· 308

附录2　典型病例 ·················· 318

## 第九章　儿童牙颌面矢状向不调矫形治疗Ⅱ：Ⅲ类错𬌗畸形矫治原理及矫治器临床应用

一、儿童牙颌面Ⅲ类错𬌗畸形的病因、临床表现、机制、分型与治疗原则 ············· 328

（一）儿童牙颌面Ⅲ类错𬌗畸形的病因 ·················· 328

（二）儿童牙颌面Ⅲ类错𬌗畸形的临床表现、机制与分型 ·················· 331

（三）儿童牙颌面Ⅲ类错𬌗畸形的治疗原则 ·················· 334

二、儿童牙颌面Ⅲ类错𬌗畸形的治疗：矫治器原理及临床应用 ············· 337

（一）下颌斜面导板矫治器的矫治原理及临床应用 ·················· 337

（二）儿童反式肌激动器的矫治原理及临床应用 ·················· 340

（三）反式双板矫治器（反式Twin Block矫治器）的矫治原理及临床应用 ·················· 342

（四）FRⅢ型功能矫治器（Functional Regulator Ⅲ）的矫治原理及临床应用 ········· 344

（五）Ⅲ型生物调节器（Ⅲ型Bionator矫治器）的矫治原理及临床应用 ·········· 348

（六）面具式前牵引矫治器的矫治原理及临床应用 ·················· 350

附录1　儿童正畸Ⅲ类错𬌗畸形矫治器特殊设计 ················· 355

附录2　典型病例 ·················· 358

## 第十章　儿童个别恒牙位置异常矫治原理及矫治器临床应用

一、儿童个别恒牙近/远中移动矫治器原理及临床应用 ·················· 367

（一）个别恒前牙近中或远中移动矫治器原理及临床应用 ·················· 368

（二）个别恒后牙远中移动矫治器原理及临床应用 ·················· 370

二、儿童前牙唇向、后牙颊舌向移动矫治器原理及临床应用 ·················· 374

（一）个别前牙唇向移动活动矫治器及个别前磨牙颊向移动活动矫治器原理及
临床应用 ·················· 375

（二）后牙颊/舌向移动的矫治器原理及临床应用 ·················· 377

三、儿童个别恒牙扭转矫治器原理及临床应用 ·················· 382

（一）个别恒前牙扭转矫治器的原理及临床应用 ·················· 383

（二）个别恒后牙扭转矫治器的原理及临床应用 ·················· 385

四、儿童个别/部分恒牙伸长移动矫治器原理及临床应用 ·············· 387

（一）上颌个别前牙拉钩橡皮圈弹性牵引矫治器原理及临床应用 ·············· 387

（二）个别后牙伸长移动矫治器原理及临床应用 ·············· 388

五、儿童个别恒牙压入移动活动矫治器原理及临床应用·············· 390

（一）个别上前牙压入移动矫治器原理及临床应用 ·············· 390

（二）个别后牙拉钩弹性橡皮圈压入后牙矫治器原理及临床应用 ·············· 392

附录1　儿童正畸个别牙移动矫治器的特殊设计 ·············· 394

附录2　典型病例 ·············· 396

## 第十一章　儿童口腔不良习惯阻断性矫治原理及矫治器临床应用

一、儿童不良吮吸习惯的临床治疗·············· 406

（一）儿童不良吮吸习惯的病因 ·············· 407

（二）儿童不良吮吸习惯的临床表现 ·············· 407

（三）儿童不良吮吸习惯的行为引导、矫治器治疗原理及临床应用 ·············· 409

二、儿童不良舌习惯的临床治疗·············· 416

（一）儿童不良舌习惯的病因 ·············· 416

（二）儿童不良舌习惯的临床表现 ·············· 416

（三）儿童不良舌习惯阻断矫治器的矫治原理及临床应用 ·············· 418

三、儿童口呼吸不良习惯的临床治疗·············· 423

（一）儿童口呼吸不良习惯的病因 ·············· 423

（二）儿童口呼吸不良习惯的临床表现和诊断要点 ·············· 424

（三）儿童口呼吸不良习惯阻断矫治器的治疗原理及临床应用 ·············· 425

四、儿童下颌前伸习惯的临床治疗·············· 427

（一）儿童下颌前伸习惯的病因 ·············· 427

（二）儿童下颌前伸习惯的临床表现 ·············· 427

（三）儿童下颌前伸习惯阻断矫治器的治疗原理及临床应用 ·············· 428

五、儿童偏侧咀嚼习惯的临床治疗·············· 429

（一）儿童偏侧咀嚼习惯的病因 ·············· 429

（二）儿童偏侧咀嚼习惯的临床表现 ·············· 429

（三）儿童偏侧咀嚼习惯阻断矫治器的治疗原理及临床应用 ·············· 431

六、儿童不良唇习惯的临床治疗·············· 432

（一）儿童不良唇习惯的病因 ·························································· 432

（二）儿童不良唇习惯的临床表现 ···················································· 432

（三）儿童不良唇习惯阻断矫治器的治疗原理及临床应用 ···················· 433

七、儿童夜磨牙习惯的临床治疗 ························································· 433

（一）儿童夜磨牙习惯的病因 ·························································· 433

（二）儿童夜磨牙习惯的临床表现 ···················································· 434

（三）儿童夜磨牙习惯阻断的治疗原理与临床应用 ······························ 434

八、儿童运动护齿套原理及临床应用 ··················································· 436

（一）儿童运动护齿套的原理 ·························································· 436

（二）儿童运动护齿套的临床应用 ···················································· 436

附录1　儿童正畸口腔不良习惯矫治器特殊设计 ···································· 438

附录2　典型病例 ·········································································· 440

# 第十二章　间隙管理Ⅰ：间隙保持

一、儿童间隙保持的适应证 ······························································· 450

二、儿童间隙保持的非适应证 ···························································· 451

三、儿童间隙保持器的作用和要求 ······················································ 451

四、儿童间隙保持器的类型和应用 ······················································ 452

（一）儿童功能性活动间隙保持器 ···················································· 452

（二）儿童简单基托式间隙保持器 ···················································· 454

（三）儿童非功能性固定间隙保持器 ·················································· 454

（四）儿童非功能性舌弓间隙保持器 ·················································· 455

（五）儿童固定功能性舌弓间隙保持器 ··············································· 455

（六）儿童上颌Nance弓间隙保持器 ··················································· 456

（七）儿童上颌横腭杆间隙保持器 ···················································· 457

（八）儿童间隙扩展式保持器 ·························································· 457

（九）儿童导萌式间隙保持器 ·························································· 458

五、佩戴间隙保持器的注意事项 ························································· 459

附录1　儿童正畸间隙保持器特殊设计 ················································ 460

附录2　典型病例 ·········································································· 463

## 第十三章　间隙管理Ⅱ：间隙关闭和间隙扩展

一、儿童牙列必需间隙和可用间隙·······················································470

二、儿童牙列间隙过量的病因、正畸间隙关闭适应证和矫治器原理及临床应用········470

　（一）儿童牙列间隙过量的病因 ·····················································470

　（二）儿童正畸间隙关闭的适应证 ···················································472

　（三）儿童正畸间隙关闭矫治器原理及临床应用 ·······································473

三、儿童牙列间隙不足的病因、正畸间隙扩展适应证和矫治器原理及临床应用········477

　（一）儿童牙列间隙不足的病因 ·····················································477

　（二）儿童正畸间隙扩展的适应证 ···················································479

　（三）儿童正畸间隙扩展矫治器原理及临床应用 ·······································480

附录1　儿童牙列间隙管理矫治器特殊设计 ···············································487

附录2　典型病例 ·····································································489

## 第十四章　儿童弹性功能矫治器矫治原理及临床应用

一、儿童早期牙弓/牙槽骨弓塑形及口腔功能管理概念 ·····································498

　（一）儿童早期牙弓/牙槽骨弓塑形概念 ··············································498

　（二）儿童早期口腔功能管理概念 ···················································499

二、儿童弹性功能矫治器的结构与临床适应证···········································500

　（一）儿童弹性功能矫治器的结构 ···················································500

　（二）儿童弹性功能矫治器的临床适应证 ·············································501

三、儿童弹性功能矫治器的临床应用···················································502

　（一）儿童乳牙列发育期吞咽、咀嚼功能的训练 ·······································502

　（二）儿童早期口腔不良习惯的阻断治疗 ·············································502

　（三）恒牙萌出时的牙萌出诱导 ·····················································503

　（四）儿童牙弓/牙槽骨弓发育异常的塑形矫治 ········································503

　（五）儿童轻中度功能性错𬌗畸形的早期矫治 ·········································505

四、儿童弹性功能矫治器临床应用的局限性·············································506

## 第十五章　儿童"2×4"局部固定矫治技术

一、儿童"2×4"局部固定矫治技术的组成及生物力学原理·································510

　（一）"2×4"局部固定矫治技术概述 ·················································510

（二）"2×4"局部固定矫治技术矫治器的基本结构组成 ·········· 510

（三）"2×4"局部固定矫治技术矫治错𬌗畸形的生物力学原理 ·········· 511

二、"2×4"局部固定矫治技术的临床应用·········· 516

（一）替牙列期前牙反𬌗的"2×4"局部固定矫治·········· 516

（二）替牙列期前牙开𬌗的"2×4"局部固定矫治·········· 519

（三）替牙列期前牙深覆𬌗深覆盖的"2×4"局部固定矫治·········· 521

（四）替牙列期前牙间隙问题的"2×4"局部固定矫治·········· 524

（五）替牙列期上前牙阻生（弯根）的"2×4"局部固定牵引矫治 ·········· 525

（六）替牙列期前牙扭转的"2×4"局部固定矫治 ·········· 528

（七）磨牙近中倾斜的"2×4"局部固定矫治·········· 529

附录 典型病例·········· 531

## 第十六章 结束与保持

一、复发的机制及预防·········· 544

（一）复发的机制·········· 544

（二）复发的预防·········· 544

二、常见错𬌗畸形矫治后的保持·········· 545

（一）个别牙反𬌗矫治后的保持·········· 545

（二）安氏Ⅱ类错𬌗畸形矫治后的保持·········· 545

（三）安氏Ⅲ类错𬌗畸形矫治后的保持·········· 545

（四）深覆𬌗矫治后的保持·········· 545

三、保持器的种类和特点·········· 546

（一）活动保持器·········· 546

（二）固定保持器·········· 551

（三）常用保持器保持疗效的比较·········· 552

四、保持器的佩戴与常见问题·········· 553

（一）Hawley保持器·········· 553

（二）压膜保持器·········· 553

（三）舌侧丝保持器·········· 554

附录 儿童正畸保持器特殊设计·········· 555

参考文献·········· 559

# 第一章

# 当代儿童正畸矫治器概述

儿童错𬌗畸形是牙颌面生长发育过程中由遗传、环境或特殊原因（如致畸因子导致胚胎发育异常、颅面软硬组织外伤等）造成的颅面形态大小、上下颌骨关系、咬合关系以及颅面软硬组织关系的异常。儿童错𬌗畸形影响儿童颅面软硬组织形态美观、口腔功能发育（特别是口腔咬合功能），危害儿童身心健康，是儿童口腔三大疾病之一。儿童牙颌面畸形的临床治疗原则是在错𬌗畸形的发生发展过程中阶段性预防错𬌗畸形、引导咬合发育、阻断错𬌗畸形，以及进行错𬌗畸形的序列综合矫治，以达到恢复儿童良好口颌系统功能与牙颌面软硬组织形态协调的目的。准确与高效的儿童早期矫治能降低儿童错𬌗畸形发病率，减轻错𬌗畸形严重程度及复杂性，是儿童错𬌗畸形全面管理的重要环节（图1-1）。

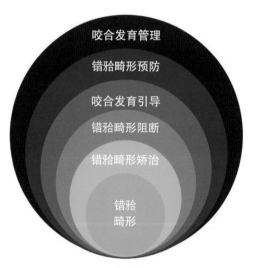

图1-1　咬合发育管理
（儿童错𬌗畸形临床治疗的原则：预防、引导、阻断和综合矫治）

早期高效矫治儿童错𬌗畸形必须基于对错𬌗畸形病因及机制的准确诊断、矫治时机的合理选择、矫治计划的高效安排以及儿童正畸矫治器的正确选择。儿童错𬌗畸形的预防、引导、阻断和矫治依靠的是高效的儿童正畸矫治器设计及临床医生对其的正确应用。因此，儿童正畸矫治器结构、性能、作用原理及临床适应证，是正畸医生特别是错𬌗畸形早期矫治医生必须了解及掌握的专业知识。

儿童正畸矫治器是口腔正畸矫治器系统的重要组成部分。儿童正畸矫治器种类繁多，其不同的功能结构是基于儿童错𬌗畸形的不同病因、机制及治疗目的而设计的，并形成了矫治各类错𬌗畸形的相应体系。正确应用儿童正畸矫治器能有效阻断儿童错𬌗畸形的发生与发展，在错𬌗畸形未形成或错𬌗畸形形成早期进行治疗，以达到事半功倍的矫治效果。

本书从咬合发育管理——儿童错𬌗畸形的预防、引导、阻断的早期矫治理论出发，通过系统描述儿童正畸矫治器的结构、功能、矫治原理、临床适应证及治疗方法，全面阐述儿童正畸的经典临床治疗理论与技术以及儿童错𬌗畸形预防、阻断矫治体系。本书力争理论结合实践，图文并茂，为从事儿童错𬌗畸形早期矫治的口腔医生提供系统、全面的经典儿童正畸矫治器临床应用理论知识，推动我国儿童错𬌗畸形早期矫治技术的发展，提高我国早期正畸矫治的水平。

## 一、当代儿童正畸矫治器概念

"儿童"的定义比较宽泛，联合国定义广义的"儿童"为18岁以下的任何人（图1-1-1），中国法律及医学界狭义的"儿童"定义为0-14岁的任何人。狭义的"儿童"从0到14岁，包括婴幼儿、幼儿、儿童、少年、青少年等不同的发育阶段。

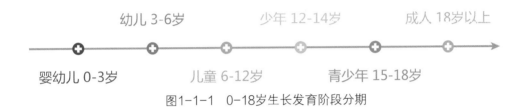

图1-1-1　0-18岁生长发育阶段分期

儿童正畸矫治器是指在儿童生长发育过程中用于预防错𬌗畸形、引导儿童牙颌面生长发育、阻断矫正异常儿童牙颌面生长发育的所有正畸临床矫治器。

根据儿童不同的生长发育阶段、错𬌗畸形病因、错𬌗畸形矫治机制等，儿童正畸矫治器可划分为以下不同的种类：儿童口腔功能发育训练器、儿童口腔不良习惯矫治器、乳牙反𬌗矫治器、乳牙早失间隙保持器、乳恒牙替换异常的间隙恢复/关闭矫治器、儿童牙齿位置异常矫治器、儿童牙弓发育异常早期矫治器（塑形矫治器）、儿童牙发育异常早期矫治器、儿童运动护齿套、儿童功能性/骨性错𬌗畸形功能矫治器、儿童正畸保持器等（图1-1-2至图1-1-9）。

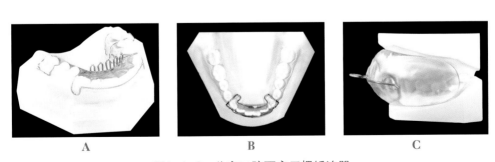

图1-1-2　儿童口腔不良习惯矫治器
A. 上颌基托可摘式舌刺矫治器；B. 下前牙活动唇挡矫治器；C. 带拉钩式前庭盾矫治器

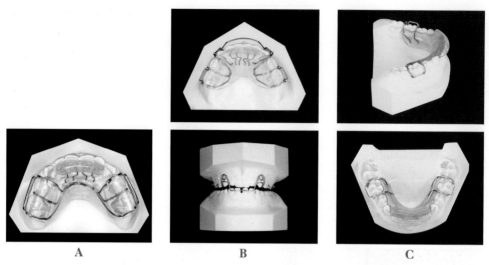

图1-1-3　乳牙反𬌗矫治器
A. 上颌𬌗垫式双曲舌簧乳牙反𬌗矫治器；B. 上颌𬌗垫式双曲舌簧反式唇弓矫治器；
C. 下颌连冠斜面导板式乳牙反𬌗矫治器

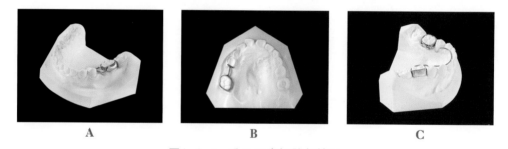

图1-1-4　乳牙早失间隙保持器
A. 下颌带环丝圈式间隙保持器；B. 上颌单杆式间隙保持器；C. 下颌带U形曲舌弓间隙保持器

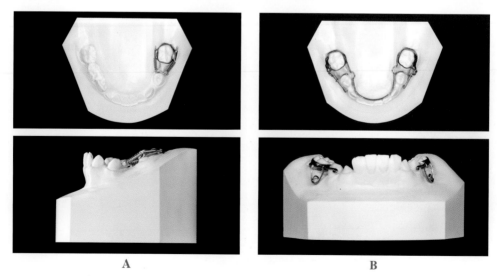

图1-1-5　乳牙早失间隙扩展器
A. 下颌螺旋弹簧带环丝圈式间隙扩展器；B. 下颌别针簧舌弓间隙扩展器

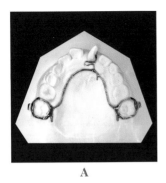 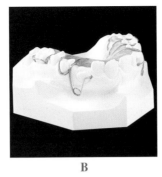 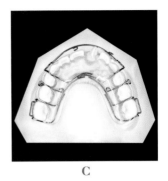

图1-1-6 儿童牙齿位置异常矫治器
A. 上前牙扭转固定双曲纵簧矫治器；B. 上颌单别针簧活动矫治器；
C. 上颌带拉钩双曲唇弓活动矫治器

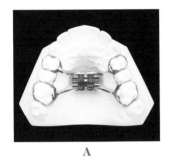 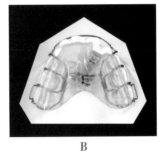 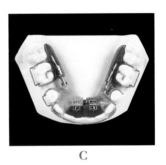

图1-1-7 儿童牙弓宽度发育异常扩弓矫治器
A. 上颌支架式Hyrax扩弓矫治器；B. 上颌活动螺旋扩弓局部小螺旋簧个别前牙反𬌗矫治器；
C. 下颌活动螺旋扩弓推磨牙向后矫治器

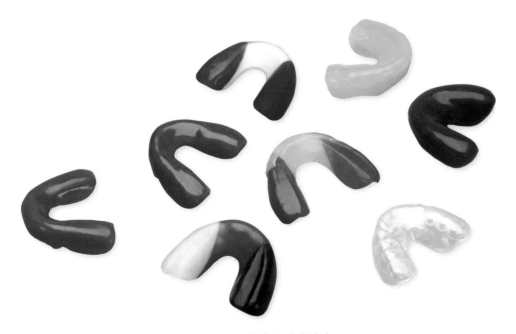

图1-1-8 儿童运动护齿套

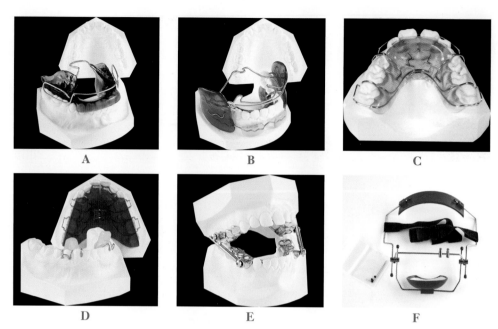

图1-1-9　儿童功能性/骨性错𬌗畸形功能矫治器

A. 生物调节器；B. FRⅡ型功能矫治器；C. 上颌活动斜面导板；D. 双板矫治器；E. Herbst矫
治器；F. 面具式前牵引矫治器口外面框

　　儿童正畸矫治器根据矫治器固位方式，可分为儿童活动矫治器和固定矫治器两大类。大部分的儿童正畸矫治器可由儿童及家长自行取戴，为活动矫治器（图1-1-10）。而粘接性固位矫治器、固定功能矫治器、局部多托槽矫治器等儿童正畸矫治器，取戴由医生完成，为固定矫治器（图1-1-11）。

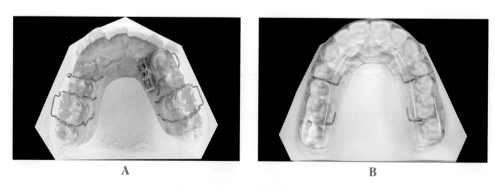

图1-1-10　儿童活动矫治器

A. 上颌𬌗垫式推磨牙向后矫治器；B. 上颌全牙列𬌗板矫治器

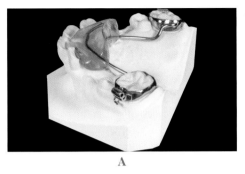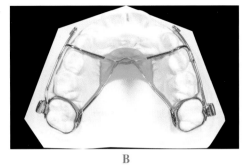

图1-1-11　儿童固定矫治器

A. 上前牙固定式斜面导板矫治器；B. 上颌固定式Nance托前牵引矫治器

## 二、当代儿童正畸矫治器历史回顾及发展

19世纪，美国正畸先驱Norm An W. Kingsley医生首先将活动矫治器应用于儿童下颌后缩错𬌗畸形，应用矫治器诱导下颌位置向前。自此，活动矫治器的使用开始成为正畸治疗系统的重要组成部分，并在欧洲和亚洲地区产生了深远的影响。20世纪70年代，随着固定多托槽正畸矫治器及托槽和弓丝矫治系统的发展，活动矫治器在正畸治疗中的使用率逐渐下降。但近年来随着人们对牙颌面生长发育与错𬌗畸形病因机制认识的不断深入、儿童错𬌗畸形早期矫治理论的不断加深，以及口腔技术和矫治器材料的不断更新，儿童正畸矫治器在正畸治疗中的作用得到更广泛和更全面的重视，已成为当代儿童错𬌗畸形综合矫治中不可或缺的部分。

### （一）经典儿童功能矫治器的发展历史

儿童功能矫治器是通过活动或固定矫治装置，训练及改变颌面相关肌肉功能、调整上下颌骨位置、重新建立形态大小正常的口腔功能间隙，并将肌肉及颅面软组织牵张力传导到颌骨及牙槽骨上，从而矫形治疗颅面骨性/功能性错𬌗畸形的矫治装置的统称（图1-2-1）。功能矫治器一直伴随着正畸理论与技术的发展而发展，迄今已逾百年。1879年Norm An W. Kingsley最先设计和使用上颌斜面导板（A Palatal Plate with an Anterior Incline）打

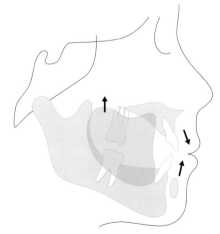

图1-2-1　FRⅡ型功能矫治器（牵张牙颌面肌肉，改变功能间隙，重新建立形态大小正常的口腔功能间隙，矫治牙颌面畸形）

开咬合实现咬合跳跃（Bite Jump），这可说是前导下颌矫治器的鼻祖（图1-2-2）。受Kingsley及Robin（1903年设计Monobloc前导下颌）的启发，Andresen设计了第一个利用肌肉牵张改变，前导下颌改变儿童颌骨发育不协调的矫治器（Biomechanic Working Retainer），并于1930年将其定名为肌激动器（Activator，又称Andresen功能矫治器），从此开启了儿童颅面功能矫形治疗的新时代（图1-2-3）。在此基础上，正畸医生根据临床应用及矫治理论的更新，对Andresen功能矫治器进行了改良，如Balters通过减小Andresen功能矫治器塑胶体积，增加颊侧不锈钢丝弯制的颊屏，设计了生物调节器（Bionator）（图1-2-4）。1970年左右Rolf Fränkel根据Bradie和Jacobs口周肌

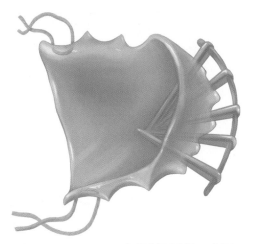

图1-2-2　Kingsley上颌斜面导板示意图

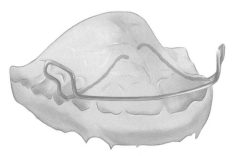

图1-2-3　Andresen功能矫治器示意图

肉张力影响咬合发育理论及Moss"功能基质"（Functional Matrix）学说，设计了训练口周肌肉、调整下颌位置、刺激牙槽骨发育、诱导牙萌出及纠正牙位的新型功能矫治器——功能调节器（Functional Regulator），又称Fränkel矫治器（图1-2-5）。1977年William Clark设计了双板矫治器（Twin Block Appliance），旨在应用咀嚼力矫形治疗牙槽骨及颌骨畸形（图1-2-6）。

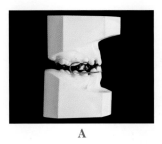
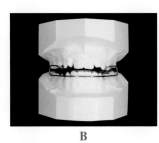
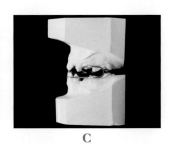

A　　　　　　　　　B　　　　　　　　　C

图1-2-4　生物调节器
A. 右侧观；B. 正面观；C. 左侧观

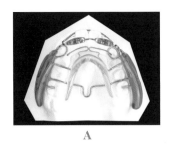
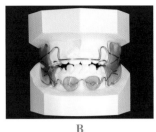
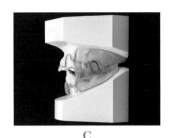

图1-2-5　FRⅠ型功能矫治器
A. 𬌗面观；B. 正面观；C. 侧面观

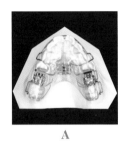
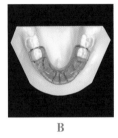
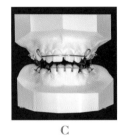
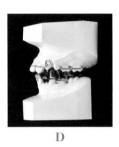

图1-2-6　双板矫治器
A. 上颌𬌗面观；B. 下颌𬌗面观；C. 正面观；D. 侧面观

活动功能矫治器的临床应用开启了口腔正畸学早期临床治疗，其不断发展改良，适应了儿童乳牙列期、替牙列期各类错𬌗畸形早期矫治的临床需求，成为临床口腔正畸的重要部分。其矫治机制的研究与发展，推动着当代口腔正畸治疗的发展，即使在现代固定多托槽矫治技术广泛应用的今天，其仍然是临床口腔正畸的重要治疗方法。

## （二）活动机械性矫治器的发展历史

活动机械性矫治器（Mechanical Appliances），是通过机械固位及机械加力的活动矫治器总称。1887年，Victor H. Jackson医生设计并发展出Jackson系列活动矫治器：使用硬橡皮板作为基托，弯制齿兜（Bentcrib）增强支抗，使用硬钢丝环抱牙弓，并可添加推簧以针对性移动个别牙齿（图1-2-7）。1909年，John V. Mershon医生使用活动舌侧弓进行扩弓治疗。1919年，George B. Crozat医生设计出唇舌簧活动矫治器（后称Crozat活动矫治器），通过牙齿唇侧或颊舌侧簧的共同作用，治疗牙弓宽度、长度不调。Crozat矫治器𬌗支托可控制磨牙伸长，控制咬合平面及磨牙垂直向高度（图1-2-8）。1930年，Charles Frederick Leopold Nord医生设计出活动基托（Active Plate）矫治器，奠定了1936年问世的Schwartz分裂基托矫治器的制作基础。Schwartz分裂基托矫治器以及由此发展而来的矢状向矫治器（Sagital Appliance），利用活动分裂基托设计，辅以扩弓簧或螺旋扩弓簧装置，可分别用于横向扩弓和矢状向增加牙弓长度（即推磨牙向后）（图1-2-9）。

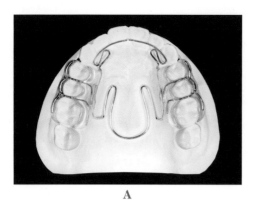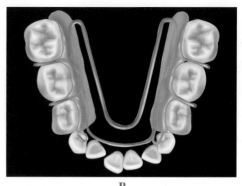

A          B

图1-2-7　当代Jackson活动矫治器
A. Jackson系列上颌扩弓矫治器；B. Jackson系列下颌扩弓矫治器

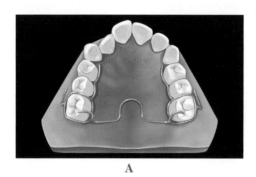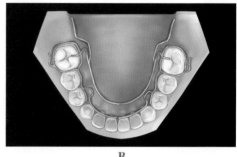

A          B

图1-2-8　当代Crozat矫治器（后牙设计𬌗支托用于控制磨牙伸长）
A. Crozat系列上颌侧方扩弓矫治器；B. Crozat系列下颌侧方及唇向扩弓矫治器

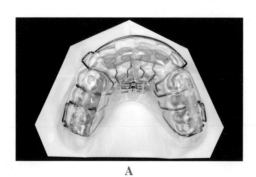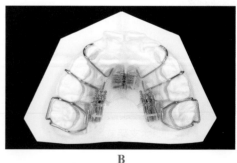

A          B

图1-2-9　当代Schwartz横向及矢状向扩弓矫治器
A. Schwartz扩弓矫治器；B. Schwartz推磨牙向后矫治器

当代儿童活动矫治器基本都是以上述矫治器为基础发展而来，用机械变形力矫治错位牙，对替牙列期牙列拥挤及个别牙的轻度错𬌗畸形可达到一定的治疗效果。

## （三）上颌腭中缝扩弓器的发展历史

上颌扩弓器的使用已有超过150年的历史。1860年，Emerson C. Angel医生最早使用单一的螺旋扩弓簧进行上颌扩弓矫治。1877
年Walter Coffin医生发现儿童扩弓矫治可
导致腭中缝的扩开。1929年，Hofrahnarzt
W. Pfaff医生发现上颌扩弓治疗有利于鼻
腔的呼吸功能。Robert M. Ricketts医生于
1975年设计出了四眼圈簧扩弓矫治器（图
1-2-10）。

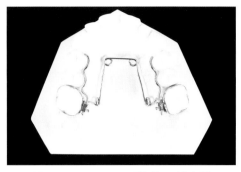

图1-2-10　四眼圈簧扩弓矫治器

　　Andrew J. Haas医生于1956年设计出
Hass扩弓器并首先发现扩弓会打开咬合并
导致下颌的顺时针旋转。William Biederman医生于1968年设计出的Hyrax扩弓器，在当今
临床上仍有广泛应用。早期的扩弓器多为可取戴的活动扩弓器。随着带环及粘接技术的发
展，Morton Cohen和Elliot Silverman医生于1973年最早设计出粘接式固定扩弓器。随后，
支架式固定粘接扩弓器成为主要使用的腭中缝扩弓器，并发展成多种不同的种类，尤以
Hass支架式粘接腭中缝扩弓器和Hyrax支架式粘接腭中缝扩弓器的使用最为广泛（图1-2-
11，图1-2-12）。

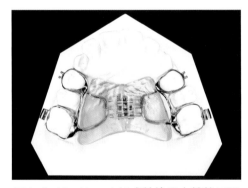

图1-2-11　Hass支架式粘接腭中缝扩弓器

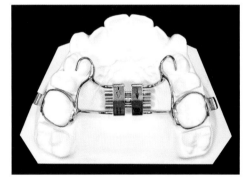

图1-2-12　Hyrax支架式粘接腭中缝扩弓器

## （四）固定推磨牙向后矫治器的发展历史

　　对于儿童拥挤拔牙边缘病例（Borderline Case）及牙性Ⅱ类错𬌗畸形病例，推磨牙
向后技术是实现这类儿童错𬌗畸形非拔牙治疗的重要手段之一。口外弓头帽向后牵引
（Headgear）是最早使用的口外推磨牙向后矫治器（图1-2-13）。1985年，Ghafari Joseph
医生设计出Nance托单侧推磨牙向后矫治器。Jones Jig矫治器和日本镍钛簧矫治器，均为
Nance托矫治器改良而成的双侧推磨牙向后矫治器（图1-2-14）。1992年，James J. Hilgers
医生设计出钟摆式（Pendulum）推磨牙向后矫治器（图1-2-15）。该矫治器在问世后的

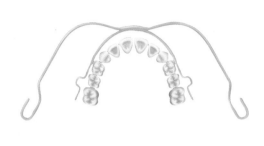

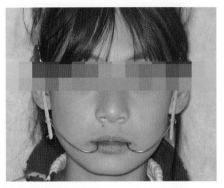

图1-2-13　口外弓头帽推磨牙向后矫治器

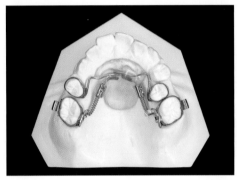

图1-2-14　Nance托螺旋弹簧推磨牙向后
矫治器

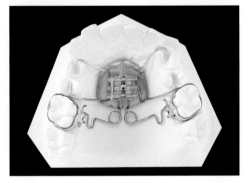

图1-2-15　钟摆式推磨牙向后矫治器

十余年间几经改良，成为较为常用的固定推磨牙向后矫治器。分别于1996年和1997年问世的Distal Jet矫治器和固定活塞式矫治器（Fixed Piston Appliance），在实现磨牙整体移动、避免远中倾斜和支抗丧失上取得了巨大进步。2000年问世的快速向后扩大器（Fast Back Expander Appliance）整合了其他推磨牙向后矫治器的优点，可提供长达40余天的持续矫治力，成为当下使用最为广泛的推磨牙向后矫治器（图1-2-16）。固定推磨牙向后矫治器还包括Keles滑动矫治器（Keles Slider），"一流"矫治器（First Class Appliance®，FCA），口内整体推磨牙向后矫治器（Intraoral Bodily Molar Distalizer®，IBMD）等。理想的推磨牙向后是牙齿整体的远中移动，而临床推磨牙向后矫治器的演变，就是要避免磨牙远中倾斜，更多地获得整体的磨牙远中移动。

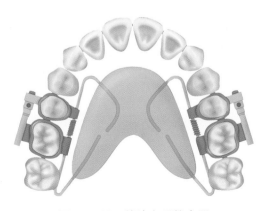

图1-2-16　快速向后扩大器

## （五）运动护齿器的发展历史

儿童天生活泼好动，积极的体育活动有利于儿童身心发育。当儿童运动的时候，运动及意外造成的外力冲击往往容易造成牙齿、牙槽骨损伤。儿童运动护齿器可由家长或儿童自行取戴，佩戴时覆盖牙面及牙槽骨黏膜，通过吸收外力冲击的能量，可以有效地减轻儿童运动中的牙齿损伤。1892年，Woolf Krause医生最早设计并将运动护齿器用于拳击运动员牙齿的保护。这种运动护齿器的雏形由棉花、胶带、海绵及小木片制作而成。1930年，Clearance Mayer医生开始使用石蜡、橡胶及金属弹簧制作运动护齿器。1947年，Rodney O. Lilyquist医生突破性地将运动护齿器的制作材料更换为透明树脂。1960年美国牙医协会建议在所有的身体接触性运动项目中都使用乳胶运动护齿器来保护牙齿。至此，运动护齿器被广泛使用，使得运动中的牙齿损伤显著减少（图1-1-8）。

## （六）儿童无托槽隐形矫治器的发展历史

无托槽隐形矫治技术是20世纪90年代后期首先在美国出现的一种新型牙颌畸形矫治技术，是最新的计算机图像处理和辅助设计技术、快速成形技术应用于口腔正畸领域的产物。该技术出现至今，在其二十多年的发展过程中，在技术手段、材料方法、临床应用等多个方面均有了令人瞩目的发展。

1945年，美国Kesling医生第一次提出用真空压制成形的牙齿正位器实现牙齿的微小移动，在微量的牙齿移动中这是可以实现的。但是在更加复杂的错𬌗畸形矫治中，广泛使用这种费时费工的方法几乎是不可能的。此后美国Sheridan教授提出了Raintree Essix矫治技术，通过在石膏模型上制作的透明矫治器来移动牙齿。该技术在临床上得到了广泛的应用。

1997年，两名美国斯坦福大学的研究生Kelsey Wirth和Zia Chishti将三维计算机图形影像技术应用到正畸领域并创造了世界上首次大规模、个性化定制的隐形矫治器系统。在国内，最早首都医科大学口腔医学院、清华大学激光快速成形中心与北京时代天使生物科技有限公司对此技术进行了研究开发，并已经成功研制了具有我国自主知识产权的国产无托槽隐形矫治系统，获得了多项国家发明专利和实用新型专利。该系统在国内口腔正畸临床得到推广和应用。

无托槽隐形矫治器自1999年进入市场以来一直在变革中，逐渐从早期仅适用于少量的牙齿移动发展为可用于与儿童矫治理论结合的功能隐形矫治、引导儿童牙弓发育的早期矫治、恒牙列期错𬌗畸形综合矫治等更有效的临床治疗，成为当前口腔正畸界的关注热点。随着人工智能及临床大数据分析理论与技术的不断发展，无托槽隐形矫治技术正引领着正

畸领域的一场深刻、巨大的变革，这必将促进当代儿童正畸临床理论与技术的发展。（图1-2-17，图1-2-18）

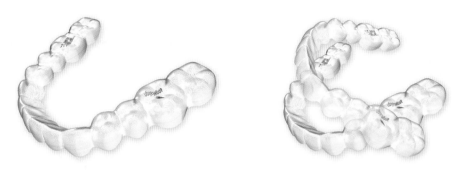

图1-2-17　当代儿童错𬌗畸形的无托槽隐形矫治器

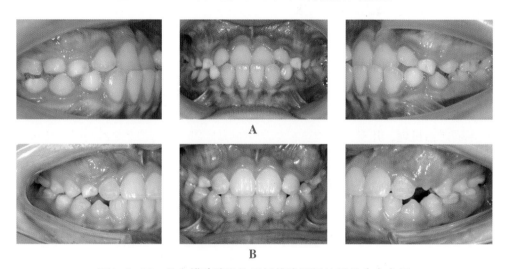

图1-2-18　儿童错𬌗畸形的无托槽隐形矫治器的临床应用
A. 治疗前；B. 治疗后

## 三、常见儿童正畸矫治器分类、设计及临床适应证

按矫治器固位方式，儿童正畸活动矫治器可分为儿童正畸活动矫治器和儿童正畸固定矫治器。儿童正畸活动矫治器可由儿童及家长自行取戴，儿童正畸固定矫治器粘接在牙齿上，患儿不能取下。带金属连接杆的儿童正畸固定矫治器也称为支架式儿童固定矫治器。

### （一）儿童正畸活动矫治器的分类

1. 按不同矫治力性质分类。

按不同矫治力性质，儿童正畸活动矫治器可分为主动型（Active）活动矫治器和被动型（Passive）活动矫治器（图1-3-1），前者通过矫治器加力装置产生矫治力主动移动牙齿，后者以保持牙齿原有位置为主，并不主动施加矫治力。被动型活动矫治器只有当牙齿偏离原来位置时才被动产生矫治力，起到防止牙齿移位、稳固牙列的作用，比如正畸矫治后的活动保持器。

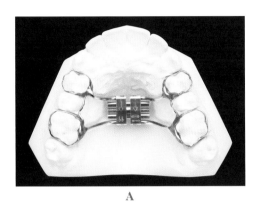
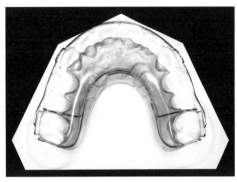

A                                B

图1-3-1  主动型活动矫治器和被动型活动矫治器
A. 主动型活动矫治器；B. 被动型活动矫治器

2. 按不同矫治机理分类。

按不同矫治机理，儿童正畸活动矫治器可分为活动功能矫治器、活动机械性矫治器和活动保持器。

活动功能矫治器通过训练颌面相关肌肉功能、改变上下颌骨关系，以及改变口腔功能间隙，产生肌肉及颅面软组织牵张力，从而矫正颌面部的异常生长和发育，例如Fränkel矫治器、双板矫治器（图1-2-6）。活动机械性矫治器通过矫治器机械加力装置产生矫治力实现错𬌗畸形矫治，例如通过双曲舌簧加力唇向倾斜上切牙治疗前牙反𬌗的𬌗垫式前牙反𬌗矫治器，通过螺旋扩弓簧扩大牙弓的活动扩弓矫治器（图1-3-2）。活动保

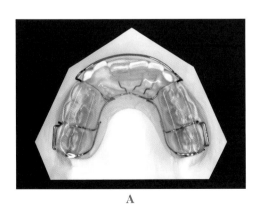
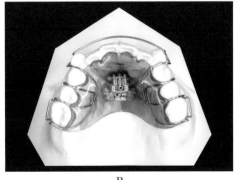

A                                B

图1-3-2  儿童活动机械性矫治器
A. 带前牙双曲舌簧的儿童𬌗垫式前牙反𬌗矫治器；B. 儿童上颌螺旋扩弓簧活动扩弓矫治器

持器利用自身的强度起固位保持作用，从生物力学角度，其可被视为活动机械性矫治器的一种。

3. 按不同临床应用分类。

按不同临床应用，儿童正畸活动矫治器可分为许多类别。

按照临床错𬌗畸形矫治目的，儿童正畸活动矫治器可分为用于扩大牙弓的活动扩弓矫治器；用于治疗Ⅱ类错𬌗畸形的Ⅱ类功能矫治器；用于治疗Ⅲ类错𬌗畸形的下颌斜面导板矫治器、FR Ⅲ型功能矫治器；用于治疗替牙列期个别牙异位萌出的活动矫治器；用于口腔不良习惯矫治的活动矫治器；用于保持牙齿位置和治疗效果的活动保持器等。（图1-3-3）

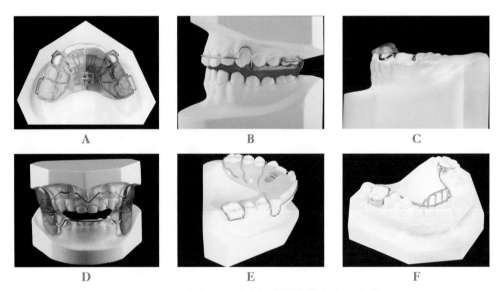

图1-3-3　儿童正畸活动矫治器按临床应用分类
A. 儿童活动扩弓矫治器；B. 肌激动器；C. 下颌连冠斜面导板矫治器；D. FR Ⅲ型功能矫治器；
E. 替牙列期个别牙舌向错位矫治器；F. 口腔不良舌习惯矫治器

## （二）儿童正畸活动矫治器设计的基本原则及优缺点

1. 儿童正畸活动矫治器设计的基本原则。

儿童正畸活动矫治器设计的基本原则是遵循正畸矫治生物学、生物力学原理，矫治器力求简便、舒适、美观，在有限的时间里阶段性解除儿童错𬌗畸形。儿童正畸活动矫治器要求：

①产生生理性的矫治力，加力装置能实现矫治力大小及方向的调控。

②矫治器佩戴时不干扰除咀嚼外的正常口腔功能，不限制牙颌面的生长发育。

③矫治器佩戴时不能造成牙齿、黏膜等口腔软硬组织的损害。

④矫治器有足够的固位，并易于取戴。

⑤矫治器有足够的机械强度和稳定性，不易变形或被损坏，易于修补或添加附件。

⑥矫治器易于清洁，无毒，无味，无腐蚀性，也不易被口腔内物质如食物残渣染色或腐蚀。

⑦矫治器制作及矫治成本应尽量低。

2. 儿童正畸活动矫治器的优缺点。

儿童正畸活动矫治器是简单、方便的错𬌗畸形矫治器，其治疗有阶段性和局限性，其应用目的主要是早期预防与阻断矫治。儿童正畸活动矫治器优缺点如下：

（1）儿童正畸活动矫治器的优点：

①对于简单的儿童错𬌗畸形，儿童正畸活动矫治器操作方便、简单，易于掌握。

②活动基托覆盖在腭穹隆及上下颌牙槽骨上，增加了矫治力垂直向和水平向的支抗，有牙槽骨矫正的骨效应（图1-3-4）。

③活动基托及固位设计，可将矫治力分散传导到支抗组及牙槽骨，增加支抗。

④活动功能矫治器可引导颌面部及口腔的生长发育，改变颌骨生长方向及生长的量，纠正口腔异常功能间隙，并通过训练引导正常口腔肌功能的建立（图1-3-5）。

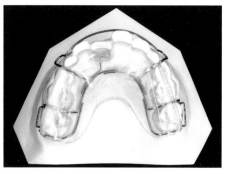

图1-3-4　活动矫治器上颌基托设计

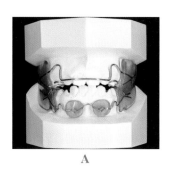 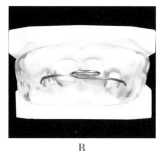 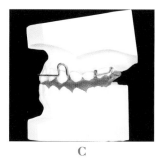

A B C

图1-3-5　各型儿童正畸活动功能矫治器（训练口腔肌功能，纠正口腔异常功能间隙，并改变、引导颌骨正常生长）
A. FRⅠ型功能矫治器；B. 前庭盾矫治器；C. 肌激动器

⑤位于活动矫治器前牙的咬合板能打开咬合，压低或保持前牙临床牙冠高度，并可在固定多托槽矫治器中合并使用（图1-3-6）。

⑥儿童正畸活动矫治器的临床椅旁操作时间较短，成本相对较低。

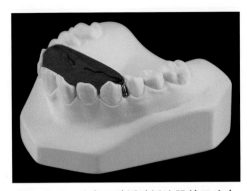

图1-3-6 儿童正畸活动矫治器前牙咬合板（打开咬合，并可合并在固定多托槽矫治器中应用）

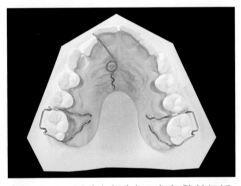

图1-3-7 活动上颌中切牙间间隙关闭矫治器（三向控制弱，适用于轻度儿童错𬌗畸形的矫治）

⑦儿童正畸活动矫治器可被自行取戴，有利于口腔及矫治器本身的清洁及卫生保持。矫治器损坏时，取下矫治器暂停治疗能减少对口腔组织的损伤。患儿有社交等需要时，可短暂取下，减少对其美观和生活的影响。

（2）儿童正畸活动矫治器的缺点：

①儿童正畸活动矫治器对牙齿位置的三向控制较弱，加力不易，局限于轻度错𬌗畸形治疗及儿童错𬌗畸形阶段性矫治（图1-3-7）。

②活动矫治器整体移动牙齿较难，对扭转牙齿的矫治较难（图1-3-8）。

③活动矫治器可以被自行取下，对儿童依从性要求较高。矫治器随意取戴，也会增大矫治器损坏的可能性。

④复杂的儿童正畸活动矫治器对患儿发音有较大干扰。

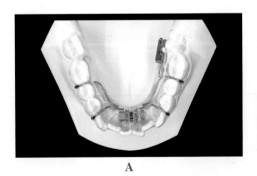
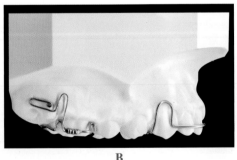

图1-3-8 儿童正畸活动矫治器整体移动牙齿困难
A. 下颌扩弓＋远中竖直磨牙矫治器；B. 上颌推磨牙向远中矫治器

⑤矫治器制作影响矫治器佩戴和矫治效果。儿童正畸活动矫治器要求基托贴合黏膜，佩戴时稳固。固位卡环易变形，会造成固位力下降，影响佩戴及加力。

## （三）儿童正畸活动矫治器的临床适应证

不同种类的儿童正畸活动矫治器有其相应的适应证，具体适应证及矫治原理将分章节阐述，但总体而言，其适应证包括：①替牙列期轻度牙性错𬌗畸形；②儿童牙弓发育异常；③轻中度功能性/骨性错𬌗畸形；④儿童牙发育异常（阻生牙、弯根牙、扭转牙）；⑤儿童口腔不良习惯；⑥可作为固定矫治器的辅助装置，如前牙平面导板打开咬合。（图1-3-9）

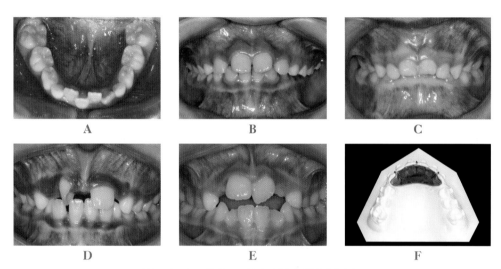

图1-3-9　儿童正畸活动矫治器的适应证
A. 替牙列期轻度下前牙拥挤；B. 牙弓发育异常，后牙锁𬌗畸形；C. 轻中度功能性/骨性错𬌗畸形（前牙深覆𬌗深覆盖）；D. 替牙列早期前牙扭转；E. 替牙列期前牙开𬌗，吐舌、吞咽习惯；
F. 固定矫治器辅助装置（前牙活动平面导板）

## （四）儿童正畸固定矫治器分类及临床适应证

儿童正畸固定矫治器主要包括固定扩弓矫治器、固定推磨牙向后矫治器、固定功能矫治器和局部固定多托槽矫治器（又名"2×4"矫治器）（图1-3-10）。应用儿童正畸固定矫治器时，医生将矫治装置直接粘接在乳牙或恒牙上，取戴由医生完成，患者不可自行取戴。儿童正畸固定矫治器受患者依从性影响较小，能够有效地保证矫治力作用时间及矫治加力的准确性。

儿童正畸固定矫治器将金属支架及基托粘接在乳牙或恒牙上固位，矫治力通过金属支架及基托传递，施加在被矫治牙、上下颌骨及牙槽骨上，从而矫治儿童错𬌗畸形。这种矫治器又被称为固定支架式矫治器，被广泛应用于扩大牙弓和推磨牙向后的儿童错𬌗畸形的治疗中（图1-3-11）。

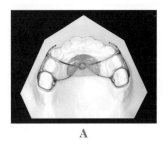 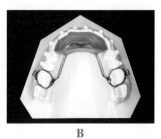 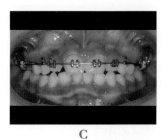

A       B       C

图1-3-10　儿童正畸固定矫治器
A. 上颌固定Nance托前牵引矫治器；B. 上颌固定斜面导板矫治器；C. 局部固定多托槽矫治器

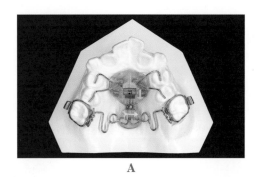 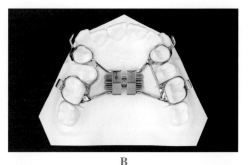

A             B

图1-3-11　儿童正畸固定支架式矫治器
A. 摆式推磨牙向后＋扩弓矫治器；B. Hyrax支架式扩弓前牵引矫治器

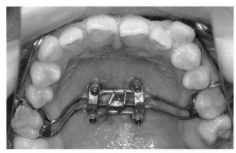

图1-3-12　儿童正畸固定上颌扩弓矫治器

1. 儿童正畸固定扩弓矫治器。

（1）儿童正畸固定扩弓矫治器分类。

①按扩弓部位，其分为固定上颌扩弓矫治器（图1-3-12）及固定下颌扩弓矫治器。

固定上颌扩弓矫治器又可分为一般固定上颌扩弓矫治器、微种植钉辅助扩弓矫治器（Miniscrew-assisted Rapid Palatal Expander，MARPE）以及侵入性的手术辅助扩弓矫治器（Surgically-assisted Rapid Palatal Expander，SARPE）。

固定下颌扩弓矫治器包括下颌扩弓簧矫治器和下颌扩弓螺旋簧矫治器等（图1-3-13）。

②按加力方式，分为固定上颌快速扩弓矫治器（Rapid Palatal Expander，RPE）和固定上颌慢速扩弓矫治器两类（图1-3-14）。

常用的固定上颌快速扩弓矫治器包括Hass快速扩弓矫治器、Hyrax快速扩弓矫治器以及全冠固位式快速扩弓矫治器（Full Covered Bonded Rapid Palatal Expander）。

常用的固定上颌慢速扩弓矫治器包括W形慢速扩弓矫治器、四眼圈簧慢速扩弓矫治器

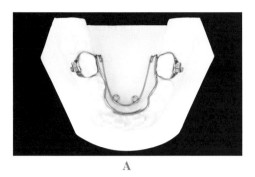
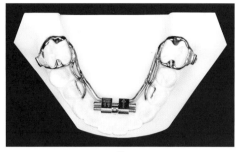

A                B

图1-3-13 儿童正畸固定下颌扩弓矫治器
A. 固定下颌四眼圈簧扩弓矫治器；B. 固定下颌扩弓螺旋簧矫治器

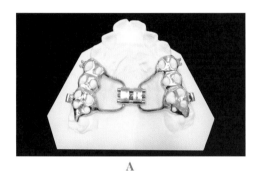
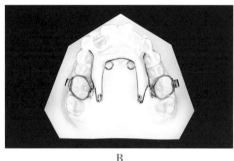

A                B

图1-3-14 儿童正畸固定上颌扩弓矫治器按加力方式分类（儿童正畸固定上颌快速扩弓矫治器和固定上颌慢速扩弓矫治器）
A. 铸造全冠式Hyrax快速扩弓矫治器；B. 四眼圈簧慢速扩弓矫治器

（Quad Helix Expander）以及镍钛弓腭部扩弓矫治器（NiTi Palatal Expander）。

（2）儿童正畸固定扩弓矫治器的临床适应证。

儿童正畸固定扩弓矫治器适用于上下牙弓横向宽度不调的早期矫治，可扩大牙弓宽度，矫治上下牙弓宽度不调导致的一系列错𬌗畸形，如单/双侧后牙反𬌗、牙列轻中度拥挤、功能性下颌偏斜、Ⅱ类/Ⅲ类错𬌗畸形的牙弓狭窄，以及唇腭裂患者的扩弓等治疗（图1-3-15）。

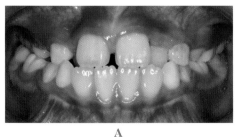
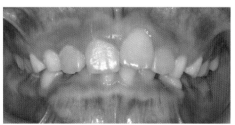

A                B

图1-3-15 儿童正畸固定扩弓矫治器适应证
A. 上牙弓狭窄，前牙拥挤，后牙反𬌗；B. 上牙弓狭窄，前牙深覆𬌗深覆盖

牙弓狭窄可分为牙性牙弓狭窄、骨性牙弓狭窄，二者常同时存在（图1-3-16）。单纯的牙性牙弓狭窄的矫治容易，骨性牙弓狭窄的矫治较难。上牙弓狭窄的矫治容易，下牙弓狭窄的矫治较难。

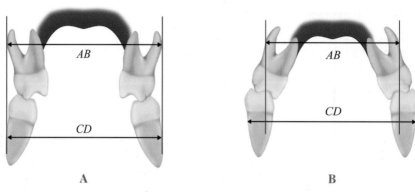

图1-3-16　儿童牙性及骨性牙弓狭窄示意图
A. 上颌牙性牙弓狭窄；B. 上颌骨性牙弓狭窄

2. 儿童正畸固定推磨牙向后矫治器。

儿童正畸固定推磨牙向后矫治器，利用带环将矫治器支架固定在儿童牙列上，头帽口外弓、螺旋弹簧或螺旋扩弓簧推磨牙向后，解除牙列拥挤，恢复上下磨牙关系，降低拔牙矫治比例。儿童正畸固定推磨牙向后矫治器矫治是治疗儿童轻中度拥挤的拔牙边缘病例及牙性Ⅱ类错拾畸形病例，实现非拔牙治疗的重要手段（图1-3-17）。

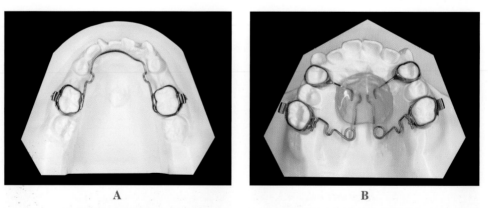

图1-3-17　儿童轻中度拥挤拔牙边缘病例及牙性Ⅱ类错拾畸形病例的固定推磨牙向后矫治器
A. 下颌带U形曲推磨牙向后矫治器；B. 上颌摆式推磨牙向后矫治器

儿童正畸固定（支架式）推磨牙向后矫治器相对于活动推磨牙向后矫治器，其对磨牙控制更好，磨牙远中移动加力更准确，支抗控制更好，能得到更多的磨牙整体移动，临床治疗效果优于活动推磨牙向后矫治器，多用于替牙列晚期的拥挤或磨牙前移的早期矫治（图1-3-18）。

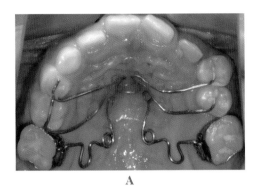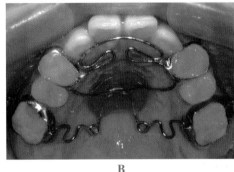

图1-3-18 儿童正畸固定推磨牙向后矫治器矫治拥挤边缘病例
A. 替牙列期磨牙前移，上颌摆式推磨牙向后矫治器推磨牙向远中；B. 上颌Nance托前牙扩弓＋摆式矫治器推磨牙向后

3. 儿童正畸固定功能矫治器。

（1）固定功能矫治器主要用于骨性Ⅱ类不调的治疗。研究表明，相对于上颌前突和过度生长，骨性Ⅱ类不调主要由下颌后缩发育不良引起。功能矫治器主要起到前导下颌作用，并通过肌肉及颅面软组织牵张将矫治力传导到上下颌骨，起到抑制上颌、促进下颌生长的作用。功能矫治器使用的最佳时机是生长发育高峰前期至生长发育高峰期，以期最大程度促进下颌的生长。儿童正畸固定功能矫治器类型繁多（图1-3-19），根据前伸下颌加力系统的不同特点，可分为如下三类：

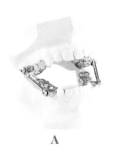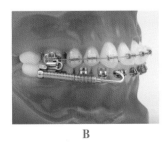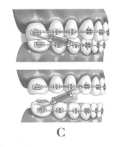

图1-3-19 儿童正畸固定功能矫治器
A. Herbst矫治器；B. Forsus矫治器；C. 双力咬合纠正器

①刚性颌间矫治器：如Herbst矫治器，前导下颌矫治器（MARA矫治器）等。

②弹力颌间矫治器：如Jasper Jumper矫治器，Forsus矫治器等。

③刚性弹力结合型矫治器：如双力咬合纠正器（Twin Force Bite Corrector）等。

（2）治疗骨性Ⅲ类不调的功能矫治器主要是固定式前牵引矫治器。固定式前牵引矫治器包括口内支架固定矫治器、固定多托槽矫治器以及口外前牵引面具。矫治器牵引上颌骨向前，纠正骨性Ⅲ类错拾畸形（图1-3-20）。临床重力前牵引也可以辅以种植钉支抗，将面具牵引力直接挂在种植钉或有种植钉的支架式矫治器上进行前牵引，纠正严重骨性Ⅲ类错拾畸形。

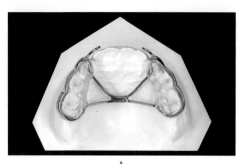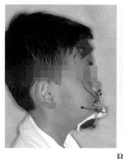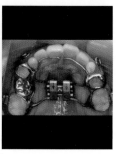

**A**          **B**

图1-3-20　用于治疗骨性Ⅲ类错拾畸形的儿童正畸固定式前牵引矫治器
A. 上颌拾垫固定前牵引矫治器；B. 扩弓前牵引矫治器

4. 儿童正畸局部固定多托槽矫治器（"2×4"矫治器）。

局部固定多托槽矫治器，又名"2×4"矫治器，由分别粘接在第一恒磨牙上的两个带环或颊面管（即"2"）和四个恒切牙上的托槽（即"4"），以及连接带环/颊面管和托槽的弓丝组成（图1-3-21，图1-3-22）。局部固定多托槽矫治器适用于替牙列期恒切牙和第一恒磨牙已经萌出，但恒尖牙和前磨牙尚未更替的患者。其适应证包括牙性前牙反拾（包括切对切咬合）、后牙反拾、前牙深覆拾、前牙开拾，以及个别牙萌出障碍及弯根牙等错拾畸形（图1-3-22）。局部固定多托槽矫治器也能结合活动矫治器，在替牙列期矫治复杂儿童错拾畸形。

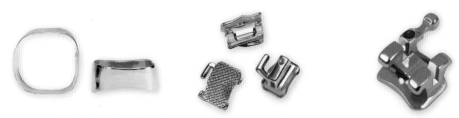

图1-3-21　由带环、颊面管及托槽（3M）组成的局部固定多托槽矫治器

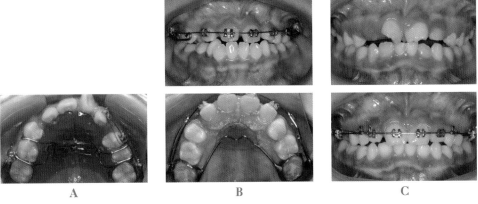

图1-3-22　儿童正畸局部固定多托槽矫治技术

A. 上颌活动扩弓＋局部固定多托槽矫治前牙扭转、不齐；B. "2×4"＋前牵引矫治前牙反𬌗；
C. 局部固定多托槽矫治前牙扭转

## 四、其他类型的儿童正畸矫治器

### （一）儿童正畸口腔不良习惯矫治器

口腔不良习惯包括吮吸习惯（吮指，吮唇，吮颊），咬习惯（咬唇，咬颊，咬指，咬物），舌习惯（吐舌，舔牙，舌前伸），口呼吸习惯，下颌前伸习惯，偏侧咀嚼习惯及夜磨牙习惯等。不同的不良习惯，因其施加于牙齿及其他口腔软硬组织上的力量大小、位置及方向的差异，会造成不同类别的畸形。总体而言，口腔不良习惯出现的频率越高，时间越长，所造成的口腔内外肌肉张力失衡度越大，造成的错𬌗畸形越严重。破除口腔不良习惯，是早期阻断牙颌面畸形的重要手段，也是保证正畸治疗效果及避免复发的前提条件。

口腔不良习惯在婴幼儿时期常见，它随着儿童口腔功能发育成熟而逐渐消失。婴儿型口腔习惯会造成儿童早期轻中度错𬌗畸形，比如前牙开𬌗、侧方开𬌗、前牙唇向倾斜等，在破除口腔不良习惯后可自行纠正。但持续性的、"成瘾依赖性"的口腔不良习惯，将对儿童牙颌面生长发育产生严重影响，需要人为干预破除。对于儿童口腔不良习惯的临床治疗（干预），首先选择非侵入性的治疗，如儿童行为学引导、心理暗示等，如果这些方法仍不奏效，应考虑使用口腔不良习惯矫治器（图1-4-1），破除儿童口腔不良习惯。

### （二）儿童正畸间隙保持器与间隙扩展器

间隙保持器（Space Maintainer）是指乳牙早失等情况发生时，用来维持间隙宽度，避免邻牙或对𬌗牙倾斜、移动或伸长，以便继承恒牙能有足够空间顺利萌出的矫治器。间隙保持器按是否可以由患者自行取戴可以简单分为固定和活动间隙保持器两大类，也可以按作用区间分为单侧和双侧间隙保持器（图1-4-2）。

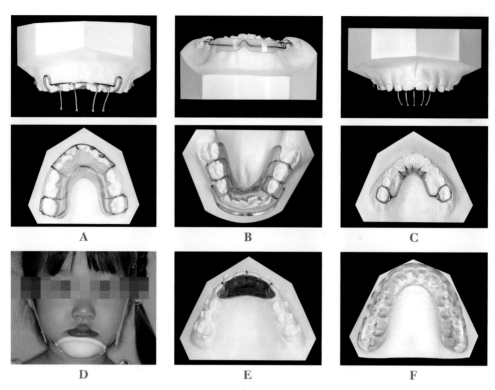

图1-4-1　儿童正畸口腔不良习惯矫治器

A. 上颌唇栅；B. 下颌唇挡；C. 上颌腭刺；D. 颏兜；E. 前牙平面导板；F. 全牙列𬌗垫矫治器

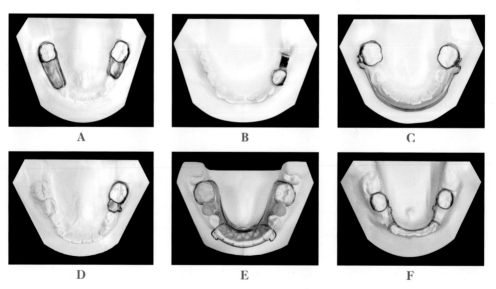

图1-4-2　儿童正畸间隙保持器

A. 下颌𬌗垫式带环丝圈式间隙保持器；B. 下颌远中导板式间隙保持器；C. 下颌唇挡式间隙保持器；D. 下颌U形曲带环丝圈式间隙保持器；E. 下颌义齿式间隙保持器；F. 下颌舌弓式间隙保持器

间隙扩展器（Space Regainer）是用于扩大或恢复早期乳牙间隙的矫治器。间隙扩展器按患者可否自行取戴分为活动间隙扩展器和固定间隙扩展器（图1-4-3）。

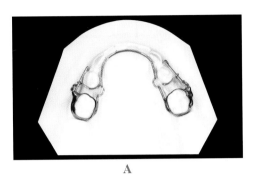 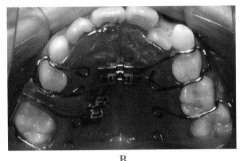

图1-4-3　儿童正畸间隙扩展器
A. 下颌别针簧固定间隙扩展器；B. 活动间隙扩展器

## （三）儿童正畸运动护齿器

运动护齿器主要分为三类：普通运动护齿器（Stock Mouthguards），适应型运动护齿器（Mouth Adapted Mouthguards）和个体化运动护齿器（Custom-made Mouthguards）。

普通运动护齿器是预先制作而成的不同尺寸的护齿器，形状和大小均不能根据使用者具体情况进行调节。

适应型运动护齿器又名煮和咬运动护齿器（Boil and Bite Mouthguards），由温度敏感材料，如EVA（Ethylene-vinyl Acetate，乙烯-醋酸乙烯酯共聚物）预先制作成不同尺寸，在使用前，将其加热变软，然后放入使用者口腔并加压定形。

个体化运动护齿器完全根据使用者口腔情况量身制作。一般先对使用者取口腔印模并制作成模型，再经过真空压模（Vacuum Form）或层压成形（Pressure Laminated）而成。前者只有一层材料，后者由多层材料组成，在适合性和舒适度上有更大优势。

对于替牙列期或者是正在进行正畸治疗的儿童，常用的是真空压模成形的个体化运动护齿器。制作此类护齿器时，需要考虑并预留出牙齿移动和萌出的空间（图1-1-8）。

## 五、儿童正畸矫治器临床治疗的依从性

儿童正畸治疗依从性高低是决定矫治器治疗尤其是活动矫治器治疗是否成功的关键因素。儿童正畸治疗依从性与儿童心理发育、儿童正畸行为学管理等因素有关。

①对佩戴矫治器的时间进行监控有利于提高患者依从性；

②年龄较小的儿童具有更好的正畸治疗依从性；

③患者在治疗早期的依从性优于治疗中后期的依从性；

④患者自己报告的矫治器佩戴时间常常短于实际佩戴的时间；

⑤体质指数（Body Mass Index）越高，即体重与身高平方之比越高，越肥胖的患者，佩戴矫治器的依从性越差；

⑥患者对矫治器颜色的选择对其依从性没有直接影响。

另外，在对疼痛的感受和自我描述上，固定矫治器患者和活动矫治器患者没有明显区别。患者对疼痛的感受强度，在使用矫治器的第一个月最为显著，其后明显下降。患者对治疗的积极性较高，事先对将有可能出现的疼痛或不适有所了解等，都会降低治疗中患者对疼痛的感受强度。

（李小兵　钱煦）

# 第二章

# 儿童正畸矫治器结构
# （组成部分）

# 一、儿童正畸矫治器支抗的定义、作用、种类和增加支抗的方法

## （一）支抗的定义

在正畸治疗过程中，任何施加于矫治牙上使其移动的力，必然有一个反作用力，能抵抗这个反作用力并支持矫治器产生矫治力的力学结构就是支抗。作为支抗的结构可以是牙、牙弓、牙槽骨/腭骨、口内软组织、口唇肌肉及颅面骨骼等。

## （二）支抗的作用

正畸治疗过程中，被矫治牙是否能按照矫治设计的方向发生移动以及其能够移动的距离，与支抗的设计密切相关。错𬌗畸形正畸治疗最好的支抗设计是使被矫治牙尽可能按照设计的方向发生移动，而支抗牙仅发生很少的移动甚至不移动。若支抗设计不合理，则可能导致正畸治疗过程中被矫治牙偏离原先计划的移动方向，支抗牙出现明显的非设计的移动，占据矫治间隙，导致上下牙咬合关系紊乱。未受控制的异常牙移动还会造成牙周组织受损，甚至造成牙槽骨吸收、牙齿松动、骨开窗、骨开裂等现象。正畸矫治支抗的设计失败，不仅会增加后续错𬌗畸形矫治的难度，还可能造成矫治失败。

## （三）支抗的种类

按照不同的分类方法，正畸矫治的支抗设计可分为以下类型：

1. 按支抗牙的数目分类：

①简单支抗（Simple/Primary Anchorage）：仅以一颗牙作为支抗单位的支抗设计。

②复合支抗（Compound Anchorage）：以两颗或两颗以上的牙作为支抗单位的支抗设计。

2. 按支抗的部位分类（图2-1-1）：

①口内支抗（Intraoral Anchorage）：支抗部位位于口腔内，如以牙、牙槽骨、黏膜软组织等部位作为支抗。另外，利用唇肌等口周软组织作为支抗也属于口内支抗设计。

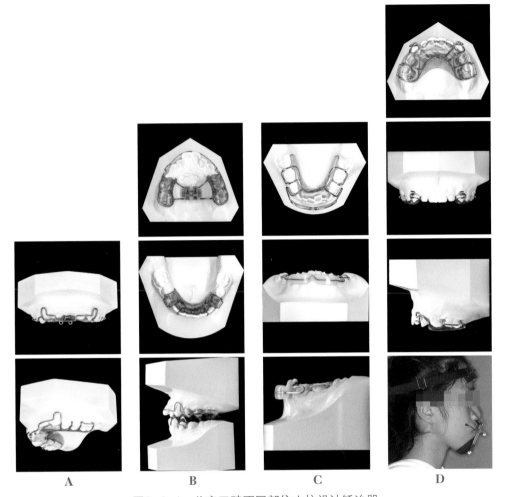

图2-1-1　儿童正畸不同部位支抗设计矫治器

A. 利用口内磨牙及腭部黏膜/骨质做支抗的上颌牵引钩活动矫治器；B. 利用颌间交互支抗设计的上下颌固定双板矫治器；C. 利用口内支抗（下唇肌做支抗）设计的下颌唇挡矫治器；D. 利用额/下颌口外支抗设计的前牵引矫治器

②颌内支抗（Intradental Anchorage）：支抗牙与被矫治牙在同一牙弓内。

③颌间支抗（Interdental Anchorage）：支抗牙与被矫治牙在不同牙弓内，或是上下颌间交互支抗纠正颌位。

④口外支抗（Extraoral Anchorage）：支抗位于口腔外，如以枕部、颈部、头顶等部位作为支抗，可获得较大的支抗作用。

3. 按支抗牙移动距离分类：

当正畸治疗中需关闭间隙时，按被矫治牙及支抗牙的移动距离分类（图2-1-2）：

①绝对支抗（Absolute Anchorage）：被矫治牙移动，而支抗磨牙不发生移动。

②最大支抗（Critical/Group A Anchorage）：支抗磨牙的移动距离不超过拔牙间隙

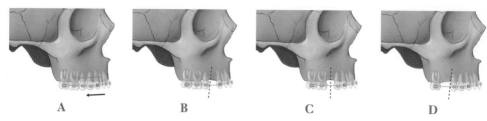

图2-1-2　按支抗牙移动距离分类
A. 绝对支抗；B. 最大支抗；C. 中度支抗；D. 最小支抗

的1/4。

③中度支抗（Moderate/Group B Anchorage）：支抗磨牙的移动距离占拔牙间隙的1/4到1/2。

④最小支抗（Non-critical/Group C Anchorage）：支抗磨牙的移动距离大于拔牙间隙的1/2。

## （四）增加支抗的方法

1. 增加支抗牙的数目。如在活动矫治器支抗牙上增加卡环或邻间钩等装置，在第二磨牙上装佩带环等，将多颗牙纳入支抗系统，增强支抗（图2-1-3A）。

2. 增大活动矫治器基托面积，减小单位面积组织承受的压力，并保持基托与组织面的贴合，以获得黏膜及下颌牙槽骨、腭骨的软硬组织支持（图2-1-3B）。

3. 将支抗牙连成整体，防止支抗牙的三向移动。例如，侧方牙群连冠带环或铸造连冠带环、前/后牙环绕卡环、包裹牙冠的后牙𬌗垫或前牙连冠包裹（图2-1-3C）。

4. 同时运用颌内、颌间、口外支抗（图2-1-3D）。

5. 运用上颌横腭杆或Nance托及下颌舌弓。这种设计除了可以连接双侧牙弓，同时口腔软硬组织可提供辅助性支抗力（图2-1-3E）。

6. 颌骨内用微种植钉支抗（图2-1-3F）。

## 二、儿童正畸矫治器的组成

儿童正畸矫治器由固位部分、作用力部分及连接部分组成，前两个部分必须由连接部分连接才能发挥矫治作用，三者相辅相成，缺一不可。

## （一）儿童正畸矫治器固位部分

固位是指将矫治器稳固地戴在口内，不会因其本身的重力、矫治力和肌力等因素而发生脱位。只有固位良好，矫治器才能充分发挥其矫治的作用。

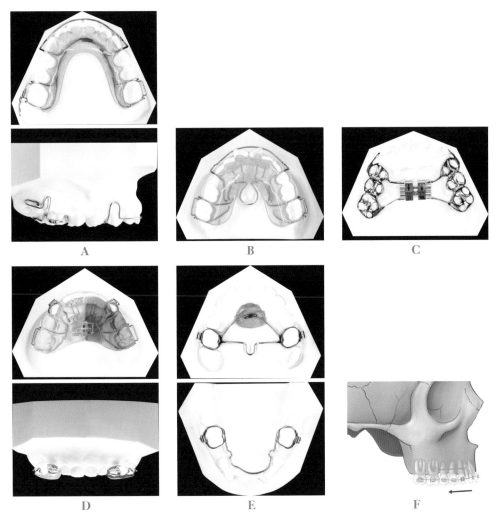

图2-1-3　儿童正畸矫治增加支抗的方法

A. 利用整体牙弓，增加支抗牙数目，牵引17牙向远中的磨牙远中移动矫治；B. 扩弓矫治器腭侧基托，增加支抗；C. 将支抗牙连接在一起，增加支抗的扩弓矫治；D. 活动上颌前牵引矫治器，利用颌内支抗加口外支抗矫治前牙反𬌗畸形；E. 用上颌横腭杆、Nance托及下颌舌弓增强支抗的排齐前牙矫治；F. 正畸微种植钉绝对辅助支抗内收上前牙

儿童正畸活动矫治器固位部分由矫治器的各种固位装置构成，是活动矫治器的重要组成部分，主要的部件有各类卡环、邻间钩、唇弓等（图2-2-1A）。

儿童正畸支架式矫治器通过带环粘接在固位牙上，不能被患儿及家长自行取出，为固定矫治器（图2-2-1B）。

## （二）儿童正畸矫治器作用力部分

儿童正畸矫治器作用力部分是矫治器对被矫治牙产生力的部分，也就是矫治器产生机

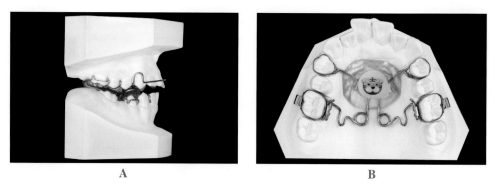

图2-2-1　儿童正畸矫治器固位部分

A. 上下颌活动矫治器的固位部件（箭头卡环、邻间钩、双曲唇弓）；B. 上颌支架式固定摆式推磨牙向后矫治器

械力对需要移动的牙给予矫治力的部分，是直接起牙矫治作用的部分，包括弹簧（又称副簧或指簧）、弓簧、分裂簧、螺旋弹簧、螺旋扩弓簧、弹力橡皮圈等（图2-2-2）。

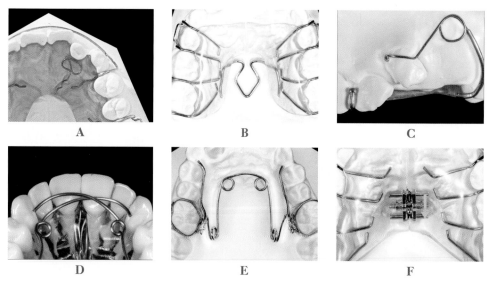

图2-2-2　儿童正畸矫治器作用力部分

A. 双曲舌簧；B. 菱形分裂簧；C. 指簧；D. 交叠簧；E. 四眼圈簧；F. 螺旋扩弓簧

## （三）儿童正畸矫治器连接部分

儿童正畸矫治器连接部分是把矫治器的作用力部分和固位部分连成一个整体的矫治器结构，是使矫治器发挥矫治作用的部分，主要有连接体、基托、腭杆及舌弓等（图2-2-3）。

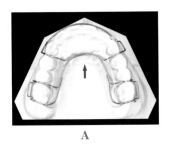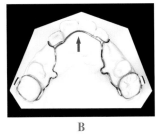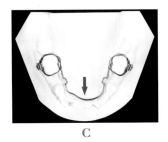

图2-2-3　儿童正畸矫治器连接部分
A. 基托；B. 腭杆；C. 舌弓

## 三、儿童正畸活动矫治器卡环类型及设计

### （一）儿童正畸活动矫治器支抗牙的选择

儿童正畸活动矫治器颌内支抗设计是支抗牙与被矫治牙在同一牙弓内，利用一些牙作为支抗而使被矫治牙移动。这种设计中的支抗牙一般选用牙冠形态有倒凹、牙周膜面积较大的后牙，以利于卡环的固位，便于产生最大的矫治力，如恒磨牙、乳磨牙及前磨牙等。

### （二）儿童正畸活动矫治器卡环的部位和数量

儿童正畸活动矫治器卡环一般放于后牙区，如磨牙区的箭头卡环或前磨牙区的邻间钩。但替牙列期患者因乳磨牙早失而固位不足时，也可设计前牙区的箭头卡环或邻间钩以增加固位力。

儿童正畸活动矫治器卡环的数量越多，固位越好，但是对于患者取戴而言，数量越多则越不易取戴，同时也增加了医生的椅旁调整时间。因此，卡环的数量以能达到良好的固位为宜。儿童正畸活动矫治器卡环位置分布要对称、平衡。如磨牙设计固位卡环应双侧对称，并且再在磨牙前设计一到两个固位卡环，令三（四）个固位卡环形成固位平面，使矫治器固位更加平衡。

不同类别的卡环，其固位力大小是不同的，临床应根据需要设计不同的固位卡环组合（图2-3-1）。如箭头卡环固位力最好，在磨牙上可单独使用。而如果矫治器使用磨牙单臂卡环，一般还需要在同侧添加邻间钩以增加矫治器固位力。对于有特殊需要需加强固位的矫治器（如上颌前牵引矫治器、上下颌扩弓矫治器、个别错位牙活动矫治器等），则应适当增加矫治器卡环的数量，甚至在前牙区设计固位卡环。

### （三）儿童正畸活动矫治器卡环的类型及应用

卡环是活动矫治器的主要固位装置。卡环由不锈钢丝弯制而成，利用其对牙冠卡抱及

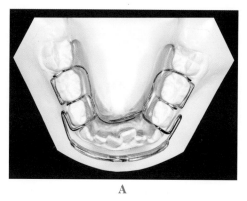
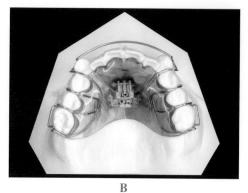

图2-3-1 儿童正畸活动矫治器卡环部位及数量设计

A. 下颌活动唇挡矫治器卡环设计：第二乳磨牙箭头卡环；B. 上颌三向扩弓矫治器卡环设计：后牙箭头卡环、后牙邻间钩、前牙双曲唇弓

牙冠倒凹形成固位力，起到固定活动矫治器的作用。

1. 箭头卡环（Adams Clasp）。

箭头卡环是由英国Adams于1957年设计的，因此又称Adams卡环，主要用于第一恒磨牙（图2-3-2A）。它有两个类似箭头的突起卡在牙冠颊面的近远中转轴角倒凹处，并用横臂梁（卡环体部）连接两个箭头，箭头突起卡抱牙冠转轴角产生固位作用。箭头卡环横臂梁长度与磨牙近远中颊尖距等长，平行离开牙冠颊侧面1.0-1.5mm，距颊尖2-3mm。该卡环也可设计在前磨牙和前牙

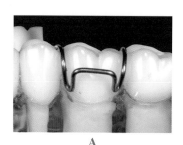

图2-3-2 箭头卡环及其变异形式
A. 箭头卡环；B. 半箭头卡环

上。在牙冠萌出完全、牙冠高度大、颊侧倒凹明显的基牙上，卡环固位效果较好。

如果基牙无倒凹，可将箭头卡入两邻牙楔状隙内（可事先将模型上的牙龈乳头刮除，修整邻牙间隙），抵住两邻接点下牙体组织以增强固位。这种固位方式的固位力较大，取戴不易。箭头进入近远中邻面倒凹易形成食物嵌塞，造成釉质脱钙。

箭头卡环有各种变异形式，如基牙无邻牙或基牙远中萌出不足、倒凹区未暴露时，可做半箭头卡环（Half Adams Clasp）（图2-3-2B），还可将箭头间的横臂梁变成圈形钩或焊接拉钩、颊面管等辅助矫治结构，增加卡环功能，如颊面管内可插唇弓，圈形钩和焊接拉钩可进行橡皮圈弹性牵引。前牙箭头卡环通常用直径0.8mm的不锈钢丝弯制，后牙通常

用直径0.9mm的不锈钢丝弯制。需要注意的是，箭头卡环不应造成任何咬合干扰，否则可能导致下颌功能性移位。

2. Delta卡环（Delta Clasp）。

Delta卡环实际上是箭头卡环的一种变体，因其固位部分类似于希腊字母"Δ"而得名。因固位良好，且几乎不产生咬合干扰，其常用于Clark双板矫治器。与箭头卡环相同，应用Delta卡环时基牙需萌出完全且暴露颊侧倒凹区方能取得良好固位效果（图2-3-3）。

3. 单臂卡环（"C" Clasp）。

单臂卡环通常用于使用其他类型卡环会造成咬合干扰的基牙。卡环根据牙外形，沿牙冠唇颊侧牙颈区弯成弧形卡臂，位于牙冠最突导线之下，环绕牙冠颈部进入牙冠及邻间隙倒凹，获得固位。卡环连接体越过𬌗面后埋入基托内。若牙冠倒凹不明显，单臂卡环必须尽量紧贴后牙颊侧近龈缘，末端进入邻牙触点以下，才能获得固位。单臂卡环固位较差，也可在基牙颊侧粘接树脂突，增加倒凹，以增加固位力。儿童第二恒磨牙未萌出时，单臂卡环从远中进入第一恒磨牙近中邻面倒凹区。第一恒磨牙单臂卡环常与邻间钩联合使用，增加支抗。当第二恒磨牙正萌出时，第一恒磨牙单臂卡环连接体应从第一恒磨牙与第二前磨牙相邻𬌗方通过，避免干扰第二恒磨牙萌出（图2-3-4）。

单臂卡环主要用于乳、恒后牙的固位，也可用于恒前牙。恒后牙用直径0.9-1.0mm的不锈钢丝弯制，其他牙用直径0.7-0.8mm不锈钢丝弯制。

在需要时，可将第一、二恒磨牙上的单臂卡环末端向近中弯曲成钩，以方便弹性牵引（图2-3-5）。

4. 焊接单臂卡环（Soldered "C" Clasp）。

在移动前牙时，可将单臂卡环焊接至前牙唇弓，以增强前牙固位，并且也可在牙颊侧粘接树脂突，增加倒凹，以利于固位。调整唇弓及卡环时应特别小心，焊接部位在受到外力时易发生脱焊。（图2-3-6）

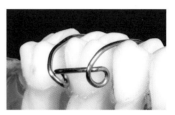

图2-3-3　Delta卡环

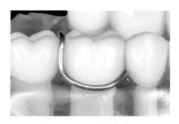

图2-3-4　单臂卡环

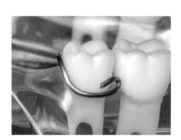

图2-3-5　第二恒磨牙单臂卡环末端弯曲成钩

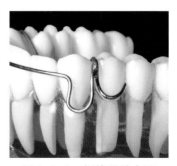

图2-3-6　焊接单臂卡环

5. 改良卡环（Modified Clasp）。

与箭头卡环相似，改良卡环多用于近远中都有邻牙的磨牙及前磨牙。改良卡环紧抱牙冠唇颊侧颈部，进入近远中邻间隙倒凹固位。卡环连接体经殆外展隙和牙面贴合，然后经殆面进入基托。（图2-3-7）

改良卡环用于后牙时，用0.8~0.9mm不锈钢丝弯制；用于前牙时，用0.6~0.7mm不锈钢丝弯制。颊侧卡环上，可弯制、焊接牵引曲及拉钩，以便于弹性牵引。制作改良卡环时应做模型修整，去除牙冠颈部及邻间隙牙龈。

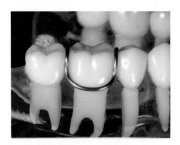

图2-3-7 改良卡环

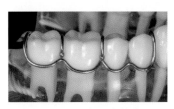

图2-3-8 后牙连续卡环

6. 后牙连续卡环。

后牙连续卡环是包绕后牙的长卡环。其沿前磨牙、磨牙牙冠颊面顺着近龈缘连续弯曲，绕过最后一颗磨牙远中面而至舌侧弯成向近中的连接体。该卡环前端于尖牙和第一前磨牙之间钩住唇弓，用焊锡焊牢。如无唇弓可直接跨过上述两牙的殆面外展隙至舌侧楔状隙而进入基托。该卡环主要作用是防止后牙不必要颊向倾斜并增加固位力。连续卡环不影响咬合，也不会分离相邻两牙的邻接点。其支抗力强，可抵抗多数前牙内收时的反作用力，避免后牙前移或近中倾斜。（图2-3-8）

连续卡环是延长的单臂卡环，临床用0.9~1.0mm不锈钢丝弯制，可分为开式连续卡环和闭式连续卡环（图2-3-9）。开式连续卡环末端游离，最多包裹两颗牙齿，如两颗磨牙、两颗前磨牙，或一颗磨牙加一颗前磨牙。闭式连续卡环近远中末端进入基托，末端环绕无游离，其可以包绕2~4颗牙齿。

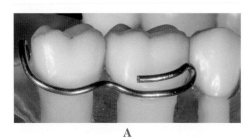

**A**　　　　　　　　　　　　**B**

图2-3-9 连续卡环
A. 开式磨牙连续卡环带牵引钩；B. 闭式磨牙、前磨牙连续卡环

7. 邻间钩（Finger/Hooked Clasp）。

邻间钩单独或与其他卡环联合用于第一恒磨牙未萌或萌出不足的乳牙列期及替牙列期

# 儿童正畸矫治器结构（组成部分）

儿童，增强固位。邻间钩也是辅助其他卡环，增加固位力的常用卡环。在固定矫治器结合活动矫治器矫治错𬌗畸形时，也常用邻间钩固位辅助活动矫治器。

邻间钩通常位于第一、二前磨牙之间或前磨牙与磨牙之间，又称颊钩；有时可用于前牙之间，称唇钩。用直径0.8mm的不锈钢丝末端弯成直角状的钩，其长0.6~0.8mm，插入邻接点近龈端，在两邻牙的楔状隙处钩住邻接点，起到固位作用。邻间钩尤其适用于替牙列期患儿，当一颗乳磨牙脱落后，只需将邻间钩向相邻磨牙倒凹区进行少量调整，即可重获稳定的固位效果。邻间钩的末端可磨圆钝或加焊银呈圆球状，可称为球形邻间钩（Ball Clasp）；也可将末端弯成圈形或呈三角形使其末端尖插入两邻牙的楔状隙内，可分别称为圈形邻间钩和三角形邻间钩（Triangle Clasp）。三角形邻间钩仅适用于牙冠长、楔状隙明显的患者，三角形结构体积较大，可能会激惹患儿牙龈黏膜组织。末端为圆球状的球形邻间钩可避免激惹患儿牙龈黏膜组织，但固位力弱于三角形邻间钩（图2-3-10）。

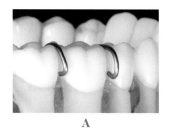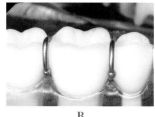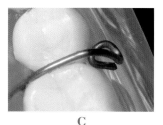

**A**        **B**        **C**

图2-3-10　不同邻间钩设计
A. 邻间钩；B. 球形邻间钩；C. 三角形邻间钩

8. 单臂-球形邻间钩组合卡环（"C" Clasp/Ball Clasp Combo）。

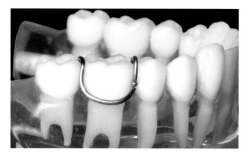

单臂-球形邻间钩组合卡环是由一个单臂卡环和一个球形邻间钩组成的双卡环组合（图2-3-11），适用于恒磨牙未萌或萌出不完全的乳牙列期、替牙列期或恒牙列期患儿。通常情况下，单臂卡环包绕

图2-3-11　单臂-球形邻间钩组合卡环

第二乳磨牙，球形邻间钩置于第一乳磨牙远中倒凹处，可在基牙颊侧粘接树脂突，增加倒凹，以利于固位。

9. 支托式卡环（Occlusal Rest Clasp）。

支托式卡环可用来防止活动矫治器向龈方下沉和后牙伸长。支托式卡环的𬌗支托多置于磨牙咬合面舌侧或𬌗面远中窝，以免妨碍咬合功能。（图2-3-12）

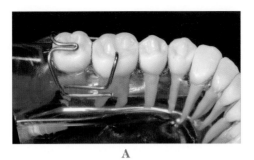
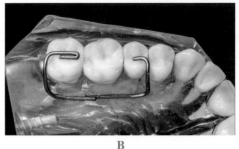

图2-3-12　支托式卡环
A. 下颌后牙支托式卡环；B. 上颌后牙支托式卡环

支托式卡环用0.8~0.9mm不锈钢丝弯制，支托可以是卡环的游离端，也可以在𬌗面弯制成曲。支托式卡环可以是开式的（卡环连接体单侧进入基托），也可以是闭式的（卡环连接体两侧都进入基托）。

10. Crozat卡环（Crozat Clasp）。

Crozat卡环通常用于Crozat矫治器第一恒磨牙固位。Crozat卡环结构有三部分：

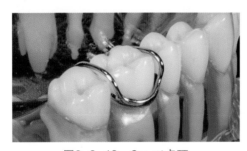

图2-3-13　Crozat卡环

①0.8mm不锈钢丝弯制卡环紧抱磨牙牙冠的颈部，形成第一部分卡环曲；②0.8mm不锈钢丝弯制过邻间隙的第二部分卡环曲，该部分贴近邻间隙倒凹固位龈缘部与第一部分卡环曲焊接；③沿磨牙舌侧沟弯制𬌗支托，紧贴磨牙舌侧沟进入舌侧基托（图2-3-13）。

## 四、儿童正畸活动矫治器作用力部分

活动矫治器的作用力部分包括各类弹簧、弓簧、螺旋弹簧、螺旋扩弓簧、斜面导板、平面导板、弹力橡皮圈等，其结构设计多种多样。每一个矫治器都是根据患者具体情况量身定制的，各类弓簧、弹簧、螺旋弹簧、螺旋扩弓簧等装置都由医生进行个性化设计。但是，无论矫治器如何变化，设计时都应严格遵循以下几个原则：

①良好的固位：良好的固位是活动矫治器正常发挥矫治作用的前提。矫治器加力时，每次尽量只调整活动矫治器的一个部件，否则可能导致矫治器松动、脱位。过多的矫治加力设计、每次矫治加力过大将影响活动矫治器固位，也会降低活动矫治器的矫治效率。

②使用持续轻力：活动矫治器的矫治加力应设计为持续轻力。使用持续轻力有利于牙

齿移动，也更符合牙周组织改建要求。

③活动矫治器在弓丝调整加力时应小心，应避免反复弯曲钢丝或弹簧，否则易造成钢丝折断。

## （一）儿童正畸活动矫治器唇弓加力部分

唇弓通常放置在前段牙弓上（少数也放在侧方牙弓上），具有矫正前牙或后牙唇/颊向错位，增强固位的功能。常用的双曲唇弓有以下几种类型。

1. 标准唇弓（Standard Labial Bow）。

标准唇弓通常包绕双侧尖牙之间的六颗前牙，并在尖牙及第一前磨牙中间越过𬌗面包埋入塑料基托内。根据不同矫治需要，唇弓可延伸至双侧第一磨牙远中。

根据双曲唇弓在切牙牙冠表面垂直向的位置，其可分为低位、中位及高位双曲唇弓（图2-4-1）。

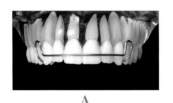 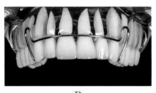 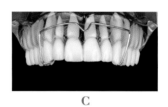

图2-4-1　低位、中位及高位双曲唇弓
A. 低位双曲唇弓；B. 中位双曲唇弓；C. 高位双曲唇弓

2. 低位双曲唇弓。

唇弓位于中切牙牙冠中份，在双侧尖牙中份转向龈方，形成左右两个与尖牙长轴平行的垂直曲，垂直曲一般长8-9mm，宽4-5mm，离开软组织1.0-1.5mm。唇弓放于切牙牙冠中份的主要作用是增强矫治器的固位，或保持主动矫治后切牙位置。

唇弓放于切牙的1/3处时，可内收前牙，但应用直径为0.7-0.8mm的不锈钢丝弯制，双曲宜短而宽，以便调整加力时逐渐收小双曲。如与扩弓簧配合使用扩大牙弓时，唇弓有加强固位和产生作用力两个作用。唇弓宜用直径为0.8mm的弓丝弯制，双曲应较长而窄，以便随着牙弓扩大而调整双曲。在唇弓上可焊接弹簧丝，近远中移动牙齿。在唇弓上还可焊接拉钩或弯制带拉钩的唇弓，用于前牙牵引。此外，唇弓可以从侧切牙与尖牙间通过，双曲正对侧切牙。在拔第一前磨牙的病例中，唇弓可从第二前磨牙的近中通过，双曲正对第一前磨牙区。为了增强固位，可以将唇弓上的双曲横放在尖牙唇面，并可将轻微唇向错位的尖牙压向舌侧。

低位双曲唇弓是临床上应用最广泛的双曲唇弓，常用变体如下：

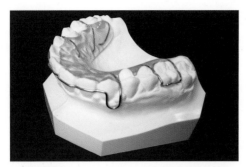

图2-4-2　圆丝波形双曲唇弓

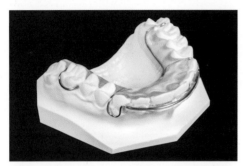

图2-4-3　塑胶涂层双曲唇弓

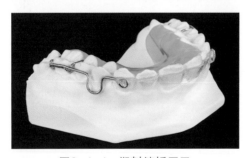

图2-4-4　塑料挡板唇弓

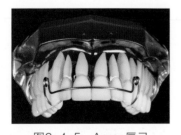

图2-4-5　Apron唇弓

1）圆丝波形双曲唇弓（Rounded Contoured Hawley）：根据切牙唇面形态紧贴牙面弯制不锈钢圆丝波形双曲唇弓。圆丝波形双曲唇弓可增加前牙与唇弓间摩擦力，增强固位作用，可将矫治后牙齿牢牢固定在最终矫治位置（图2-4-2）。

2）塑胶涂层双曲唇弓（Plastic Coated Hawley）：若患者前牙进行烤瓷冠、嵌体或贴面修复，可在双曲唇弓表面包裹塑胶材料，以保护瓷层不受磨损（图2-4-3）。

3）塑料挡板唇弓（Acrylic Arch Wire）：在前牙唇面充填树脂，树脂包裹双曲唇弓。塑料挡板唇弓的树脂紧贴切牙唇面及邻间隙，可将矫治后牙齿牢牢固定在最终矫治位置（图2-4-4）。

4）Apron唇弓（Apron Spring Labial）：该唇弓将双曲唇弓垂直曲弯制为带螺旋的垂直曲，可用于内收严重唇向倾斜的前牙，其作用力轻柔。调整加力时仅需用手指轻压关闭垂直曲即可（图2-4-5）。

5）反向双曲唇弓（Reverse Hawley）：此双曲唇弓从侧切牙及尖牙之间越过𬌗面，可用于纠正轻度尖牙扭转，尤其适用于主动正畸过程中尖牙发生旋转较多的病例（图2-4-6）。

6）Ricketts双曲唇弓（Ricketts Arch Wire）：与反向双曲唇弓类似，从侧切牙及尖牙之间越过𬌗面，

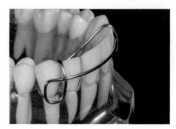

图2-4-6　反向双曲唇弓

U形曲位于侧切牙及尖牙唇面，水平曲位于尖牙唇面，水平曲可增强固位作用，并稳定保持矫治过程中发生旋转较多的尖牙于最终矫治位置。可通过调节水平曲，使尖牙远中发生少量的舌侧旋转（图 2-4-7）。

7）Witzig双曲唇弓（Witzig Double Loop）：是Ricketts双曲唇弓的改良版，其垂直曲较Ricketts双曲

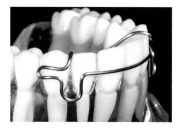 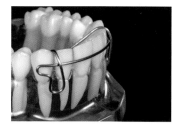

图2-4-7　Ricketts双曲唇弓　　图2-4-8　Witzig双曲唇弓

唇弓更窄，尤其适用于保持阶段前牙仅需少量调整的病例（图2-4-8）。

8）环绕式唇弓（Wrap-around Labial Arch）：通常焊接在磨牙单臂卡环或箭头卡环颊侧，可在侧切牙或尖牙远中增加一根0.5mm不锈钢丝连接体以加强长唇弓的稳定性，多用于拔牙病例。该唇弓不易产生咬合干扰，且可防止牙列出现间隙（图2-4-9）。

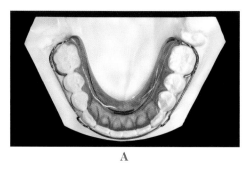 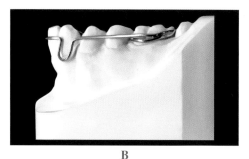

A　　　　　　　　　　　　　B

图2-4-9　环绕式唇弓
A. 𬌗面观；B. 侧面观

9）横曲唇弓：主要适用于上牙弓。不同于一般双曲唇弓，其双曲弯制成水平横曲，两末端从侧切牙与尖牙间通过邻间隙进入基托。横曲宽4~5mm，与尖牙牙冠颈部形态一致，形成月牙弧形。横曲可紧贴尖牙颈部但不接触龈组织。对于上切牙段需关闭少许间隙的错𬌗畸形，横曲唇弓用0.7~0.8mm不锈钢丝弯制，关闭横曲可缩小间隙。横曲唇弓也可用0.8~0.9mm不锈钢丝弯制。横曲唇弓的横曲有卡环的作用，可增强唇弓固位，适合后牙区固位不足或后牙牙冠过短不宜安置卡环者。在扩弓治疗时，应适当打开横曲以适应牙弓扩大的需求（图2-4-10）。

10）改良双曲唇弓：主要是改变唇弓的垂直曲结

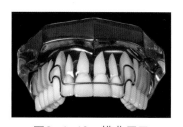

图2-4-10　横曲唇弓

构，唇弓用0.7-0.8mm不锈钢丝弯制，其改良形态有以下几种（图2-4-11）：

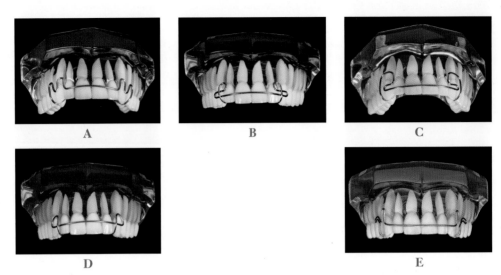

图2-4-11　改良双曲唇弓
A. 多垂直曲唇弓；B. 交叉曲唇弓；C. 匣形曲唇弓；D. 三角形曲唇弓；E. 复合曲唇弓

（1）多垂直曲唇弓，包括两个侧垂直曲，每个垂直曲形态与双曲相似但更窄，双曲连接处位于尖牙近远中中心，适用于扩大牙弓时矫正尖牙唇向错位（图2-4-11A）。

（2）交叉曲唇弓，此唇弓将左右垂直曲分步改成两个水平和垂直交叉曲（图2-4-11B）。其水平曲与唇弓成一直线，垂直曲远中与连接体相连，末端通过侧切牙、尖牙间邻间隙进入舌侧基托。交叉曲唇弓可同时矫正唇向错位的侧切牙和尖牙。

（3）匣形曲唇弓，将双曲唇弓垂直曲改变为匣形，宽度为10-15mm，其近中附小的水平曲，可用于矫正唇向错位的侧切牙和尖牙（图2-4-11C）。

（4）三角形曲唇弓，将垂直曲改变成三角形，三角形底部位于尖牙牙冠中份，尖部高于尖牙颈部5mm，并离开黏膜，用0.7-0.8mm不锈钢丝弯制。三角形曲唇弓与舌簧联合应用可纠正轻度尖牙扭转（图2-4-11D）。

（5）复合曲唇弓，由垂直曲与水平曲组合而成。复合曲唇弓的垂直曲位于尖牙唇面，水平曲位于垂直曲远中第一前磨牙颊侧。垂直曲大小、位置不变，水平曲弧形包绕第一前磨牙颈部，或置于第一前磨牙牙冠颊面。其可关闭间隙，矫正尖牙、第一前磨牙唇/颊向错位（图2-4-11E）。

3. 中位双曲唇弓（图2-4-1B）。

中位双曲唇弓位于切牙唇侧龈缘处，其外形与低位双曲唇弓相似，水平部接近前牙牙冠颈部，但离开牙龈2mm，可以在唇弓上焊接拉钩、各类弹簧，弹性牵引牙近远中向、舌向移动，纠正个别错位牙。与舌簧联合使用时可以旋转移动牙齿。中位双曲唇弓用0.9mm不锈钢丝弯制。

4. 高位双曲唇弓（图2-4-1C）。

高位双曲唇弓位于牙槽区，一般只用于上颌。高位双曲唇弓需避让上唇系带2~3mm，宜用1.0mm不锈钢丝弯制。可以在唇弓上焊接弹簧，但由于唇弓与弹簧距离远，加力时应仔细。

## （二）儿童正畸活动矫治器弹簧加力部分

1. 交叉簧（Lab Spring）。

交叉簧可产生较轻柔的力将上下前牙推向唇侧，常与扩弓装置联用，可在切牙唇侧置唇弓，防止牙齿过度唇向移动（图2-4-12）。

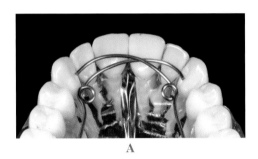 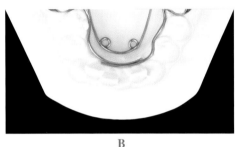

图2-4-12　交叉簧
A. 上颌扩弓矫治器前牙交叉簧；B. 下颌扩弓矫治器前牙交叉簧

2. 双曲舌簧（Recurved Spring）。

双曲舌簧宽度常以被矫治牙近远中宽度为限，每颗被矫治牙对应的双曲舌簧可将单颗牙推向唇颊侧（图2-4-13）。少数情况下（多为下前牙），双曲舌簧的宽度可设计得大于单颗牙近远中宽度，双曲舌簧加力可同时移动一颗以上的被矫治牙。通过调节曲的方向，还可少量旋转牙齿。可在双曲舌簧上添加带圈曲，使力量更加柔和。为了避免双曲舌簧从切牙舌隆突滑向切端，可在切牙舌侧粘接树脂突。

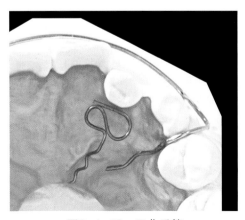

图2-4-13　双曲舌簧

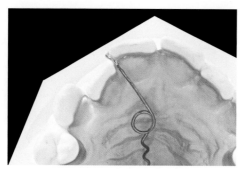

图2-4-14　近远中移动指簧

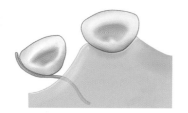

图2-4-15　单曲纵簧

3. 近远中移动指簧（Mesial/Distal Kicker）。

近远中移动指簧可近远中移动单颗牙齿，用于前牙区较后牙区效果更好。调整加力时只需每次使用手指将弹簧轻轻往预期牙移动方向推移即可（图2-4-14）。

4. 单曲纵簧。

单曲纵簧用于前牙，可加力倾斜移动前牙。单曲纵簧为纵向弯曲的不锈钢丝，一般长5~10mm，位于错位牙近远中颈部，与牙长轴垂直，从基托伸出，游离端成钩状卡抱错位牙（图2-4-15）。

5. 双曲纵簧。

与单曲纵簧作用相似，将双曲纵簧置于腭侧，其平面与牙长轴趋向平行。（图2-4-16）

6. 尖牙远移簧（Cuspid Retraction Spring）。

尖牙远移簧可使近中倾斜的尖牙向远中倾斜，但应注意避免弹簧带圈部分激惹牙龈软组织。若尖牙近中暴露不足，弹簧无法施力，可在尖牙上粘接托槽或舌侧扣，以便施加矫治力（图2-4-17）。

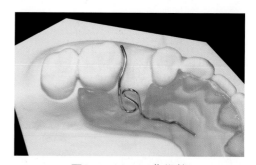

图2-4-16　双曲纵簧

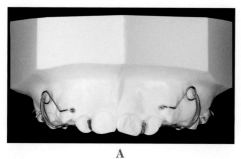

A

B

图2-4-17　尖牙远移簧
A. 正面观；B. 侧面观

7. 舌侧蘑菇簧（Lingual Mushroom Spring）。

舌侧蘑菇簧可用于竖直除末端磨牙以外的舌向倾斜下磨牙（图2-4-18）。其体积较小，不易激惹患者舌体组织，较舒适。

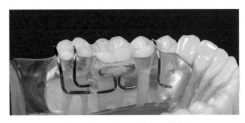

图2-4-18　舌侧蘑菇簧

8. 舌侧回弯簧（Lingual Recurved Spring）。

舌侧回弯簧可用于竖直包括末端磨牙在内的舌向倾斜磨牙。殆支托置于磨牙舌沟处，可防止竖直过程中磨牙伸长（图2-4-19）。

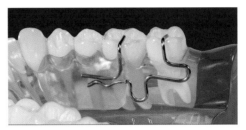

图2-4-19　舌侧回弯簧

9. 环形弹簧（Loop Spring）。

环形弹簧无游离端，环成曲状，环形曲可交叉。其体积较大，可同时作用于2-4颗牙，多用于前牙，位于切牙舌侧，扩大可唇向移动切牙。加力时扩大环形曲1mm。环形曲多用0.6-0.7mm不锈钢丝弯制。后期可剪开环形曲形成两个纵簧或舌簧（图2-4-20）。

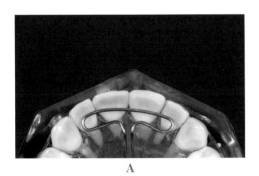
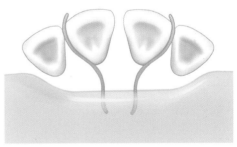

**A**　　　　　　　　　　　　　　　　　**B**

图2-4-20　环形曲形态（剪开后形成两个纵簧）

A. 环形曲；B. 剪开后形成的两个纵簧

## （三）儿童正畸活动矫治器扩弓加力部分

1. 分裂簧。

分裂簧用于侧向或前后向扩展上下牙弓，以增大牙弓宽度和长度，也可用于扩展个别牙间隙。分裂簧一般用0.8-0.9mm不锈钢丝弯制，形态可以为菱形、U形、W形、马鞍形等（图2-4-21）。分裂簧可以设计为单个，也可以为多个。

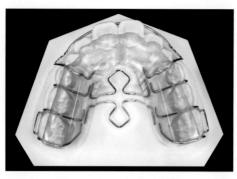

图2-4-21　菱形分裂簧

2. 螺旋簧。

螺旋簧有各种不同的尺寸和设计，可通过钥匙插入螺旋孔打开螺旋扩大簧，移动牙齿。除用于扩大腭中缝的螺旋簧之外，其余螺旋簧通常每月移动牙齿1mm。（图2-4-22）

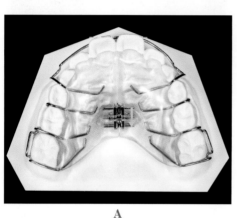

A

B

图2-4-22　上下颌螺旋簧矫治器
A. 上颌螺旋簧矫治器；B. 下颌螺旋簧矫治器

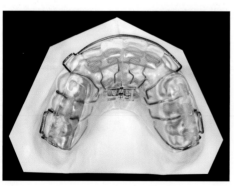

图2-4-23　腭部螺旋簧

常用的螺旋簧有以下几种：

（1）腭部螺旋簧（Palatal Screw）：可用于扩展上牙弓。根据不同的牙弓形态和宽度，可选用不同尺寸和形态的腭部螺旋簧（图2-4-23）。

（2）迷你螺旋簧（Mini-screw）及活塞螺旋簧（Plston-screw）：多用于移动个别牙齿或纠正个别牙反𬌗。与活塞螺旋簧相比，迷你螺旋簧与牙接触面积更大，有利于牙齿移动，且不易损坏。（图2-4-24）

（3）三向螺旋扩弓簧（Three-way Screw）：包含三个螺旋簧，每个螺旋簧可分别加力，可同时完成牙弓横向及矢状向的扩展，且可实现双侧牙弓不对称扩展。但因其体积较大，不适用于牙弓狭窄或年龄较小的患者（图2-4-25）。

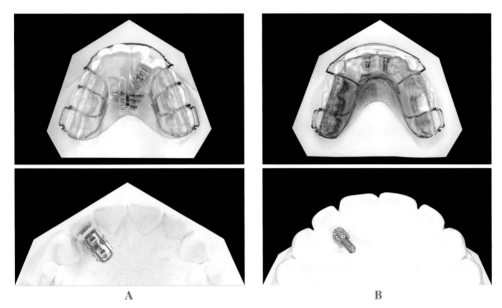

图2-4-24　迷你螺旋簧及活塞螺旋簧
A. 迷你螺旋簧；B. 活塞螺旋簧

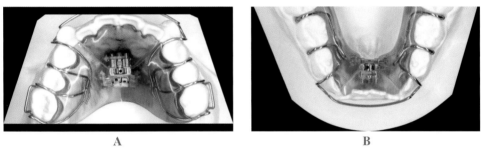

图2-4-25　三向螺旋扩弓簧
A. 上颌三向螺旋扩弓簧；B. 下颌三向螺旋扩弓簧

（4）悬锁螺旋扩弓簧（Swing Lock Expander）：适用于仅有前段牙弓狭窄，后段牙弓宽度正常的"V"型牙弓患者。其前端只有一个扩弓簧，后端置有一个铰链关节，仅可扩展前段牙弓，对后段牙弓无扩展作用。悬锁螺旋扩弓簧也是一种扇形扩弓簧，其矫治扩展范围有限，仅能实现4mm以内的扩展（图2-4-26）。

（5）螺旋间隙关闭簧（Retraction Screw）：通过旋转关闭螺旋簧，可关闭两段牙弓之间的间隙。螺旋间隙关闭簧多用于内收前倾的前牙，或关闭后牙间隙，间隙关闭范围较小（常规在1-2mm）。间隙关闭后邻牙间隙接触恢复需要磨牙继续前移才能完全实现。（图2-4-27）

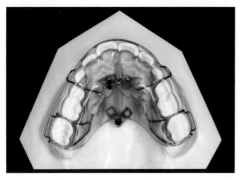

图2-4-26　悬锁螺旋扩弓簧

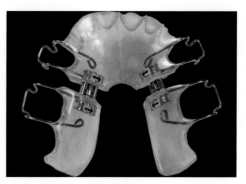

图2-4-27　螺旋间隙关闭簧

## 五、儿童正畸矫治器连接部分

儿童正畸矫治器连接部分的作用是把矫治器的作用力部分和固位部分连成一整体，以便发挥矫治的作用。儿童正畸矫治器连接部分分为儿童活动矫治器连接部分及儿童固定（支架式）矫治器连接部分，它的具体形式按需要分为不同类别。

### （一）儿童正畸活动矫治器基托

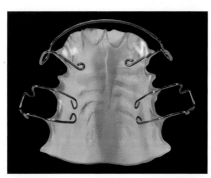

图2-5-1　儿童正畸活动矫治器全覆盖式基托

儿童正畸活动矫治器基托由树脂制成。基托周边外形与局部义齿类似，厚2.0-2.5mm。根据患者组织解剖形态及不同治疗需求，基托可有多种不同设计。下前牙舌侧的基托要稍厚些，以防折断，基托下缘和后缘周边要圆滑，要求基托组织面与软硬组织紧密贴合，磨光面外形要与腭弓和舌侧形态相似。常见的几种基托设计如下。

1. 全覆盖式基托（Full Palate）。

基托覆盖整个上颌硬腭，对支抗及固位要求较高时可选择此种基托（图2-5-1）。

2. 马蹄形基托（Horseshoe）。

基托为马蹄形，患者异物感小，且对患者语言功能影响较小（图2-5-2）。

3. 中空式基托（Speech Relief）。

将全覆盖式基托腭部中间部分掏空，暴露腭皱襞黏膜，前部基托中空，不影响舌体

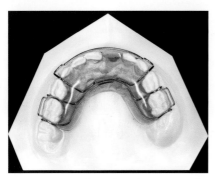

图2-5-2　儿童正畸活动矫治器马蹄形基托

运动，有助于患者发音。中空式基托利于舌体与硬腭接触，维持正常舌位（图2-5-3）。

此外，还可根据医生及患儿的喜好，选择不同颜色及图案的基托。有研究表明，让患儿自主选择基托的颜色和图案，可激发患儿对于矫治器的兴趣，有助于激励患儿坚持佩戴矫治器（图2-5-4）。

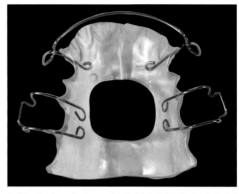

图2-5-3　儿童正畸活动矫治器中空式基托

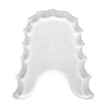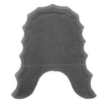

图2-5-4　儿童正畸活动矫治器不同颜色及图案基托

## （二）儿童正畸矫治器连接体、腭杆及舌弓

儿童正畸活动矫治器卡环、扩弓簧、唇弓等弯制的加力部分，延伸到基托里的部分就是其自身的连接体（卡环连接体），它和基托组成了活动矫治器连接体的主体。

其他如腭杆、舌弓等连接两侧矫治器部分的结构也是矫治器的连接部分。腭杆、舌弓多为固定（支架式）矫治器的连接部分。腭杆有Nance弓和横腭杆。Nance弓可以置于上颌腭前部，可限制两侧磨牙的近中移动，保持牙弓长度。Nance弓的基托可同时使上颌腭部黏膜组织成为支抗的一部分，保护磨牙支抗。舌弓无前牙舌侧基托，它同Nance弓有类似特点，体积较Nance弓小，较舒适。（图2-5-5）

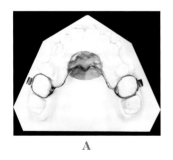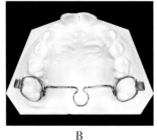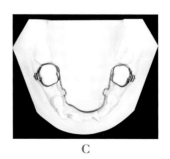

A　　　　　　B　　　　　　C

图2-5-5　Nance弓、横腭杆及舌弓
A. Nance弓；B. 横腭杆；C. 舌弓

腭杆、舌弓与固定（支架式）矫治器可通过焊接或插销式方式相连。

## （三）儿童正畸活动矫治器导板

1. 儿童正畸活动矫治器上颌活动平面导板。

戴入上颌活动平面导板后，下切牙咬合于平面导板上，后牙无咬合接触，因此后牙可伸长，常作为单纯的前牙深覆𬌗矫治。前牙平面导板从一侧尖牙到对侧尖牙，弧形宽度为5-6mm。上颌活动平面导板也能配合其他矫治器设计，在矫治其他错𬌗畸形的同时纠正深覆𬌗。上颌活动平面导板配合固定多托槽矫治器使用时，可打开后牙咬合接触，避免上颌牙咬合于下颌托槽上（图2-5-6）。

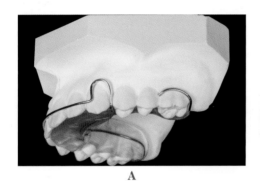
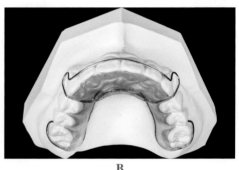

**A** **B**

图2-5-6　儿童正畸活动矫治器上颌活动平面导板
A. 侧面观；B. 𬌗面观

2. 儿童正畸活动矫治器前牙活动斜面导板。

这也是一种简单的功能矫治器，可用于轻度Ⅱ类下颌后缩的患者，矫治器斜面与牙轴成45°，戴入后引导下颌向前。儿童正畸活动矫治器前牙活动斜面导板也可配合固定多托槽矫治器使用，在矫治错𬌗畸形的同时，前导下颌（图2-5-7）。

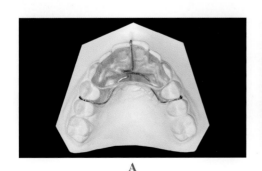
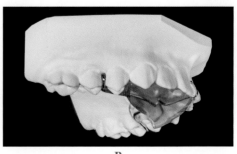

**A** **B**

图2-5-7　儿童正畸活动矫治器前牙活动斜面导板
A. 𬌗面观；B. 侧面观

# 六、儿童正畸矫治器其他组成部分

## （一）儿童正畸活动矫治器殆垫

儿童正畸活动矫治器殆垫主要包括后牙殆垫和全牙列殆垫（图2-6-1）。

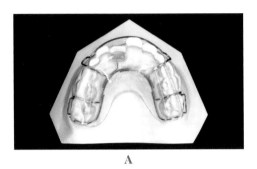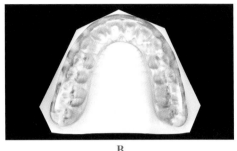

A                                              B

图2-6-1　上颌活动矫治器后牙殆垫及全牙列殆垫
A. 后牙殆垫；B. 全牙列殆垫

    儿童正畸活动矫治器殆垫主要用于打开咬合，去除前后牙咬合锁结，协助纠正儿童错殆畸形。用于个别前牙反殆以及牙性前牙反殆的后牙殆垫为解剖式殆垫，其与下后牙咬合形成尖窝锁结；用于单侧后牙反殆矫治的后牙殆垫，非矫治侧应为解剖式殆垫；用于扩弓、前牵引等错殆畸形矫治的后牙殆垫应为非解剖式殆垫，殆垫咬合面与对殆牙不应有锁结交错的尖突，不能影响上牙弓扩大或下颌位置调整（图2-6-2）。

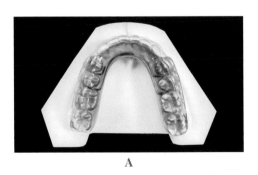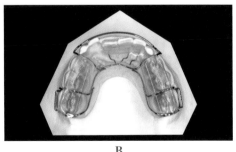

A                                              B

图2-6-2　儿童正畸活动矫治器解剖式及非解剖式殆垫
A. 儿童正畸活动矫治器解剖式后牙殆垫；B. 儿童正畸活动矫治器非解剖式后牙殆垫

    儿童正畸活动矫治器后牙殆垫厚度以能解除上下牙咬合锁结为限。非解剖式后牙殆垫的咬合面可雕刻沟槽以提高咀嚼效率。解剖式后牙殆垫需雕刻牙尖外形，便于儿童佩戴时维持基本正常的咀嚼功能。后牙𬌗垫都应有相应的溢出沟，便于咀嚼食物的流出。当错𬌗畸形解除后要分次降低𬌗垫，每次磨除0.5mm厚度，直至全部磨除，恢复后牙正常咬合接触。

儿童正畸活动矫治器全牙列𬌗垫覆盖上/下全牙列，可同时分隔上下牙咬合接触，适用于儿童咬合功能锁结、咬合创伤、紧咬合病例。

### （二）儿童正畸矫治器唇挡

唇挡是前庭盾的一种变形设计，可放在上颌或下颌。唇挡撑开上下唇，解除上下唇肌以及下颌颏肌的异常张力，使收缩过度的唇肌、颏肌恢复正常张力。唇挡配合上下唇闭合训练，也可改善儿童唇闭合不全、唇肌张力不足。上下唇挡可调节其撑开唇肌的力度，在上下唇闭合时传导唇肌张力，可控制磨牙近中移动，甚至远中移动上下磨牙，增加磨牙支抗。临床用0.9mm不锈钢丝及树脂制作唇挡，其一般离开前牙唇面及前庭沟4mm。

儿童唇挡可与活动矫治器或固定（支架式）矫治器联合使用。与活动矫治器联合使用时，唇挡连接体与基托相连。与固定（支架式）矫治器联合使用时，唇挡可焊接或插入固位带环。（图2-6-3）

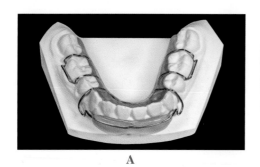 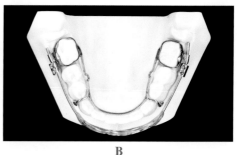

**A**　　　　　　　　　　**B**

图2-6-3　唇挡
A. 下颌活动矫治器唇挡；B. 下颌固定（支架式）矫治器插入式唇挡

### （三）儿童正畸矫治器带环、颊/舌面管、附件及舌侧弓

1. 儿童正畸矫治器带环及颊/舌面管。

儿童正畸矫治器带环可以用0.1-0.2mm不锈钢片制作，也可以是0.1-0.2mm成品带环。选用成品带环需先试戴与磨牙、前磨牙大小基本合适的带环，在口内调整带环形态以使成品带环更贴合磨牙、前磨牙。制作带环可以是取模间接制作或口内直接制作。带环粘接在磨牙、前磨牙上，与固定（支架式）矫治器其他固位部分、作用力部分及连接部分连接，使矫治器产生固位及支抗作用（图2-6-4）。

儿童正畸矫治器颊/舌面管焊接在磨牙带环上，直径1.2-1.5mm。颊面管平行于磨牙近远中殆平面。儿童正畸矫治器舌弓、腭杆及口外弓可插入颊/舌面管起到加力或增强支抗的作用（图2-6-4）。

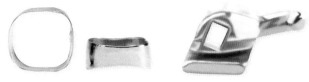

图2-6-4　儿童正畸矫治器成品带环及颊/舌面管

2. 儿童正畸矫治器附件。

儿童正畸矫治器附件是焊接在固定（支架式）矫治器上，或包裹在活动矫治器基托里的设计，其作用灵活，可增强矫治器的轻度移动牙齿、控制牙齿倾斜、控制牙齿位置的功能。儿童正畸矫治器附件包括拉钩、附加簧、阻挡丝、殆支托等（图2-6-5）。

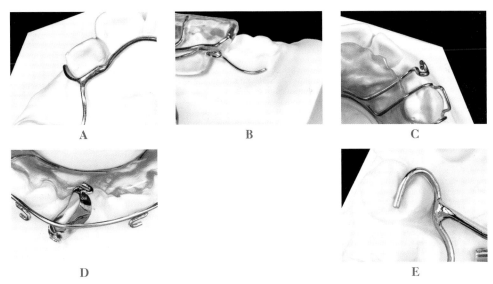

图2-6-5　儿童正畸矫治器附件
A. 阻挡丝；B. 单臂簧；C. 牵引钩；D. 带环拉钩及牵引钩；E. 殆支托

根据不同矫治需要，儿童正畸矫治器附件用0.7-1.0mm不锈钢丝制作并包埋/焊接。

3. 儿童正畸矫治器舌侧弓。

儿童正畸矫治器舌侧弓一般用1.0-1.2mm不锈钢丝弯制，紧贴牙冠舌侧或牙槽骨，与磨牙、前磨牙或尖牙带环用插入或焊接方式连接。一般舌侧弓可增加支抗或维持牙弓长度/宽度；也可弯制带调整曲的舌侧弓，或添加附件（如弹簧、NiTi螺旋簧等）对牙弓、牙施加矫治力，纠正错殆畸形（图2-6-6A、B、C）。

儿童正畸矫治器舌侧弓也是活动矫治器和固定（支架式）矫治器的连接体，可附加矫治器功能附件，辅助正畸综合矫治（图2-6-6D）

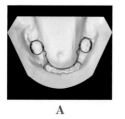 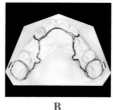 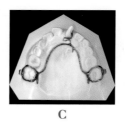 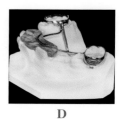

A         B         C         D

图2-6-6 儿童正畸矫治器舌侧弓

A. 下颌舌侧弓附垂直曲及尖牙阻挡丝；B. 上颌舌侧弓附垂直曲及阻挡丝；C. 上颌腭弓焊接双曲弹簧；D. 上颌腭弓横腭杆连接体附前牙平面导板

### （四）儿童正畸矫治器口外牵引装置

儿童正畸矫治器口外牵引装置常与口内矫治器联合使用，是口外支抗矫治器的组成部分。此类矫治器装置利用口外支抗，通过口内矫治器达到整体移动牙齿及矫形治疗的目的。其包括口外弓、J钩、上颌前牵引面具等（图2-6-7A、B、C）。

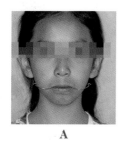 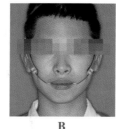 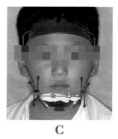 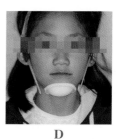

A         B         C         D

图2-6-7 儿童正畸活动矫治器口外牵引装置

A. 口外弓；B. J钩；C. 上颌前牵引面具；D. 颏兜

另外，颏兜矫治器作为口外牵引矫治器，不需要口内矫治器配合纠正儿童下颌前伸。不过，颏兜也可以作为口内矫治器的补充，在口内矫治器纠正由于咬合干扰造成的下颌前伸时，控制下颌前伸（图2-6-7D）。

1）口外弓。

口外弓作为儿童正畸矫治器口外支抗部分，用于上颌牙、上牙弓向后牵引。

口外弓包括：头帽、口外弓及口内矫治器。口内矫治器根据需求可设计为殆垫式/非殆垫式、上颌扩弓/非扩弓活动矫治器。口内矫治器要求固位好，基托不影响上后牙远中移动。

（1）头帽由固位头带及牵引钩（或牵引弹簧）组成。高位牵引时，选用顶枕部支抗的高位牵引头帽；水平牵引时，选用颈枕部支抗的中位牵引头帽；低位牵引时，选用颈部支抗的低位牵引头帽（颈带）（图2-6-8）。

### 儿童正畸矫治器结构（组成部分）

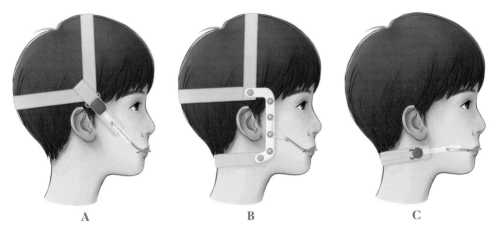

图2-6-8　头帽
A. 高位牵引头帽；B. 中位牵引头帽；C. 低位牵引头帽

（2）口外弓由内弓和外弓组成，内弓由1.2mm不锈钢丝弯制而成，末端插入口内矫治器颊管，内弓在插入口内矫治器颊管前可弯制2mm高的垂直曲，便于内弓长度及力量的调节。外弓由1.5mm不锈钢丝弯制而成，在上尖牙处与内弓焊接，并从口角处伸出口腔。外弓离开面部5～10mm，不接触面部，末端弯曲成钩与头帽弹簧拉钩连接（或通过弹性橡皮圈与头帽弹簧拉钩相连）。口外弓分长、中、短三种：①长口外弓的外弓伸长至上颌第一磨牙远中3mm处；②中长口外弓的外弓末端正对第一磨牙近中；③短口外弓的外弓末端在尖牙或第一前磨牙处。

当矫治需要同时移动双侧上磨牙时，设计左右长度相同的长或中长口外弓；如需单侧移动上磨牙，则移动侧用长口外弓，非移动侧用短口外弓。高位牵引时，口外弓平面与眶耳平面成向上的15°－30°；水平牵引时，口外弓平面与眶耳平面平行；低位牵引时，口外弓与眶耳平面成向下的15°－20°。（图2-6-9）

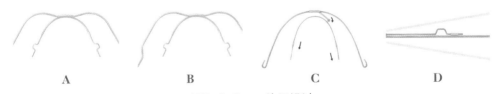

图2-6-9　口外弓设计
A. 左右长度相同的长口外弓；B-C. 单侧推右侧后牙的不对称口外弓；D. 不同口外弓牵引方向

2）J钩。

J钩与头帽及口内矫治器联合应用，组成无内弓的牵引上颌向后的口外弓。J钩由左右两个独立J形外弓组成，由1.5mm不锈钢丝弯制。J钩通过弹簧与头帽连接成整体，前端形成拉钩挂在口内矫治器唇弓尖牙远中牵引钩上，通过头帽牵引为高位牵引。J钩离开面颊部5-10mm。口内矫治器根据矫治目的分为上颌基托式矫治器或带𬌗垫的全牙弓夹板式矫治器。（图2-6-10）

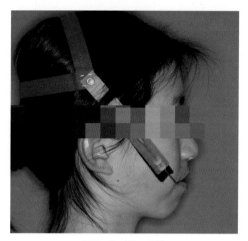

图2-6-10　J钩

3）头帽颏兜。

头帽颏兜是向前牵引上牙弓/上颌骨的矫治器，包括：①成品头帽。②带牵引钩颏兜，颏兜用牙科树脂制作，在颏兜前方正中拉钩埋入1.5mm不锈钢丝弯制的牵引钩。颏兜两侧各弯制两个牵引钩或长拉钩与头帽弹性相连。③口内矫治器，根据矫治目的制作固位好的上颌𬌗垫式矫治器。（图2-6-11）

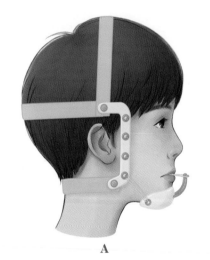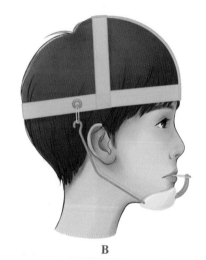

|A|B|
|---|---|

图2-6-11　头帽颏兜
A. 弹性牵引头帽颏兜；B. 长拉钩型头帽颏兜

4）面具式前牵引矫治器。

面具式前牵引矫治器是向前牵引上牙弓/上颌骨的矫治器，包括：①成品前牵引面具；②口内矫治器，根据矫治目的制作固位好的上颌𬌗垫式矫治器。（图2-6-12）

5）颏兜矫治器。

颏兜矫治器是向后牵引、抑制下颌前伸及生长的矫治器，包括成品头帽及颏兜。

颏兜矫治器向后牵引可分为高位、垂直、水平等不同方向的牵引，可满足高角、均角和低角患者的牵引需求（图2-6-13）。

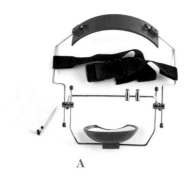
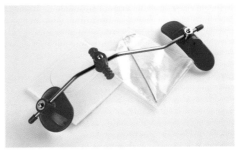

A B

图2-6-12　面具式前牵引矫治器
A. 宽形面具式前牵引矫治器；B. 窄形面具式前牵引矫治器

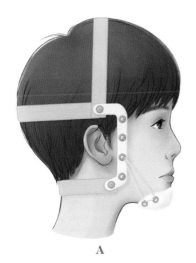
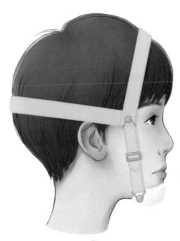

A B

图2-6-13　颏兜矫治器
A. 高位牵引颏兜矫治器；B. 垂直牵引颏兜矫治器

（刘人恺　尹星　李小兵　周陈晨）

# 附录　儿童正畸活动矫治器结构不同设计

## （一）儿童正畸活动矫治器卡环的不同设计

### 1. 单臂卡环

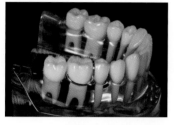

47牙正萌，单臂卡环连接体近中过邻牙间隙，避免干扰47牙萌出。

附2-1-1

### 2. 添加附件的箭头卡环

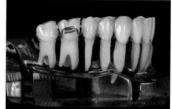

箭头卡环附加不同设计牵引圈、拉钩、颊管，便于橡皮圈牵引以及唇挡/唇弓插入。

附2-1-2

### 3. 添加不同附件的改良卡环

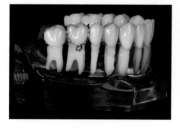

附2-1-3

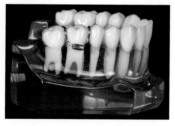

附2-1-4

改良卡环附加不同设计牵引圈、拉钩、颊管，便于橡皮圈牵引以及唇挡/唇弓插入。

### 4. 分臂卡环

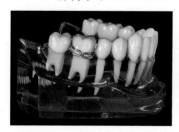

附2-1-5

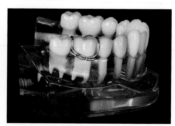

附2-1-6

分臂卡环，适用于下磨牙，用0.9mm不锈钢丝弯制。

5. 三角形卡环

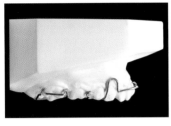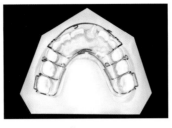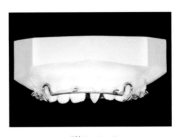

附2-1-7 附2-1-8 附2-1-9

三角形卡环，也称三角形邻间钩，固位三角位于邻间隙颈部倒凹，离开龈组织1.0-1.5mm，用0.7-0.8mm不锈钢丝弯制。

6. 圈形邻间钩

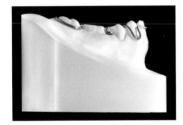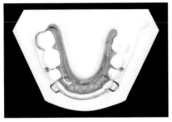

附2-1-10 附2-1-11

圈形邻间钩与三角形卡环相似，固位圈位于邻间隙颈部倒凹，离开龈组织1.0-1.5mm，用0.7-0.8mm不锈钢丝弯制。

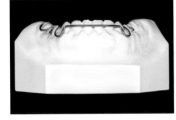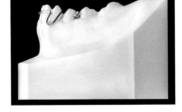

附2-1-12 附2-1-13

## （二）儿童正畸活动矫治器唇弓的不同设计

1. 前牙唇弓带牵引圈

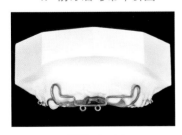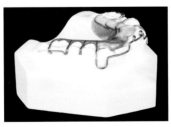

附2-1-14 附2-1-15

带牵引圈的前牙唇弓可以用于弹性牵引，纠正牙萌出异常或扭转。

### 2. 儿童长唇弓

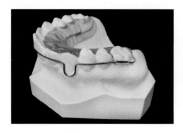

附2-1-16
（上磨牙焊接箭头卡环）

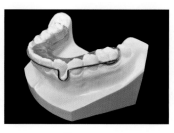

附2-1-17
（下磨牙焊接单臂卡环）

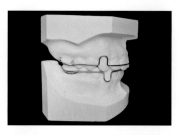

附2-1-18（上磨牙焊接箭头卡环，下磨牙焊接单臂卡环）

长唇弓对牙弓长度的保持较好，常作为活动保持器固位设计。

### 3. 环绕式唇弓

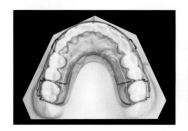

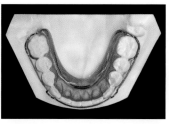

环绕式唇弓能维持牙弓长度，唇弓连接体不通过𬌗间，有利于矫治后间隙关闭。环绕式唇弓的固位力优于长唇弓。

附2-1-19（环绕式卡环后段焊接后牙箭头卡环）　附2-1-20（环绕式卡环后段焊接后牙单臂卡环）

### 4. 改良可加力环绕式下唇弓

改良可加力环绕式下唇弓在尖牙间增加连接体，增加矫治器固位力及强度，调整垂直曲可关闭微小间隙。

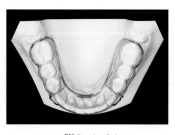

附2-1-21

### 5. 改良可加力环绕式上唇弓

改良可加力环绕式上唇弓在尖牙间增加连接体，增加矫治器固位力及强度，调整垂直曲可关闭微小间隙。

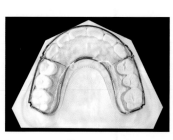

附2-1-22

## （三）儿童正畸活动矫治器弹簧的不同设计

### 1. T形簧

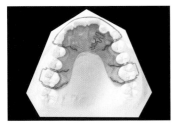

T形簧可以看作两个相连的双曲舌簧，其优点是弹簧弹性更好，弹簧用0.7mm不锈钢丝弯制，不易折断。

附2-1-23

### 2. 交叉簧

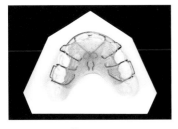

附2-1-24

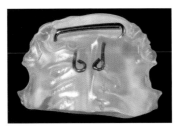

附2-1-25

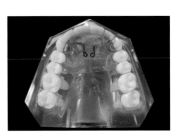

附2-1-26

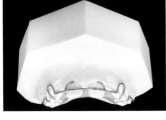

附2-1-27

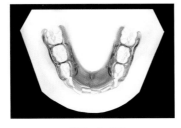

附2-1-28

交叉簧的改良设计，可近远中/唇舌向倾斜移动前牙。

### 3. 双曲交叉舌簧

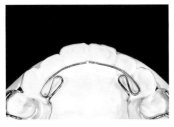

双侧双曲舌簧加力臂加长位于上前牙舌侧，可看成加长的双曲舌簧，双侧加力臂可相交或交叉，适用于轻度前牙牙性反𬌗。

附2-1-29

### 4. 别针簧

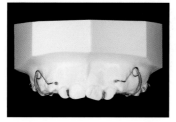

单别针簧适用于轻度错位尖牙矫正及尖牙萌出引导。

附2-1-30

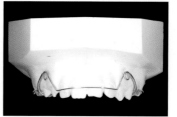

双别针簧可内收前牙间隙，纠正前牙唇向倾斜。

附2-1-31

### 5. 圈形弹簧

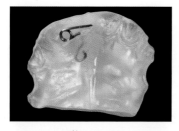

附2-1-32

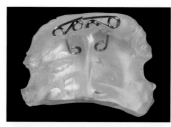

附2-1-33

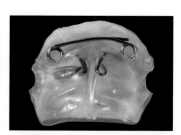

附2-1-34

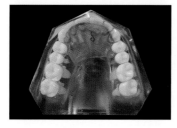

附2-1-35

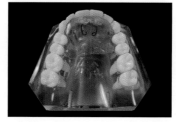

附2-1-36

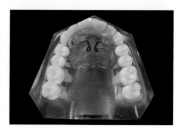

附2-1-37

圈形弹簧可增加弹簧的弹性，避免变形，矫治力柔和，不易折断。

### 6. 卡臂式弹簧

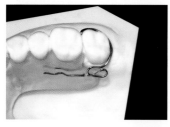

卡臂式弹簧可内收单纯颊向错位磨牙，用0.7mm不锈钢丝弯制。

附2-1-38

### 7. 带指簧的单曲舌簧

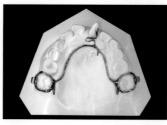

此类弹簧可纠正前牙扭转并唇向倾斜前牙。

附2-1-39

## （四）儿童正畸活动矫治器分裂簧的不同设计

### 1. 大尺寸分裂簧

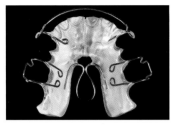

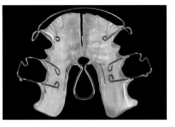

尺寸大的椭圆形、鞍形、U形、W形分裂簧，用1.2mm不锈钢丝弯制，可同时扩大前后段牙弓。

附2-1-40　　　　　　　　附2-1-41

### 2. 双/多分裂簧

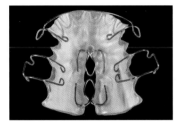

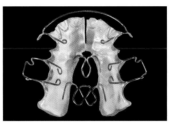

若扩弓的量多、不同部位扩弓量不同或整体牙弓扩大时，腭盖平坦患者可用0.8mm不锈钢丝弯制双/多分裂簧。

附2-1-42　　　　　　　　附2-1-43

## （五）儿童正畸活动矫治器基托的不同设计

### 1. 上颌分裂基托

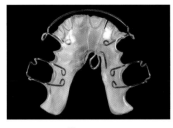

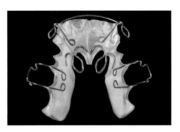

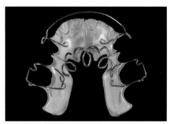

附2-1-44　　　　　　附2-1-45　　　　　　附2-1-46

根据上颌扩弓需求，分裂基托部位、方向、形态可不同。

### 2. 下颌分裂基托

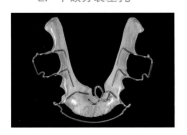

根据下颌扩弓需求，分裂基托部位、数目可不同。

附2-1-47

### 3. 环托式基托

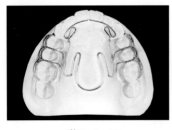

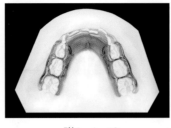

附2-1-48　　　　　　　　附2-1-49

环托式基托是将牙列颊舌侧全包裹的基托，作用是增强矫治器的固位，增加矫治功能（例如矫治牙排列异常同时作牵引）。基托对唇、颊肌有训练功能。

## （六）儿童正畸活动矫治器舌弓/基托的不同设计

### 1. 连接杆附加局部基托

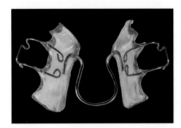

附2-1-50

连接杆加双侧局部基托的优点是体积小、更舒适、对口腔功能影响更小，利于舌体位置维持。局部基托增加了连接体支抗。

## （七）儿童正畸活动矫治器导板的不同设计

### 1. 上颌平斜面联合导板

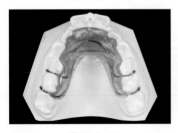

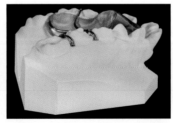

附2-1-51　　　　　　　　附2-1-52

斜面导板在上前牙舌侧有2mm宽平面，缓冲下前牙对上前牙的咬合力。

## （八）儿童正畸活动矫治器殆垫的不同设计

### 1. 解剖式/非解剖式后牙殆垫

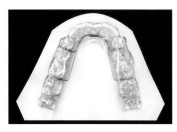

附2-1-53

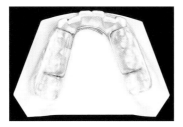

附2-1-54

### 2. 尖牙诱导板殆垫

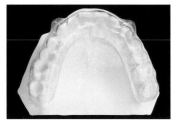

利用上殆垫尖牙导板颊向倾斜、外展，矫治轻度上尖牙直立内倾。

附2-1-55

### 3. 单侧后牙殆垫

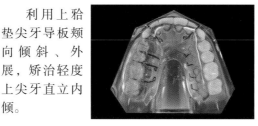

多用于单颗/多颗后牙反殆，打开咬合，使反殆牙脱离锁结。

附2-1-56

## （九）儿童正畸活动矫治器唇挡的不同设计

### 1. 下唇挡与磨牙带环颊面管相连

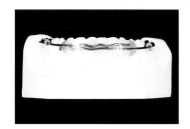

附2-1-57

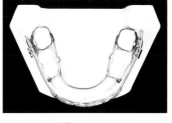

附2-1-58

将下唇挡焊接或插入磨牙带环颊面管除增加支抗等常规作用外，唇挡附件弹性螺旋或垂直曲可推磨牙向后，纠正轻度磨牙前移。

### 2. 侧方唇挡

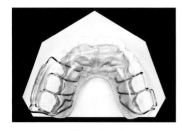

附2-1-59

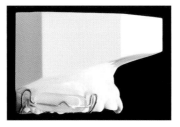

附2-1-60

侧方唇挡（单/双侧）位于后牙颊侧（其实是颊屏），可纠正吮颊不良习惯。单侧唇挡也可以配合单侧扩弓矫治器使用，矫正单侧牙弓狭窄/单侧后牙反殆。

# 第三章

# 当代儿童正畸经典矫治的生物学及生物力学原理

## 一、儿童牙颌面生长发育

### （一）牙颌面生长发育基本概念及生长发育机制

儿童在牙颌面生长发育过程中受演化、遗传和环境因素的影响可出现牙颌面形态、大小及相互关系异常，导致错𬌗畸形的发生。错𬌗畸形的发生、发展同时影响牙颌面正常的生长发育。因错𬌗畸形与牙颌面及咬合的生长发育相互关联和制约，故大多数错𬌗畸形应在生长发育期进行早期预防、诊断和治疗。

1. 生长发育基本概念：生长期、生长型及生长区。

（1）生长期。

从婴儿到成年，个体通常会有三个快速生长期，分别是3~7个月、4~7岁、11~15岁。尽管存在个体差异，但通常女性的青春发育高峰期平均比男性早1~2年。颌面部生长发育基本与全身一致，而快速生长期与错𬌗畸形矫治密切相关。临床通常用颈椎片和（或）手腕关节片反映骨龄，结合性成熟龄来判断青春发育高峰期。

（2）生长型。

生长型即身体各部分在生长发育过程中存在的时空比例的变化，出生后面部生长潜力大于颅部。上下颌骨存在差异性生长，下颌的生长量和周期分别较上颌多和长，故而成年后下颌和颏部更突出，面部突度减少。

面部的生长型从侧面观可分为直面型、凸面型、凹面型三类，而从垂直向可分为平均（Average）生长型、水平（Horizontal）生长型和垂直（Vertical）生长型。对于面部生长型，可通过前后面高比（FHI）、下颌平面角和面高比测量判断。通常同一种族、同一家族、同一个体不同年龄段均存在类似面部生长型，这是颌面部生长的遗传表现型（图3-1-1）。人体一般组织（骨骼、肌肉等）、淋巴、神经、生殖四个组织系统在生长发育的整个过程中，其生长速率不一致，颌骨生长发育速度呈S形曲线变化：出生时快、儿童期变慢、青春期又变快。

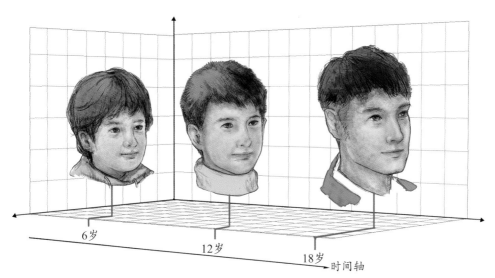

图3-1-1　同一个体不同生长发育阶段的面部生长型（其颅面颌骨生长保持相似的面部
生长型，体现颅面颌骨生长发育的遗传特性）

（3）生长区。

在颅面颌骨的生长中，一些生长改建活跃的区域具有特殊作用，称为生长部位或生长区。牙颌面生长区包括颅底软骨联合、额颌缝、颧颌缝、颧颞缝、翼腭缝等颅面各骨缝，以及上颌结节、髁突、牙槽骨等骨或软骨部位。生长区参与但并不调控整个骨的生长发育，可受外力影响而产生生长发育的变化，是力应答部位而不是决定部位。正畸矫治、矫形力影响颅面颌骨生长区生长，是正畸矫治、矫形及正畸牙移动的生物学基础。

2. 生长发育机制。

在儿童生长期牙颌面通过骨生长、骨塑建和骨改建三种方式不断增加骨量，使形态结构和力学强度适应生长所需。而成年后则主要通过骨重建来取代损伤或不适应机械效应的骨质及结构，从而维持颌面骨的力学强度。

（1）颅面颌骨的生长方式。

颅面颌骨生长可通过软骨内成骨、骨膜内成骨及骨缝内成骨三种方式实现。

①颅底软骨联合通过软骨内成骨双向生长完成骨长度增加，而随脑组织容量增大，不断刺激骨外膜，颅底骨表面成骨增加皮质骨外层。

髁突软骨是继发性软骨，通过软骨内成骨不断使下颌增长发育，至胎儿后期髁突软骨骨化速度大于软骨形成速度，表面软骨逐渐减薄并保持一条薄软骨带至成年。

②颅腔、上下颌骨则主要是骨膜内成骨，胚胎期颅底、颅盖和髁突以软骨内成骨形式形成雏形。胚胎期外胚间充质细胞分化为骨细胞，并形成类骨质不断沉积在已形成骨的表面，再被矿化形成骨板，随着骨膜面沉积骨单位增多，矿化程度增加致骨密度增强，逐渐

从网状骨转化成板状骨，骨硬度增加，起到支撑和保护软组织的作用。

③骨缝内成骨是骨膜内生长的特殊形式，是指两块骨之间骨缝区的骨沉积。在6-7岁前骨缝生长活跃，对颅面骨骼生长十分重要。骨缝受机械牵张力时骨质增生，压力加载时发生骨生长抑制，是临床上儿童功能矫形治疗的组织学基础。

（2）骨塑建（Bone Modeling）和骨改建（Bone Remodeling）。

骨塑建和骨改建属于牙颌面骨的生长改建，分别指发生在骨表面的旧骨吸收和新骨形成以及发生在骨内部的新旧骨转换。在出生后，骨组织的功能负荷启动骨的生长改建，逐步完成网状骨向板状骨的转化，并具备相应代谢与力学功能。颅面骨的骨密度和骨量逐渐增加，从而适应咀嚼等功能所需的力学强度。

（3）骨生长运动。

骨生长改建与生长移位构成出生后的骨生长运动。

骨生长改建通过骨皮质一侧新骨沉积，另一侧发生骨吸收，从而使骨体积增大、骨移位或形态改变，实现骨按沉积方向移动，以适应骨与软组织功能发育需要。例如下颌支后缘新骨沉积、前缘骨吸收使下颌体积增大以及腭部下降等。

骨生长移位分为原发性骨移位和继发性骨移位，骨自身生长塑建、体积增大所产生的物理移位为原发性骨移位，而由其他组织增生扩大、牵引推动引起的移位则属继发性骨移位。继发性骨移位在牙颌面发育中是错𬌗畸形发生的重要解剖学基础。例如颅中窝不同的塑建旋转方向可能会造成上颌前突、下颌后缩的Ⅱ类矢状向错𬌗畸形或下颌前突的Ⅲ类错𬌗畸形。

骨生长改建和生长移位共同组合变化形成多维度的颅面颌骨移动，构成复杂的颅面颌骨骨性结构，并满足各种牙颌面的功能需求，也为功能矫形和正畸牙齿移动提供生物学基础，具有重要的临床意义。

## （二）儿童出生后颅颌面生长发育

颅面复合体可分为颅穹隆、颅底、鼻上颌复合体及下颌骨四个区域。

1. 儿童出生后颅底的生长发育。

儿童颅脑的发育直接影响面部发育，尤其是颅底的生长发育。颅底生长主要通过软骨联合和骨膜表面的生长改建，其中蝶枕软骨联合是颅底的主要生长部位，出生后至儿童期一直生长活跃，蝶筛软骨联合在7岁后生长逐渐变得缓慢（图3-1-2）。颅底发育异常可影响面部发育，例如当颅底角偏大时，存在形成骨性Ⅱ类错𬌗畸形倾向；颅底角偏小时则有形成骨性Ⅲ类错𬌗畸形倾向。

## 当代儿童正畸经典矫治的生物学及生物力学原理

2. 儿童出生后鼻上颌复合体的生长发育。

（1）儿童鼻上颌复合体的生长发育主要来自上颌突、内侧鼻突和外侧鼻突的发育，包括鼻和上颌骨两大组成部分。鼻上颌复合体的生长方式为骨膜内成骨和骨缝内成骨，向前向下生长。鼻上颌复合体发育完成顺序为宽度、长度和高度。额颌缝、颧颌缝、颧颞缝、翼腭缝作为鼻上颌复合体生长部位，其骨缝内成骨可使上颌骨向前向下生长移动，这提示在儿童生长发育期骨缝未闭合前，可用口外力抑制或牵引上颌（图3-1-3）。另外，上颌窦、眼眶和鼻腔增大，牙槽骨的增长也促进了上颌三维方向上的生长。

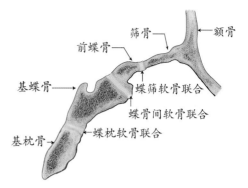

图3-1-2　颅底软骨联合

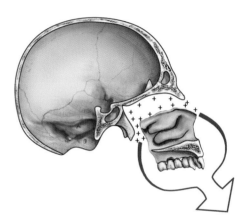

（2）腭部在出生后也逐渐下降，提供呼吸道空间。腭中缝骨缝内成骨增加腭部宽度。腭中缝在婴儿期、青春期和成年期形态逐渐由Y形、波浪形变为交错锁结

图3-1-3　鼻上颌复合体在骨缝未闭合前牵引上颌骨向前向下生长

形，其骨缝内成骨逐渐完成（图3-1-4）。临床扩弓矫治上颌宽度不足时，对腭中缝骨性融合阶段和程度的判断对临床上颌扩弓有重要意义。

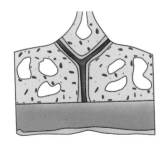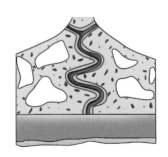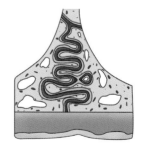

图3-1-4　腭中缝不同阶段的生长发育变化

（3）上颌结节也是鼻上颌复合体的重要生长部位。上颌结节不仅促使整个上颌三维方向上的生长，还可通过其后缘不断沉积新骨使牙弓伸长和扩大。临床利用上颌结节生长改建潜力，推上磨牙远移以获得间隙，排齐上牙列。

（4）鼻上颌复合体的生长移位有两个机制：一是颅底生长推动上颌向前的被动移位，即继发性移位；二是上颌体和鼻的主动生长产生的移位，即原发性移位。乳牙列期上颌的被动移位是其很重要的生长机制，在6-7岁时随着中枢神经生长接近完成，颅底软骨联合生长明显减少，其重要性逐渐减弱。

上颌骨总的前移量中约1/3源于继发性移位，其余2/3为软组织牵张刺激上颌骨缝产生的原发性移位。对于上颌发育不足的儿童，需要同时刺激鼻上颌复合体被动和主动生长，因此前牵引矫形治疗越早越好，如此可达到的骨性效果越好。儿童8岁之后鼻上颌复合体变化逐渐减少，而前方牵引的临床治疗成功率在10岁之后降低明显。研究认为乳牙列期患儿配合的情况下行前牵引较替牙列早期效果更好，可获得更多骨性改变；而替牙列早期的矫治效果优于替牙列晚期，可获得更多基骨改变和磨牙关系的矫正。

3. 儿童出生后下颌骨的生长发育。

（1）下颌支的生长改建。

下颌支发挥三个作用：首先从解剖学角度，下颌支的基本功能是作为咀嚼肌的附着处；其次是生长改建为下颌体和下牙弓，配合上牙弓发挥咀嚼功能；最后是通过调整体积和生长方向，适应并减少人类进化过程中面中部的旋转可能造成的对后部气道和颈椎的压迫。下颌支生长改建主要是前缘骨吸收、后缘骨沉积，使下颌体和牙弓长度增加，并呈V形向后向上生长，使下颌后部变宽，保证了咽部的扩大（图3-1-5）。在青春前期和青春期，一般下颌支高度每年增长1-2mm，下颌体长度每年增加2-3mm，通常与上颌结节后缘的生长量匹配。

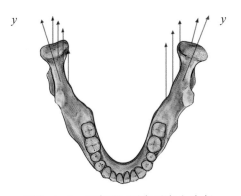

图3-1-5　下颌骨V形向后向上生长

（2）髁突的生长改建。

髁突是下颌骨主要的生长区之一，其生长发育在组织结构、生物学特征和生长调控上具有多样性、多向性和适应性。髁突组成为松质骨覆盖密质骨，外披一层纤维软骨。其软骨属于继发性软骨，可对颅面发育的变化做出适应性改变，而骨小梁则朝髁突生长方向向后上排列，并可随外力方向做出调整，这是临床上可通过矫形力促进或抑制髁突生长达到矫治Ⅱ类和Ⅲ类错𬌗畸形的生物学基础。

（3）颏部的形成与生长。

下颌骨颏部是由骨组织吸收和沉积配合生长改建所形成的隆起，是面部审美评估的重要组成。颏部突度的增加是下颌骨生长发育不断向前方移动，而颏上方的骨组织发生吸收的最终表现。颏部在3岁左右开始形成，一般女性16岁、男性20岁左右其生长基本完成。生长发育高峰期男性颏部组织生长量可达女性的2倍以上，至减速期男女的生长量基本接近。

（4）儿童出生后颞下颌关节的生长发育。

颞下颌关节是颅颌系统的重要功能结构之一，其主要由关节窝、关节结节、关节盘、韧带以及下颌髁突构成。关节结节为颞骨颧突根部突起，出生时较平，颞骨下颌窝也较平，随着咀嚼功能建立，至10岁左右颞下颌关节形态基本完成。颞骨关节结节后斜面是关节窝前壁，为功能斜面，其在乳牙列期有一定的快速增长，而剩余的生长通常会经历较长时间，从而为有效的临床干预提供了机会。颅面生长过程中关节窝相对于蝶骨均向后向下移位，垂直生长型相对于水平生长型关节窝位置更往后移，离颅底更近。骨性Ⅲ类患者颞下颌关节窝距离颅底比骨性Ⅱ类更近，提示关节窝位置与不同矢状向和垂直向骨面型相关。关节窝位置结合头颅定位侧位片的测量分析，可作为骨面型的判断指标之一。

关节窝和关节结节表面均覆盖继发性纤维软骨，颞骨关节结节后斜面和嵴顶的改建活动大于关节窝，均可持续改建。关节盘的双板区及关节滑膜产生滑液，提供关节盘及髁突软骨营养。儿童颞下颌关节的生长和发育，为儿童功能矫形治疗提供了生物学基础。

4. 儿童出生后颌骨的生长旋转。

儿童出生后上下颌骨在生长发育过程中会发生旋转，下颌骨的生长旋转最为明显，分为前旋和后旋两种。不论什么生长型，下颌骨的生长方向绝大多数是向前旋转的（图3-1-6），只是短面生长型向前旋转较多，而长面生长型向前旋转较少。而下颌骨后旋相对罕见，除非患有关节疾患或极端病例。

上颌骨由于与颅底相连，其旋转不如

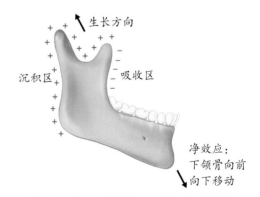

图3-1-6 下颌骨的生长形成下颌旋转

下颌骨明显。上颌骨可在生长发育期发生向前或向后的、角度较小的旋转。

综合上下颌骨的旋转方向，正畸学将上下颌骨的旋转分为离散型、聚合型、上旋型和下旋型四种类型（图3-1-7）。

对颌骨旋转的早期预测，有助于针对性判断正畸治疗预后，并制订适宜的矫治方案。例如对于下颌骨前旋深覆𬌗患者，可通过青春期前戴用咬合板进行阻断治疗。因颌骨旋转变化量在替牙列早期是替牙列晚期和恒牙列早期的2倍，故而功能矫形治疗的最佳时机

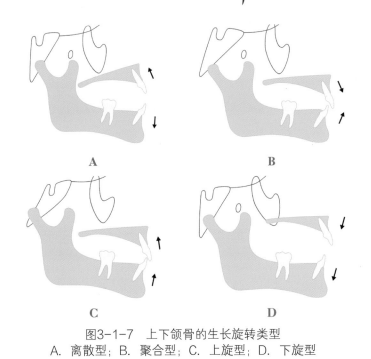

图3-1-7　上下颌骨的生长旋转类型
A. 离散型；B. 聚合型；C. 上旋型；D. 下旋型

在替牙列早期，此时开始矫治较好，尤其是对于高角患者，通过改变上下颌骨的位置，结合生长促进或抑制可获得三维方向的改变。

5. 儿童牙颌面生长发育预测。

牙颌面生长发育预测主要是对牙颌面生长方向、生长量和生长速率的判断，临床常用于对功能矫形治疗时机即青春早期或高峰期的判断。牙颌面生长发育预测包括骨龄预测和第二性征预测。

用头颅定位侧位片第2-4颈椎成熟度评估青春期颌骨生长发育是目前临床儿童牙颌面生长发育预测的常用方法（图3-1-8）。CVMS I 期，下颌生长高峰在此期1年后；

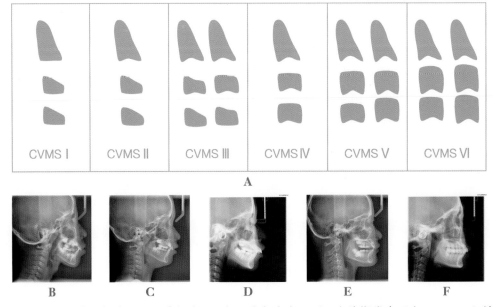

图3-1-8　头颅定位侧位片颈椎成熟度（牙颌面生长发育预测，高峰期常出现在CVMS IV之前）
A. CVMS分期示意图；B. CVMS I ；C. CVMS II ；D. CVMS III ；E. CVMS IV ；F. CVMS V

CVMS Ⅱ期，下颌生长高峰在此期1年内；CVMS Ⅲ期，下颌生长高峰在此期前2年内；CVMS Ⅳ期，下颌生长高峰在此期1年前以上；CVMS Ⅴ期，下颌生长高峰在此期2年前以上。儿童青春发育高峰期出现在CVMS Ⅱ至Ⅲ期，待CVMS Ⅳ期后，青春发育高峰期结束。临床研究认为在生长发育高峰期，即CVMS Ⅱ至Ⅲ期干预实施的功能矫形可产生显著的长期骨性效应。

6. 儿童出生后颅面三向生长发育规律。

儿童出生后颅面生长发育的先后顺序是先宽度，再长度，最后是高度，其中面高度发育完成最晚，增加最多；面长度次之；面宽度发育完成最早，增加最少。

（1）5-6岁时面宽度发育完成80%以上，至儿童生长发育后期，上面宽度发育基本完成，下面宽度发育完成93%以上。

（2）3岁左右面上部矢状向长度已发育完成80%、面中部完成77%、面下部完成69%，到14岁前面中部还余18%生长量，而面下部则有22%生长量。

（3）出生后生长最多、持续时间最长的是面高度，而且越往下，面部增加越多。下颌生长量多于上颌。

临床上综合考虑面下部长度和高度的增加，对于骨性Ⅱ类、Ⅲ类错𬌗畸形的治疗具有指导意义。理论上依据生长潜能判断，在青春发育高峰期结束之前的任何节点都可以进行颅面生长矫形治疗，但儿童牙颌面不同部位的生长发育的不同特点，不同的矫治目的，不同的儿童正畸矫治器，都会导致不同的儿童错𬌗畸形矫治效果。

## （三）儿童出生后牙弓的生长发育

牙弓的生长发育包含了基骨弓、牙槽骨弓和牙弓三部分的变化。基骨弓为颌骨本身所形成的弓形，牙槽骨弓是正畸牙齿移动后牙槽骨骨改建的生理基础，而牙弓则反映了牙齿排列与口腔软组织功能的相互作用关系。

儿童出生后牙弓的生长顺序依次为宽度、长度和高度，牙弓周长则受长度和宽度变化的影响。

1. 牙弓长度和高度的变化。

（1）牙弓长度是中切牙邻接点与尖牙、前磨牙及磨牙间连线的距离。

在乳牙萌出完全，建𬌗后，乳牙弓长度基本维持不变或有轻度减小；替牙列期，牙弓长度明显减小。切牙萌出唇向倾斜，使前段牙弓长度轻度增加。但中后段牙弓长度因乳磨牙替换减少2-3mm。由于替牙列期，牙弓中后段长度的减小大于切牙萌出时前段的增加，第一磨牙前牙弓总体长度减小。

而恒牙列期，第一磨牙后牙弓长度随上颌结节、下磨牙后垫生长及第二、三磨牙萌出而继续增加，到第三磨牙萌出后结束。

（2）牙弓高度生长主要集中在下颌且比长度发育更持久，随面部高度增加、后牙萌出而增加。牙弓高度的生长随面部高度的发育结束而结束，可持续到16-18岁。

2. 牙弓宽度的变化。

儿童出生后上、下牙弓宽度在乳牙完全萌出前增加明显（2岁前），青春发育高峰期前基本完成，青春期后（12岁后）宽度发育量小。乳牙列期上磨牙间宽度增加约2mm。3-13岁上尖牙间宽度平均增加6mm，下尖牙间宽度平均增加3.7mm。第一磨牙间宽度在8-13岁增加约2.2mm。下尖牙间宽度在尖牙萌出后基本不再增加，在12岁后减小1.2mm。牙弓前段宽度生长停止早于牙弓后段宽度生长，第二磨牙和上颌结节区域宽度在12岁后随着后续恒磨牙萌出仍会增加。

3. 牙弓周长的变化。

切牙萌出时牙弓周长增加，上牙弓周长，男性增加1.5mm，女性增加0.5mm。而替牙列期侧方牙群替换后，第一磨牙前周长逐渐减少，男性减少3.5mm，女性减少4.5mm。牙弓周长增加主要是因为恒牙牙轴的颊倾与宽度的增加，而恒牙列期第一磨牙前牙弓周长减少则主要是因为替牙间隙被近中移动的磨牙占据、邻面的生理性磨耗、后牙向近中移动、磨牙前倾及切牙直立。

儿童患错𬌗畸形时，上下颌生长型不同产生的唇组织压力造成下切牙舌向倾斜、先天缺牙、牙萌出异常等，也会造成前段牙弓周长的减少。儿童牙弓生长发育中，女性牙弓周长减少较男性明显。

### （四）儿童出生后牙𬌗的生长发育

1. 乳牙𬌗的发育。

乳牙通常从6个月左右开始萌出，2.5岁左右完全萌出建𬌗，存在一定的变异范围（表3-1-1）。一般认为第一颗乳牙若超过1周岁未萌出即属晚萌，应考虑是否有全身发育障碍。在正常发育的乳牙𬌗中通常存在"生长发育间隙"和"灵长类间隙"，其有利于前牙的萌出和排列（图3-1-9）。乳牙覆𬌗在10%-40%均属正常，覆盖范围在0-4mm，异常的覆𬌗覆盖通常由儿童吮指、咬下唇等不良习惯所致。

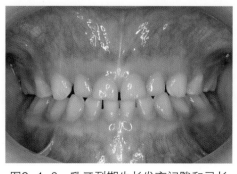

图3-1-9 乳牙列期生长发育间隙和灵长类间隙

当代儿童正畸经典矫治的生物学及生物力学原理

表3-1-1　国内外乳牙萌出建殆时间结果（以月为单位）

| | 四川医学院（现四川大学华西医学中心）罗宗赉、徐樱华等（1960—1961） | R. Robinson、R. Richard、Anderson（1960） | N. O. Hobnk（1961） | Logan、Kronfeld、McCall及Schour（1940） |
|---|---|---|---|---|
| 上颌牙 | | | | |
| Ⅰ | 8.6 | 7.6 | 6-8 | 6 |
| Ⅱ | 13.5 | 13.4 | 8-10 | 7 |
| Ⅲ | 20.2 | 19.4 | 16-20 | 16 |
| Ⅳ | 17.6 | 15.9 | 12-16 | 12 |
| Ⅴ | 27.0 | 26.5 | 20-30 | 20 |
| 下颌牙 | | | | |
| Ⅰ | 10.8 | 9.4 | 7-9 | 7.5 |
| Ⅱ | 12.5 | 11.1 | 9-10 | 9 |
| Ⅲ | 19.7 | 19.5 | 18-20 | 18 |
| Ⅳ | 17.6 | 15.8 | 16-20 | 14 |
| Ⅴ | 27.1 | 28.0 | 24-32 | 24 |

2. 替牙殆的发育。

替牙列期从第一恒磨牙（或下中切牙）萌出开始，到最后一颗乳牙被替换结束（6-12岁）。乳恒牙替换规律是恒牙成组萌出，6-8岁前牙萌出替换，10-12岁侧方牙群萌出替换后替牙殆发育结束（表3-1-2）。替牙列期咬合发育特点是乳、恒牙替换，磨牙关系调整，以及颌骨快速生长发育。

表3-1-2　替牙列期乳恒牙替换、萌出及第二、三恒磨牙萌出时间

| 牙 | 开始钙化（出生后） | 牙冠完成 | 萌出 | 牙根完成 |
|---|---|---|---|---|
| 上颌牙 | | | | |
| 中切牙 | 3-4月 | 4-5年 | 7-8年 | 10年 |
| 侧切牙 | 10-12月 | 4-5年 | 8-9年 | 11年 |
| 尖牙 | 4-5月 | 6-7年 | 11-12年 | 13-15年 |
| 第一前磨牙 | 1.5-1.75年 | 5-6年 | 10-11年 | 12-13年 |
| 第二前磨牙 | 2-2.25年 | 6-7年 | 10-12年 | 12-14年 |
| 第一磨牙 | 出生时 | 2.5-3年 | 6-7年 | 9-10年 |
| 第二磨牙 | 2.25-3年 | 7-8年 | 12-13年 | 14-25年 |
| 第三磨牙 | 7-9年 | 12-16年 | 17-21年 | 18-25年 |

续表

| 牙 | 开始钙化（出生后） | 牙冠完成 | 萌出 | 牙根完成 |
|---|---|---|---|---|
| 下颌牙 | | | | |
| 中切牙 | 3-4月 | 4-5年 | 6-7年 | 9年 |
| 侧切牙 | 3-4月 | 4-5年 | 7-8年 | 10年 |
| 尖牙 | 4-5月 | 6-7年 | 9-10年 | 12-14年 |
| 第一前磨牙 | 1.75-2年 | 5-6年 | 10-12年 | 12-13年 |
| 第二前磨牙 | 2.25-2.5年 | 6-7年 | 11-12年 | 13-14年 |
| 第一磨牙 | 出生时 | 2.5-3年 | 6-7年 | 9-10年 |
| 第二磨牙 | 2.5-3年 | 7-8年 | 11-13年 | 14-15年 |
| 第三磨牙 | 8-10年 | 12-16年 | 17-21年 | 18-25年 |

（1）替牙列期乳恒前牙替换及暂时性错𬌗畸形。

替牙列期乳恒前牙替换时，会出现上下牙列暂时间隙不足，以女性下颌牙列暂时性拥挤最为常见。一般下前牙出现1.6mm拥挤，待9岁后牙列生长发育后自行解除。这种暂时性下前牙拥挤，也称切牙债务（图3-1-10）。切牙债务通过上下颌恒前牙唇向倾斜、上下生长间隙、灵长类间隙、尖牙间宽度增加得到解除。

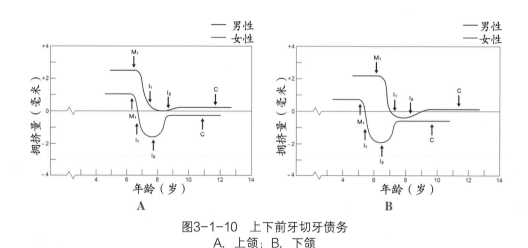

图3-1-10 上下前牙切牙债务
A. 上颌；B. 下颌

除此之外，上颌恒前牙在萌出过程中由于侧切牙未萌出、尖牙牙胚的压迫、上中切牙间间隙、上侧切牙牙冠远中倾斜等暂时性情况，与下前牙轻度拥挤、前牙深覆𬌗、暂时性的磨牙远中关系等称为暂时性错𬌗畸形，临床一般观察，不需治疗（图3-1-11）。

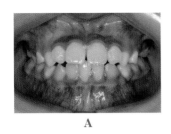
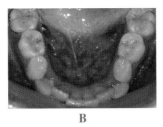
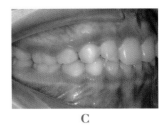

A        B        C

图3-1-11 替牙列期暂时性错殆畸形

A. 中切牙间间隙，侧切牙远中倾斜；B. 下前牙暂时性轻度拥挤；C. 第一磨牙轻度远中关系

替牙列期存在的暂时性错殆畸形，是部分可自行调整改善的错殆畸形。替牙列期也是一些非暂时性错殆畸形进行阻断治疗的关键时期，许多垂直向、横向和矢状向不调的最佳治疗时期为替牙列期。替牙列期错殆畸形会造成后续恒牙的萌出存在咬合干扰，上切牙唇向倾斜过多易导致外伤，上侧切牙腭向错位易造成下颌的颌位性后退、上下牙弓形态大小不协调、功能性错殆畸形、骨性错殆畸形等。如出现这些情况，则应慎重诊断并在恰当时机做出必要的颅面引导和治疗。

（2）替牙列期侧方牙群替换。

替牙列期侧方牙群替换时，由于第一、二乳磨牙近远中宽度大于第一、二前磨牙，当前磨牙替换乳磨牙时上下颌出现牙列间隙，称为替牙间隙（Leeway Space）（图3-1-12）。一般上颌替牙间隙为每侧0.9mm，下颌替牙间隙为每侧1.7-2.0mm，下颌大于上颌。替牙间隙一般因第一磨牙近中移动而关闭，有助于第一磨牙关系从替牙列期的轻度远中关系调整为中性关系。

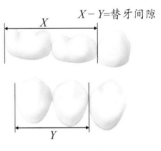

图3-1-12 替牙间隙

（3）替牙列期乳/恒磨牙关系及磨牙关系调整。

替牙列期终末平面的关系对第一恒磨牙建殆有很大影响（图3-1-13）。替牙列期上下颌第二乳磨牙的远中面为平齐终末平面，对应恒牙列期中性磨牙关系。当下颌第二乳磨牙相对上颌第二乳磨牙近中时为近中阶梯关系，对应恒牙列期近中磨牙关系。而上颌第二乳磨牙相对下颌第二乳磨牙近中时为远中阶梯关系，对应恒牙列期远中磨牙关系。终末平面平齐时，可通过灵长类间隙、剩余间隙差异和上下颌骨的差异性生长使下颌第一恒磨牙近中移动而将磨牙关系调整为中性关系。终末平面远中关系者（特别是完全远中关系者），替牙列期结束后，上下颌第一恒磨牙调整为远中磨牙关系。而终末平面为远中阶梯者，恒牙殆基本发展为远中磨牙关系。早期矫治，控制下颌生长，可将乳磨牙近中阶梯关系调整为中性磨牙关系；促进下颌前伸，有可能将乳磨牙远中阶梯关系调整为中性磨牙关系。

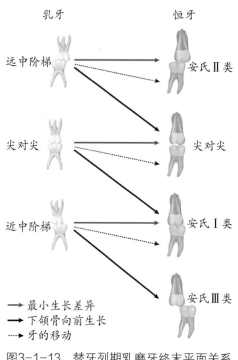

乳牙　　　　　恒牙

远中阶梯 → 安氏Ⅱ类

尖对尖 → 尖对尖

近中阶梯 → 安氏Ⅰ类

→ 安氏Ⅲ类

→ 最小生长差异
→ 下颌骨向前生长
┄┄▶ 牙的移动

图3-1-13　替牙列期乳磨牙终末平面关系
及第一恒磨牙关系调整

3. 恒牙𬌗的发育。

恒牙𬌗的发育包括颌骨的生长旋转、后牙近中移动和牙齿生理性磨耗等原因造成的牙弓长度缩短以及第二、三磨牙的发育和萌出（表3-1-2）。第二、三磨牙萌出与上下颌骨长宽生长、上下牙槽骨长宽生长有关。临床常见第三磨牙阻生、第三磨牙畸形、第三磨牙过小，以及第三磨牙处多生牙的牙发育异常情况。若第三磨牙萌出障碍或畸形，临床常拔除第三磨牙，不做正畸矫治。若临床上第一磨牙严重龋坏无法治疗保留，而第三磨牙发育未见异常，可选择拔除第一磨牙，近中移动第二及第三磨牙替代第一磨牙建𬌗。

## （五）儿童恒牙萌出及牙龈附着改变

1. 儿童替牙列期恒牙牙根发育1/2时，恒牙开始萌出。当牙根发育至2/3时，恒牙萌出牙龈。当恒牙萌出后，经历3个月左右迅速与对牙建𬌗。恒牙萌出建𬌗后，其萌出高度与口周肌肉（咬肌）功能、上下颌骨垂直向生长、上下颌骨生长旋转有关。

常规来讲，儿童的早期矫治在12岁之前开展，对乳牙和年轻恒牙施加轻的矫治力。Seker等的研究提示早期矫治对于继承恒牙的牙根发育未见明显破坏，对于乳牙施加矫治力并不会造成其牙根吸收。对年轻恒牙施加矫治力还可促进其成牙本质细胞的活化并加速牙本质矿化。与成人正畸患者相比，患儿未发育完成的牙根在正畸牙齿移动过程中发生的牙根吸收较少。

临床上早期矫治移动牙齿时在牙颈部应用轻而温和的力并尽量实现整体移动，这可使乳牙达到引导恒牙牙胚随之一起移动或解除咬合干扰的目的。

2. 儿童牙齿萌出至完全建𬌗的过程中，牙龈附着于釉牙骨质界上方，随后因颌骨的垂直向生长发育和牙齿萌出而逐渐向根方移动，至青少年晚期颌骨垂直生长停止时，牙龈附着于接近釉牙骨质界。

儿童牙周组织细胞代谢活跃，可塑性较强，故而对于矫治的反应性较好。

（六）儿童出生后面部软组织的生长发育

1. 儿童出生后鼻的生长发育。

颌面部软组织的生长与硬组织的生长并非完全匹配，鼻骨在10岁左右发育完成，其后的增量主要是鼻软骨和软组织的生长变化，并存在明显的青春生长发育高峰期，这也导致青春期儿童尤其是男孩子鼻部显得更突出。由于鼻部与颏部在青春期和青春后期仍存在生长量，但唇部并不会增长，因此会造成唇部突度的相对减少，故而临床在生长发育期儿童的早期矫治中应考虑保持一定的唇部突度。

2. 儿童出生后唇的生长发育。

面部软组织随年龄的增长持续变化，唇部在青春期前的生长晚于颌骨，随后进入快速发育增长期。在替牙列期唇长度相对较短，儿童在姿势位时常会观察到唇闭合不全，青春期后会逐渐改善。而唇厚度在青春期可达到最丰满的状态，之后随着年龄增长而逐渐变薄。面部其他软组织随年龄增长出现下垂趋势，使得静息及微笑时上切牙暴露减少，下切牙暴露增加。

3. 儿童出生后颏部的生长发育。

颏部软组织在男女中有不同的生长量和生长时期。女性颏部软组织多在16岁左右停止发育，而男性颏部软组织可发育至18岁甚至成年。同时男性颏部厚度增加的趋势较女性明显。女性颏部更柔和，而男性的颏部更强壮，这也显示了男女的性别特征不同。因此在早期矫治中需要结合儿童软组织的增龄性变化进行诊断治疗，儿童期颏部发育稍显不足的患儿（特别是女性），要预判颏部的发育，儿童成年后的颏部发育可以解决儿童期颏部稍显不足的问题，从而使患儿在成年后获得较理想的颏齿关系及面部侧貌美观度。

（七）儿童牙颌面生长发育与错𬌗畸形早期矫治

学龄前儿童已开始逐渐形成对美的认知和有一定的社交需求，3岁以后即开始形成不稳定且易受影响的个性，错𬌗畸形对于美观的影响可能给儿童带来自卑感并影响其心理健康。因此，儿童错𬌗畸形早期矫治具有重要意义，从保护牙体健康角度讲需要早期去除咬合干扰和创伤，矫正前牙前倾性深覆盖，以降低前牙外伤风险。同时积极防止龋坏，预防乳牙早失造成的间隙丧失，能保证正常乳恒牙替换，并引导恒牙萌出到最佳位置。早期矫正口腔不良习惯，如纠正口呼吸、伸舌吞咽、吮指、咬唇等能去除异常口腔功能及异常口腔肌肉功能对牙齿排列和颌面骨发育的不良影响，这些都利于改善儿童牙颌面外观并增强其自信。

## 二、儿童错殆畸形矫治中的组织变化

### （一）儿童正畸牙齿移动的组织变化

1. 牙周组织的变化。

1）当施加一定的矫治力于牙齿时，牙周组织发生适应性改建是牙齿移动的生物学基础。牙槽骨受牵引力侧称张力侧，受挤压侧称为压力侧。

牙齿移动时，压力侧牙周组织受挤压后，血流量减少，胶原纤维和基质降解，趋化并分化出破骨细胞，完成牙槽骨吸收。在压力区牙槽骨的牙周膜面，即固有牙槽骨将被吸收，靠近牙周膜侧的牙槽骨表面出现蚕蚀状吸收陷窝，其陷窝区的牙周膜中常见破骨细胞。此外，与其相对应的松质骨面上出现新骨沉积，有成骨细胞出现。牙槽内外骨板也会出现相应的增生和吸收，以维持原有的牙槽结构和骨量。张力侧牙周膜拉伸，胶原纤维和基质增生，成纤维细胞和成骨细胞增殖分化。在张力侧牙槽骨的内侧面，成骨细胞活跃，有新骨沉积，镜下可见骨面覆盖一薄层呈淡红色的类骨质，紧靠类骨质边缘的牙周膜中排列一层成骨细胞，骨内有Sharpy纤维埋入，称为束骨，新生骨小梁与牙周纤维平行排列。

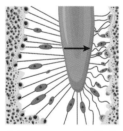

图3-2-1 牙齿移动时压力侧及张力侧牙周组织的变化
（压力侧牙周组织被吸收，张力侧牙周组织增生）

远离牙根的牙槽骨外壁处进行代偿性骨吸收，从而使得牙齿移动且保持牙槽骨厚度。（图3-2-1）

2）牙槽骨的吸收有两种形式：①直接性骨吸收，是发生在受压牙槽骨表面的骨吸收，其条件是少量透明样变形成或透明样变被清除（图3-2-2A）。②潜行性骨吸收或间接性骨吸收，如果矫治力过大，牙周膜受压后坏死形成大面积无细胞的透明样变，这时不发生牙槽骨受压面的直接性骨吸收，导致牙齿移动停滞。破骨细胞从透明样变性组织的牙槽骨髓腔侧或透明样变性周围牙槽骨表面进行潜行性吸收，待透明样变性组织清除后牙齿才能移动，这种在透明样变性组织吸收后再开始的骨吸收，叫潜行性骨吸收或间接性骨吸收（图3-2-2B）。两种骨吸收形式下的牙齿移动进程不同，尽管从现有研究结果来看，即使用轻力仍有可能形成透明样变，但避免大面积的牙周膜坏死可使牙齿移动更高效并减轻疼痛感。

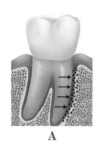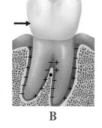

图3-2-2 牙槽骨吸收方式
A. 直接性骨吸收；B. 潜行性骨吸收

3）从临床角度看一般正畸牙齿移动可分为：

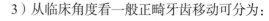

（1）移位阶段：牙周组织受压后发生弹性改变和机械移位，错位牙的位置变化明显，儿童相比成人牙周应答和移位更快；（2）延迟阶段：受力后的2-10周，牙齿位置变化不大，进行充分的牙周组织塑建；（3）快速移动阶段，经组织学塑建和压力侧透

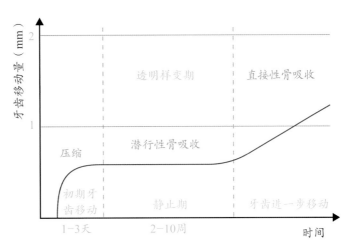

图3-2-3　正畸牙齿移动的3个阶段

明样变清除，在仍存在温和持续矫治力的情况下可继续发生显著的牙齿移动（图3-2-3）。牙齿移动能改变牙槽骨外形，特别是唇舌向移动时更为明显，但不能改变颌骨外形。

4）不同牙齿移动类型及牙周组织改建方式。

严格来说，任何一个物体的移动均应该为三维空间里面的运动，然而在正畸牙齿移动的分析中通常都将其简化为二维平面的移动。

（1）整体移动：当牙齿的冠根同时同量向一个方向移动时，称为整体移动。牙根分压力侧和张力侧，压力侧近牙周膜组织牙槽骨吸收，远牙周膜组织牙槽骨增生；张力侧近牙周膜组织牙槽骨增生，远牙周膜组织牙槽骨吸收，保持牙槽骨厚度不变（图3-2-4）。

整体移动时牙周膜受力范围大，矫治力为50-70g。活动矫治器在牙冠上施加两个力，移动牙齿的力靠近颈部且较大；平衡力施于切方，且较小。应用活动矫治器整体移动牙齿设计复杂，移动困难。

（2）倾斜移动：指牙冠与牙根向相反方向的移动，例如唇向倾斜前牙，牙冠向唇侧移动，牙根向舌侧移动。倾斜移动包括两种——控制性的倾斜移动和非控制性的倾斜移动。单根牙倾斜移动时，其牙根形成2个压力区和2个张力区，受力最大的区域为牙槽嵴部，其次是根尖部。双根牙倾斜移动时，其牙根形成4个压力区和4个张力区，其

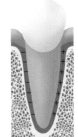

图3-2-4
整体移动时
牙周形成一
个张力区和
一个压力区

倾斜移动支点在牙根间牙槽骨中隔处。压力区骨吸收，但根尖区吸收较牙槽嵴区少。张力区骨增生，但根尖区骨增生较牙槽嵴区少。（图3-2-5）

儿童正畸活动矫治器施加单一的力移动牙齿时，牙齿多为倾斜移动。倾斜移动需要的力小，为30g左右，是一种简单容易的牙齿移动。

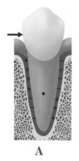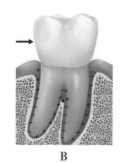

图3-2-5 倾斜移动时单根牙形成的2个张力区和2个压力区以及双根牙形成的4个张力区和4个压力区

A. 单根牙倾斜移动；B. 双根牙倾斜移动

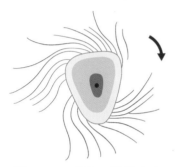

图3-2-6 单根牙旋转移动
（牙周膜纤维及游离龈纤维都被拉长）

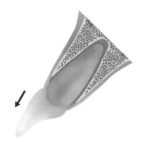

图3-2-7 牙齿伸长移动
（整个牙根牙周膜纤维被拉长，牙槽窝普遍骨质沉积）

（3）旋转移动：指牙齿围绕其长轴的转动。单根牙的转动较多根牙的转动更容易。

圆锥形单根牙转动时，受压牙周膜纤维和游离龈纤维都被拉长。应用活动矫治器旋转错位牙时，需施加方向相反的一对力偶。由于牙周膜纤维及游离龈纤维重新排列的适应性很慢，扭转牙的复发很明显。临床常使用牙周膜纤维及游离龈纤维环形切断术，辅助维持扭转牙矫治的位置保持。（图3-2-6）

（4）伸长移动：指牙齿自牙槽窝伸出的移动。伸长移动时，牙根的牙周膜纤维被拉长，根尖牙槽骨基底及牙槽嵴顶边缘形成新骨，几乎无牙槽骨吸收，牙槽骨高度随牙萌出增加，牙槽窝深度保持不变（图3-2-7）。

牙齿伸长移动最适合生长发育期儿童，其牙周膜纤维拉长可重新排列。伸长移动后，由于龈纤维仍保持较长时间的收缩能力，矫治需保持2-3个月。一般用30g左右的持续轻力。成年患者牙周膜纤维被拉长后较难重新排列，容易复发。

（5）压入移动：指牙齿向牙槽窝内的移动。压入移动较其他牙齿移动方式更困难。牙周膜纤维具有很强的抗压力，临床需施较大的力（大于80g）。过大的压入力会导致牙周膜斜行纤维牵拉过紧而撕断、脱离、破裂，根尖牙周膜血管压闭，牙周组织被破坏，影响压入移动，并导致疼痛。儿童错𬌗畸形治疗中用压入移动时应施以轻而间断的力，以利于牙周组织的适应及修复。（图3-2-8）

（6）控根移动：是指牙冠保持不动，只有牙根移动的牙齿移动方式。

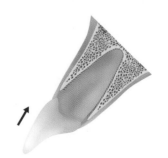

图3-2-8 牙齿压入移动
（牙槽窝表面普遍性骨吸收）

在正畸临床中，牙齿通常不会是单一类型的移动，而是以组合移动方式进行。而任意类型的牙齿移动，在二维平面上均可以分解为两种运动：一是牙齿的平动；二是牙齿围绕阻力中心的转动。

2. 牙根组织的变化。

牙齿移动中牙根吸收不可避免，少量的牙本质吸收在停止加力后可被成牙骨质细胞逐渐修复（图3-2-9）。但对于在治疗前已发现牙根吸收的患儿，施加矫治力可能会加剧牙根吸收导致治疗失败。使用间歇性或生理性轻力相比持续性或较大的力更少引起牙根吸收。对单根牙尤其是下切牙施力过大或时间过长，以及压入、旋转移动牙齿时容易引起牙根吸收。破坏性的牙齿移动可引起牙根形态的改变。若牙齿倾斜移动时牙根尚未完全钙化则根部将变弯曲，牙冠移动多于牙根移动。

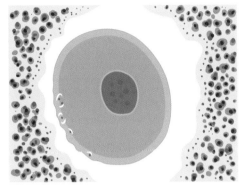

图3-2-9　牙齿移动时牙根变化情况
（出现牙骨质及牙本质吸收）

矫治力过大或牙齿移动过快会造成牙根尖不可逆吸收，牙根出现牙骨质和牙本质吸收，牙根变短（图3-2-10）。

3. 牙髓及牙龈组织的变化。

（1）对牙齿施加矫治力可能引起牙髓组织充血，导致牙齿对温度敏感，若施力过大则可能引起牙髓炎或部分乃至全部牙髓变性甚至坏死。部分患儿在矫治期间也可能出现牙髓敏感度降低现象，停止施力后牙髓反应可逐渐恢复正常。

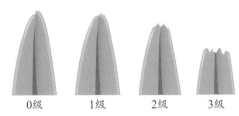

0级　　1级　　2级　　3级

图3-2-10　异常牙齿移动造成牙根吸收
（0级：未见明显牙根吸收；1级：轻度牙根吸收，根尖模糊，有毛边；2级：中度牙根吸收，根尖吸收至1/4；3级：重度牙根吸收，根尖吸收超过1/4）

（2）牙齿移动时牙龈组织也会发生吸收与重建，但变化相对不明显。通常只是在压力侧略有隆起，张力侧牙龈上皮组织和固有结缔组织有所增减与龈缘变形，随牙齿移动而塑建。但若牙齿移动过快，例如切牙内收时，则会出现舌侧龈组织堆积水肿现象，故应注意缓冲基托的组织面。使用活动矫治器矫治期间，由于固位卡环、弹簧、基托等对口腔软组织和牙龈组织的刺激，如果患儿口腔卫生差，可能引发牙龈激惹，甚至牙龈附着破坏。因此，要随时注意对矫治器各附件的调节和对基托适时的缓冲，以不压迫软组织为原则，同时嘱患儿注意口腔卫生。

4. 移动乳牙对恒牙胚的影响。

对乳牙实施间歇轻力时，恒牙胚可随乳牙移动，所以矫治乳牙列期畸形对预防恒牙错殆畸形有一定意义。例如矫治乳牙列期前牙反殆，可很大程度上降低恒牙列期前牙反殆概率。这不仅是因为矫治乳牙反殆对恒牙胚有引导作用，也因为矫治解除了前牙锁结，使上下颌得以正常生长发育。

若乳牙因龋坏等原因早失，间隙两侧邻牙移动，常并发由间隙关闭造成的继承恒牙阻生，也有发现继承恒牙牙胚错位的情况。不过这种继承恒牙错位萌出是否与间隙关闭有关，临床尚不清楚。

## （二）儿童正畸牙颌面的骨组织改建

1. 正畸矫治下颌移动时的骨组织改建。

使用功能矫治器、口外牵引器或颌间牵引器矫治儿童骨性Ⅱ类或Ⅲ类错殆畸形时，常需要下颌向前或向后移动。

（1）当下颌骨及下牙弓前导移位时，下颌关节凹前壁、髁突前缘及下颌支前缘均有骨吸收。由于髁突是继发性软骨，属于生长区，因而矫治力作用于下颌可以促进颞下颌关节的生长代谢，促进髁突、关节窝等的改建（图3-2-11）。

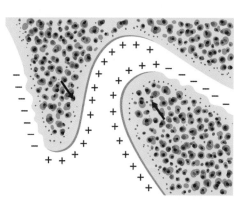

图3-2-11　功能前导下颌后颞下颌关节的适应性改建

但从循证医学角度看（系统性评价），骨性Ⅱ类错殆畸形前导矫治结果并不能证明矫形治疗能刺激下颌骨的更多生长，但早期引导下颌向前给予下颌生长的空间后，下颌发生了较好的生长。系统性评价同时证明，Ⅱ类错殆畸形经功能矫治后，2/3病例下颌总长度有明显的增加。功能矫治是否可促进髁突的改建，仍是目前研究的热点及难点，尚无定论。

（2）对于中重度下颌骨发育过度的Ⅲ类错殆畸形，目前正畸临床矫治的疗效不好。但对于功能性或轻度骨性Ⅲ类错殆畸形，早期可通过引导下颌后退或控制下颌前伸来达到一定的矫治效果。矫治除起改变口腔肌肉功能及平衡的作用外，还可以后退下颌，使颞下颌关节的关节窝、下颌骨体及升支改建，这也是其矫治骨组织改建的机制。功能性及轻度骨性Ⅲ类错殆畸形的早期矫治效果，还依赖于早期解除前牙锁结，其可以恢复、促进及引导上颌骨正常生长发育，得到更协调的上下颌骨关系及面部形态。

2. 正畸矫治力作用于上颌时的骨组织改建。

儿童错𬌗畸形矫治除了具有使牙槽骨发生骨改建的作用，还可通过作用于额颌缝、颧颌缝、颧颞缝、翼腭缝等骨缝区域影响上颌骨和面中部生长发育。上颌发育不足的前牵引矫治，其机理是打开骨缝，使骨缝内成骨增加，促进上颌骨向前向下生长。随着儿童年龄的增加，骨缝的嵌合程度愈加紧密，前牵引打开骨缝愈加困难。由于额颌缝、颧颌缝、颧颞缝、翼腭缝在7岁左右闭合，所以上颌前牵引应在7岁前开始，以促进骨性的上颌生长。对于骨缝闭合的青春期骨性Ⅲ类上颌发育不足的儿童，实施前牵引矫治的骨效应减少。

由于儿童的生长激素主要在夜间释放，因此患儿应在晚饭后即傍晚就开始佩戴头帽或功能矫治器，且施力时间不少于12小时。

3. 儿童正畸牙弓/牙槽骨弓扩弓的颌骨组织改建。

腭中缝跟面部其他骨缝类似，随年龄增加而弯曲，并逐渐融合。儿童早期矫治可以通过各种活动或固定扩弓装置打开腭中缝，至青春期早期则需要螺旋扩大簧等制造轻微骨折以打开骨缝，青春末期时骨缝间形成骨岛，非手术侵入性矫治基本无法扩展骨缝。

上颌快速扩弓与慢速扩弓均可促进上颌腭盖及牙槽骨的生长改建。快速扩弓与慢速扩弓对牙弓扩大的骨性及牙性改变在儿童生长发育早期（小于10岁）没有明显差异。但当腭中缝逐渐闭合时，快速扩弓打开腭中缝的骨效应较为明显，而慢速扩弓主要为牙槽嵴的改建。

下颌扩弓因正中联合在1~1.5岁已闭合，扩弓的效应主要为牙槽嵴的直立改建。

## 三、儿童正畸矫治的生物力学原理

正畸矫治中牙颌面的改变主要是正畸医生通过对牙齿、牙周组织以及颌骨施加矫治或矫形力来实现的。正畸矫治的科学基础是应用于生物体的力学。正畸医生只有掌握了正畸治疗过程中的生物力学作用原理，才能正确地制订矫治计划，实现预想的牙齿移动以及支抗控制。

### （一）正畸矫治生物力学概述

正畸矫治的核心在于矫治力、矫形力系统作用下引起的牙齿移动、颌骨生长与改建。正畸临床中牙齿受力移动的过程十分复杂，而矫治力或矫形力的大小、方向、作用点以及作用时间的变化，均会引起牙齿或颌骨移动方式的变化。

1. 力学基本概念。

（1）力：力是力学中的基本概念之一，是物体对物体的作用。力对物体的效应取决于力的三个基本要素，即力的大小、方向和作用点。

（2）力矩：力矩是描述物体转动效果的物理量，为转动时力和力臂的乘积。

（3）力偶：力偶是作用在同一物体上的等值、反向、不共线且平行的一对力。其度量通过力偶矩来表示，力偶矩等于其中一个力与力偶臂（力偶臂为两力间的距离）的乘积。

2. 正畸矫治力的分类。

（1）以矫治力的大小分类。

①轻力：如常用的乳胶橡皮圈，其力值约在60g以下，用以移动牙齿。

②中力：如各种弓丝簧曲，其力值为60-350g，用以移动牙齿。

③重力：如以头枕、顶、颈部为支抗的口外牵引力，其力值在350g以上，用作矫形力以引导颅面生长发育。

（2）以矫治力的作用时间分类。

①持续力：可持续作用于牙齿的矫治力，这种矫治力可持续几个星期甚至几个月。

②断续力：矫治器加力后在较短的时间内力消失或衰减，需要再次加力，如大部分活动矫治器上的弹簧产生的矫治力。

③间歇力：间断加力，如口外力最好每天使用12-14小时。

3. 牙齿移动的阻力中心与旋转中心。

（1）阻力中心：是指物体运动约束阻力的简化中心，施加的力通过该中心时，物体做直线运动。牙齿的阻力中心是牙及其周围支持组织所固有的，不受外力的影响。单根牙的阻力中心在牙长轴牙根颈1/3与中1/3交界处；多根牙的阻力中心位于根分叉下1-2mm处（图3-3-1）。

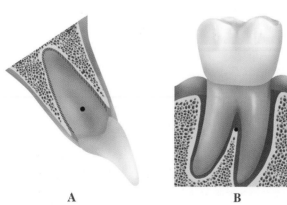

图3-3-1　牙齿移动的阻力中心位置
A. 单根牙的阻力中心位置；B. 多根牙的阻力中心位置

（2）旋转中心：物体在外力作用下转动时所围绕的中心。旋转中心及牙齿移动方式随外力及力矩的变化而变化，与阻力中心是不同的。（图3-3-2）

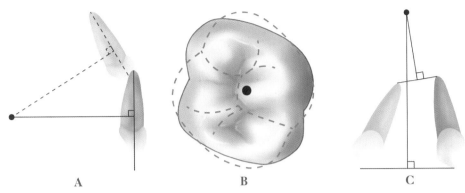

图3-3-2　牙齿移动的旋转中心随牙齿移动的类型而变化
A. 前牙倾斜移动；B. 旋转移动；C. 远中倾斜移动

## （二）正畸矫治的生物力学具体运用

1. 儿童快速扩大腭中缝矫治的生物力学。

（1）儿童快速扩大腭中缝矫治的冠状向力学效应。

有学者研究发现，左右两侧上颌复合体的阻力中心位于正中矢状面到翼上颌缝下缘的外63%，翼上颌下缘连线到眶下缘的垂直距离13%的位置。该阻力中心位于腭顶部的上方，因此实施上颌快速扩弓时，在冠状面上上颌骨同时受到向外的平移力以及以该阻力中心为旋转中心的一对力偶作用（如图3-3-3）。该力系导致扩弓时上颌复合体扩宽的同时有向外侧的旋转。因此在临床使用扩弓装置时，想要获得更多的腭中缝扩弓效应及降低牙效应，正畸医生需要选择刚性高的扩弓装置，同时扩弓器的安装位置尽可能地贴近腭顶部，减少力偶所带来的牙效应。

（2）儿童快速扩大腭中缝矫治的水平向力学效应。

上颌骨两侧的旋转中心位于上颌骨的额颌缝，矫治效果呈前大后小，上颌前段较后段扩弓效应更明显（图3-3-4）。临床上，上颌骨最大扩弓量平均为6mm，下颌应相应扩大4.5mm。

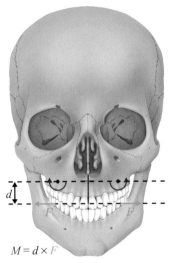

$$M = d \times F$$

图3-3-3　上颌阻力中心位于腭顶部上方的情况（上颌快速扩弓时，上颌复合体扩宽的同时有向外侧的旋转）

2. 儿童四眼圈簧矫治器的生物力学。

四眼圈簧矫治器适用于替牙列期和恒牙列期的后牙反𬌗、磨牙扭转及远中移动矫治。

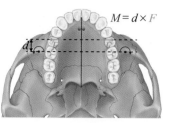

$$M = d \times F$$

图3-3-4　上颌骨扩弓水平向力学效应（上颌骨前段扩弓效应大于后段）

对称性或非对称性矫治均可。

（1）应用四眼圈簧应在扩弓或推磨牙向远中前，纠正磨牙扭转。四眼圈簧去扭转角度可加20°内倾弯（图3-3-5）。

（2）四眼圈簧扩弓时，磨牙牙冠颊向倾斜，应增加磨牙负转矩。磨牙负转矩在根颊向移动的同时，可压低磨牙，避免磨牙颊向倾斜伸长（图3-3-6）。单侧扩弓时，转矩侧压低磨牙有利于反𬌗的矫治。

（3）四眼圈簧单侧远中移动磨牙时，支抗侧磨牙弯制20°内倾弯增加支抗，并且支抗侧加牙弓舌侧不锈钢丝增加支抗，对抗支抗侧的近中移动（图3-3-7）。同理，单侧纠正磨牙扭转时，支抗侧牙弓舌侧增加不锈钢丝，对抗旋转磨牙造成的支抗侧磨牙近中移动。

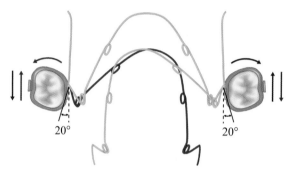

图3-3-5　四眼圈簧去磨牙扭转
（扭转角度可加20°内倾弯）

3. 儿童口外弓的生物力学。

口外弓分为内弓与外弓，内弓通过磨牙带环上的颊管与磨牙连接，而外弓通过弹性牵引与口外头颈支抗连接，从而将力量通过内弓传递给上磨牙。根据外弓的长短、角度以及口外支抗的位置，头帽的使用有许多的组合方式，下面就临床上常用的6种方式做简单介绍。

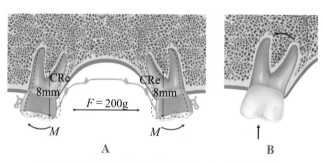

图3-3-6　四眼圈簧扩弓时增加磨牙负转矩情况
A. 磨牙牙冠颊向倾斜伸长；B. 磨牙负转矩，有垂直向的压入力

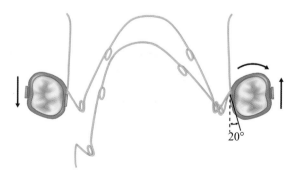

图3-3-7　四眼圈簧单侧远中移动磨牙（支抗侧磨牙加20°内倾弯，并增加牙弓舌侧不锈钢丝）

（1）经典颈带口外弓牵引。

如图3-3-8所示，当通过颈带施加的向后向下的300g牵引力位于磨牙阻力中心的下方10mm时，其作用在上颌第一磨牙上的等效力矩为牵引力300g乘牵引力臂10mm，为顺时针3000g·mm。最终磨牙在

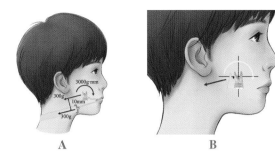

图3-3-8　经典颈带口外弓牵引
A. 颈带低位口外牵引力；B. 低位牵引力矩使上磨牙远中移动并产生顺时针旋转

3000g·mm矫治力矩的作用下发生向下向后的移动以及围绕阻力中心做顺时针的转动，两个运动综合起来磨牙将会发生远中倾斜加伸长的移动。

（2）低位颈带口外弓牵引。

经典颈带口外弓牵引可导致磨牙伸长的不好结果。为了避免该牵引造成的上颌第一磨牙的伸长效应，临床改良颈带牵引方向，采用低位颈带口外弓牵引（图3-3-9）。口外弓采用长外弓且朝下一定角度，使得颈带牵引力的方向与上颌𬌗平面平行，这样磨牙受力则为通过阻力中心向远中的力量以及顺时针的力矩，最终磨牙的阻力中心将会向远中移动，且磨牙将围绕阻力中心做顺时针的转动。

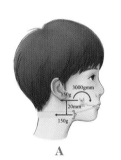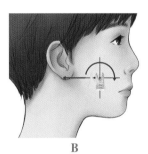

图3-3-9　低位颈带口外弓牵引
A. 口外弓牵引力方向与上颌𬌗平面平行；B. 磨牙向远中移动，并避免上磨牙伸长

（3）磨牙平动的颈带口外弓牵引。

通过调整外弓的角度，使得颈带牵引的力量通过磨牙的阻力中心，可以实现磨牙的平动，如图3-3-10所示。在颈带牵引作用下，磨牙将发生向下向远中的平动，牙齿相对于阻力中心没有任何转动。

（4）磨牙远中倾斜的枕顶头帽牵引。

通过口外弓使磨牙远中倾斜

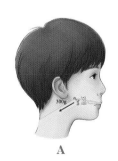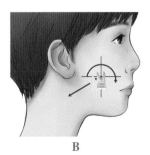

图3-3-10　磨牙平动的颈带口外牵引
A. 调整颈带牵引力方向，通过磨牙阻力中心；
B. 通过阻力中心的牵引力使磨牙向下向远中平动

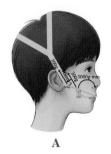 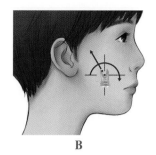

图3-3-11　磨牙远中倾斜的枕顶头帽牵引
A. 向上向后的枕顶头帽牵引；B. 磨牙向上向后移动

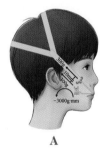 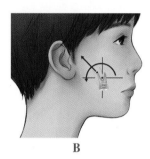

图3-3-12　磨牙牙根远中移动的枕顶头帽牵引
A. 枕顶头帽牵引力位于上磨牙近中；B. 近中牵引力远中倾斜磨牙牙根，并压低磨牙

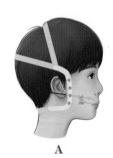 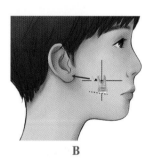

图3-3-13　口外联合头帽牵引
A. 口外头帽颈带联合牵引；B. 牵引力通过磨牙阻力中心，磨牙远中平动

的方式很多，但在远中倾斜的同时限制磨牙的伸长，对于需要垂直向控制儿童错𬌗畸形尤其是开𬌗患儿非常重要。如图3-3-11所示，枕顶头帽牵引施加的向上向后的力量在磨牙阻力中心的后方，最终磨牙远中倾斜，同时磨牙有压低的移动。

（5）磨牙牙根远中移动的枕顶头帽牵引。

在儿童Ⅱ类错𬌗畸形的矫治过程中，第一磨牙常会出现非计划的远中倾斜运动。这种情况下就需要磨牙牙根的远中控根移动来纠正磨牙的牙轴。通过调整口外弓的角度与长度，使得枕顶牵引力位于磨牙阻力中心的近中根方，最终实现磨牙的远中压低移动以及牙根的远中倾斜。（图3-3-12）

（6）磨牙沿𬌗平面远中平动的联合头帽牵引。

临床中最常见的需求可能是磨牙沿着𬌗平面做单纯的远中向平动，没有牙齿倾斜与垂直向移动。要实现该类移动需要采用头帽与颈带的联合牵引，如图3-3-13所示。通过调节外弓的角度与牵引方向使得牵引力通过阻力中心而且力的方向与𬌗平面平行，最终实现磨牙沿𬌗平面远中向的整体移动。

4. 儿童肌激动器的生物力学。

肌激动器通过前导下颌、重建咬合从而产生咬合肌肉牵拉、回缩的矫治力，改变口周肌肉功能平衡、髁突位置/生长、上下咬合关系，达到矫治功能性、骨性Ⅱ类错𬌗畸形的目的。

（1）肌激动器前导下颌的力学作用。

肌激动器前导下颌后口颌肌肉牵拉产生对上下颌骨的矫形力，提下颌肌群（翼内肌、咀嚼肌深层、颞肌前/中份）功能增加，通过矫治器上颌𬌗垫对磨牙有压低的作用。如果需要打开咬合，下磨牙可通过后牙𬌗垫调磨修整，脱离与𬌗垫接触而伸长（图3-3-14）。

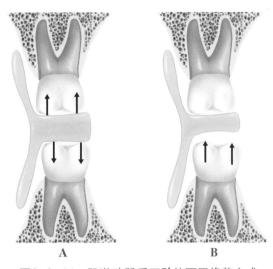

图3-3-14　肌激动器后牙𬌗垫不同修整方式
A. 𬌗垫接触上下后牙；B. 𬌗垫接触上后牙，离开下后牙

肌激动器前导下颌时，由于前伸肌（翼外肌、咀嚼肌浅层）受牵拉回缩，通过矫治器传导，上颌骨受到向后的作用力，上前牙内收直立；下颌骨受到向前的作用力，下前牙唇向倾斜（图3-3-15）。

肌激动器垂直打开咬合使上下颌骨向下向后旋转（图3-3-16）。

（2）肌激动器前导下颌的咬合重建原则。

肌激动器咬合重建要考虑上下颌骨矢状向和垂直向生长控制两重因素。常规肌激动器前伸下颌3-5mm，垂直向打开咬合3-4mm（超过息止𬌗间隙），咬合重建矢状向前移和垂直向打开咬合的量相加小于或等于10mm。

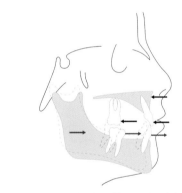

图3-3-15　肌激动器前导下颌对上下颌骨的作用

若儿童颅面生长型是平均生长型或水平生长型，咬合重建矢状向前移的量可以大于垂直向的量。若儿童颅面生长型为垂直生长型，则垂直向打开咬合的量应比平均生长型和水平生长型垂直向打开的量更大。

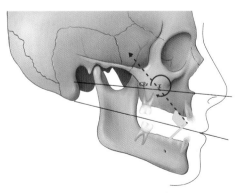

图3-3-16　肌激动器打开咬合使上下颌骨向下向后旋转

儿童肌激动器咬合重建的临床参考：①水平生长型或平均生长型：矢状向前移5mm，垂直向后牙打开咬合3mm（图3-3-17）。②垂直生长型：矢状向前移5mm，垂直向后牙打开咬合5mm。

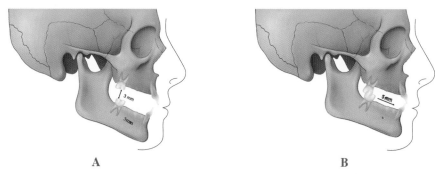

**A**　　　　　　　　　　　　　　　　　**B**

图3-3-17　儿童肌激动器水平生长型或平均生长型咬合重建原则
A. 垂直向后牙打开咬合3mm；B. 矢状向前移5mm

特别需要强调的是，当儿童颅面垂直生长型较突出时，儿童控制垂直向生长的口周肌肉较薄（如咀嚼肌）。较大的垂直向咬合的牵拉力会超过升颌肌群的承受限度，临床应增加口外高位牵引辅助控制。

5. 儿童肌激动器加口外低位颈带牵引矫治器的生物力学。

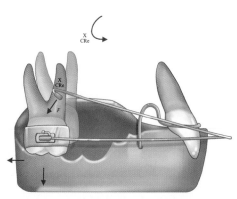

图3-3-18　肌激动器加口外低位颈带牵引矫治安氏Ⅰ类前牙深覆𬌗

此类矫治器应用肌激动器加口外低位颈带牵引，可矫治安氏Ⅰ类前牙深覆𬌗。口外弓的内弓插入磨牙带环颊管，中长口外弓的外弓与𬌗平面成角，可伸长后牙，并产生使上颌向前向上旋转的作用（图3-3-18）。

6. 儿童正畸前牵引的生物力学。

在前牵引治疗过程中，上颌复合体受矫形力后的移动趋势，取决于牵引力作用线与上颌复合体阻力中心的位置关系。研究发现在矢状向上，上颌复合体的阻力中心在上颌第一磨牙远中面上，高度为眶下缘到功能性𬌗平面距离的一半（图3-3-19）。三维有限元法分析发现上牙弓的阻力中心在正中矢状面上、梨状孔下缘，前后向位置在第二前磨牙和第一磨牙之间。当前牵引方向为斜向下37°时，牵引力线同时通过上颌复合体的阻力中心与上牙弓的阻力中心。

因此根据前牵引的力与上颌复合体以及上牙弓的相互关系，前牵引治疗的生物力学分析可以分为以下五种情况：

（1）当牵引力线同时通过上颌复合体的阻力中心与上牙弓的阻力中心时，上颌复合体与上牙弓将沿着牵引方向整体移动。根据研究，从尖牙斜向下37°牵引时能够实现该类移动（图3-3-20）。

（2）当牵引力线通过上颌复合体阻力中心与上牙弓阻力中心中间时，在移动

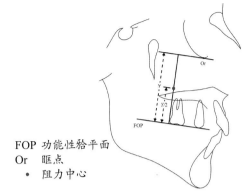

FOP 功能性殆平面
Or 眶点
● 阻力中心

图3-3-19 矢状面上上颌复合体阻力中心位置

的同时上颌复合体将会产生逆时针的旋转而上牙弓将会产生顺时针的旋转（图3-3-21）。

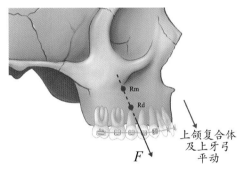

图3-3-20 牵引力线通过上颌复合体的阻力中心与上牙弓的阻力中心

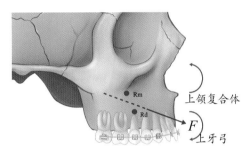

图3-3-21 牵引力线在上颌复合体阻力中心与上牙弓阻力中心中间时的情况（上颌复合体逆时针旋转而上牙弓顺时针旋转）

（3）当牵引力线通过上颌复合体与上牙弓前方时，上颌复合体与上牙弓将在移动的同时均发生顺时针的旋转（图3-3-22）。

（4）当牵引力线通过上颌复合体与上牙弓后方时，上颌复合体与上牙弓将在移动的同时均发生逆时针的旋转（图3-3-23）。

（5）当牵引力线在上颌牙根处时（低于上颌阻力中心），产生下颌顺时针旋转的效应（图3-3-24）。

7. 头帽颏兜口外牵引的生物力学。

头帽颏兜口外牵引是临床纠正儿童下颌前伸不良习惯、抑制下颌向前生长的矫治方法。其颏兜与头帽弹性相连产生向后的牵引力，向后的牵引力常造成下颌骨顺时针旋转（图3-3-25）。

对于具高角生长趋势患儿，应选择头帽加颈带联合向后牵引的方式，避免下颌顺时针

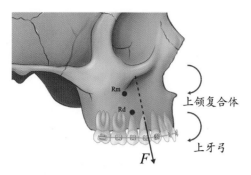

图3-3-22　牵引力线通过上颌复合体与上牙弓前方时的情况（上颌复合体与上牙弓将在移动的同时顺时针旋转）

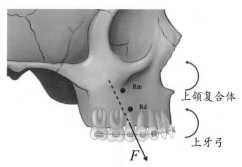

图3-3-23　牵引力线通过上颌复合体与上牙弓后方时的情况（上颌复合体与上牙弓将在移动的同时逆时针旋转）

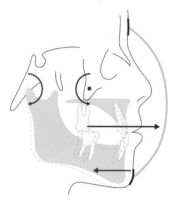

图3-3-24　牵引力线低于上颌阻力中心时的情况（产生下颌顺时针旋转）

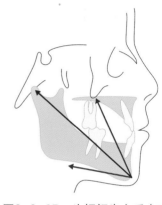

图3-3-25　头帽颏兜向后牵引（可造成下颌骨顺时针旋转）

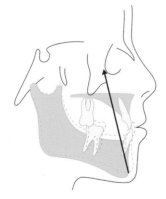

图3-3-26　头帽颈带联合牵引（避免颏兜头帽牵引时的顺时针旋转）

旋转（图3-3-26）。

（三）儿童正畸矫治力的强度与临床特征

按生物体对外力的反应，矫治力的大小可以分为四级。

第一级：力量过小或施力时间过短，牙周组织无明显反应。

第二级：温和而持久的力，强度未超过毛细血管张力（20-26g/cm²）。此力能引起牙周组织生物学反应，施力后牙齿移动而不损伤牙周组织，是正畸治疗中牙齿移动的理想力。

第三级：矫治力大于毛细血管张力，牙周组织破坏，透明样变，牙槽骨潜行性吸收，牙齿移动要待牙周组织修复后才开始。正畸治疗牙齿移动中最常见力。

第四级：矫治力破坏牙周组织，牙根与牙槽骨直接接触。牙髓血循环被压断，牙周膜坏死，牙根吸收，牙根与牙槽骨固连，牙齿不能移动。这是破坏性的矫治，临床应该绝对避免。

正畸中合适的矫治力的临床特征如下：

①受力牙无明显自觉疼痛；

②受力牙无明显叩痛；

③受力牙无明显松动；

④牙齿位移明显；

⑤X线片示牙及牙周无病理性改变。

（舒睿　苏晓霞　李小兵）

# 第四章

# 儿童反𬌗矫治器原理及临床应用

## 一、乳牙列期反𬌗的临床矫治

### （一）概述

乳牙列期反𬌗是儿童乳牙列期的常见错𬌗畸形，分为乳前牙反𬌗和乳后牙反𬌗。

乳前牙反𬌗是指患儿正中咬合时上前牙咬在下前牙舌侧，下前牙咬在上前牙唇侧，乳前牙呈反覆𬌗反覆盖关系（图4-1-1A）。

乳后牙反𬌗是指患儿咬合时，下后牙咬在上后牙的唇侧，乳后牙呈反覆𬌗反覆盖关系（图4-1-1B）。

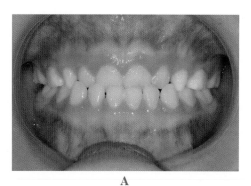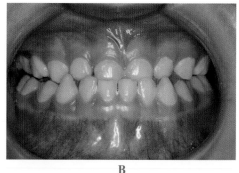

**A**          **B**

图4-1-1　乳牙反𬌗
A. 牙性乳前牙反𬌗；B. 乳后牙反𬌗

乳前牙反𬌗使儿童的下颌长期处于前伸状态，如果不及时治疗会导致上颌骨发育受限，下颌骨过度前伸，影响上下颌骨的发育，形成骨性畸形，对患儿的口腔功能、颜面美观和心理健康有较严重影响（图4-1-2）。在患儿能配合的情况下，应尽早矫治乳前牙反𬌗，以阻断畸形加重，促进颌骨的正常发育。儿童3-5岁为乳前牙反𬌗矫治的最佳时间。

乳后牙反𬌗发病率较低，但发病率有随着年龄增长逐渐增加的趋势。乳后牙反𬌗影响后牙咬合功能和上颌宽度生长，一般伴有口腔不良习惯或全身性疾病。乳后牙反𬌗会严重影响替牙列期及恒牙列期的咬合关系，影响下颌的正常发育，增加下颌永久性偏斜及面部

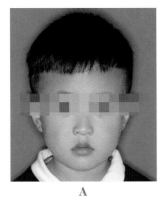
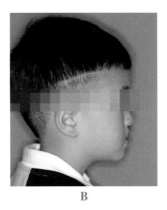
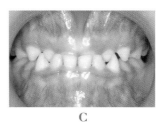

图4-1-2　乳牙列骨性反骀（面中份发育不足，乳前牙反覆骀反覆盖）
A. 患儿正面像；B. 患儿侧面像；C. 患儿口内像

不对称的可能性。所以一旦发现乳后牙反骀，应及时治疗。

## （二）乳牙反骀的病因及机制

1. 乳前牙反骀的病因。

（1）先天性疾病和遗传因素：先天性疾病和遗传因素可以导致乳前牙反骀。先天性疾病如唇腭裂等会导致上颌生长发育不足。遗传因素也是乳前牙反骀的重要病因，乳前牙骨性反骀患儿具有明显的家族遗传史（图4-1-3）。

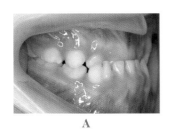
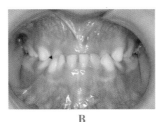
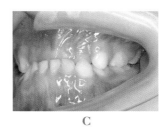

图4-1-3　乳前牙反骀（骨性反骀为家族性反骀，下颌过大）
A. 右侧口内像；B. 正面口内像；C. 左侧口内像

（2）全身性疾病：佝偻病、内分泌紊乱、钙代谢异常或脑腺垂体功能亢进等常导致下颌前突，引起乳前牙反骀。扁桃体及腺样体慢性炎症或肥大会导致患儿呼吸不畅，而患儿为缓解通气障碍会被迫前伸下颌，长此以往会导致下颌前突，引起乳前牙反骀。

（3）后天环境因素引起的下颌前伸造成乳前牙反骀。

①不良的哺乳姿势：如婴儿平卧自抱奶瓶吸奶，下颌向前用力吸吮，形成乳前牙反骀。

②乳尖牙磨耗不足：乳尖牙（特别是下颌乳尖牙）牙尖过高，形成乳尖牙间早接触，

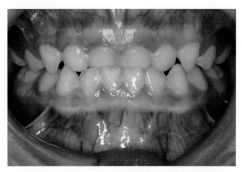

图4-1-4 下颌乳尖牙牙尖过高使磨耗不
足所致的乳前牙反𬌗

为避免早接触，下颌反射性跳跃向前移位，形成乳前牙反𬌗（图4-1-4）。

③口腔不良习惯：如咬上唇、前伸下颌以及唇闭合不全等习惯会造成乳前牙反𬌗（图4-1-5）。

④多数乳磨牙早失：严重龋齿得不到及时治疗导致的多颗乳磨牙早失或先天性

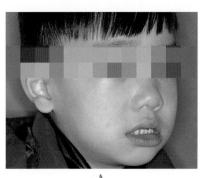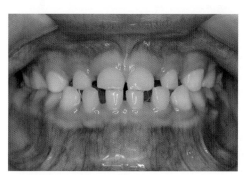

图4-1-5 唇闭合不全致乳前牙反𬌗
A. 唇闭合不全；B. 乳前牙反𬌗（切𬌗），下颌过大

多颗乳磨牙缺失会严重影响患儿的咀嚼功能。因后牙缺乏咬合接触，患儿被迫用前牙进行咀嚼，使下颌被动前伸，形成乳前牙反𬌗。

2. 乳前牙反𬌗的机制。

乳前牙反𬌗按其形成机制可分为牙性乳前牙反𬌗（图4-1-6）、功能性乳前牙反𬌗和骨性乳前牙反𬌗。

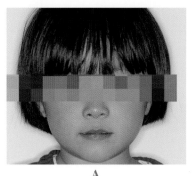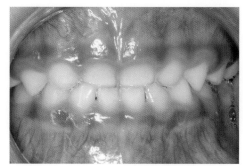

图4-1-6 牙性乳前牙反𬌗（乳前牙反覆𬌗反覆盖，面部检查正常）
A. 面像；B. 口内像

（1）牙性乳前牙反殆主要是上下颌乳前牙牙轴倾斜度异常所致。口内可见上前牙舌向倾斜、舌向错位或拥挤，下前牙唇向错位或者有间隙，乳前牙呈反覆殆反覆盖关系。面貌，颌骨形态、大小基本正常，上下颌骨关系无明显异常（图4-1-6）。

（2）功能性乳前牙反殆是指乳前牙的咬合干扰，诱导下颌功能性前伸所致的乳前牙反殆。口内多见下颌乳尖牙牙尖高于殆平面。面貌，颌骨形态、大小基本正常，下颌前伸明显，下颌前突，但可后退前牙至乳前牙切对切位置（图4-1-7）。

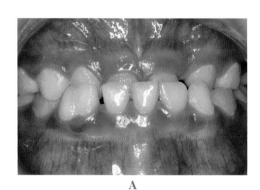 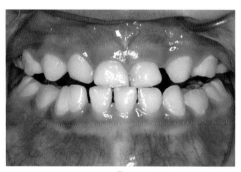

A                                          B

图4-1-7　功能性乳前牙反殆（下颌可后退至乳前牙切对切位置）
A. ICP口内像；B. 后退至乳前牙切对切位置时口内像

（3）骨性乳前牙反殆是由上颌骨发育不足和（或）下颌骨过度生长所致，上前牙唇倾代偿，下前牙舌倾代偿，乳前牙反覆盖大。骨性乳前牙反殆一般有家族遗传史（图4-1-8）。

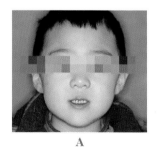 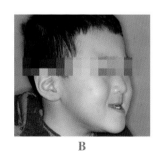 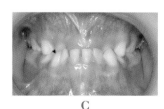

A                         B                         C

图4-1-8　骨性乳前牙反殆（上颌骨发育不足，下颌骨发育过大，下前牙舌倾代偿）
A. 正面像；B. 斜侧面像；C. 口内像

临床治疗乳前牙反殆要区分其不同的病理机制，选择合适的临床治疗方案及矫治器，高效治疗，并追踪观察矫治疗效的稳定性（表4-1-1）。

表4-1-1 乳前牙反𬌗的鉴别诊断

|  | 牙性乳前牙反𬌗 | 功能性乳前牙反𬌗 | 骨性乳前牙反𬌗 |
|---|---|---|---|
| 家族史 | 无 | 无 | 一般有 |
| 下颌能否后退至切𬌗 | 能 | 能 | 不能 |
| 前牙反覆𬌗反覆盖关系 | 反覆𬌗深、反覆盖小（<2mm） | 反覆𬌗深、反覆盖小（<2mm） | 反覆𬌗浅、反覆盖大（>2mm） |
| 口腔不良习惯 | 多无 | 多有 | 多无 |
| 前牙牙轴方向 | 上前牙舌向倾斜，下前牙唇向倾斜 | 上前牙舌向倾斜，下前牙唇向倾斜 | 上前牙唇向倾斜，下前牙舌向倾斜 |
| 面型分析 | 颌骨形态、大小基本正常 | 下颌前突，但能后退至乳前牙切𬌗 | 上颌面中份凹陷、下颌前突，不能后退 |

3. 乳后牙反𬌗的病因。

（1）一侧多数乳磨牙龋坏或形成残根、残冠，影响患儿咀嚼功能，患儿长期只能用另一侧咀嚼，可导致单侧多数后牙反𬌗。

（2）一侧颌面部的不正常压力，如长期托腮或咬颊习惯等产生的压力，使下颌逐渐偏向另一侧，造成面部不对称及一侧后牙反𬌗。

（3）上颌发育不足，如腭裂患儿常有后牙反𬌗或全牙弓反𬌗。

（4）巨舌症等造成下牙弓过大，引起后牙反𬌗。

4. 乳后牙反𬌗的机制。

（1）乳后牙反𬌗是乳后牙的反覆盖，表现为上颌乳磨牙颊尖咬合在下颌乳磨牙颊尖的舌侧。根据累及后牙的部位，乳后牙反𬌗又分单侧乳后牙反𬌗和双侧乳后牙反𬌗。

（2）乳后牙反𬌗按形成机制分牙性乳后牙反𬌗、功能性乳后牙反𬌗及骨性乳后牙反𬌗（图4-1-9）。牙性乳后牙反𬌗的上后牙舌向倾斜，或下后牙颊向倾斜，上颌骨宽度正常。功能性乳后牙反𬌗有咬合干扰，下颌在牙尖交错位滑向一侧，多为单侧后牙反𬌗，并出现面部左右形态不对称。骨性乳后牙反𬌗是上颌腭骨发育狭窄，上后牙代偿颊倾，多与

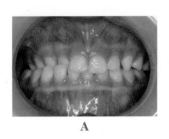
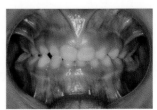

A      B      C

图4-1-9 乳后牙反𬌗
A. 牙性乳后牙反𬌗；B. 功能性乳后牙反𬌗；C. 骨性乳后牙反𬌗

上颌宽度发育不足（如唇腭裂术后）有关。

## （三）乳前牙反殆矫治器原理及临床应用

根据乳前牙反殆的形成机制，牙性及功能性乳前牙反殆常用活动矫治器进行治疗。对于骨性乳前牙反殆，临床治疗需要控制下颌骨过度生长、促进上颌骨生长的功能矫治器（如颏兜矫治器、上颌骨前牵引矫治器、FRⅢ型功能矫治器）进行治疗。

1. 牙性及功能性乳前牙反殆活动矫治器原理及临床应用。

1）调磨法。

上下颌乳尖牙磨耗不足导致下颌前伸，在用矫治器矫治时应调磨去除乳尖牙咬合干扰，这有助于乳前牙反殆矫治后的咬合稳定。其治疗方法为分次调磨乳尖牙牙尖，调磨部位为上颌两侧乳尖牙牙尖和近中切缘及下颌两侧乳尖牙牙尖和远中切缘。一般每2周调磨一次，每次调磨0.5-1.0mm。对于轻度乳前牙反殆，可单纯应用乳尖牙调磨法去除咬合干扰，使乳前牙反殆得到纠正，疗程一般为1-3个月。（图4-1-10）

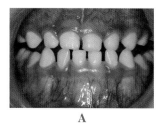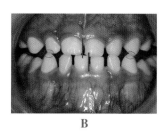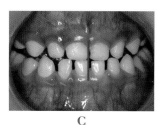

A       B       C

图4-1-10　乳尖牙调磨（去除上下颌乳尖牙咬合干扰）
A. 乳前牙反殆，乳尖牙咬合干扰；B. 下颌左偏，上下中线不齐；C. 调磨去除乳尖牙咬合干扰后，上下中线基本对齐

2）咬撬法。

咬撬法适用于牙弓内有间隙的个别乳前牙反殆，或反覆殆浅、下前牙直立的乳前牙反殆（图4-1-11）。具体操作方法是选择压舌板或牙刷柄，修整使其宽度较错位牙牙冠略宽，将其放于错位上切牙舌面与下切牙切缘之间，手握压舌板或牙刷柄，以颏部为支点，咬撬上前牙，使上前牙唇向倾斜，纠正乳前牙反殆。矫治方法：每日咬压舌板或牙刷柄3次，每次大约2分钟（约20下），每1-2周复诊1次，1-3个月可解除乳前牙反殆。无法长期坚持此法或矫治效果欠佳者可换用上颌殆垫式矫治器进行治疗。

3）上颌殆垫式双曲舌簧矫治器。

（1）适用于牙性和功能性乳前牙反殆：前牙中度反覆殆，反覆盖较小（小于2mm），上前牙舌向倾斜或较直立，后牙区能获得良好的固位。

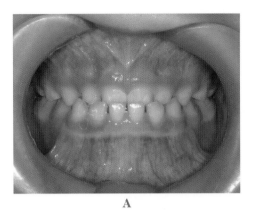 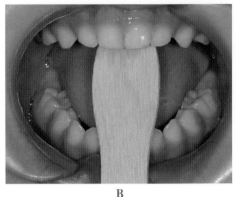

图4-1-11　咬撬法治疗个别乳前牙反𬌗
A. 乳前牙反𬌗，反覆盖小，下前牙直立；B. 压舌板咬撬上前牙

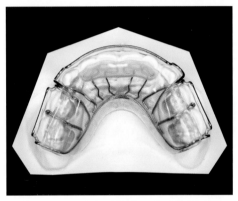

图4-1-12　上颌𬌗垫式双曲舌簧矫治器

（2）上颌𬌗垫式双曲舌簧矫治器结构：乳前牙区的双曲舌簧，后牙𬌗垫，固位臂及塑料基托（图4-1-12）。后牙𬌗垫的高度要适宜，一般以使前牙打开咬合1.0~1.5mm为宜。双曲舌簧平面位于上前牙舌隆突上，垂直于牙体长轴，以利于对患牙施加唇向力量。通常每1~2周复诊加力1次，每次打开舌簧1~2mm，力的大小以患儿无痛而有胀感为宜，疗程一般为3~6个月。

（3）上颌𬌗垫式双曲舌簧矫治器的作用机理是利用双曲舌簧将反𬌗的上前牙向唇侧推出，使其与下前牙建立正常的覆𬌗覆盖关系，从而矫正乳前牙反𬌗。反𬌗解除后，复诊调改前牙区的早接触点，并分次逐渐磨除𬌗垫1~2mm，使后牙建立正常的咬合关系。对于有乳尖牙咬合干扰的前牙反𬌗，在矫正前牙反𬌗的同时，应同时分次调磨造成干扰的上下颌乳尖牙牙尖。若患儿有前伸下颌习惯，则需配合使用颏兜以改正该习惯。

4）下颌连冠式斜面导板矫治器。

（1）下颌连冠式斜面导板矫治器适用于牙列整齐，下前牙直立，反覆𬌗深，反覆盖小至几乎为零的患儿。

（2）下颌连冠式斜面导板矫治器包裹下前牙牙冠部，一般用自凝塑料制作斜面导板。该斜面导板矫治器的斜面斜度为45°，高度不影响上前牙腭侧软组织，龈缘处不刺激下前牙唇侧牙龈组织（图4-1-13）。

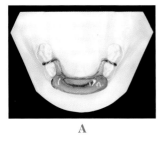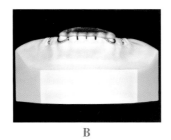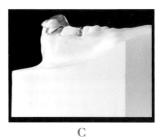

图4-1-13　下颌连冠式斜面导板矫治器结构
A. 𬌗面观；B. 正面观；C. 侧面观

下颌连冠式斜面导板矫治器戴入后，上前牙的腭侧咬在导板唇侧斜面上，上下后牙无接触。矫治利用下颌斜面导板的唇侧斜面与上切牙的接触关系，借助导板的斜度在患儿咬合时持续地推上切牙唇向移位、倾斜，同时使下切牙舌向倾斜，逐步建立正常的𬌗关系。注意正常倾斜度为45°，倾斜度过小会压低下前牙；倾斜度太大会对上前牙唇向倾斜力不足（图4-1-14）。

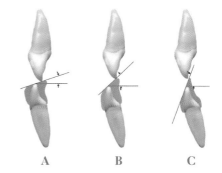

图4-1-14　下颌连冠式斜面导板矫治器斜度示意图
A. 角度过小，压低下前牙；B. 角度合适；C. 角度太大，对上前牙唇向倾斜力不足

（3）下颌连冠式斜面导板矫治器需全天戴用，每1-2周复诊1次，疗程一般为3-6个月。复诊时视上前牙腭侧与导板斜面的接触关系调磨导板的斜度与高度，保证反𬌗的上前牙与斜面接触受到唇向的推力，至上下前牙呈现出浅覆𬌗浅覆盖时即完成矫治。

2. 骨性/功能性乳前牙反𬌗矫治器原理及临床应用。

对乳牙列期上颌骨发育不足或位置后缩的骨性反𬌗的矫治最早可以从3.5-4岁开始。临床认为早期矫治能更多地刺激上颌骨的发育，并前移上颌骨，增加上呼吸道通气量，不过矫治疗程较长。对于下颌发育过大的骨性反𬌗的矫治，临床对其疗效的争议较大。

1）骨性乳前牙反𬌗的头帽颏兜矫治器原理及临床应用。

（1）头帽颏兜矫治器是治疗功能性下颌前伸的乳前牙反𬌗、轻度水平/平均生长型下颌前突乳前牙反𬌗的矫治器。当乳前牙反覆盖较大、上颌𬌗垫式双曲舌簧矫治器治疗乳前牙反𬌗效果较差时，可以先佩戴头帽颏兜矫治器，待反覆盖减小后再使用上颌𬌗垫式双曲舌簧矫治器矫治乳前牙反𬌗。

（2）头帽颏兜矫治器包括头帽和颏兜两部分，头帽通过弹性牵引与颏兜相连，利用头顶支抗控制下颌前伸及生长。

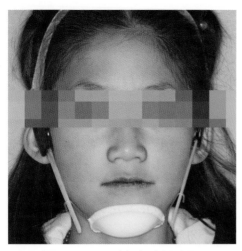

图4-1-15　头帽颏兜矫治器

头帽颏兜矫治器的牵引力大小为每侧200~400g。头帽颏兜矫治器每天佩戴10~12小时，通常每个月复诊1次，观察反覆盖的变化情况（图4-1-15）。

（3）乳前牙反𬌗的头帽颏兜矫治器的临床应用。

①用于控制下颌前伸的头帽颏兜矫治器，佩戴时间可达12小时/天，3~6个月即可纠正前伸习惯。

②用于减小乳前牙反覆盖的头帽颏兜矫治器，可在反覆盖减小至1~2mm后停止佩戴，而改用上颌𬌗垫式双曲舌簧矫治器继续矫治乳前牙反𬌗，疗程一般为3~6个月。

③用于抑制下颌发育的头帽颏兜矫治器，应用较大的矫治力（每侧400g左右），每天佩戴12小时，矫治1~2年，观察2年。由于用头帽颏兜矫治器时，矫治器沿颏部至髁突连线方向向上向后施力，可增加下颌的顺时针旋转，高角病例禁用。

头帽颏兜矫治器对下颌过大的骨性反𬌗的临床疗效不肯定，并且颏兜对下颌施加的这种重力的作用是否会对颞下颌关节造成损伤尚无定论，因此在临床中存在争议。对于乳前牙反𬌗患者，头帽颏兜矫治器比较确定的功能是能控制患儿功能性下颌前伸，在骨性乳前牙反𬌗的矫治中可作为辅助治疗措施。

2）骨性乳前牙反𬌗的FRⅢ型功能矫治器（Functional Regulator Ⅲ）原理及临床应用（详见第九章）。

（1）FRⅢ型功能矫治器适应证：①轻中度骨性乳前牙反𬌗，上颌轻中度发育不足，下颌发育正常或稍大；②功能性乳前牙反𬌗，下颌可以后退到乳前牙切对切位置；③乳后牙反𬌗，或咬合干扰伴有中线偏斜的牙性乳前/后牙反𬌗等。

（2）FRⅢ型功能矫治器结构：上唇挡、横腭弓、上前牙舌侧弓、磨牙𬌗支托、颊屏。上唇挡撑开上唇2~3mm，高度高于上前牙黏膜转折处1mm。横腭弓从上颌第二乳磨牙远中绕过进入颊屏。上前牙舌侧弓位于乳前牙舌隆突下方。颊屏离开上牙列及上牙槽骨1~2mm，但紧贴下牙槽骨（图4-1-16）。

若下颌乳前牙过长，𬌗支托置于上颌第二乳磨牙处，𬌗支托跨过上磨牙𬌗面与横腭弓之间。若乳前牙反覆𬌗浅，𬌗支托可置于下颌第二乳磨牙上（图4-1-17）。

（3）咬合重建的方法：要求做咬合重建，使下颌后退，调整上下颌相对位置关系。患儿下颌放松，医生用拇指放在下颌颏部柔和地轻推下颌向后，以脱离反𬌗的锁结为原

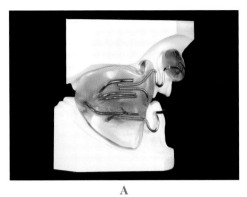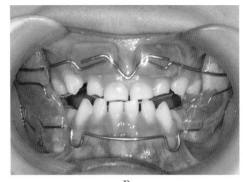

A                B

图4-1-16　FRⅢ型功能矫治器结构及临床应用
A. FRⅢ型功能矫治器结构；B. FRⅢ型功能矫治器矫治骨性乳前牙反殆

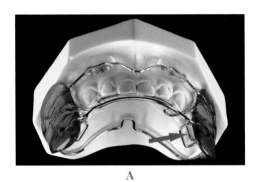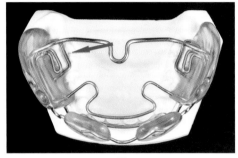

A                B

图4-1-17　FRⅢ型功能矫治器殆支托位置
A. 置于上颌第二乳磨牙处；B. 置于下颌第二乳磨牙处

则，前牙能呈切殆关系为好。在此位置维持1分钟左右，如此反复2-3次，使患儿习惯此位置，即可用马蹄形的软蜡嘱患儿咬合，注意上下颌中线必须一致。

（4）FRⅢ型功能矫治器的作用机制。

①FRⅢ型功能矫治器唇挡及颊屏边缘延伸至前庭沟底刺激前庭沟底的骨膜产生唇颊向成骨，刺激上颌骨生长，并通过后退下颌重建咬合关系，产生向后的矫治力作用于下颌，抑制下颌发育。同时该调节器通过唇挡、颊屏去除唇颊肌对上牙弓的压力，有扩大上牙弓宽度的作用。

②FRⅢ型功能矫治器可以调整口周肌群的动力平衡，帮助建立正常的口腔功能间隙，矫治口周肌肉的功能紊乱，消除异常口周肌肉对牙弓和颌骨的影响，引导并促进牙颌正常发育。

（5）FRⅢ型功能矫治器的临床应用。

要求每天佩戴12-14小时，每2-3个月复诊一次，疗程为8-10个月。对于骨性乳前牙反殆伴有家族遗传史的患儿，治疗持续到恒牙列期。乳前牙反殆解除后，需每3-6个月定期复诊一次，并根据患儿口腔内牙颌系统发育及恒牙萌出的情况及时调整或更换矫治器。

3）骨性乳前牙反殆的前牵引矫治器原理及临床应用。

（1）骨性乳前牙反殆前牵引矫治器的适应证主要是上颌发育不足、下颌发育基本正常的骨性乳前牙反殆，以及儿童唇腭裂手术后乳前牙反殆（图4-1-18）。

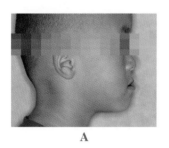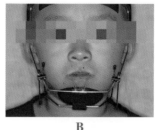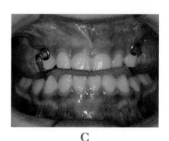

A      B      C

图4-1-18　乳前牙反殆的前牵引矫治<br>A. 侧面像；B. 矫治器试戴面像；C. 矫治器试戴口内像

（2）乳牙列期上颌前牵引矫治器由3个部分组成：口外是以额、颏为支抗的前牵引面具和颏兜。口内是上颌非解剖殆垫式矫治器，要求固位良好，基托包绕整个上牙列并延伸环绕上颌结节。若上颌乳前牙直立，可在上颌乳前牙舌侧同时增加双曲舌簧，推乳前牙向前，辅助矫治乳前牙反殆（图4-1-19）。

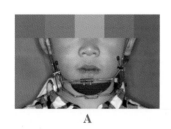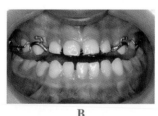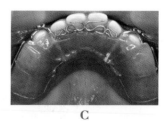

A      B      C

图4-1-19　乳牙列期上颌前牵引矫治器矫治骨性乳前牙反殆<br>A. 正面像；B. 正面口内像；C. 殆面口内像

（3）乳牙列期上颌前牵引矫治器的临床应用：乳牙列期上颌前牵引矫治器利用弹性橡皮圈挂在口内矫治器与面具的牵引钩上，牵引力每侧200-400g，每天牵引时间为12-14小时，每2-3个月复诊一次，治疗时间为10-12个月。乳前牙反殆矫治结束后，应每3-6个月定期观察有无复发。

前牵引治疗乳牙列期骨性Ⅲ类错殆畸形能够取得很好的疗效，矫治能够促进上颌骨的发育，下颌骨轻度向下向后旋转，面型改善。但由于乳前牙反殆患儿年龄较小，配合度较差，而且乳牙牙冠较短，固位差，乳牙列期上颌前牵引矫治器的临床应用较FRⅢ型功能矫治器难度更大。

（4）由于乳牙解剖形态问题，为加强固位，有时也将前牵引矫治器粘接在牙列上，这也可以称为固定的乳牙前牵引。但使用这种方法的患儿口腔卫生维护较差，其疗程不能过长（小于3个月），每2-4周复诊一次。若出现明显的口腔卫生问题应停止矫治。

（5）乳牙列期前牙反𬌗前牵引的矫治原理是利用重力（每侧200-400g）牵引上颌骨，打开上颌与颅骨间骨缝，并刺激上颌骨缝增生，促进上颌骨的发育，同时额、颏等口外支抗可抑制下颌骨生长，达到协调上下颌骨矢状向关系的目的。

### （四）乳后牙反𬌗矫治器原理及临床应用

乳后牙反𬌗一般选用上颌活动扩弓矫治器矫治。单侧乳后牙反𬌗矫治选择单侧活动扩弓矫治器，双侧乳后牙反𬌗矫治选择双侧活动扩弓矫治器（详见第五章）。由于患儿依从性及口腔健康维护的需要，乳后牙反𬌗的矫治很少使用固定（支架式）扩弓矫治器。

1. 上颌分裂簧式活动扩弓矫治器。

（1）上颌分裂簧式活动扩弓矫治器由矫治器作用力部分、固位部分及后牙𬌗垫组成。①该矫治器扩弓作用力部分是置于基托内的分裂簧或螺旋扩弓簧。分裂簧用0.9-1.0mm的不锈钢丝弯制。②固位部分一般选用后牙箭头卡环或邻间钩，用0.7-0.9mm不锈钢丝弯制。基托是分裂式基托，紧贴后段牙的舌面及腭侧大部，腭盖高拱者基托可相应狭窄些。③双侧后牙反𬌗用后牙非解剖式𬌗垫。单侧后牙反𬌗患儿在反𬌗侧用非解剖式𬌗垫，非反𬌗侧用解剖式𬌗垫。为增强固位，𬌗垫可包裹乳后牙牙冠颊侧，形成后牙夹板式扩弓矫治器（图4-1-20）。

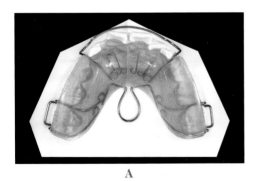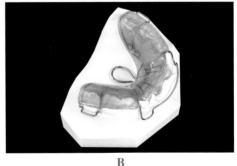

图4-1-20　乳牙列期上颌分裂簧式活动扩弓矫治器结构
A. 𬌗面观；B. 斜侧面观

（2）单菱形上颌分裂簧式活动扩弓矫治器：是乳后牙反𬌗矫治最常用的活动扩弓

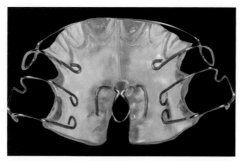

图4-1-21　双侧乳后牙反𬌗单菱形上颌分裂簧式活动扩弓矫治器

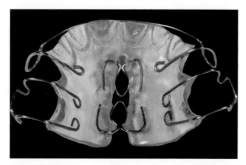

图4-1-22　乳牙列期双菱形上颌分裂簧式活动扩弓矫治器

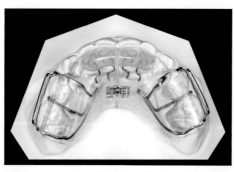

图4-1-23　上颌螺旋扩弓簧式活动矫治器

矫治器。将分裂簧置于基托正中，第一乳磨牙近中，菱形开口向前。（图4-1-21）

（3）双菱形上颌分裂簧式活动扩弓矫治器：乳牙列期上颌前后段牙弓狭窄，可选用双菱形上颌分裂簧式活动扩弓矫治器矫治。前后菱形分裂簧底部相对，前部分裂簧开口向前，后部分裂簧开口向后。（图4-1-22）

（4）矫治器加力方式：打开分裂簧，双侧对称扩大牙弓，改善乳后牙反𬌗。分裂簧加力1-2次/周，每次打开分裂簧1.0-1.5mm，疗程一般为3-6个月。

单侧乳后牙反𬌗的矫治，矫治器分裂簧位置偏向反𬌗侧，矫治器组成及临床应用与双侧乳后牙反𬌗矫治器相同。

2. 上颌螺旋扩弓簧式活动矫治器。

（1）上颌螺旋扩弓簧式活动矫治器与分裂簧式活动扩弓矫治器的构造基本相同，只是把分裂簧换成螺旋扩弓簧。由于乳牙列宽度限制，螺旋扩弓簧尺寸选用较小的6mm型号。（图4-1-23）

（2）矫治器加力方式：采用慢速扩弓，每周加力1-2次，每次90°，每周打开0.25-0.50mm。疗程3-4个月。螺旋扩弓簧共可打开4-5mm。（图4-1-24）

对于单侧乳后牙反𬌗的矫治，矫治器螺旋扩弓簧位置偏向反𬌗侧，矫治器组成及临床应用与双侧乳后牙反𬌗矫治器相同。

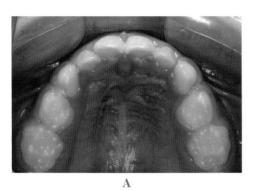
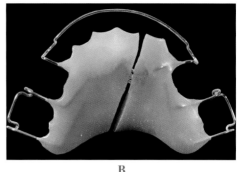

图4-1-24 乳后牙反殆螺旋扩弓簧式活动矫治器的应用
A. 乳牙列期上牙弓狭窄；B. 上颌单侧螺旋扩弓簧式活动矫治器

## 二、替牙列期反殆的临床矫治

### （一）替牙列期反殆的病因机制及临床表现

替牙列期反殆指的是替牙列期上颌个别或多数前/后牙咬合在下牙列舌侧（图4-2-1）。

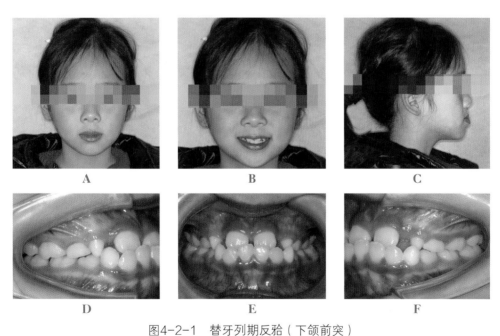

图4-2-1 替牙列期反殆（下颌前突）
A. 面部正面像；B. 面部微笑像；C. 面部侧面像；D. 右侧口内像；E. 正面口内像；
F. 左侧口内像

（1）替牙列期反殆按反殆累及部位分为：个别前/后牙反殆、多数前/后牙反殆、全牙列反殆（图4-2-2）。

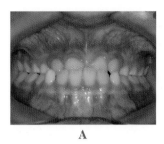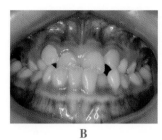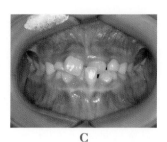

图4-2-2　替牙列期反𬌗
A. 多数前牙反𬌗；B. 全牙列反𬌗；C. 个别前牙反𬌗

替牙列期前牙反𬌗按累及牙数分为多数前牙反𬌗和个别前牙反𬌗两种情况。

替牙列期多数前牙反𬌗是指患儿前牙成组反𬌗，多为上颌四个切牙反𬌗或上颌一侧尖牙到另一侧尖牙间全部前牙的反𬌗。替牙列期个别前牙反𬌗是个别前牙舌向错位形成的前牙反𬌗，无前牙间隙不足的问题。

替牙列期个别后牙反𬌗的病理机制多为各种原因造成的后牙萌出位置异常，常见上颌第一、二恒磨牙腭向萌出，个别后牙反𬌗。

个别牙反𬌗需要与牙列拥挤相鉴别，个别前牙反𬌗是上颌恒前牙舌向萌出或牙轴舌向倾斜造成的，上牙弓有足够间隙排齐错位的前牙（与牙列拥挤时上侧切牙舌向错位不同）（图4-2-3）。

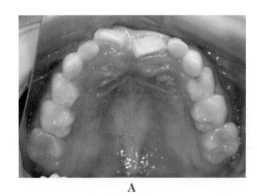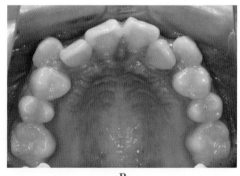

图4-2-3　个别前牙反𬌗（牙列不拥挤）与牙列拥挤
A. 21牙内倾，前牙反𬌗，牙列间隙；B. 牙列拥挤，侧切牙舌向错位

个别前牙反𬌗由于上前牙舌向错位，常出现咬合创伤，造成前牙牙周破坏，应及时矫正（图4-2-4）。

替牙列期多数前牙反𬌗与个别前牙反𬌗的鉴别诊断见表4-2-1。

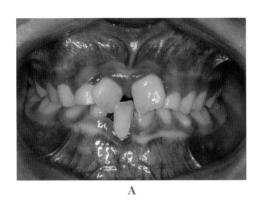 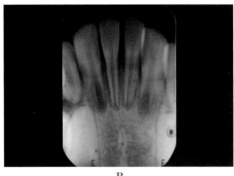

A                    B

图4-2-4　个别前牙反𬌗（咬合创伤）
A. 41牙唇向移动，牙龈炎性退缩；B. 根尖片示41牙周膜间隙变宽，牙槽骨吸收

表4-2-1　替牙列期多数前牙反𬌗与个别前牙反𬌗的鉴别诊断

|  | 多数前牙反𬌗 | 个别前牙反𬌗 |
|---|---|---|
| 反𬌗前牙数目 | 4~6颗 | 1~2颗 |
| 反覆𬌗 | 浅 | 正常或深 |
| 下颌可否后退 | 可 | 否 |
| 𬌗干扰 | 有，多为下颌乳尖牙过长 | 无 |
| 咬合创伤 | 无 | 有，上前牙舌向移动，牙龈退缩、红肿，牙松动 |

（2）替牙列期多数前牙反𬌗按病因机制可分为牙性前牙反𬌗、功能性前牙反𬌗及骨性前牙反𬌗三类。替牙列期牙性（功能性）多数前牙反𬌗时，上前牙唇舌向倾斜度正常或内倾直立，反覆𬌗深而反覆盖浅，下颌后退时前牙可至切对切，上下颌骨发育基本正常，姿势位时面型正常。临床治疗中通过单纯推上前牙向唇侧即可纠正前牙反𬌗。功能性多数前牙反𬌗多见于乳尖牙磨耗不足或内倾直立，治疗时注意调磨上下颌乳尖牙牙尖，纠正乳尖牙舌侧直立。

功能性前牙反𬌗造成患儿下颌前伸，影响下颌功能与发育，最终可造成患儿面型骨性改变，影响面部美观。替牙列期儿童处于生长发育期，前牙反𬌗更容易影响颜面协调，一旦确诊，应立即开始矫治（图4-2-5）。

（3）替牙列期后牙反𬌗按病因机制可分为牙性后牙反𬌗、功能性后牙反𬌗及骨性后牙反𬌗。

替牙列期牙性后牙反𬌗：上牙弓宽度较小，约等于基骨宽度（图4-2-6A）。

替牙列期骨性后牙反𬌗：上牙弓宽度大于基骨宽度（图4-2-6B）。

替牙列期功能性后牙反𬌗：在后牙咬合接触时有𬌗干扰，姿势位与咬合位时下颌偏斜，多表现为单侧后牙反𬌗，下颌偏斜（图4-2-7）。

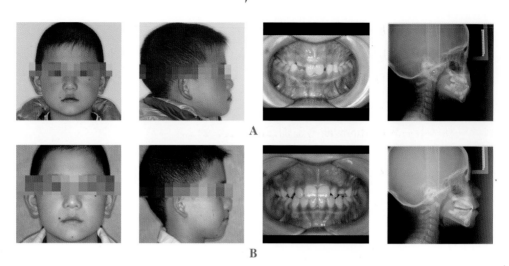

图4-2-5　替牙列期前牙反𬌗对颜面协调的影响
A. 治疗前，替牙列早期；B. 治疗后，替牙列晚期

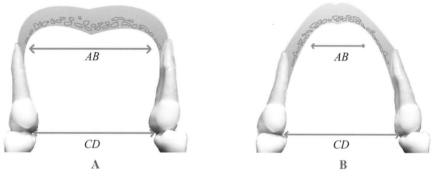

图4-2-6　替牙列期牙性及骨性后牙反𬌗
A. 牙性后牙反𬌗，上牙弓宽度约等于基骨宽度（$CD \approx AB$）；B. 骨性后牙反𬌗，上牙弓宽度大于基骨宽度（$CD > AB$）

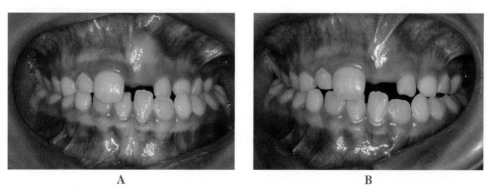

图4-2-7　替牙列期功能性后牙反𬌗（乳尖牙𬌗干扰，下颌左偏，左侧后牙反𬌗）
A. 牙尖交错位时，左侧后牙反𬌗，下中线左偏；B. 上下咬合轻接触时，
上下牙弓宽度不调，右侧后牙咬合干扰，下颌位置居中

替牙列期牙性后牙反殆矫治时，应扩大牙弓，纠正后牙及牙槽骨舌向倾斜。功能性后牙反殆多与上下牙弓宽度不协调、上下牙弓左右不对称、个别错位牙殆干扰有关，临床矫治时应做功能检查，早期矫治去除反殆及咬合干扰。替牙列期骨性后牙反殆矫治时，应早期扩大基骨弓，避免后牙及牙槽骨过度颊倾代偿。

替牙列期多数后牙反殆的诊断与鉴别诊断见表4-2-2。

表4-2-2　替牙列期多数后牙反殆的诊断与鉴别诊断

|  | 牙性后牙反殆 | 功能性后牙反殆 | 骨性后牙反殆 |
|---|---|---|---|
| 牙弓宽度与基骨宽度关系 | 牙弓宽度≈基骨宽度 | 牙弓宽度<基骨宽度 | 牙弓宽度>基骨宽度 |
| 后牙角度 | 直立或腭向倾斜 | 正常或代偿颊倾 | 代偿颊倾 |
| 咬合干扰 | 无 | 有，下颌滑动偏向一侧 | 无 |
| 面部对称性 | 对称 | 偏斜，不对称 | 对称 |
| 矫治时机 | 12-14岁 | 儿童生长发育高峰期前：女性9岁前；男性10岁前 | 腭中缝闭合前，10岁前 |
| 矫治方法 | 扩大牙弓，唇向倾斜后牙 | 扩大牙弓，去除咬合干扰，纠正个别后牙反殆 | 扩大腭中缝，控制后牙唇向倾斜 |

## （二）替牙列期反殆的临床矫治

替牙列期反殆矫治包括牙性、功能性及骨性反殆的矫治。本章只描述替牙列期牙性及功能性反殆矫治器原理及临床应用，替牙列期骨性反殆矫治器原理及临床应用详见第九章。

1. 替牙列期前牙反殆的临床矫治。

1）替牙列期牙性（功能性）多数前牙反殆上颌殆垫式双曲舌簧矫治器原理及临床应用。

（1）上颌殆垫式双曲舌簧矫治器组成：①固位卡环，第一恒磨牙用0.7mm或0.8mm不锈钢丝弯制箭头卡环（或单臂卡环），乳磨牙邻间钩。前牙双曲唇弓也能增强矫治器固位。②作用力部分，在上前牙舌侧用0.5mm不锈钢丝或0.41mm澳丝弯制前牙舌侧双曲舌簧。（图4-2-8）

（2）上颌殆垫式双曲舌簧矫治器的后牙殆垫：后牙殆垫要求打开咬合，使反殆牙脱离锁结。解剖式后牙殆垫用于牙性多数前牙反殆，非解剖式后牙殆垫用于功能性多数前牙反殆。

（3）上颌殆垫式双曲舌簧矫治器临床加力方式：双曲舌簧每次打开1-2mm，推上前

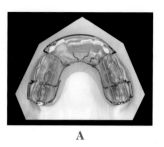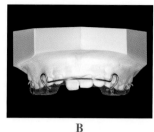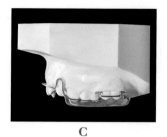

图4-2-8　上颌𬌗垫式双曲舌簧矫治器
A. 𬌗面观；B. 正面观；C. 侧面观

牙唇向倾斜。每周或每2周复诊加力1次。一般治疗时间为3~6个月。

（4）对于有乳尖牙干扰的功能性多数前牙反𬌗，在纠正前牙反𬌗的同时，应调磨造成干扰的上下颌乳尖牙牙尖。如果上颌乳尖牙舌侧直立，应在乳尖牙上设计双曲舌簧，加力矫正直立内倾的上颌乳尖牙。

2）替牙列期个别前牙反𬌗上颌𬌗垫式双曲舌簧矫治器原理及临床应用。

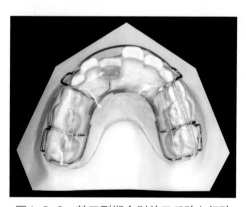

图4-2-9　替牙列期个别前牙反𬌗上颌𬌗垫式双曲舌簧矫治器

替牙列期个别前牙反𬌗上颌𬌗垫式双曲舌簧矫治器与牙性多数前牙反𬌗的矫治器设计一样，不同的是前牙加力的双曲舌簧只是在反𬌗的个别牙上制作（图4-2-9）。

替牙列期个别前牙反𬌗上颌𬌗垫式双曲舌簧矫治器𬌗垫要求、加力方式及治疗周期与替牙列期牙性多数前牙反𬌗矫治器相同。

3）替牙列期个别前牙反𬌗上颌𬌗垫式小螺旋簧矫治器原理及临床应用。

替牙列期个别前牙反𬌗上颌𬌗垫式小螺旋簧矫治器固位及𬌗垫与牙性多数前牙反𬌗矫治器设计一样，不同的是前牙加力的是小螺旋簧，其方向为矢状向，加力可推前牙向唇侧（图4-2-10）。

上颌𬌗垫式小螺旋簧矫治器加力方式：每次打开螺旋180°，每周1次，疗程3~6个月。

4）替牙列期前牙反𬌗上颌Y形菱形簧扩弓矫治器原理及临床应用。

（1）替牙列期前牙反𬌗上颌Y形菱形簧扩弓矫治器组成：双侧对称前后向菱形扩弓簧、横腭杆。固位部分为前牙箭头卡环、磨牙箭头卡环。基托在双侧尖牙及第一前磨牙（第一乳磨牙）间分开。上颌𬌗垫为非解剖式𬌗垫。（图4-2-11）

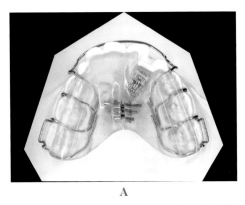 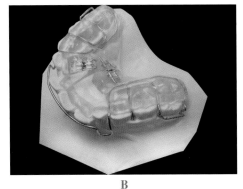

图4-2-10 替牙列期个别前牙反殆上颌殆垫式小螺旋簧矫治器
A. 殆面观；B. 侧面观

（2）替牙列期前牙反殆上颌Y形菱形簧扩弓矫治器矫治原理及加力方式：通过菱形分裂簧产生矢状向的矫治力，推反殆前牙向唇侧，同时矫治器也产生横向矫治力，适用于前牙反殆同时需要打开尖牙间隙的替牙列期错殆畸形。

（3）矫治器加力时对称打开双侧菱形分裂簧1-2mm，酌情打开横腭杆。每个月复诊1次，疗程3-6个月。反殆矫治结束后，需要保持6-12个月，避免复发。

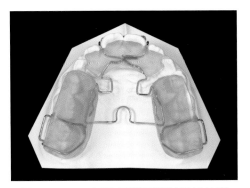

图4-2-11 上颌Y形菱形簧扩弓矫治器

5）替牙列期前牙反殆上颌Y形螺旋簧扩弓矫治器原理及临床应用。

（1）替牙列期前牙反殆上颌Y形螺旋簧扩弓矫治器组成：双侧对称前后向螺旋扩弓簧（尺寸：4mm）、固位部分同上颌殆垫式双曲舌簧矫治器，基托在双侧尖牙及第一前磨牙（第一乳磨牙）间分开。上颌殆垫为非解剖式殆垫（图4-2-12）。

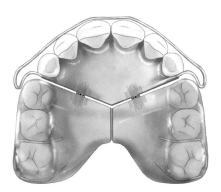

图4-2-12 上颌Y形螺旋簧扩弓矫治器

（2）替牙列期前牙反殆上颌Y形螺旋簧扩弓矫治器矫治原理及加力方式：通过螺旋簧产生矢状向的矫治力，推反殆前牙向唇侧，同时矫治器也产生横向矫治力，适用于前牙反殆同时需要打开尖牙间隙的替牙列期错殆畸形。

该矫治器采用慢速扩弓加力：两侧螺旋簧同时打开，每周2次，每次90°，每个月复诊

1次，疗程3-6个月。反𬌗矫治结束后，需要保持6-12个月，避免复发。

6）替牙列期前牙反𬌗上颌三向扩弓矫治器原理及临床应用。

（1）替牙列期前牙反𬌗上颌三向扩弓矫治器组成：三向扩弓螺旋簧有三个调节孔，前方一个，侧方两个。螺旋簧尺寸：有4mm/4mm/4mm及3mm/3mm/3mm两种。固位部分同上颌𬌗垫式双曲舌簧矫治器，𬌗垫为矢状向分裂𬌗垫。（图4-2-13）

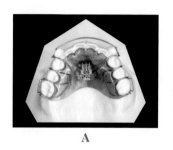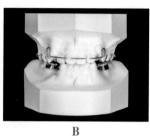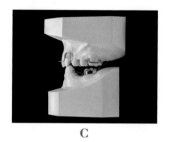

**A**　　　　　**B**　　　　　**C**

图4-2-13　上颌三向扩弓矫治器
A. 𬌗面观；B. 正面观；C. 侧面观

（2）替牙列期前牙反𬌗上颌三向扩弓矫治器矫治原理及加力方式：前方螺旋簧打开可产生唇向移动前牙的矫治力，同时侧方螺旋簧打开也产生横向扩弓矫治力，适用于前牙反𬌗同时需要扩弓的替牙列期错𬌗畸形。

该矫治器采用慢速扩弓加力：三个螺旋簧可分别或同时打开，每周2次，每次90°，每个月复诊1次，疗程3-6个月。反𬌗矫治结束后，需要保持6-12个月，避免复发。

7）替牙列期前牙反𬌗上颌活塞簧螺旋矫治器原理及临床应用。

（1）替牙列期前牙反𬌗上颌活塞簧螺旋矫治器也是𬌗垫式活动矫治器，其结构与上颌𬌗垫式双曲舌簧矫治器类似，只是用螺旋活塞簧替代了双曲舌簧。其优点是加力更精确，矫治力大小及方向控制更好。（图4-2-14）

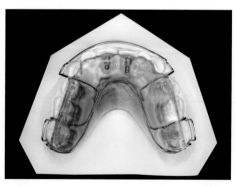

图4-2-14　上颌活塞簧螺旋矫治器

（2）活塞簧适用于上前牙牙冠萌出4mm以上的前牙反𬌗。与常见的螺旋扩弓簧加力方式稍有不同，转动活塞簧可推出螺旋弹簧加力于反𬌗的上前牙。

该矫治器采用慢速扩弓加力：每周1次，每次180°，每1-2周复诊1次，疗程3-6个月。

8）替牙列期前牙反𬌗上颌反向唇弓矫治器原理及临床应用。

（1）替牙列期前牙反𬌗上颌反向唇弓矫治器基本结构与上颌𬌗垫式双曲舌簧矫治器相似：上颌双曲舌簧是加力装置，上颌反向唇弓矫治器固位及𬌗垫与上颌𬌗垫式双曲舌簧矫治器相同，只是把上前牙唇弓改成带螺旋的反向唇弓。其优点是在推上前牙向唇侧的同时，对下颌前伸有控制作用，适用于替牙列期牙性反𬌗以及功能性及轻度骨性下颌可后退的前牙反𬌗。（图4-2-15）

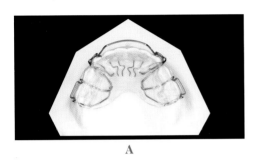 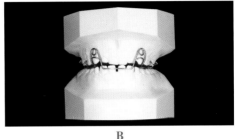

图4-2-15　上颌反向唇弓矫治器
A. 𬌗面观；B. 正面观

（2）替牙列期前牙反𬌗上颌反向唇弓矫治器加力方式与上颌𬌗垫式双曲舌簧矫治器相同。反向唇弓紧贴下前牙，可调整唇弓松紧以控制下颌前伸。疗程3-6个月。

2. 替牙列期后牙反𬌗的临床治疗。

替牙列期牙性后牙反𬌗分为个别后牙反𬌗和多数后牙反𬌗（单侧/双侧）。替牙列期骨性及功能性多数后牙反𬌗（单侧/双侧）的机制多与上下牙弓宽度及基骨宽度不调有关，其矫治器原理及临床应用详见第五章。

1）替牙列期牙性单侧多数后牙反𬌗上颌𬌗垫式双曲舌簧矫治器原理及临床应用。

（1）上颌𬌗垫式双曲舌簧矫治器组成：①固位卡环，第一恒磨牙用0.7mm或0.8mm不锈钢丝弯制箭头卡环（或单臂卡环），乳磨牙邻间钩。前牙双曲唇弓也能增强矫治器固位。②作用力部分：在上后牙反𬌗侧牙冠腭侧用0.5mm不锈钢丝或0.41mm澳丝弯制舌侧双曲舌簧。（图4-2-16）

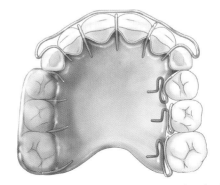

图4-2-16　替牙列期多数后牙反𬌗上颌𬌗垫式双曲舌簧矫治器

（2）上颌𬌗垫式双曲舌簧矫治器为单侧后牙𬌗垫：后牙𬌗垫要求打开咬合，使反𬌗牙脱离锁结。单侧后牙𬌗垫位于非反𬌗侧。

（3）上颌𬌗垫式双曲舌簧矫治器临床加力方式：双曲舌簧每次打开1-2mm，推上颌反𬌗后牙颊向倾斜。每周或每2周复诊加力1次。一般治疗时间为3-6个月。

2）替牙列期个别后牙反𬌗上颌𬌗垫式双曲舌簧矫治器原理及临床应用。

（1）该矫治器组成同多数后牙反𬌗上颌𬌗垫式双曲舌簧矫治器，只是双曲舌簧单放在个别后牙牙冠腭侧（图4-2-17）。

（2）上颌𬌗垫式双曲舌簧矫治器为单侧后牙𬌗垫：后牙𬌗垫要求打开咬合，使反𬌗牙脱离锁结。单侧后牙𬌗垫位于非反𬌗侧。

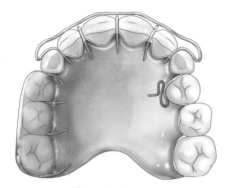

图4-2-17 替牙列期个别后牙反𬌗上颌𬌗垫式双曲舌簧矫治器

（3）上颌𬌗垫式双曲舌簧矫治器临床加力方式：双曲舌簧每次打开1-2mm，推上颌反𬌗后牙颊向倾斜。每周或每2周复诊加力1次。一般治疗时间为3-6个月。

3）替牙列期牙性个别后牙反𬌗上颌𬌗垫式T形簧矫治器原理及临床应用。

上颌𬌗垫式T形簧矫治器与上颌𬌗垫式双曲舌簧矫治器的结构及临床加力方式基本相同，只是把双曲舌簧换成了T形簧。T形簧可以看作两个相连的双曲舌簧，其优点是弹簧弹性更好，弹簧用0.7mm不锈钢丝弯制，不易折断。（图4-2-18）

4）替牙列期牙性双侧多数后牙反𬌗上颌后牙双曲舌簧矫治器原理及临床应用。

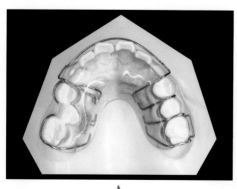
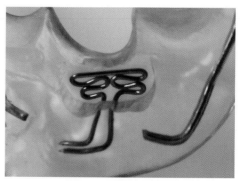

A　　　　　　　　　　　B

图4-2-18 替牙列期牙性个别后牙反𬌗上颌𬌗垫式T形簧矫治器
A. 𬌗面观；B. T形簧结构

（1）矫治器的设计与单侧后牙反殆上颌殆垫式双曲舌簧矫治器基本相同，不过当后牙反覆殆深时，需要做下颌殆垫式矫治器打开后牙咬合（图4-2-19）。

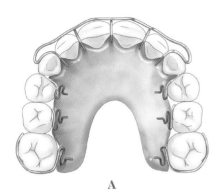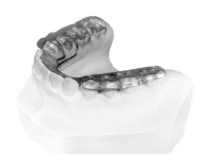

**A**            **B**

图4-2-19　双侧上颌后牙反殆双曲舌簧矫治器
A. 殆面观；B. 下颌殆垫式矫治器

（2）矫治器基托：双侧后牙反殆的上后牙不做基托，下颌双侧后牙用非解剖式殆垫升高咬合，解除后牙锁结。

（3）矫治器通过双曲舌簧加力，推反殆的后牙向颊侧移动以矫治反殆。每次打开双曲舌簧1-2mm，每周或每2周加力1次。矫治器支抗设计很重要，移动的牙齿数目较多或需要移动的距离较大时，不足的支抗不能达到扩大牙弓及颊向移动后牙的目的。

5）替牙列期牙性双侧后牙反殆上颌殆垫式分裂簧扩弓矫治器原理及临床应用。

该矫治器适用于后牙反覆殆浅的牙性双侧后牙反殆病例。

（1）矫治器设计：矫治器加力部分为置于基托内的分裂簧，分裂簧形状可为单菱形、双菱形、椭圆形或马鞍形。临床最常用的是单菱形上颌殆垫式分裂簧扩弓矫治器。分裂簧置于基托正中，菱形开口向前，打开分裂簧，双侧对称扩大牙弓，纠正后牙反殆。

矫治器固位部分包括：后牙箭头卡环、邻间钩、单臂卡环及前牙双曲唇弓。一般用0.7-0.9mm不锈钢丝弯制。基托是分裂式基托，紧贴后段牙的舌面及腭骨大部。对于腭盖高拱者，基托可相应狭窄些。

（2）后牙为非解剖式殆垫（图4-2-20）。

（3）分裂簧加力，每周或每2周加力1次，每次打开分裂簧1.0-1.5mm，疗程

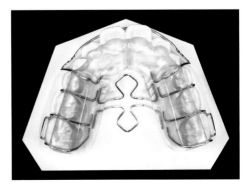

图4-2-20　上颌殆垫式双菱形分裂簧扩弓矫治器

3-6个月。

6）替牙列期牙性双侧后牙反𬌗上颌螺旋簧扩弓矫治器原理及临床应用。

该矫治器适用于后牙反覆𬌗浅的牙性双侧后牙反𬌗病例。

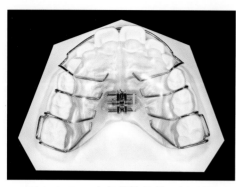

图4-2-21　上颌螺旋簧扩弓矫治器

（1）矫治器设计与上颌后牙双曲舌簧矫治器类似，只是把双曲舌簧换成螺旋扩弓簧，颊向倾斜上后牙，矫正后牙反𬌗。矫治器的固位及基托部分的设计与上颌后牙双曲舌簧矫治器相同。

（2）矫治器加力部分：螺旋扩弓簧（尺寸：7mm或12mm）。螺旋扩弓簧放置于上颌矫治器基托中，正对牙弓狭窄后牙反𬌗的位置（图4-2-21）。

（3）矫治器𬌗垫：双侧后牙非解剖式𬌗垫。

（4）加力方式：慢速扩弓，每次90°，每周2次，疗程3-4个月，上牙弓最大可扩大10mm。

（李小兵　周陈晨）

# 附录1　儿童反𬌗矫治器特殊设计

1. 前牙活塞簧带螺旋扩弓簧活动矫治器

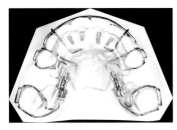

该矫治器适用于多数前牙反𬌗/个别前牙反𬌗的患儿。活塞簧可以单颗牙为支抗唇向倾斜前牙。打开位于后牙区的螺旋扩弓簧则可以后牙为支抗推前牙向唇侧，或以前牙为支抗推磨牙向远中。

附4-1-1

2. 上颌前牙局部螺旋扩弓活动矫治器

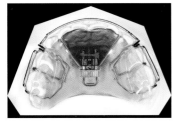 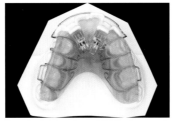

该矫治器适用于上颌局部前牙反𬌗矫治，可用于前牙轻度拥挤、直立内倾的患儿。

附4-1-2　　　　　　　附4-1-3

3. 上颌前牙局部螺旋扩弓带反式唇弓活动矫治器

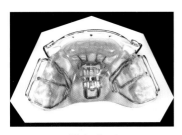

唇弓为延伸至下颌的唇弓，可维持下颌位于后退位。该矫治器适用于有部分功能前伸因素的患儿。

附4-1-4

4. 上颌前牙局部螺旋三向扩弓活动矫治器

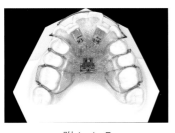

该矫治器适用于局部前牙反𬌗、牙弓狭窄的患儿，可同时兼顾扩弓及推前牙向唇侧。

附4-1-5

5. 上颌局部螺旋扩弓带前牙咬合夹板活动矫治器

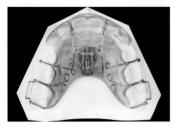

前牙咬合夹板可增强前牙固位及支抗。该矫治器适用于前牙反𬌗患儿，可利用前牙咬合夹板尽量达到整体移动前牙的目的。

附4-1-6

6. 上颌单侧局部螺旋扩弓矫治器

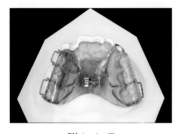

附4-1-7          附4-1-8          附4-1-9

该矫治器适用于单侧后牙反𬌗、个别后牙反𬌗的患儿。

7. 上颌双侧局部螺旋扩弓矫治器

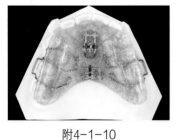

该矫治器适用于前牙反𬌗及局部后牙反𬌗的患儿。

附4-1-10

8. 上颌单侧局部螺旋扩弓单侧颊屏矫治器

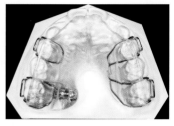

该矫治器适用于单侧后牙反𬌗的患儿，能通过颊屏去除颊部肌肉的张力，促进牙弓的横向发育。

附4-1-11

9. 上颌三向扩弓唇挡矫治器

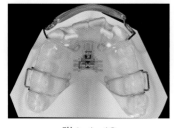

该矫治器适用于轻度前牙反𬌗、牙弓狭窄、有不良唇习惯的患儿。

附4-1-12

10. 上颌三向扩弓带后牙局部螺旋扩弓矫治器

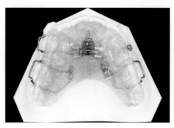

该矫治器适用于轻度前牙反𬌗、牙弓狭窄、磨牙前移的患儿。

附4-1-13

# 附录2 典型病例

1. 𬌗垫式双曲舌簧矫治器矫治乳前牙反𬌗

| 治疗前面像 |
|---|

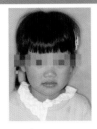 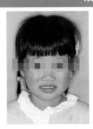 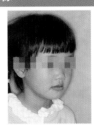 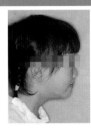

附4-2-1　　　　　　附4-2-2　　　　　　附4-2-3　　　　　　附4-2-4

| 治疗前口内像 |
|---|

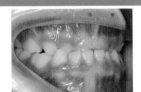 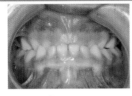 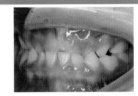

附4-2-5　　　　　　　　　附4-2-6　　　　　　　　　附4-2-7

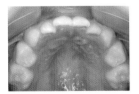 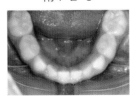 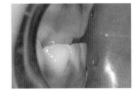

附4-2-8　　　　　　　　　附4-2-9　　　　　　　　　附4-2-10

| 佩戴矫治器口内像 |
|---|

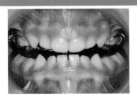 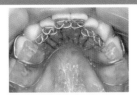

附4-2-11　　　　　　　　　　　　附4-2-12

## 治疗后面像

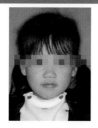
附4-2-13

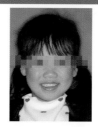
附4-2-14

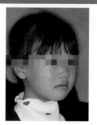
附4-2-15

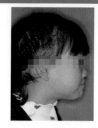
附4-2-16

## 治疗后口内像

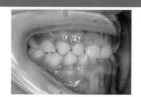
附4-2-17

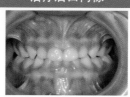
附4-2-18

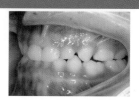
附4-2-19

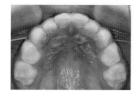
附4-2-20

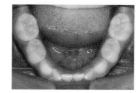
附4-2-21

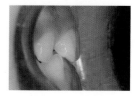
附4-2-22

　　患儿4岁，以"地包天"为诉求诊，无全身疾病史及家族遗传史。临床检查示上颌乳前牙内倾伴拥挤，前牙反覆𬌗深反覆盖小，颜貌检查示无明显异常，乳磨牙未见龋坏。诊断为牙性乳前牙反𬌗，设计上颌𬌗垫式双曲舌簧矫治器，前牙打开咬合1.5mm。矫治方法：每2周复诊加力1次，打开双曲舌簧1~2mm，推上颌乳前牙向前，当前牙反𬌗解除后，逐次磨除𬌗垫，恢复后牙咬合接触，最终建立正常咬合关系，结束治疗。总疗程为3个月。

（主诊医生：苏晓霞）

2. FR Ⅲ型功能矫治器矫治乳前牙反𬌗

**治疗前面像**

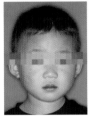
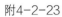

附4-2-23

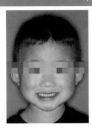

附4-2-24

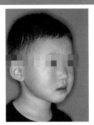

附4-2-25

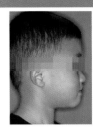

附4-2-26

**治疗前口内像**

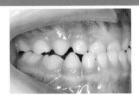

附4-2-27

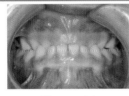

附4-2-28

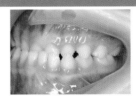

附4-2-29

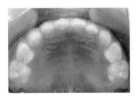

附4-2-30

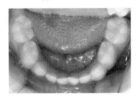

附4-2-31

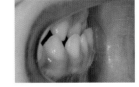

附4-2-32

**矫治器佩戴示意图**

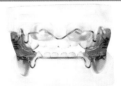

附4-2-33

**治疗后面像**

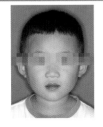

附4-2-34

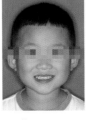

附4-2-35

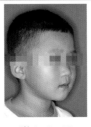

附4-2-36

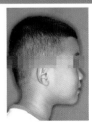

附4-2-37

## 治疗后口内像

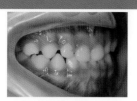
附4-2-38

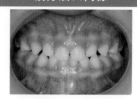
附4-2-39

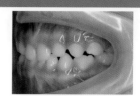
附4-2-40

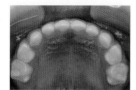
附4-2-41

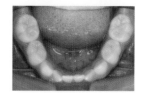
附4-2-42

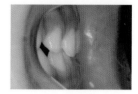
附4-2-43

病例解析

　　患儿4.3岁，以"地包天"为诉求诊，无全身疾病史及家族遗传史。临床检查示上下颌乳前牙内倾，中度反覆𬌗，反覆盖小。患儿存在前伸下颌习惯，下颌可后退至前牙切𬌗。颜貌检查示面中份略凹陷。诊断为轻度骨性乳前牙反𬌗，临床设计FRⅢ型功能矫治器，每天佩戴12-14小时，每1.5个月复诊1次，检查前牙反𬌗解除情况、前伸下颌不良习惯纠正情况，以及上颌发育情况。患者在佩戴FRⅢ型功能矫治器6个月后，解除前牙反𬌗，上下前牙直立，前伸下颌不良习惯改善。嘱患者每6个月定期复查1次，定期追踪上下颌骨发育情况。必要时在替牙列初期继续功能矫治，促进上颌向前生长。

（主诊医生：苏晓霞）

3. 前牵引矫治器矫治乳前牙反殆

治疗前面像

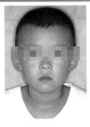

附4-2-44

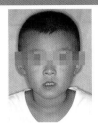

附4-2-45

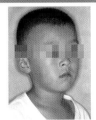

附4-2-46

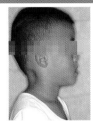

附4-2-47

治疗前口内像

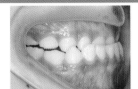

附4-2-48

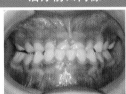

附4-2-49

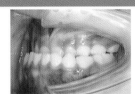

附4-2-50

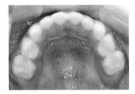

附4-2-51

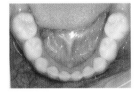

附4-2-52

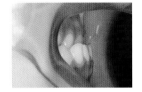

附4-2-53

矫治器佩戴像

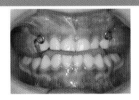

附4-2-54

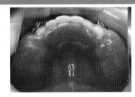

附4-2-55

附4-2-56

治疗后面像

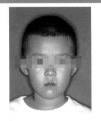

附4-2-57

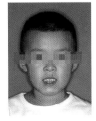

附4-2-58

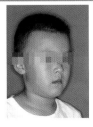

附4-2-59

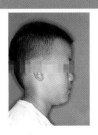

附4-2-60

| 治疗后口内像 | | |
|---|---|---|
| 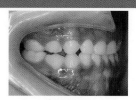 | 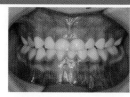 | 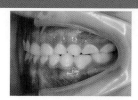 |
| 附4-2-61 | 附4-2-62 | 附4-2-63 |
| 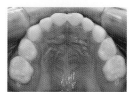 | 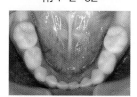 | 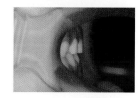 |
| 附4-2-64 | 附4-2-65 | 附4-2-66 |

病例解析

　　患儿4.5岁，以"地包天"为诉求诊，无全身疾病史及家族遗传史。临床检查示上颌乳前牙略内倾，中度反覆𬌗，反覆盖大，下前牙舌倾代偿。83牙存在咬合干扰，患儿下颌前突，存在前伸下颌习惯。功能检查示下颌无法后退至前牙切𬌗。颜貌检查示面中份凹陷，头侧位片提示上颌骨发育不足，诊断为骨性乳前牙反𬌗。上颌乳磨牙萌出良好，设计上颌非解剖式𬌗垫前牵引矫治器，每天牵引时间为12-14小时，每1.5个月复诊一次，矫治过程中少量多次磨除83牙牙尖，去除咬合干扰。患儿治疗10个月后，前牙反𬌗解除。嘱前牵引矫治结束后每6个月定期复查一次，待替牙列期观察上颌发育情况，若上颌发育不足则进一步行功能矫治。

（主诊医生：苏晓霞）

4. 上颌反向唇弓矫治器矫治乳前牙反𬌗

**治疗前面像**

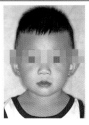

附4-2-67

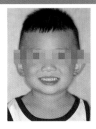

附4-2-68

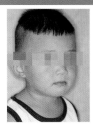

附4-2-69

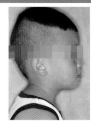

附4-2-70

**治疗前口内像**

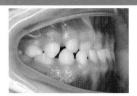

附4-2-71

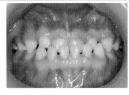

附4-2-72

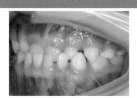

附4-2-73

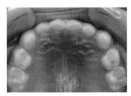

附4-2-74

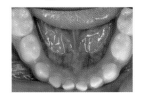

附4-2-75

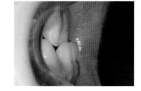

附4-2-76

**矫治器佩戴像**

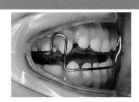

附4-2-77

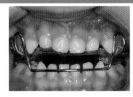

附4-2-78

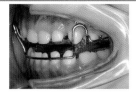

附4-2-79

**治疗中（1个月）口内像**

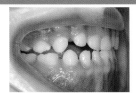

附4-2-80

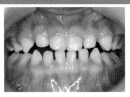

附4-2-81

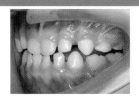

附4-2-82

## 治疗中（3个月）口内像

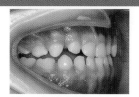

附4-2-83

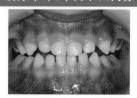

附4-2-84

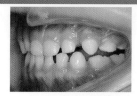

附4-2-85

## 治疗后面像

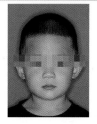

附4-2-86

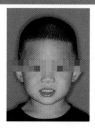

附4-2-87

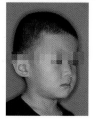

附4-2-88

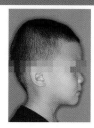

附4-2-89

## 治疗后口内像

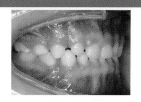

附4-2-90

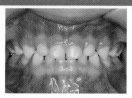

附4-2-91

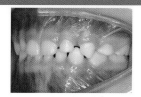

附4-2-92

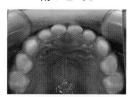

附4-2-93

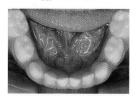

附4-2-94

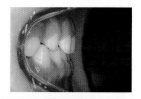

附4-2-95

病例解析

　　患儿4岁，以"地包天"为诉求诊，无全身疾病史及家族遗传史。临床检查示上颌乳前牙内倾、下前牙间隙，前伸下颌习惯明显，下颌可后退至前牙切粭，乳磨牙萌出良好，颜貌检查示下颌略前突。诊断为功能性乳前牙反粭，设计上颌反向唇弓矫治器。每天佩戴16-18小时，每个月复诊一次，复诊时双曲舌簧加力逐步唇向倾斜上前牙，调整唇弓，紧贴下前牙控制下颌前伸，总疗程为6个月。

（主诊医生：苏晓霞）

5. 上颌螺旋扩弓簧及双曲舌簧式矫治器双期矫治乳后牙反殆

**治疗前面像**

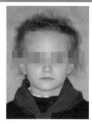
附4-2-96

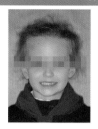
附4-2-97

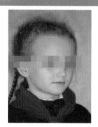
附4-2-98

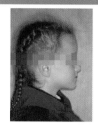
附4-2-99

**治疗前口内像**

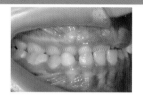
附4-2-100

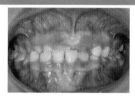
附4-2-101

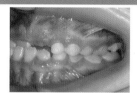
附4-2-102

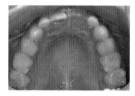
附4-2-103

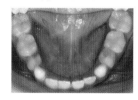
附4-2-104

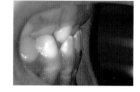
附4-2-105

**上颌螺旋扩弓簧矫治器佩戴像及治疗中口内像**

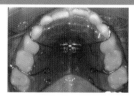
附4-2-106

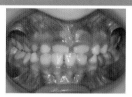
附4-2-107

**殆垫式双曲舌簧矫治器佩戴像及治疗中口内像**

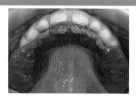
附4-2-108

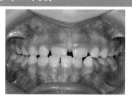
附4-2-109

治疗后面像

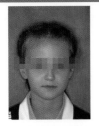
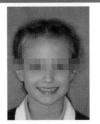
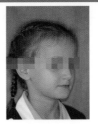
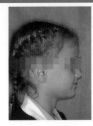

| 附4-2-110 | 附4-2-111 | 附4-2-112 | 附4-2-113 |

治疗后口内像

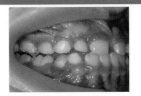
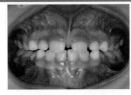
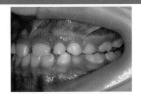

| 附4-2-114 | 附4-2-115 | 附4-2-116 |

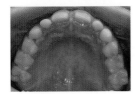
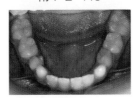
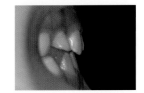

| 附4-2-117 | 附4-2-118 | 附4-2-119 |

病例解析

　　患儿6.5岁，以"咀嚼不好"为诉求诊，无全身疾病史及家族遗传史。临床检查示替牙列期，右侧牙列反𬌗，上牙弓左右不对称，下中线右偏3mm，颜貌检查示颏部右偏，诊断为牙性乳后牙反𬌗，下颌功能性右偏。上后牙萌出良好，设计上颌螺旋扩弓簧及双曲舌簧式矫治器，扩弓簧位置略偏向右侧。采用慢速扩弓，每周加力1-2次，每次旋转1/4圈，即90°，每个月复诊一次，解除单侧后牙反𬌗及下颌功能性右偏。后牙反𬌗解除后再利用𬌗垫式双曲舌簧矫治器进一步纠正前牙反𬌗，总疗程为11个月。

（主诊医生：李小兵）

6. 上颌殆垫式双曲舌簧矫治器矫治替牙列期个别前牙反殆

### 治疗前面像

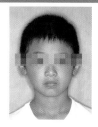

附4-2-120

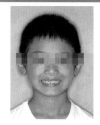

附4-2-121

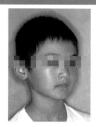

附4-2-122

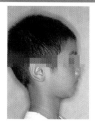

附4-2-123

### 治疗前口内像

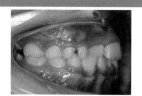

附4-2-124

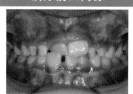

附4-2-125

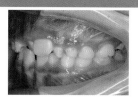

附4-2-126

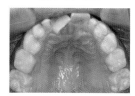

附4-2-127

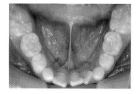

附4-2-128

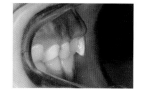

附4-2-129

### 矫治器佩戴像

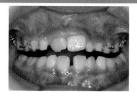

附4-2-130

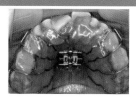

附4-2-131

### 治疗后面像

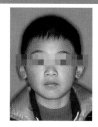

附4-2-132

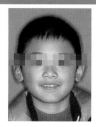

附4-2-133

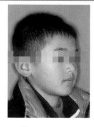

附4-2-134

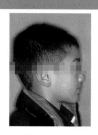

附4-2-135

**治疗后口内像**

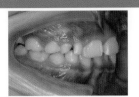

附4-2-136

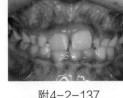

附4-2-137

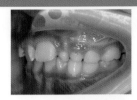

附4-2-138

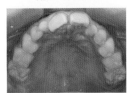

附4-2-139

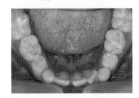

附4-2-140

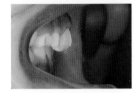

附4-2-141

　　患儿7岁，以"牙不整齐"为诉求诊，无全身疾病史及家族遗传史。临床检查示替牙列期，11牙远中扭转，11、41牙反𬌗伴咬合创伤，颜貌检查示无明显异常，16、26牙已萌。诊断为替牙列期个别前牙反𬌗，设计上颌𬌗垫式双曲舌簧矫治器。前牙打开咬合1.5mm，11牙处双曲舌簧略偏向远中，推11牙唇向倾斜同时纠正其扭转。每2周复诊加力1次，总疗程为3个月。

（主诊医生：苏晓霞）

7. 上颌螺旋扩弓矫治器矫治替牙列期后牙反殆

治疗前面像

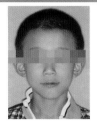
附4-2-142

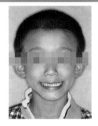
附4-2-143

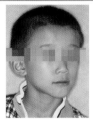
附4-2-144

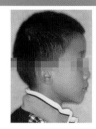
附4-2-145

治疗前口内像

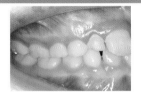
附4-2-146

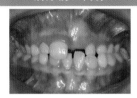
附4-2-147

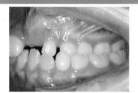
附4-2-148

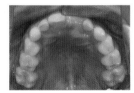
附4-2-149

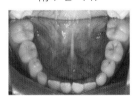
附4-2-150

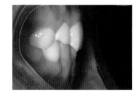
附4-2-151

矫治器佩戴像及矫治3个月口内像

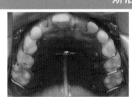
附4-2-152

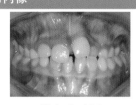
附4-2-153

| 治疗后口内像 |
| --- |

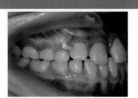

附4-2-154

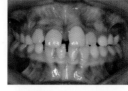

附4-2-155

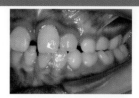

附4-2-156

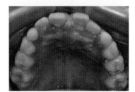

附4-2-157

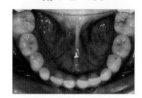

附4-2-158

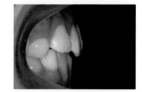

附4-2-159

　　患儿7岁，以"牙不齐，左上门牙半年未长"为诉求诊，5年前左上颌乳前牙外伤史，无全身疾病史及家族遗传史。临床检查示替牙列期，21牙未萌，左侧后牙反𬌗；颜貌检查示颏点左偏1.5mm，影像学检查示21牙唇向错位。诊断为替牙列期后牙反𬌗，21牙迟萌。设计上颌螺旋扩弓矫治器，21牙定期复查。采用慢速扩弓，每周加力1~2次，每次旋转1/4圈，即90°，每1.5个月复诊1次，总疗程为9个月。21牙正常萌出。

（主诊医生：李小兵）

# 第五章

# 替牙列期牙弓横向发育异常早期矫治原理及矫治器临床应用

## 一、儿童牙弓宽度发育不足的早期矫治

### （一）儿童牙弓宽度发育不足的机制及临床表现

上下颌骨及牙弓横向发育的异常，可造成牙弓宽度发育不足及上下牙弓宽度的不协调。上下颌骨性宽度不足（基骨宽度不足，如唇腭裂手术后上颌宽度不足），临床表现为牙弓宽度大于基骨宽度，后牙颊向倾斜。基骨正常，而牙弓/牙槽骨横向发育不足，临床则表现为牙及牙槽骨直立（或）内倾，腭盖高拱，后牙单侧或双侧反𬌗。牙弓宽度发育不足，将影响牙弓周长（Howers分析或Pont指数显示牙弓周长与牙齿大小不协调），造成牙列拥挤、排列不齐、牙错位萌出，继而影响上下颌骨位置关系（图5-1-1）。正畸早期矫治及综合矫治横向扩弓，能纠正牙弓/牙槽骨及基骨的宽度不调，增加牙弓周长，获得间隙，解除由于牙弓宽度发育不足造成的轻中度拥挤，恢复后牙横向正常𬌗关系，并有助于矢状向咬合关系的纠正。

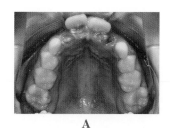
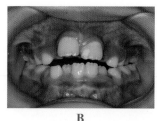
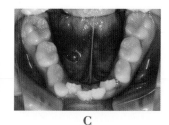

| A | B | C |

图5-1-1　上下牙弓宽度发育不足
A. 上颌𬌗面观，腭盖高拱；B. 正面观，后牙腭/舌向倾斜，左侧后牙反𬌗；
C. 下颌𬌗面观，下牙槽骨舌向倾斜，下颌牙冠FA点与WALA嵴距离大

通过活动/固定扩弓矫治纠正牙弓狭窄，也是传统正畸矫治牙列拥挤的常规方法之一。

### （二）儿童牙弓宽度的发育规律

牙弓宽度的发育在牙颌面三向发育中最早完成，它包括颌骨（基骨）和牙槽骨的横向

生长。其中，儿童基骨宽度在10岁左右基本确定，而牙槽骨宽度在尖牙萌出（12岁）时还有少许的生长，尖牙完全萌出后尖牙间宽度趋于稳定，并在之后随着牙轴的调整有一定减小。基本上，牙弓宽度在儿童青春发育高峰期后确定，因此，扩弓矫治颌骨（基骨）骨性宽度发育不足，应在青春发育高峰期结束前进行。

### （三）儿童牙弓宽度发育不足矫治的解剖学基础

牙弓宽度发育不足的矫治根据错殆畸形形成机制，需要扩大上下颌宽度和（或）牙弓宽度。上颌基骨宽度的生长主要是上颌骨体的横向生长以及腭中缝的骨缝内成骨。骨性上颌扩弓常常选择重力打开腭中缝，扩大上颌基骨。下颌骨宽度的生长是下颌骨体及升支"V"形向后生长，以扩大呼吸道及适应上颌宽度生长。下颌颏联合融合时间早（1~1.5岁前），因此下颌扩弓无法扩大颏联合，主要作用是竖直下牙槽骨，协调牙弓/牙槽骨与基骨相互间宽度，以及协调上下牙弓/牙槽骨宽度（表5-1-1）。应该注意的是，上颌扩弓同时影响鼻底宽度及鼻中隔形态，早期儿童骨性扩弓应该在7岁后进行。当青春期后成年人腭中缝融合，常规正畸骨性扩弓不能打开腭中缝，骨性扩弓应配合外科手术打开腭中缝，达到骨性扩弓目的。（图5-1-2）

表5-1-1　上下颌扩弓的临床效应

| | 上颌扩弓 | 下颌扩弓 |
| --- | --- | --- |
| 颌骨 | 腭中缝打开，颌骨宽度增加 | 基骨无法扩大，宽度增加基于下颌骨本身的生长 |
| 牙弓/牙槽骨 | 牙弓/牙槽骨可以扩大 | 牙弓/牙槽骨竖直，牙弓扩大 |

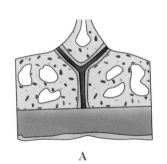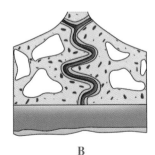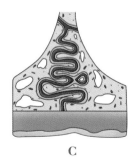

图5-1-2　上颌腭中缝发育分期：婴儿期、青春期和成年期
A. 婴儿期"Y"形腭中缝；B. 青春期"S"形腭中缝；C. 成年期腭中缝交叉融合

## 二、儿童扩弓矫治的临床治疗原理

扩弓矫治针对的是上下颌基骨弓及牙弓宽度不足，治疗时间多选在替牙列初期（7岁）到儿童青春发育高峰期（11~12岁）。对于青春发育期后成年人的扩弓，需要手术辅助才能骨性扩大上牙弓。

### （一）扩弓矫治的适应证

1. 牙性上下牙弓宽度明显发育不足，腭盖高拱，上下磨牙直立或内倾患儿。

2. 上牙弓宽度发育不足，单/双侧后牙反𬌗患儿。

3. 牙弓轻中度拥挤，平均生长型患儿。

4. 上牙弓狭窄，腭盖高拱，鼻腔及上呼吸道狭窄，口呼吸腺样体肥大患儿。

5. 上颌发育不足，骨性Ⅲ类，上牙弓狭窄患儿。

6. 上颌发育不足，牙弓狭窄，下颌后缩的功能性或骨性Ⅱ类患儿。

7. 唇腭裂手术修复，牙弓横向发育不足患儿。

### （二）扩弓矫治的非适应证

判断儿童是否适合扩弓矫治时主要需注意牙弓宽度不调有无伴其他严重骨性畸形。

1. 牙弓狭窄伴骨性高角，前牙开𬌗，前牙前突患儿。

2. 牙弓形态异常，上颌骨/下颌骨骨性左右不对称畸形，伴严重前后向骨性不调（严重骨性Ⅱ类错𬌗畸形及骨性Ⅲ类错𬌗畸形）患儿。

3. 牙周情况不良，无法佩戴矫治器的患儿。如儿童使用苯妥英钠（Dilantin）治疗癫痫，苯妥英钠用药造成牙龈增生、恶心呕吐，则不宜采用扩弓矫治。

### （三）扩弓矫治的临床方法及时机选择

儿童扩弓矫治，首先要对牙弓宽度不调进行明确的诊断：①上下颌骨横向关系（图1-3-16），骨性上颌宽度发育不足患儿后牙颊向倾斜，而牙性上颌宽度发育不足患儿后牙舌向倾斜；②分析上下颌牙槽骨弓宽度及牙弓宽度发育不足严重程度；③检查后牙有无单/双侧反𬌗；④模型测量与分析，检查牙弓前、中、后段宽度；⑤X线片分析前牙倾斜度，检查牙发育情况。

根据儿童生长发育情况选择不同扩弓方法，一般来讲，年龄较小，青春发育高峰期前（10岁前）的患儿，多选用组织反应小、疼痛轻、儿童适应性良好的轻力慢速扩弓。注意6岁以下儿童应使用慢速扩弓，避免使用快速扩弓，以免造成鼻部的塌陷。随着年龄增加，青春发育高峰期后（10岁后）患儿，扩弓多选用重力快速扩弓，以打开将要闭合的腭中缝。

唇腭裂患儿选用慢速扩弓。骨性Ⅲ类、上颌发育不足患儿也选用快速扩弓。

### （四）扩弓矫治的颅面颌骨效应及保持

1. 扩弓矫治的颅面颌骨效应。

基本上讲，上颌骨性扩弓能产生上颌骨三向的生长变化。首先，上颌骨性扩弓能打开上颌骨周围骨缝，促进上颌的前下生长，有利于骨性Ⅲ类错𬌗畸形的前牵引治疗。其次，上颌骨性扩弓，由于其后颧骨的阻挡作用，扩弓能推动上颌继续向前移动（图5-2-1）。不过，上颌向前向下的生长及旋转，可导致继发性下颌的向后向下旋转，加重原有下颌后缩错𬌗畸

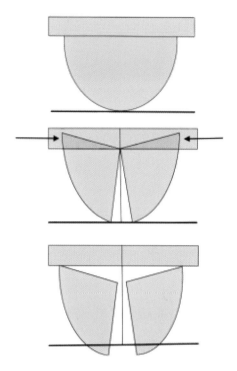

图5-2-1　上颌骨性扩弓（腭中缝打开，颧骨阻挡，推上颌向前移动）

形的严重程度，临床应避免这种情况的发生。最后，上颌骨性扩弓对上牙槽嵴的作用是使之向后侧方移动，上腭随之下降，鼻腔变大。上颌骨扩大可增加牙弓周长。

牙弓周长增加量（mm）=牙弓磨牙间宽度增加量（mm）×0.7。

2. 扩弓矫治的保持。

骨性扩弓的效应需要保持，临床上关于扩弓后的保持基本考虑以下因素：

（1）骨性扩弓越多，疗效越稳定，复发越少；牙性扩弓比骨性扩弓容易复发。

（2）儿童早期扩弓的骨性效应比晚期扩弓的骨性效应好，基本上讲，儿童早期慢速扩弓能达到更多的骨性效应。

（3）上颌扩弓效果比下颌扩弓效果保持更好，磨牙间扩弓效果比尖牙间扩弓效果保持更好。

（4）扩弓至少保持3个月，保持越长时间（1-2年），得到的疗效越稳定。

### （五）扩弓矫治器的分类

扩弓矫治器按矫治固位方式、矫治力大小及加力方式、矫治目的等有不同的分类。如：①按矫治器固位方式，可分为活动扩弓矫治器、半固定扩弓矫治器及固定扩弓矫治

器。②按矫治加力方式，可分为慢速扩弓矫治器、快速扩弓矫治器及被动扩弓（功能性扩弓）矫治器。③按矫治器设计，可分为不锈钢丝弯制分裂簧式扩弓矫治器、螺旋扩弓簧矫治器、带关节的螺旋扩弓簧矫治器，以及正畸种植钉辅助支抗的螺旋扩弓簧矫治器。④按矫治目的，可分为牙槽扩弓矫治器、骨性扩弓矫治器以及正颌手术辅助骨性扩弓矫治器，通常认为无种植体支抗钉辅助的扩弓为混合性扩弓，兼有牙性、牙槽骨及骨性的效应，根据矫治器设计，各部位的扩弓效应有一定差别。

扩弓矫治器设计包括：①活动扩弓矫治器，扩弓装置用螺旋扩弓簧（Jack-screw）或螺旋弹簧（Coil Spring）；②不锈钢丝弯制的分裂簧式扩弓矫治器（图5-2-2），如菱形分裂簧（Diamond Arch）、U形分裂簧（U Arch）、W形弓（W Arch）、Coffin弓（Coffin Arch）或四眼圈簧（Quad-helix）等矫治器；③固定粘接或带环式螺旋扩弓簧矫治器（Bonded or Banded Fixed Palatal Expander）。

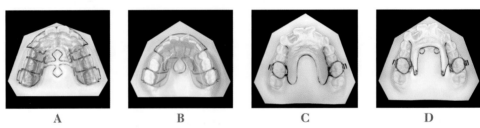

图5-2-2　各种形态的分裂簧式扩弓矫治器
A. 双菱形分裂簧活动扩弓矫治器；B. U形分裂簧活动扩弓矫治器；
C. W形弓活动扩弓矫治器；D. 四眼圈簧式固定扩弓簧矫治器

不锈钢丝弯制的分裂簧活动扩弓矫治器或带螺旋扩弓簧的活动扩弓矫治器，一般是慢速扩弓矫治器，扩弓速率一般是打开分裂簧宽度1~2毫米/周或螺旋旋转打开0.25~0.50毫米/周。而固定粘接或带环式螺旋扩弓簧矫治器，一般是快速扩弓，扩弓速率为0.5~1.0毫米/天。

## 三、上颌活动扩弓矫治器原理及临床应用

上颌活动扩弓矫治器有分裂簧式扩弓矫治器、螺旋扩弓簧矫治器及双曲舌簧式扩弓矫治器等类型（图5-3-1）。上颌双曲舌簧式扩弓矫治器的扩弓作用不如上颌分裂簧式扩弓矫治器及上颌螺旋扩弓簧矫治器好，一般仅用于个别牙的移动，临床不作为首选。

### （一）上颌分裂簧式扩弓矫治器原理及临床应用

1. 上颌分裂簧式扩弓矫治器的组成及制作方法。
上颌分裂簧式扩弓矫治器多采用菱形分裂簧作为扩弓加力装置，在牙弓后段采用箭头

替牙列期牙弓横向发育异常早期矫治原理及矫治器临床应用

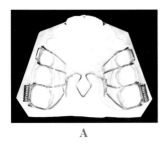 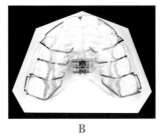 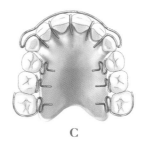

A         B         C

图5-3-1 上颌不同活动扩弓矫治器设计

A. 上颌分裂簧式扩弓矫治器；B. 上颌螺旋扩弓簧矫治器；C. 上颌双曲舌簧式扩弓矫治器

卡环和（或）邻间钩作为固位件，而在牙弓前段则采用唇弓和（或）邻间钩进行固位。菱形分裂簧采用0.8-0.9mm不锈钢丝制作，其中菱形加力部位暴露在基托外，离开腭侧黏膜1mm左右，菱形分裂簧左右两端则固定于双侧基托中，基托形成马蹄形，将其他固位装置连接起来。基托紧贴各牙齿的腭侧。腭盖较高者，基托宜窄，以免加力时压伤腭黏膜和分散分裂簧的矫治力。

扩大上牙弓时，可用1个或多个分裂簧，以扩大牙弓宽度或同时扩大牙弓宽度及长度。

2. 上颌分裂簧式扩弓矫治器的设计。

1）根据需要扩弓位置的不同，将菱形分裂簧置于相应的牙弓位置（图5-3-2）。菱形分裂簧开口向前。对于牙弓前段狭窄的患儿，将菱形的开口放置在第一前磨牙近中处。对于牙弓中段狭窄患儿，可采用一个单菱形分裂簧，安放在第一、二前磨牙之间腭侧基托中央。对于全牙弓狭窄的患儿，则可采用多个菱形分裂簧，同时放置于前后牙弓，第一个单菱形分裂簧置于第一前磨牙处，其开口向前；第二个放置于第一磨牙处，其菱形开口向后。前后两个菱形分裂簧底部相对。

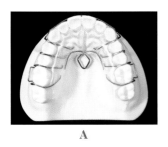 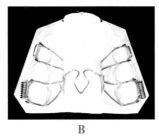 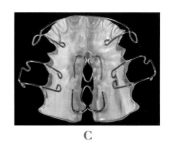

A         B         C

图5-3-2 上颌分裂簧式扩弓矫治器（根据需要扩弓位置的不同，将菱形分裂簧置于相应的牙弓位置）

A. 牙弓前段狭窄时，将菱形的开口放置在第一前磨牙近中处；B. 牙弓中段狭窄时，将分裂簧放在第一、二前磨牙之间；C. 全牙弓狭窄时，双菱形分裂簧在第一前磨牙与第一磨牙处，相对放置

2）当后牙反𬌗时，可在后牙区增加𬌗垫使后牙脱离锁结关系，消除牙齿移动过程中的干扰，以利于上牙弓扩大。这种情况下应要求患儿进食时佩戴矫治器。

3. 上颌菱形分裂簧式扩弓矫治器的扩弓方法。

1）牙弓前中段扩弓方法：长鼻钳于菱形分裂簧底部，打开分裂簧使牙弓前段基托扇形扩宽，再用长鼻钳或日月钳在菱形分裂簧侧方加力，使侧方夹角变小，使中段基托宽度增加（图5-3-3）。

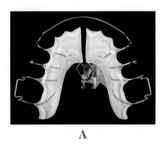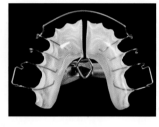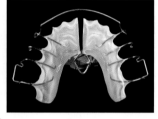

图5-3-3　前中段牙弓菱形分裂簧扩弓方式
A. 长鼻钳于菱形分裂簧底部，打开分裂簧使牙弓前段基托扇形扩宽；B. 菱形分裂簧侧方加力，增加中段基托宽度

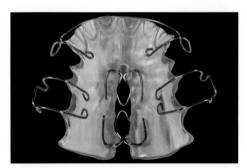

图5-3-4　全牙弓段扩弓方法：两个菱形分裂簧底部加力扩大前后牙弓

2）全牙弓段扩弓方法：设计两个底部相对的菱形分裂簧式扩弓矫治器。在第一前磨牙间的菱形分裂簧底部加力，可扩大前段牙弓；在第一磨牙间的菱形分裂簧底部加力，则可扩大后段牙弓（图5-3-4）。

3）牙弓中后段扩弓方法：若扩弓主要是为了矫正后牙反𬌗，则需打开狭窄的后牙中后段牙弓。设计非解剖式后牙𬌗垫双菱形分裂簧式扩弓矫治器，前牙段不做基托。双菱形分裂簧底部加力，扩大后段牙弓。（图5-3-5）

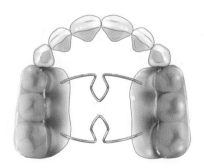

图5-3-5　牙弓后段扩弓方法（双菱形分裂簧，无前牙基托，非解剖式后牙𬌗垫，菱形分裂簧底部加力，扩大后段牙弓）

分裂簧每周（或每2周）加力一次，每次菱形扩宽1.0~1.5mm。用分裂簧扩大中段牙弓时，若牙弓宽度足够，也可放置一个双分裂簧进行扩弓，这样加力更柔和（图5-3-2C）。

## （二）上颌螺旋扩弓簧矫治器原理及临床应用

1. 上颌螺旋扩弓簧矫治器组成及制作方法。

上颌螺旋扩弓簧矫治器即采用螺旋扩弓簧作为扩弓加力装置的上颌扩弓矫治器。可根据需要扩宽的部位，在牙弓不同位置放置螺旋扩弓簧。上颌螺旋扩弓簧矫治器扩大前中段牙弓狭窄时，螺旋扩弓簧置于第一、二前磨牙之间的腭中缝处，分裂基托两侧对称（图5-3-6）。上颌非对称扩弓时，螺旋扩弓簧偏向牙弓狭窄侧放置，扩弓侧分裂基托小于非扩弓侧。固位部分与分裂簧式扩弓矫治器相同。（图5-3-7）

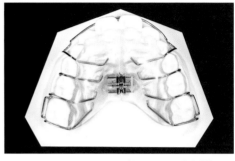

图5-3-6　上颌螺旋扩弓簧矫治器

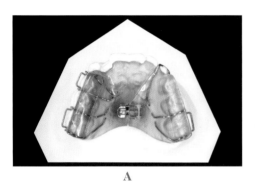

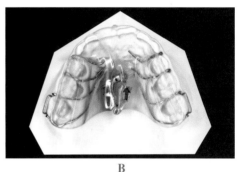

A 　　　　　　　　　　　B

图5-3-7　上颌非对称螺旋扩弓簧矫治器

A. 单侧螺旋扩弓簧矫治器，扩弓侧基托小于非扩弓侧；B. 带关节的扇形单侧螺旋扩弓簧矫治器

除供调节的螺旋孔暴露之外，螺旋扩弓簧的其他部位均包埋在基托之中。

2. 上颌螺旋扩弓簧矫治器的加力方法。

加力时，将调节杆插入螺旋孔中转动，螺旋便推动基托向两侧分离。每转动90°，可使基托分离打开0.25mm左右。（图5-3-8）

3. 上颌螺旋扩弓簧矫治器的临床应用。

上颌螺旋扩弓簧矫治器较上颌分裂簧式扩弓矫治器加力更为精准，可通过需扩弓量计算

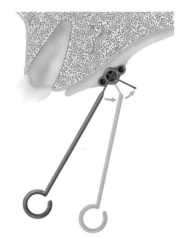

图5-3-8　上颌螺旋扩弓簧矫治器
加力方法

加力及佩戴时间，因此对于上牙弓扩大量较大者而言，应用更方便。

慢速扩弓的临床加力方法为每周加力2次，即每周180°（每次90°），打开螺旋扩大牙弓约每周0.5mm，主动扩弓疗程为3-4个月，保持6个月到1年。上牙弓最大可扩大10mm。快速扩弓的临床加力方法为：每日加力2-4次，每日180°-360°，连续快速扩弓加力2-3周，快速扩弓后保持3-4个月，扩弓保持6个月到1年。上牙弓最大可扩大10mm。

4. 常用的上颌螺旋扩弓簧矫治器。

（1）Schwartz矫治器。

Schwartz矫治器是常用的上颌活动扩弓矫治器之一（图5-3-9）。该矫治器两侧的基托紧贴腭组织，利用卡环固位，矫治时打开螺旋达到骨性及牙性混合扩弓的效果。

螺旋扩弓簧的放置部位可根据需扩弓部位进行调节，如为全牙弓缩窄患儿，还可设计前后两个螺旋扩弓簧，但在加力时应注意两个螺旋扩弓簧扩弓的一致性。（图5-3-10）

随着牙弓的扩大，扩弓矫治会增加腭部向下生长的趋势及生长量，临床复诊应注意检查，及时调整由于腭部形态变化造成的矫治器不贴合、压痛及矫治力方向改变等异常情况，及时调节矫治器腭侧结构装置，必要时重新制作矫治器。

（2）缩小版Schwartz矫治器。

该矫治器基本结构与Schwartz矫治器相同，只是改变腭部基托大小，采用马蹄形基托设计，缩小基托面积，有利于舌体运动和发音。（图5-3-11）

（3）带后牙𬌗垫的Schwartz矫治器。

该矫治器用于治疗双侧后牙反𬌗的上牙弓狭窄病例，后牙区𬌗垫可打开咬合，

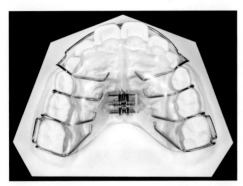

图5-3-9　Schwartz矫治器

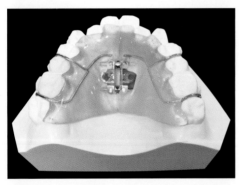

图5-3-10　根据扩弓需求可设计前后两个螺旋扩弓簧

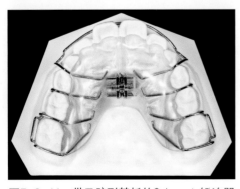

图5-3-11　带马蹄形基托的Schwartz矫治器

控制上颌扩弓时的磨牙倾斜度，有利于上颌扩弓的骨性疗效。后牙反𬌗矫正后则可以磨除𬌗垫。（图5-3-12）

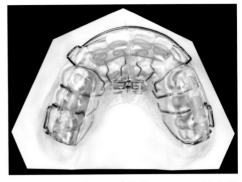

图5-3-12　带后牙𬌗垫的Schwartz矫治器

### （三）上颌双曲舌簧式扩弓矫治器原理及临床应用

上颌双曲舌簧式扩弓矫治器可用于牙弓狭窄及前段牙弓缩短的儿童错𬌗畸形的矫治。

1. 上颌双曲舌簧式扩弓矫治器的组成及制作方法。

上颌双曲舌簧式扩弓矫治器的扩弓舌簧采用0.5-0.6mm不锈钢丝进行弯制。双曲舌簧的双曲部分暴露在基托外，连接体包埋在基托中进行固定。为增大舌簧的弹性，可将双曲舌簧调整为带圈舌簧。（图5-3-13）

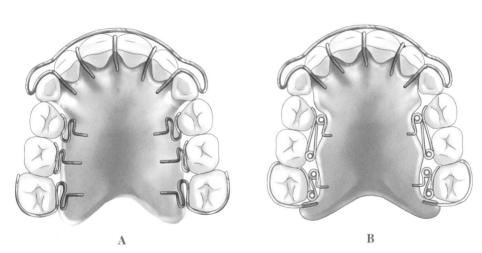

A　　　　　　　　　　　　　　B

图5-3-13　上颌双曲舌簧式扩弓矫治器
A. 普通的上颌双曲舌簧式扩弓矫治器；B. 带圈的上颌双曲舌簧式扩弓矫治器

2. 上颌双曲舌簧式扩弓矫治器的设计。

1）牙弓前段正常、中后段狭窄：后牙设计双曲舌簧，前牙基托增加支抗。若后牙浅覆盖或切𬌗，矫治器无后牙𬌗垫；若后牙反𬌗，则设计后牙非解剖式𬌗垫打开咬合。

2）牙弓前段缩短、前牙直立：直立上前牙处放置双曲舌簧。若合并前牙反𬌗，则设计后牙解剖式/非解剖式𬌗垫。（图5-3-14）

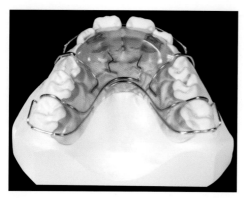

图5-3-14　牙弓前段缩短的双曲舌簧式扩弓矫治器

3. 上颌双曲舌簧式扩弓矫治器的加力方法。

双曲舌簧每2-3周加力一次，每次加力使舌簧打开1-2mm。

4. 上颌双曲舌簧式扩弓矫治器的临床应用。

对于个别或多颗牙位舌向倾斜需扩弓的上牙弓局部/整体狭窄，可采用双曲舌簧加力，倾斜移动个别或多颗舌向倾斜的错位后牙。若移动的牙数量较多，或移动距离过大，双曲舌簧式扩弓矫治器应设计足够支抗，否则矫治疗效差。双侧扩弓时，双曲舌簧采用左右侧轮流加力方式。双曲舌簧放置的位置可根据需移动的牙位进行调整。原则上，双曲舌簧越靠近牙冠颈部，整体移动后牙的效果越好。这种矫治器设计在临床扩弓时较简便，但倾斜后牙容易造成磨牙代偿颊倾，造成扩弓疗效不稳定，临床应谨慎选择矫治适应证。

### （四）上颌扇形扩弓矫治器原理及临床应用

1. 上颌扇形扩弓矫治器作用原理。

不同于螺旋扩弓簧矫治器平均横向扩大上颌双侧牙弓，上颌扇形扩弓矫治器在尖牙间放置横向扩弓螺旋扩大牙弓宽度的同时，在螺旋扩弓簧的远中第一磨牙间增加一个连接双侧分裂基托的扇形扩大关节，使扩弓螺旋横向的平均扩弓方式变为扩弓量从前向后逐步减少的扩弓方式。这种扩弓量从前向后逐步减少的扩弓方式称为扇形扩弓。

扇形扩弓矫治器将扩弓更多集中在上牙弓前中段，从而减少扩弓造成的磨牙颊向倾斜，适用于上牙弓前中段狭窄，而后段狭窄不明显的扩弓矫治。

上颌扇形扩弓矫治器结构：①横向扩弓螺旋，置于上牙弓前段；②扇形扩大关节，置于第一磨牙处连接；③扇形扩弓矫治器连接体、固位体、基托结构与常规螺旋扩弓簧矫治器相同。（图5-3-15）

2. 上颌扇形扩弓矫治器的临床应用。

上颌扇形扩弓矫治器的扩弓方式可以是慢速扩弓（每周0.5mm，即每周180°），也可以是快速扩弓（每日0.5-1.0mm，即每日180°-360°）。建议替牙列晚期患儿用快速扩弓，替牙列早期患儿用慢速扩弓。扇形扩弓矫治器除前中段扩弓（包括牙性和骨性扩弓），也可产生使磨牙少量向后移动的作用。临床为控制磨牙远中移动，应延长上颌基托，覆盖第

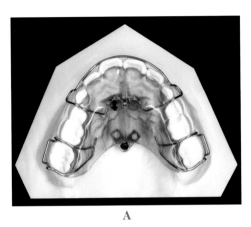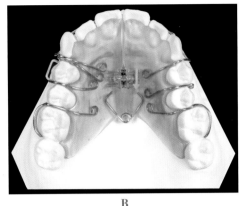

图5-3-15　上颌扇形扩弓矫治器
A. 成品扩大关节上颌扇形扩弓矫治器；B. 不锈钢丝弯制扩大关节上颌扇形扩弓矫治器

一磨牙远中牙槽嵴，以对抗第一磨牙远中移动。

## 四、下颌活动扩弓矫治器原理及临床应用

由于下牙列舌侧高度有限、牙列舌侧与舌体相邻，故在设计下颌活动矫治器时，必须考虑矫治器的各个部分均不能影响咬合、吞咽及语言等方面的功能。下颌活动扩弓矫治器基托面积一般较上颌小，避免过长基托刺激口底软组织。由于下牙弓生理性舌向倾斜，下颌活动扩弓矫治器在连接体、基托制作时，要考虑共同就位道，避免基托及连接体进入下牙弓舌侧倒凹。

下颌活动扩弓矫治器按设计方式基本可以分为下颌分裂簧活动扩弓矫治器、下颌双曲舌簧活动扩弓矫治器及下颌螺旋扩弓簧活动矫治器。

### （一）下颌分裂簧活动扩弓矫治器原理及临床应用

下颌分裂簧活动扩弓矫治器的设计与上颌相似，包括加力分裂簧、矫治器固位体、连接体及基托。下颌分裂簧活动扩弓矫治器一般在后牙区设置箭头卡环或邻间钩固位，前牙区则采用邻间钩或唇弓固位。分裂簧采用0.7-0.8mm不锈钢丝弯制，做成体积很小的单菱形或双菱形，位于下颌两个中切牙之间，离开舌系带1-2mm，避免影响舌体运动。如果患儿口底较浅，可将菱形倒置，避开舌系带。（图5-4-1）

下颌分裂簧活动扩弓矫治器加力方法与上颌分裂簧活动扩弓矫治器一样，每2-3周一次，每次分裂簧打开1.5mm。该矫治器扩弓时主要是扇形扩大下牙列前中段牙弓。

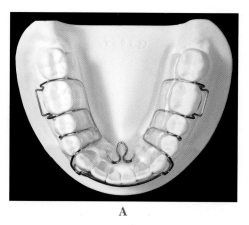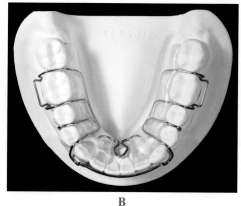

**A** **B**

图5-4-1　下颌分裂簧活动扩弓矫治器设计
A. 下颌菱形分裂簧活动扩弓矫治器；B. 下颌反向菱形分裂簧活动扩弓矫治器

## （二）下颌Schwartz螺旋簧活动扩弓矫治器原理及临床应用

下颌Schwartz螺旋簧活动扩弓矫治器的设计和加力方法同上颌螺旋簧活动扩弓矫治器，但由于下颌解剖结构的限制，螺旋扩弓簧通常只能放在下前牙舌侧区域。螺旋扩弓簧选用5mm长的型号，置于下中切牙正中，长轴与中线一致，注意避让舌系带，其余固位体设计与分裂簧活动扩弓矫治器一样（图5-4-2）。

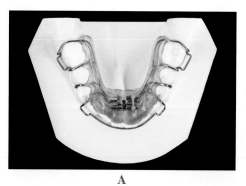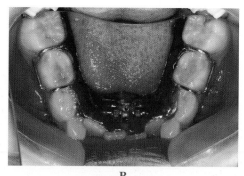

**A** **B**

图5-4-2　下颌Schwartz螺旋簧活动扩弓矫治器及其临床应用
A. 下颌Schwartz矫治器；B. 下颌Schwartz螺旋簧活动扩弓矫治器治疗下牙弓狭窄

下颌螺旋簧活动扩弓矫治器较下颌分裂簧活动扩弓矫治器加力更为精准，其临床扩弓的加力方法为每周加力2次，即180°（每次90°），打开螺旋扩大牙弓约每周0.5mm，主动扩弓疗程为3-4个月，保持6个月到1年。牙弓最大可扩大5mm左右。

## （三）下颌双曲舌簧活动扩弓矫治器原理及临床应用

下颌双曲舌簧活动扩弓矫治器的固位体及基托设计同下颌分裂簧活动扩弓矫治器（图

**替牙列期牙弓横向发育异常早期矫治原理及矫治器临床应用**

5-4-3）。前磨牙区双曲舌簧用0.5-0.6mm不锈钢丝弯制，磨牙区双曲舌簧用0.6-0.7mm不锈钢丝弯制。矫治器加力时，每次打开双曲舌簧1-2mm，每周或每2周加力一次。

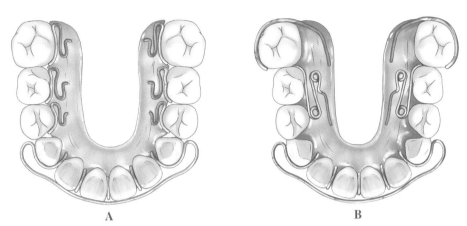

图5-4-3 下颌双曲舌簧活动扩弓矫治器
A. 普通的下颌双曲舌簧活动扩弓矫治器；B. 带圈的下颌双曲舌簧活动扩弓矫治器

下颌双曲舌簧活动扩弓矫治器的应用类似于上颌双曲舌簧活动扩弓矫治器，主要用于治疗下牙弓不规则缩窄及个别牙舌向倾斜的牙弓狭窄患儿。双曲舌簧应尽量靠近下后牙颈部。下颌双曲舌簧活动扩弓矫治器过度加力可能造成下后牙颊向倾斜，临床应谨慎选择适应证。

## 五、不对称扩弓矫治器原理及临床应用

不对称扩弓矫治器应用扩弓加力装置两侧支抗不同的特点，横向不对称扩弓。不对称扩弓矫治器的支抗是正畸交互支抗，其设计上，应尽量加强非扩弓侧支抗，非扩弓侧尽量设计更多的固位体，并扩大非扩弓侧基托面积，而扩弓侧应缩小基托面积。不对称扩弓活动矫治器在前牙区也应设计足够的固位体（如双曲唇弓、邻间钩等），保证矫治力集中在矫治牙弓侧。不对称扩弓不应改变非扩弓侧牙齿位置，尽量保持非扩弓侧牙弓形态。

### （一）上颌不对称活动扩弓矫治器原理及临床应用

1. 上颌不对称分裂簧活动矫治器原理及临床应用。

（1）上颌不对称分裂簧活动矫治器的设计及临床适应证。

①上颌单侧牙弓平行分裂簧活动扩弓矫治器：适用于单侧牙弓明显均匀缩窄者。分裂簧方向与腭中缝平行，扩弓时，令缩窄的牙弓均匀扩宽。（图5-5-1）

②上颌单侧牙弓非平行分裂簧活动扩弓矫治器：适用于单侧非均匀的上牙弓缩窄者。

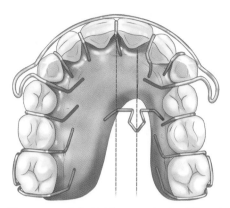

图5-5-1　上颌单侧牙弓平行分裂簧活动
扩弓矫治器

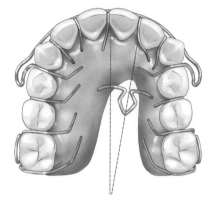

图5-5-2　上颌单侧牙弓非平行分裂簧活
动扩弓矫治器

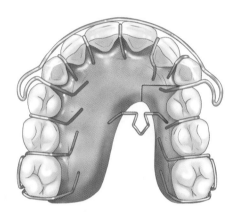

图5-5-3　单侧中后段牙弓平行分裂簧活
动扩弓矫治器

矫治时可使分裂簧底部与腭中缝形成一定角度，角度大小取决于需要移动的牙齿的部位和牙齿移动方向。（图5-5-2）

③单侧中后段牙弓平行分裂簧活动扩弓矫治器：适用于单侧中后段牙弓缩窄者。该矫治器设计与单侧全牙弓段牙弓扩宽矫治器基本一致，唯一改变的是分裂基托走向：从贯穿牙弓的前后纵向变成尖牙与第一前磨牙间横向加牙弓后段纵向分裂基托。这种设计使扩弓的矫治力只作用在第一前磨牙后段及中后段牙弓，从而避免牙弓前段的扩大。（图5-5-3）

④加后牙𬌗垫的上颌不对称分裂簧扩弓矫治器：适用于牙弓单侧缩窄，伴有后牙反𬌗者。该矫治器在后牙区增加𬌗垫，解除后牙锁结关系，有利于单侧扩弓时避免咬合障碍/干扰。支抗侧的𬌗垫应具有解剖式𬌗面，可利用咬合力增强支抗；在扩弓侧，则为非解剖式𬌗垫，以消除咬合干扰，单侧扩弓。如需增加扩弓的支抗，还可将支抗侧（非扩弓侧）𬌗垫的舌侧向下延伸到下颌牙冠的舌侧，并与其舌面接触，以增强支抗。（图5-5-4）

（2）上颌不对称分裂簧活动扩弓矫治器加力方法：将分裂簧置于牙弓狭窄侧，调整分裂簧开口使其与腭中缝成角，并将分裂簧靠近牙弓狭窄严重的牙弓段。打开分裂簧时，矫治器产生不均匀的横向矫治力，并有矢状向分力，用于矫治不均匀的牙弓狭窄。分裂簧与腭中缝间角度大小决定了横向及矢状向分力的大小：角度小，则横向分力大；角度大，则矢状向分力增加。

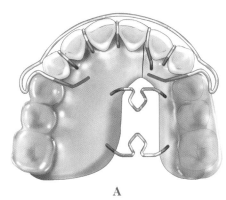
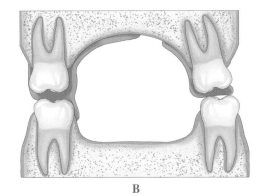

图5-5-4 骀垫式上颌不对称分裂簧扩弓矫治器及其临床应用

A. 骀垫式上颌不对称分裂簧扩弓矫治器；B. 骀垫式上颌不对称分裂簧支抗侧基托伸长，加强支抗

2. 上颌不对称螺旋扩弓簧活动矫治器原理及临床应用。

上颌不对称螺旋扩弓簧矫治器的制作及临床应用与上颌不对称分裂簧活动矫治器基本相同，只是将矫治器的加力装置由分裂簧替换为螺旋扩弓簧。该矫治器相比上颌不对称分裂簧活动矫治器具有扩弓加力更精确的特点。（图5-5-5）

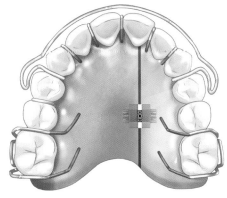

图5-5-5 上颌不对称螺旋扩弓簧活动矫治器

（二）下颌不对称扩弓矫治器原理及临床应用

下颌不对称扩弓矫治器适用于下牙弓单侧缩窄，如前磨牙段单侧缩窄的患儿。该矫治器设计和双侧对称扩弓矫治器相似，不同的是分裂簧或螺旋扩弓簧偏移至下颌需扩弓的一侧，一般在侧切牙与尖牙间。分裂簧或螺旋扩弓簧长轴与中线平行。分裂基托不对称设计：扩弓侧基托窄，非扩弓侧基托宽。加力时不对称基托提供不同支抗，使扩弓侧牙齿移动大于非扩弓侧。

1. 下颌不对称分裂簧扩弓矫治器设计及临床应用。

下颌需单侧扩宽时，可参照上颌单侧扩弓的设计方法，将菱形置于需扩弓侧。扩弓加力每2-3周一次，每次打开1.0-1.5mm。（图5-5-6）

2. 下颌不对称螺旋扩弓簧矫治器设计及临床应用。

该矫治器设计方法同下颌对称螺旋扩弓簧矫治器，将螺旋扩弓簧放置于偏狭窄侧，扩弓时加力2次/周，每次打开180°。（图5-5-7）

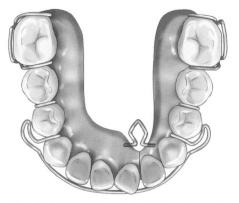
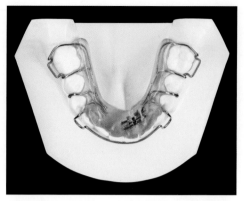

图5-5-6　下颌不对称分裂簧扩弓矫治器　　　图5-5-7　下颌不对称螺旋扩弓簧矫治器

## 六、儿童牙弓宽度发育不足合并牙弓长度发育不足的矫治

正常牙弓形态应该是悬垂状并有足够的长度、宽度、高度，以容纳排齐牙列，并建立正常的上下颌关系。从乳牙列期到恒牙列期，受遗传因素、环境因素等的影响，牙弓宽度、长度及高度发育异常可合并出现，如：①牙弓宽度、长度同时发育不足；②牙弓宽度不足合并牙弓高度发育异常（高度不足或高度过高）；③牙弓长度发育过度（或不足）合并牙弓高度发育过度（或不足）；④牙弓宽度、长度以及高度同时发育异常（图5-6-1）。其中，上牙弓宽度发育不足合并牙弓长度发育不足在临床上常见，临床表现为牙列拥挤、前牙切殆或轻度反殆，需要及时解决。对于牙弓宽度发育不足合并牙弓长度发育不足的矫治，可以分阶段分别解除宽度发育不足和长度发育不足。但从早期矫治、及时处理牙弓生长发育问题的角度出发，临床更有效的处理应该是同时解决宽度和长度的问题，这时需要多向扩弓矫治。

### （一）儿童牙弓宽度发育不足合并牙弓长度发育不足的临床表现

儿童牙弓宽度发育不足合并牙弓长度发育不足的临床表现为轻中度牙列拥挤，上（下）牙弓狭窄，前牙直立（或内倾）、切殆或反殆，腭盖高拱，前腭直立（图5-6-1A）。早期扩弓解决宽度发育不足问题的同时，需要同时解决长度发育不足的问题。临床常用矫治器为活动三向扩弓矫治器或改良扩弓加唇挡矫治器。

### （二）儿童牙弓宽度、长度发育不足矫治器原理及临床应用

1. 上颌活动三向螺旋扩弓矫治器（Three Dimension Screw on the Upper Dental Arch）原理及临床应用。

上颌活动三向螺旋扩弓矫治器利用双向（前后向及横向）扩弓螺旋横向扩大牙弓宽

# 替牙列期牙弓横向发育异常早期矫治原理及矫治器临床应用

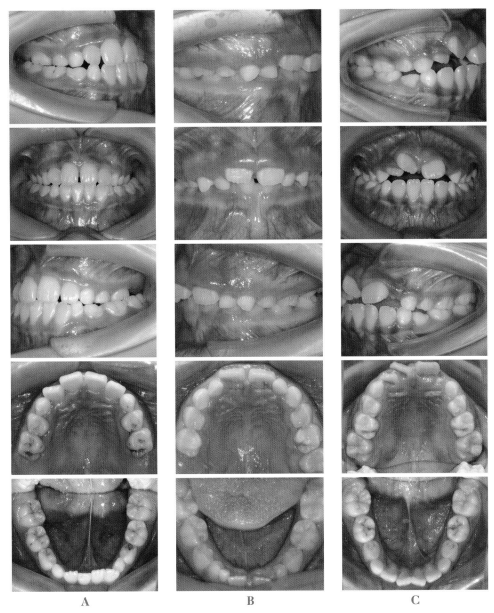

**图5-6-1　儿童牙弓三向发育异常**
A. 牙弓宽度发育异常合并牙弓长度发育异常，后牙反𬌗，前牙浅覆𬌗浅覆盖；B. 牙弓宽度发育异常合并牙弓高度发育异常，前腭部陡，前牙深覆𬌗，上前牙直立，牙列拥挤；C. 牙弓长宽、高度均发育异常，腭盖高拱，后牙舌向倾斜，前牙反𬌗，前牙开𬌗

度，纵向扩大牙弓长度。该矫治器的关键是一组横向加纵向的三向螺旋，分别打开纵向及横向的调节孔可实现双向扩弓，扩大前后向及横向宽度。横向调节孔分为单孔及双孔，纵向调节孔为单孔。横向扩展范围为每侧3mm，双孔式每360°扩展0.4mm，单孔式每360°扩展0.8mm。矢状向扩展范围为3mm，每360°扩展0.4mm。该矫治器固位及基托结构同常规

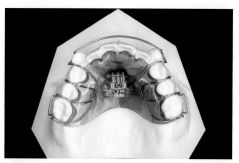

图5-6-2　上颌活动三向螺旋扩弓矫治器

扩弓矫治器，基托要覆盖第一磨牙远中牙槽嵴，控制磨牙远中移动。（图5-6-2，图5-6-3）

该矫治器加力方式为慢速扩弓，横向每周0.5mm，纵向每周0.2mm。矫治器加力持续3个月左右，保持半年。

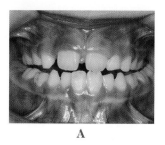 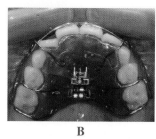 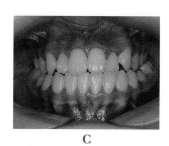

A　　　　　　　　　　B　　　　　　　　　　C

图5-6-3　上颌活动三向螺旋扩弓矫治器及其临床应用
A. 儿童牙弓宽度发育不足合并长度发育不足；B. 上颌活动三向螺旋扩弓矫治器；
C. 经过三向扩弓治疗后，错𬌗畸形得到改善

2. 下颌活动三向螺旋扩弓矫治器（Three Dimension Screw on the Lower Dental Arch）原理及临床应用。

下颌活动三向螺旋扩弓矫治器结构与上颌活动三向螺旋扩弓矫治器相似，但螺旋尺寸较上颌活动三向螺旋扩弓矫治器小，其三向螺旋簧只有横向单孔加纵向单孔。加力方式为慢速扩弓，横向每周0.5mm，纵向每周0.2mm。矫治器加力持续3个月左右，保持半年。（图5-6-4）

3. 改良上颌扩弓加唇挡矫治器。

改良上颌扩弓加唇挡矫治器也是一种牙弓发育塑形器，它是基于牙弓形态大小发育的牙槽骨塑形理论，结合机械加力及功能矫形囊性基质理论进行牙弓宽度及长度发育不足早期矫治的功能矫治器。该矫

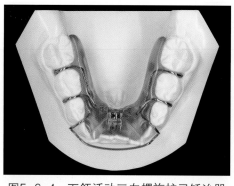

图5-6-4　下颌活动三向螺旋扩弓矫治器

治器在螺旋扩弓簧矫治器的基础上增加前牙唇挡，可用于口腔功能训练及引导、口周功能间隙重建、唇肌张力去除、上颌前部正常大小和形态发育恢复，促进上颌前段牙弓的向前生长，纠正轻中度前段牙弓长度发育不足及牙弓狭窄。（图5-6-5）

# 替牙列期牙弓横向发育异常早期矫治原理及矫治器临床应用

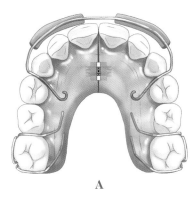

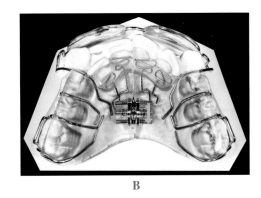

A                                                    B

图5-6-5  改良上颌扩弓加唇挡矫治器

A. 改良上颌扩弓加唇挡矫治器设计图；B. 带双曲舌簧及𬌗垫的改良上颌扩弓加唇挡矫治器𬌗面观

（1）改良上颌扩弓加唇挡矫治器的适应证为替牙列期或恒牙列早期（6-12岁）牙弓正在发育，临床表现为上牙弓狭窄、上牙弓前段长度发育不足、上前牙槽骨直立、腭盖深、牙列轻中度拥挤的儿童。上下咬合关系可为前牙切𬌗或轻度反𬌗（牙弓长度发育轻度不足）。由于儿童处于快速生长发育的阶段，横向扩弓并矢状向促进上前牙弓发育，在充分利用颌骨生长改建及促进牙弓生长的前提下，可获得良好的效果。

改良上颌扩弓加唇挡矫治器相比多向扩弓矫治器，其特点是：①制作简单，成本较低；②可自由取戴，方便患儿或家长自行对矫治器加力；③体积较小，患儿适应度高。

（2）改良上颌扩弓加唇挡矫治器是在常规上颌扩弓矫治器上加前牙唇挡，前牙唇挡装置位于上前牙的唇侧，左右分开类似蝶形，以避让上中切牙间唇系带。唇挡厚度为2-3mm，离开牙齿或者黏膜2-3mm。该矫治器其余部分同常规螺旋扩弓矫治器。

（3）改良上颌扩弓加唇挡矫治器，首次将扩弓与唇挡相结合，利用口腔肌肉功能训练原理及功能矫形囊性基质理论，排除不利的唇肌力量，恢复上颌发育囊性基质，扩弓同时促进牙弓长度的生长，使上腭前部唇向倾斜，缓解上下牙弓/牙槽骨弓长度不调。该矫治器加力方式同常规上颌扩弓矫治器，唇挡一般不加力，但可在试戴及复诊时调整其与上前牙槽骨距离，保持2-3mm的上前牙槽骨生长空间。（图5-6-6）

4. 改良下颌扩弓加唇挡矫治器。

改良下颌扩弓加唇挡矫治器可以用于下牙弓形态异常的矫治。其矫治理论与改良上颌扩弓加唇挡矫治器类似，分裂簧扩大、直立下牙槽嵴，唇挡可用于唇肌功能训练，改善口颌功能间隙。改良下颌扩弓加唇挡矫治器可改善下前牙的轴倾度，增加下前牙唇向倾斜，同时增加下牙弓长度及宽度。

该矫治器是在常规下颌扩弓矫治器上加前牙唇挡，左右分开呈蝶形，唇挡厚度为2-3mm，离开牙齿或者黏膜2mm（若下唇肌张力过大需适当调整）。该矫治器其余部分

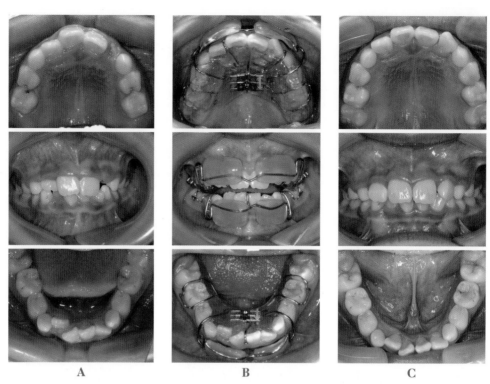

图5-6-6　替牙列早期牙弓/牙槽骨弓宽度、长度发育不足（改良上下颌扩弓加唇挡矫治器矫治后，
上下牙列拥挤缓解）

A. 治疗前口内情况；B. 戴入矫治器后口内情况；C. 矫治一年后口内情况

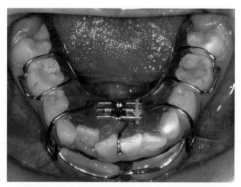

图5-6-7　改良下颌扩弓加唇挡矫治器

同常规螺旋扩弓矫治器。（图5-6-7）

该矫治器加力同常规下颌扩弓矫治器，唇挡以对抗下唇肌张力为目的，唇肌张力过大时，可适当增加唇挡与牙槽嵴的距离。其临床可用于纠正下牙弓狭窄，改善牙列拥挤。（图5-6-6）

## 七、固定支架式扩弓矫治器原理及临床应用

固定支架式扩弓矫治器也称固定扩弓矫治器，其利用玻璃离子粘接剂将矫治器固定粘接在牙冠上，获得较活动扩弓矫治器更好的固位，能支持较重的机械扩弓力，在替牙列晚期及恒牙列初期达到快速骨性扩弓的效果。对于青春期腭中缝发育成熟的患者，更便于抓住治疗时机，达到更多的骨效应，增加扩弓稳定性，是临床常用的扩弓方法。按设计不同，临床应用的儿童固定支架式扩弓矫治器有多种。而按扩弓方式不同，儿童固定支架式

# 替牙列期牙弓横向发育异常早期矫治原理及矫治器临床应用

扩弓矫治器可分为固定支架式快速扩弓矫治器、固定支架式慢速扩弓矫治器。

本部分将分别介绍常用的几种基础儿童固定支架式扩弓矫治器。

## （一）上颌固定四眼圈簧扩弓矫治器原理及临床应用

上颌固定四眼圈簧扩弓矫治器是治疗上牙弓狭窄或后牙反𬌗的常用支架式矫治器。上颌螺旋快速扩弓导致的施力过度、矫治疼痛、腭中缝骨组织反应较慢等问题促使人们开发了这种矫治器，并将它用于处于生长发育期的儿童。研究表明，应用儿童上颌固定四眼圈簧扩弓矫治器治疗生长发育期儿童错𬌗畸形，矫治力更柔和，骨组织反应较好，患儿扩弓治疗依从性高，临床效果稳定，扩弓时间较短，上颌基骨宽度和腭中缝宽度有所增加。对于生长发育基本停止的青少年患者，利用上颌固定四眼圈簧扩弓矫治器扩弓所需的矫治力增加，所需扩弓时间增长，且骨效应较少，牙的颊向倾斜移动更多。

1）上颌固定四眼圈簧扩弓矫治器的基本结构。

上颌固定四眼圈簧扩弓矫治器的基本结构包括磨牙带环、磨牙带环腭管、四眼圈簧、连接体、腭侧臂（图5-7-1）。

2）上颌固定四眼圈簧扩弓矫治器的临床疗效。

上颌固定四眼圈簧扩弓矫治器能对患儿牙弓产生持续的横向力，使得上后牙向侧方倾斜，导致牙横向移动，扩大牙弓。儿童上颌固定四眼圈簧扩弓矫治器较快速扩弓矫治器施加的力量更柔和，但是同样可以产生骨缝和颌骨反应效果。这些柔和力量的作用机制，与通过去除干扰因素进行颌骨功能矫治的原理是一致的，生物渐进施加的生理性压力不会导致黏膜病变。Hicks通过临床实验证明，对于生长发育期儿童患者，慢速扩弓可以打开腭中缝，但牙性倾斜多于骨性扩展。上颌固定四眼圈簧扩弓矫治器是一种慢速扩弓矫治器，其对上牙弓的扩弓作用虽然可以一定程度打开腭中缝，但牙性倾斜多于骨性扩展。Fränk认为四眼圈簧扩弓效应是6∶1，即每发生1mm的矫形移动，就有6mm的正畸牙移动。临床上对于四眼圈簧是否具有矫形效果目前仍存在争议。

3）上颌固定四眼圈簧扩弓矫治器适应证。

上颌固定四眼圈簧扩弓矫治器适应证为替牙列晚期、恒牙列早期牙性/骨性牙弓狭窄，牙列轻中度拥挤及后牙反𬌗等儿童错𬌗畸形。

4）上颌固定四眼圈簧扩弓矫治器的制作步骤和临床治疗方法。

（1）上颌固定四眼圈簧扩弓矫治器的制作步骤。

①上颌第一磨牙分牙：16、26牙分牙3-5天。

②上颌第一磨牙带环试戴：挑选16、26牙的合适尺寸带环，调试至贴合状态，取模（带带环），间接法制作四眼圈簧。若设计插销式四眼圈簧，调试带环后，需用间接法焊

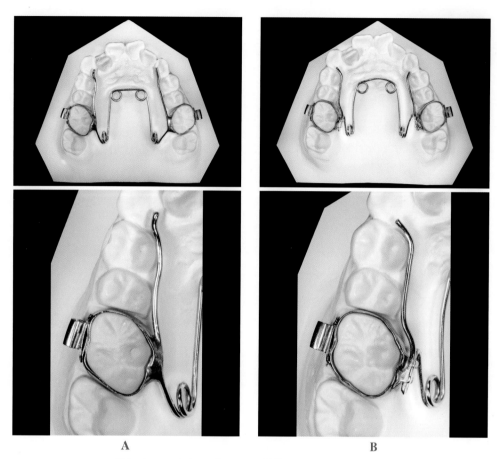

图5-7-1　上颌固定四眼圈簧扩弓矫治器基本结构
A. 焊接式四眼圈簧扩弓矫治器；B. 插销式四眼圈簧扩弓矫治器

接腭管，以备固定四眼圈簧弓丝远中端插入固位加力。

③置带环于上颌第一磨牙上（不粘接），取工作模转移至模型。

④用直径0.8-1.0mm的不锈钢丝弯成有四个圈的扩弓弓丝，前圈位于第一前磨牙和尖牙之间，后圈位于第一磨牙的远中。四眼圈簧扩弓弓丝固位方式分焊接式或插销式两种。焊接式固位是直接将扩弓弓丝末端与第一磨牙带环腭侧焊接，四眼圈簧扩弓弓丝不能单独取出。插销式固位靠弓丝后折后插入第一磨牙腭侧扁管固位，弓丝两侧的游离端弯至与前磨牙舌侧形态一致并紧贴前磨牙。插销式固位四眼圈簧可将扩弓弓丝取出加力。腭侧扩弓弓丝平均离开腭部软组织2.0-3.0mm。

⑤四眼圈簧制作完成后，将其粘接固定在上颌第一磨牙牙冠上。

（2）上颌固定四眼圈簧扩弓矫治器的临床加力。

上颌固定四眼圈簧扩弓矫治器加力方式：①焊接式四眼圈簧加力：将矫治器全部取

出，调节四个圈使扩弓弓丝大于牙弓宽度，4-5毫米/双侧（若矫治力过大，可调整到2-4毫米/双侧），然后重新粘接到上磨牙。四眼圈簧扩弓弓丝产生矫治力。②插销式四眼圈簧加力：直接向前从第一磨牙腭侧扁管中抽出四眼圈簧扩弓弓丝，调节四个圈使扩弓弓丝大于牙弓宽度，4-5毫米/双侧（若矫治力过大，可调整到2-4毫米/双侧），然后再插入腭侧固位扁管而扩大牙弓。

扩大的四眼圈簧弓丝利用不锈钢丝弹性，横向打开牙弓。一般复诊加力间隔为1个月。临床复诊检查扩弓情况，分析牙弓周长及后牙咬合情况，一般达到拥挤减轻（牙列轻度拥挤）、后牙覆盖增加（避免过度增加，后牙正锁拾）时，停止加力。达到扩弓效果后继续保持扩弓疗效3-6个月。（图5-7-2）

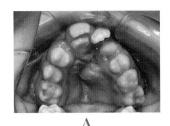 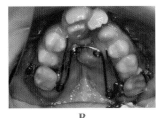 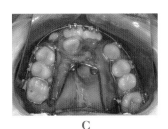

A     B     C

图5-7-2 上颌固定四眼圈簧扩弓矫治器矫治病例
A. 唇腭裂患者，上牙弓缩窄；B. 上颌四眼圈簧扩弓；C. 辅助固定多托槽矫治器，扩弓后排齐整平上牙列

5）上颌固定四眼圈簧扩弓矫治器特点。

上颌固定四眼圈簧扩弓矫治器结构简单，体积较小，可与直丝弓局部固定矫治器同时使用。插销式儿童上颌固定四眼圈簧扩弓矫治器加力时将加力臂从腭管中取出，临床加力较为方便。患儿无法取出上颌固定四眼圈簧扩弓矫治器，需全天佩戴，依从性高，该矫治器扩弓效果较好。

## （二）上颌W形扩弓矫治器原理及临床应用

W形扩弓矫治器是一种用于治疗牙弓狭窄及牙列拥挤的固定扩弓装置，其扩弓效果显著，结构简单，较为舒适，是一种上下颌都能采用的扩弓装置（图5-7-3）。

1. 上颌W形扩弓矫治器的基本结构。

①固位部分：第一磨牙带环。

②作用力部分：W形弓弓丝。W形弓双侧腭部后端为腭盖段弓丝和侧方牙群舌侧扩弓臂段的连接传递部分。W形弓侧方牙群舌侧扩弓臂为位于双侧方牙群舌侧颈1/3的两个长扩弓臂；W形弓腭盖段弓丝为位于腭盖中份的马蹄形弓，开口向远中。

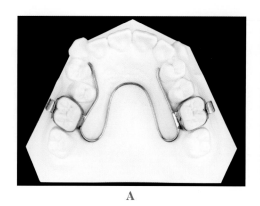
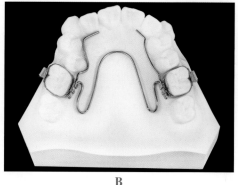

A B

图5-7-3　上颌W形扩弓矫治器
A. 焊接式上颌W形扩弓矫治器；B. 插销式上颌W形扩弓矫治器

2. 上颌W形扩弓矫治器的作用原理。

使用W形弓扩弓时，打开W形弓的腭盖段，扩大双侧扩弓臂，达到机械加力的效果。

上颌W形扩弓矫治器能对患者牙弓产生持续的横向力，使牙齿颊向移动，扩大上颌后牙牙弓。若横向力大于腭中缝的生物黏弹性力，即可获得上牙弓的横向扩大。但一般来说，上颌W形扩弓矫治器获得的牙性倾斜多于骨性扩展。

3. 上颌W形扩弓矫治器的适应证。

上颌W形扩弓矫治器适用于牙弓狭窄、后牙舌向倾斜/错位，但基骨发育正常的患儿，以及牙列轻度拥挤或伴后牙反𬌗的患儿。上颌W形扩弓矫治器也能改善牙弓长度不足。

4. 上颌W形扩弓矫治器的制作。

（1）上颌第一磨牙分牙，分牙3-5天。

（2）试戴第一磨牙带环，调试至贴合状态，与牙体紧密接触，能承受施力部分所产生的折断力和脱位力。

（3）置带环于上颌第一磨牙上（不粘接），取工作模，转移至模型。

（4）用直径0.8-1.0mm的不锈钢丝弯制W形弓弓丝。

W形弓腭盖段：弓弧位于正中大约前磨牙处水平连线处，呈宽圆形，曲宽大约10.0mm，两侧梁部沿牙弓向远中，至第一磨牙根方远中端。W形弓中部腭盖段开口向后。作为W形弓的施力处，腭盖段弓形应水平对称，弓丝弯制的弧形应圆滑饱满，弓丝均匀离开组织面1.0-2.0mm，以避免加力后压迫黏膜。

W形弓连接曲段：腭弓段在延伸至第一磨牙根方远中端后，分别于两侧向外弯转，迂回成曲，伸至第一磨牙舌面的颈l/3处。曲的形态为弧度较大的U形，曲宽大约10.0mm。曲均匀离开组织面1.0~2.0mm。

W形弓侧方牙群舌侧臂段：扩弓臂与侧方牙群颈部均匀接触，沿牙列纵向近中伸长，形态略呈波浪形。

（5）上颌W形扩弓矫治器制作完成后，将其粘接固定在上颌第一磨牙牙冠上。

5. 上颌W形扩弓矫治器的临床应用。

上颌W形扩弓矫治器需要在口外加力，初戴时将加力后矫治器粘接于患儿口内。复诊时，临床医生需从患儿口内取下粘接的矫治器，再次口外加力。根据临床的需要，可在腭弓及两曲的圆弧上施加轻微向外打开的力，酌情调节对牙弓各部施加力的大小，注意保持加力的平衡。W形弓弓丝扩大4~5毫米/双侧（若矫治力过大，可调整到2~4毫米/双侧）。

上颌W形扩弓矫治器一般复诊加力间隔为1个月。临床复诊检查扩弓情况，分析牙弓周长及后牙咬合情况，一般达到拥挤减轻（牙列轻度拥挤）、后牙覆盖增加（避免过度增加，后牙正锁𬌗）时，停止加力。达到扩弓效果后不急于去除矫治器，应继续佩戴，维持3~6个月。

6. 上颌W形扩弓矫治器的优缺点。

上颌W形扩弓矫治器的优点：结构简单，可与固定矫治器同时使用，共同发挥功效，且可以全天佩戴，作用持续，扩弓效果较好。

上颌W形扩弓矫治器的缺点：加力的时候需要取出，在口外加力，粘接的带环也需同时取下，在加力完成后需要重新粘接，临床操作较为繁琐。也可将W形弓制作为插销式插于焊接在第一磨牙带环腭侧的腭管，简化临床操作。

## （三）上颌固定Hyrax扩弓矫治器原理及临床应用

上颌固定Hyrax（Hygienic Rapid Expansion）扩弓矫治器是一种利用螺旋扩弓簧对腭中缝进行扩张的上颌固定支架式扩弓矫治器。

1. 上颌固定Hyrax扩弓矫治器的结构及分类。

1）上颌固定Hyrax扩弓矫治器的结构。

上颌固定Hyrax扩弓矫治器的基本结构包括Hyrax螺旋扩弓簧、上磨牙/前磨牙带环、矫治器连接体。

2）上颌固定Hyrax扩弓矫治器的分类。

（1）按支抗情况，上颌固定Hyrax扩弓矫治器主要分为以下三类。

①牙齿支抗型Hyrax扩弓矫治器：其Hyrax螺旋扩弓簧通过带环、联冠夹板或者不锈钢丝𬌗支托连接，矫治器粘接固定在后牙上（图5-7-4）。

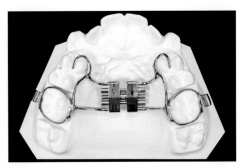

图5-7-4　牙齿支抗型Hyrax扩弓矫治器

②牙齿和组织混合支抗型Hyrax扩弓矫治器：正畸支抗力同时施加到牙齿、口腔黏膜和上腭部牙槽骨，以获得更大的矫治支抗力。

③骨支抗型Hyrax扩弓矫治器：借助微种植支抗固定于腭部骨结构内，利用腭部骨组织获得矫治支抗，属于扩弓最大支抗矫治器。但是，其中用于腭扩张的皮质骨种植体需要通过手术来完成，是一种有创的方式。（图5-7-5）

（2）按不同的固位设计，上颌固定Hyrax扩弓矫治器可分为：

①上颌第一磨牙及前磨牙四个带环粘接固位式Hyrax扩弓矫治器。

②上颌第一磨牙带环、第一前磨牙殆支托粘接固位式Hyrax扩弓矫治器。

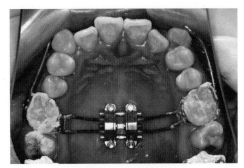

图5-7-5　上颌微种植钉辅助支抗快速扩弓加前牵引矫治器

③后牙殆垫粘接固位式Hyrax扩弓矫治器。
④铸造连冠粘接固位式Hyrax扩弓矫治器。（图5-7-6）

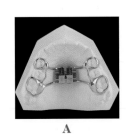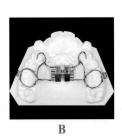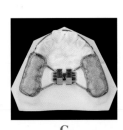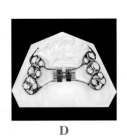

图5-7-6　上颌固定Hyrax扩弓矫治器不同设计
A. 带环粘接固位式Hyrax扩弓矫治器；B. 殆支托粘接固位式Hyrax扩弓矫治器；C. 后牙殆垫粘接固位式Hyrax扩弓矫治器；D. 铸造连冠粘接固位式Hyrax扩弓矫治器

在乳牙列期、替牙列期，上牙弓狭窄并伴后牙反殆时，常选择用后牙殆垫、后牙铸造连冠粘接固位式Hyrax扩弓矫治器，目的是去除咬合干扰，增加乳磨牙支抗，防止扩弓造成的侧方牙群颊向倾斜。

2. 上颌固定Hyrax扩弓矫治器与腭中缝骨性应力关系。

上颌固定Hyrax扩弓矫治器是一种腭中缝快速扩弓矫治器。骨缝的机械应力作为一种阻力影响扩弓的效果。应力分析结果发现骨缝的弹性系数越小扩弓时骨骼就越容易分离，骨缝骨化程度的高低会影响扩弓的效果。腭中缝扩张的目的是横向扩展上颌骨，尽量减少牙齿倾斜，通过打开腭中缝来实现骨性扩弓。Jafari等使用Hyrax扩弓矫治器行腭中缝快速扩弓，结果显示上颌骨牙槽突、颧骨、上颌结节、鼻中隔、蝶骨处均有较大的应力产生。

3. 上颌固定Hyrax扩弓矫治器的适应证、制作步骤和方法、临床应用及优缺点。

（1）上颌固定Hyrax扩弓矫治器的适应证。

上颌骨宽度发育不足，牙弓狭窄、后牙反𬌗、上牙列拥挤患儿是上颌固定Hyrax矫治器的适应证。该矫治器扩弓的目的是获得腭中缝打开效果。

（2）上颌固定Hyrax扩弓矫治器的制作步骤和方法（以牙支抗式为例）。

①磨牙/前磨牙分牙：16、26、54、64牙（或者14、24牙）分牙3-5天。

②磨牙/前磨牙试戴带环，调试至贴合状态。

③置带环于磨牙/前磨牙上（不粘接），取工作模型并将带环转移至石膏模型。

④将螺旋扩弓簧用蜡固定于上颌腭侧，螺旋扩弓簧连接体长臂与直径1.2mm的不锈钢丝弯制成连接体，贴于后牙舌侧。扩弓螺旋及连接体平均离开腭部1-2mm。

⑤包埋，焊接，矫治器修整打磨，抛光。

（3）上颌固定Hyrax扩弓矫治器的临床应用。

上颌固定Hyrax扩弓矫治器主要用于儿童上颌快速扩弓，其粘接固定好之后就可进行快速扩弓。快速扩弓方式为每次90°，2次/天，连续扩弓2周后复诊。复诊观察后牙覆盖，见上后牙腭尖接触到下后牙颊尖（或后牙反𬌗解除后），便可停止扩弓。后牙反𬌗扩弓时可以给予一定过矫治。快速扩弓一般1-2个月。扩弓结束后保持至少6个月，防止复发。保持阶段，可用自凝树脂固定螺旋扩弓簧加力孔，以免螺旋扩弓簧螺丝松动。恒牙列期则继续Ⅱ期正畸综合矫治。（图5-7-7）

（4）上颌固定Hyrax扩弓矫治器的优缺点。

①优点：体积小，易清洁，对患儿口腔功能影响较小。相比之下，能够更多地打开腭中缝，是一种使用较为舒适的腭中缝扩弓矫治器。

②缺点：可能出现磨牙颊向倾斜、骨皮质开窗等情况。

## （四）上颌固定Hass扩弓矫治器原理及临床应用

上颌固定Hass扩弓矫治器是一种腭侧带有树脂基托的上颌螺旋扩弓矫治器，常用于上颌的快速扩弓，临床应用广泛。

1. 上颌固定Hass扩弓矫治器的基本结构及原理。

（1）上颌固定Hass扩弓矫治器的基本结构包括固位带环、螺旋扩弓簧、腭部树脂基

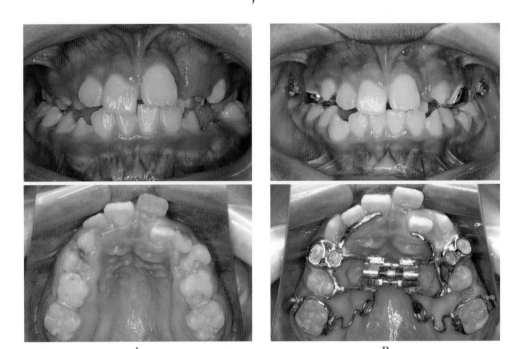

|  |  |
| :---: | :---: |
| A | B |

图5-7-7　上颌固定Hyrax扩弓及摆式推磨牙向后矫治器的临床应用
A. 治疗前，分牙；B. 矫治器扩弓及推磨牙向后治疗后

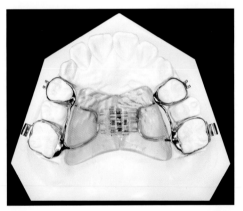

图5-7-8　上颌固定Hass扩弓矫治器

托、矫治器连接体（图5-7-8）。

（2）上颌固定Hass扩弓矫治器的原理。

上颌固定Hass扩弓矫治器是一种带树脂基托的固定支架式螺旋快速扩弓矫治器，利用基托分散矫治力到腭部。该矫治器加力时支抗牙倾斜，压闭牙周膜，较大的扩弓矫治力使上颌后牙区牙槽突弯曲，当扩弓矫治力过大时后牙暂停移动，而腭中缝打开。上颌固定Hass扩弓矫治器的原理就是利用矫治力快速打开上颌骨腭中缝，以小的牙移动得到大的骨性扩展的疗效。该矫治器属于黏膜和牙齿混合支抗型固定扩弓矫治器，其腭部基托提供支抗支持，其作用力在双侧的牙槽突上分布比较均匀，其中央的螺旋扩弓簧相对较小。

2. 上颌固定Hass扩弓矫治器的适应证、制作步骤和方法、临床应用及优缺点。

（1）上颌固定Hass扩弓矫治器的适应证。

上颌固定Hass扩弓矫治器的适应证是上颌宽度发育不足，牙弓狭窄，上牙列拥挤和后

## 替牙列期牙弓横向发育异常早期矫治原理及矫治器临床应用

牙反𬌗。其多适用于儿童及青少年患者。

（2）上颌固定Hass扩弓矫治器的制作步骤和方法。

①磨牙/前磨牙分牙：16、26、54、64牙（或者14、24牙）分牙3-5天。

②磨牙/前磨牙试戴带环，调试至贴合状态。

③将带环置于磨牙/前磨牙上（不粘接），取工作模型并将带环转移至石膏模型。

④将螺旋扩弓簧用蜡固定于上颌腭侧，螺旋扩弓簧连接体长臂与直径1.2mm的不锈钢丝弯制成连接体于侧方牙群牙冠颈部舌侧。扩弓螺旋及连接体平均离开腭部1-2mm。

⑤涂布分离剂，充胶形成基托。

⑥矫治器打磨抛光。

（3）上颌固定Hass扩弓矫治器的临床应用。

上颌固定Hass扩弓矫治器粘接于口内后就可进行快速扩弓，2次/天，注意每次旋转螺旋扩弓簧90°，每2周复诊一次，观察后牙覆盖改善情况。见上后牙腭尖接触到下后牙颊尖（或后牙反𬌗纠正）后，便可停止扩弓。后牙反𬌗时可行一定过矫治。矫治结束保持至少6个月。保持期间为防止螺旋回转，可用自凝树脂固定螺旋扩弓簧加力孔。若患儿同时存在深覆𬌗，可将上颌固定Hass扩弓矫治器的基托前部制作为平面导板，辅助打开咬合（图5-7-9）。

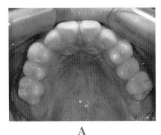 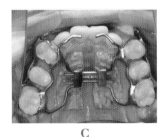

| A | B | C |

图5-7-9　上颌固定Hass扩弓矫治器的临床应用
A. 上牙弓宽度不足；B. 上颌固定Hass扩弓矫治器置于口内；C. 上颌固定Hass扩弓矫治器螺旋打开上牙弓

（4）上颌固定Hass扩弓矫治器的优缺点。

①优点：体积较小，相较于活动基托扩弓矫治器，更适合于非常小而狭窄的上牙弓，属牙齿和黏膜混合支抗型矫治器，腭部能提供支抗支持，并且矫治力可分散到腭部，减少牙效应。对于深覆𬌗病例，上颌固定Hass扩弓矫治器的基托前部可制作为平面导板，以辅助打开咬合。

②缺点：由于上颌固定Hass扩弓矫治器腭部有树脂基托，口腔清洁困难，若清洁不到位，基托腭侧食物残渣聚集，可能引起腭部黏膜炎症。另外，腭部基托紧贴腭部，若太贴

合会压迫腭部软硬组织，矫治器粘接后可能导致疼痛。

### （五）下颌固定扩弓矫治器原理及临床应用

下颌固定扩弓矫治器可用于治疗下牙弓狭窄或后牙锁𬌗，常用于处于生长发育期的儿童。由于受到舌体的影响以及口底的限制，儿童下颌固定扩弓矫治器种类较上颌少，本节主要介绍三种常用的下颌固定扩弓矫治器。

1. 下颌固定四眼圈簧扩弓矫治器。

（1）下颌固定四眼圈簧扩弓矫治器结构包括固位带环、四眼扩弓簧、矫治器连接体、前牙圈簧（或交叉簧）（图5-7-10）。

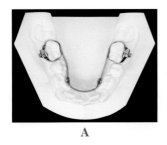 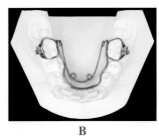 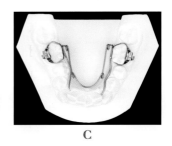

A                          B                          C

图5-7-10　下颌固定四眼圈簧扩弓矫治器设计
A. 四眼圈簧扩弓矫治器；B. 带前牙交叉簧的四眼圈簧扩弓矫治器；C. 带侧方扩弓臂的四眼圈簧扩弓矫治器

（2）下颌固定四眼圈簧扩弓矫治器的作用原理：下颌固定四眼圈簧扩弓矫治器能对患者牙弓产生持续的横向力及侧向力，使得下后牙向侧方倾斜，通过直立下颌牙槽骨扩大牙弓。

（3）下颌固定四眼圈簧扩弓矫治器的适应证、制作步骤和方法。

①下颌固定四眼圈簧扩弓矫治器的适应证为下牙弓狭窄或后牙锁𬌗的患者，儿童和成人均适用。

②下颌固定四眼圈簧扩弓矫治器的制作步骤和方法。

下颌固定四眼圈簧扩弓矫治器的制作步骤和方法基本同上颌固定四眼圈簧扩弓矫治器，在此不再赘述。

2. 下颌固定螺旋扩弓矫治器（Fixed Lingual Expansion Appliance，FLEA）。

1）下颌固定螺旋扩弓矫治器的结构。

下颌固定螺旋扩弓矫治器的基本结构包括固位带环、螺旋扩弓簧、矫治器连接体、舌簧（图5-7-11）。

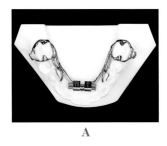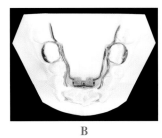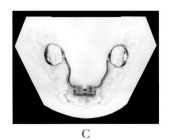

图5-7-11　下颌固定螺旋扩弓矫治器设计

A. 下颌固定螺旋扩弓矫治器加辅助扩大舌弓；B. 带侧方扩弓臂的下颌固定螺旋扩弓矫治器；
C. 下颌快速螺旋支架式扩弓矫治器

2）下颌固定螺旋扩弓矫治器的作用原理。

下颌固定螺旋扩弓矫治器是一种固定支架式螺旋扩弓器，该矫治器的作用原理是前牙区螺旋扩弓簧产生的矫治力作用于尖牙区至磨牙区，进而传递到下颌牙槽骨。下颌固定螺旋扩弓矫治器加力时支抗牙倾斜，压闭牙周膜，同时获得牙颊向移动及少量下颌骨性扩展的疗效。该矫治器受到口底及舌部的限制，螺旋扩弓簧相对较小。

3）下颌固定螺旋扩弓矫治器的适应证、制作步骤和方法及临床应用。

（1）下颌固定螺旋扩弓矫治器的适应证。

下颌固定螺旋扩弓矫治器常用于治疗下牙弓狭窄或后牙锁𬌗的患者，儿童和成人均适用。

（2）下颌固定螺旋扩弓矫治器的制作步骤和方法。

①磨牙分牙：36、46牙分牙3-5天。

②磨牙试戴带环，调试至贴合状态。

③将带环置于磨牙/前磨牙上（不粘接），取工作模型，将带环转移至石膏模型。

④将螺旋扩弓簧用蜡固定于下颌舌侧，扩弓器长臂与连接体置于侧方3-6牙冠颈部舌侧。

⑤矫治器打磨抛光。

（3）下颌固定螺旋扩弓矫治器的临床应用（图5-7-12）。

下颌固定螺旋扩弓矫治器粘接于口内后就可进行快速扩弓，2次/天，约2周复诊一次，观察后牙覆盖改善情况。见后牙锁𬌗纠正，或者达到预设下颌扩弓效果后，便可停止扩弓，可以适当过矫治。前牙区还可增加舌簧，用于改善前牙扭转。矫治结束保持至少3-6个月。保持时，为防止螺旋回转，可用自凝树脂固定螺旋扩弓簧加力孔。

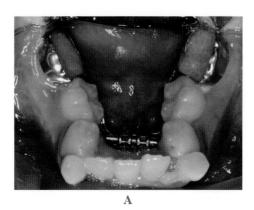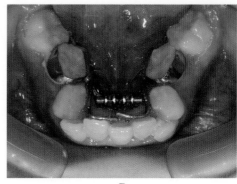

A              B

图5-7-12　下颌固定螺旋扩弓矫治器的临床应用
A. 下颌固定螺旋扩弓矫治器；B. 带扩弓臂的下颌固定螺旋扩弓矫治器

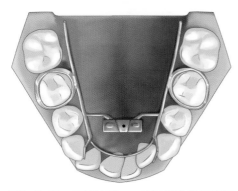

图5-7-13　下颌Williams扩弓矫治器示意图

3. 下颌Williams扩弓矫治器。

1）下颌Williams扩弓矫治器的基本结构。

下颌Williams扩弓矫治器的基本结构包括固位带环、扩弓器、中空连接体、可插入式镍钛丝（图5-7-13）。

2）下颌Williams扩弓矫治器的作用原理。

下颌Williams扩弓矫治器用于扩张下牙弓以及建立正常间隙，以便排列下颌恒切牙及尖牙。该矫治器用前牙舌侧作为支抗。在扩张螺丝加力、矫治器扩宽后，镍钛丝可以舌向展开并解除前牙的拥挤。

3）下颌Williams扩弓矫治器的适应证、制作步骤和方法及临床应用。

（1）下颌Williams扩弓矫治器的适应证。

下颌Williams扩弓矫治器是常用于替牙列早期的固定矫治器，用于扩张下牙弓以及建立正常间隙，以便排列下颌恒前牙。

（2）下颌Williams扩弓矫治器的制作步骤和方法。

①乳磨牙分牙：75、85牙分牙3-5天。

②试戴带环，调试至贴合状态。

③将带环置于磨牙/前磨牙上（不粘接），取工作模型，并将带环转移至石膏模型。

④将扩弓器用蜡固定于下颌舌侧，扩弓器与位于后牙舌侧的两段式的中空管连接，可以插入0.016英寸（0.41mm）或0.018英寸（0.46mm）的镍钛丝。

⑤矫治器打磨抛光。

（3）下颌Williams扩弓矫治器的临床应用。

下颌Williams扩弓矫治器粘接于口内后就可进行快速扩弓，2次/天，注意每次旋转螺旋扩弓簧90°，约2周复诊一次，观察后牙覆盖改善情况。见下颌扩弓效果达到后，便可停止扩弓，可以适当过矫治。矫治结束后可保持3~6个月。

（李小兵　王云霁　吴艳）

# 附录1　扩弓矫治器特殊设计

### 1. 指簧＋U形分裂簧扩弓矫治器

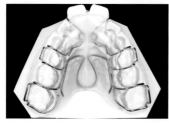

该矫治器利用U形分裂簧进行扩弓，同时前牙区使用指簧关闭间隙。

附5-1-1

### 2. 长臂舌簧＋U簧曲扩弓矫治器

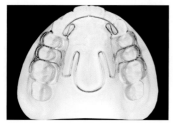

该矫治器使用改良U形分裂簧扩弓，为增加弹性，U形分裂簧两侧各增加了一个小U形曲。前牙区使用长臂双曲舌簧，对前牙有一定唇向倾斜作用。

附5-1-2

### 3. 上颌固定扩弓矫治器

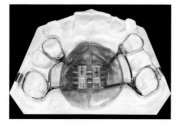

在扩弓器周围增加基托，使扩弓力传递至两侧上腭黏膜，可一定程度上减少牙效应。

附5-1-3

### 4. 通用型簧曲扩弓矫治器

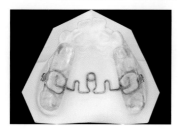

使用U形曲及圈形弹簧连接两侧就位于上磨牙的带环基托，打开通用型簧曲后粘接于口内，可少量扩大上牙弓。

附5-1-4

5. 单边不对称局部螺旋扩弓矫治器（不对称扩弓）

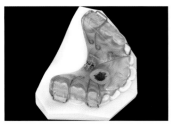

附5-1-5

将基托分裂的位置放置在扩弓量大的一侧，另一侧通过增加基托面积加强支抗。

6. 单边磨牙区局部螺旋扩弓矫治器（单侧局部后牙扩弓）

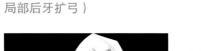
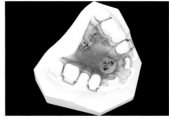

附5-1-6

将螺旋扩弓簧置于后牙位置，并将基托分裂位置仅限于局部扩弓的后牙。

7. 单边局部螺旋扩弓带唇挡矫治器（单侧局部扩弓带唇挡）

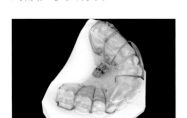

附5-1-7

通过唇挡减少该侧颊侧肌肉的压力，促进单侧扩弓。

8. 三向螺旋扩弓＋推磨牙向后矫治器

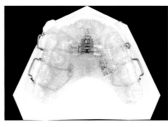

附5-1-8

将螺旋扩弓簧旋转90°后置于后牙段，打开时有推磨牙远中的作用，其支抗为前牙。

9. Hyrax腭中缝扩展带后牙牵引钩矫治器

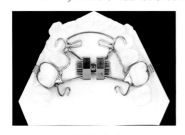

附5-1-9

该矫治器设计了前牙舌侧的前腭弓，可用于唇向倾斜上前牙，并设计了磨牙处牵引钩，可辅助改善后牙锁𬌗。

10. 固定扩弓器＋牵引钩矫治器

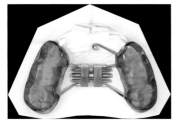

附5-1-10

该矫治器上的牵引钩可用于阻生牙牵引。

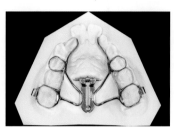

当代儿童正畸
矫治经典应用

### 11. 螺旋扩弓交叉簧矫治器

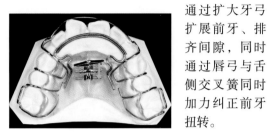

该矫治器通过扩大牙弓扩展前牙、排齐间隙，同时通过唇弓与舌侧交叉簧同时加力纠正前牙扭转。

附5-1-11

### 12. 扇形螺旋扩弓矫治器

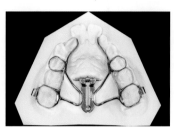

该矫治器为使用扇形扩弓簧的固定扩弓矫治器，主要通过扇形扩弓簧进行牙弓前段的扩展。

附5-1-12

### 13. 带平面导板的固定Hyrax扩弓矫治器

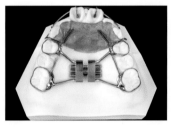

该矫治器通过在固定扩弓矫治器前牙舌侧设置树脂平面导板及压低指簧，在扩弓的同时起到压低上下前牙的作用，设置在上切牙唇侧的双曲唇弓有一定内收前牙的作用。在扩弓时，上颌平面导板的基托需要在腭中缝处断开，形成分裂基托。

附5-1-13

### 14. 铸造Hyrax腭中缝扩弓矫治器

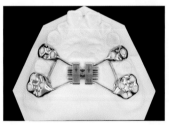 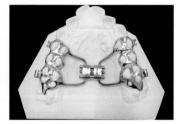

就位于磨牙及前磨牙区的铸造带环更为贴合牙面形态，同在殆面设计部分金属殆支托，可用于打开后牙咬合。

附5-1-14          附5-1-15

### 15. 下颌弓形螺旋扩弓矫治器

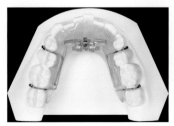 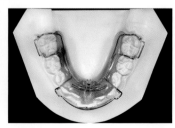

扩弓器前端带弧形连接体。对于基托范围较窄的下颌扩弓器来讲，弧形连接体可增加矫治器的牢固程度，防止扩弓时该处打开后导致矫治器折断。

附5-1-16          附5-1-17

16. 双菱形分裂簧扩弓矫治器

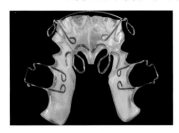

该矫治器在尖牙区及前磨牙区分别设置两个菱形分裂簧，可进行单侧扩弓、不对称扩弓，同时打开时可进行牙弓前段的扇形扩展，还有一定程度上增加牙弓周长的作用。

附5-1-18

17. 下颌夹板式菱形分裂簧扩弓矫治器

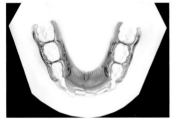

该矫治器使用位于下后牙颊舌侧的夹板固位，可用于后牙萌出高度不足的患儿。

附5-1-19

# 附录2  典型病例

1. 上颌活动式分裂簧扩弓矫治器矫治替牙列期上牙弓宽度发育不足

## 治疗前面像

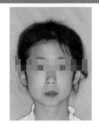 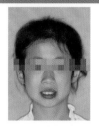 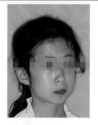 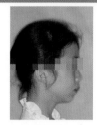

附5-2-1          附5-2-2          附5-2-3          附5-2-4

## 治疗前口内像

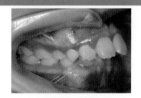 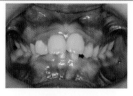 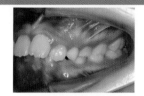

附5-2-5          附5-2-6          附5-2-7

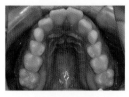 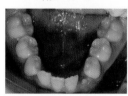 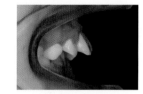

附5-2-8          附5-2-9          附5-2-10

## 矫治器佩戴像

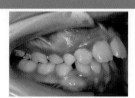                    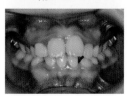

附5-2-11                    附5-2-12

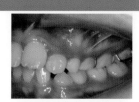                    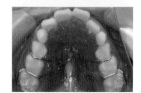

附5-2-13                    附5-2-14

# 替牙列期牙弓横向发育异常早期矫治原理及矫治器临床应用

治疗后面像

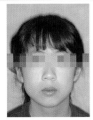
附5-2-15

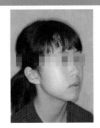
附5-2-16

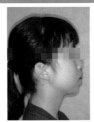
附5-2-17

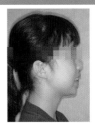
附5-2-18

治疗后口内像

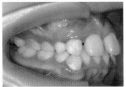
附5-2-19

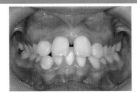
附5-2-20

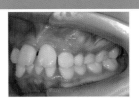
附5-2-21

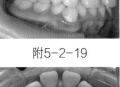
附5-2-22

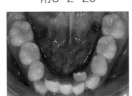
附5-2-23

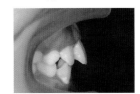
附5-2-24

　　患儿8岁，以"牙前突"为诉求诊，曾有鼻炎病史2年，无全身疾病史及家族遗传史。临床检查为替牙列期，上下牙弓狭窄，腭盖高拱，上下磨牙舌向倾斜；上前牙唇向倾斜，前牙重度深覆𬌗深覆盖，存在口呼吸不良习惯；颜貌检查示凸面型。设计上颌活动式分裂簧扩弓矫治器，放置双菱形分裂簧。矫治器须全天佩戴，采用慢速扩弓方式，每次打开1~2mm，每2周加力1次，矫治过程中配合肌功能训练，疗程为8个月。扩弓矫治结束后上、下牙弓宽度增加，上中切牙间出现间隙，腭盖高拱、牙列拥挤及口呼吸不良习惯改善。上前牙在逐渐增强的唇肌作用下有所内收，下颌骨生长发育，患儿面型改善。

（主诊医生：李小兵）

2. 活动式螺旋簧扩弓矫治器矫治替牙列期牙弓宽度发育不足

**治疗前面像**

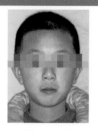
附5-2-25

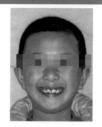
附5-2-26

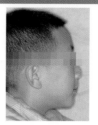
附5-2-27

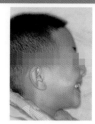
附5-2-28

**治疗前口内像**

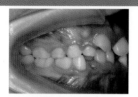
附5-2-29

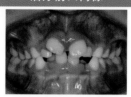
附5-2-30

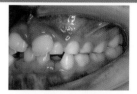
附5-2-31

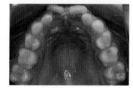
附5-2-32

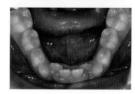
附5-2-33

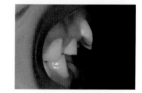
附5-2-34

**矫治器佩戴像**

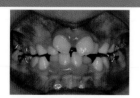
附5-2-35

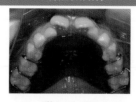
附5-2-36

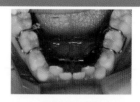
附5-2-37

**治疗后面像**

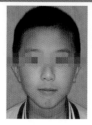
附5-2-38

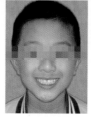
附5-2-39

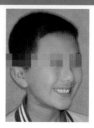
附5-2-40

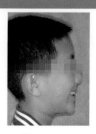
附5-2-41

| 治疗后口内像 |
|---|

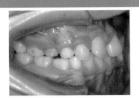
附5-2-42

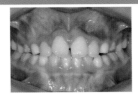
附5-2-43

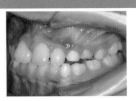
附5-2-44

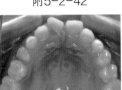
附5-2-45

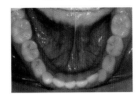
附5-2-46

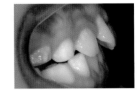
附5-2-47

　　患儿8岁，以"牙不齐"为诉求诊，无全身疾病史及家族遗传史。临床检查示替牙列期，双侧磨牙中性关系，中度深覆盖；牙弓宽度不足、牙列中度拥挤；颜貌检查示直面型，双侧颊廊间隙较大。设计活动式螺旋簧扩弓矫治器，打开螺旋1次/周，每次90°，每月复诊1次，总疗程为5个月。扩弓矫治结束后牙弓宽度及牙列拥挤改善，颊廊间隙减小，患儿微笑美观度改善，为直面型侧貌。

（主诊医生：李小兵）

3. 上颌活动式三向螺旋扩弓矫治器矫治替牙列期牙弓宽度发育不足合并长度发育不足

### 治疗前面像

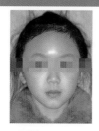
附5-2-48

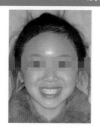
附5-2-49

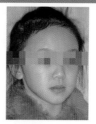
附5-2-50

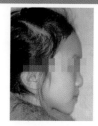
附5-2-51

### 治疗前口内像

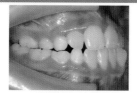
附5-2-52

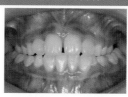
附5-2-53

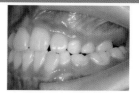
附5-2-54

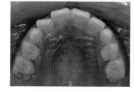
附5-2-55

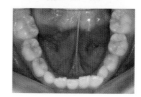
附5-2-56

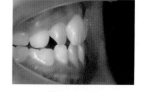
附5-2-57

### 矫治器佩戴像

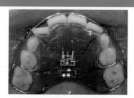
附5-2-58

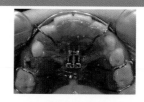
附5-2-59

### 治疗后面像

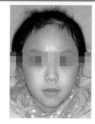
附5-2-60

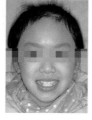
附5-2-61

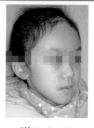
附5-2-62

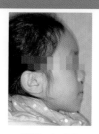
附5-2-63

# 替牙列期牙弓横向发育异常早期矫治原理及矫治器临床应用

## 治疗后口内像

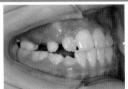

附5-2-64

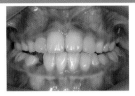

附5-2-65

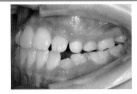

附5-2-66

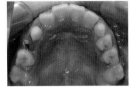

附5-2-67

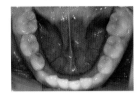

附5-2-68

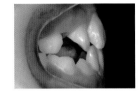

附5-2-69

　　患儿7岁，以"牙不齐"为诉求诊，无全身疾病史及家族遗传史。临床检查示替牙列初期，终末平面近中阶梯，16、26牙未萌，浅覆𬌗浅覆盖，个别前牙反𬌗；上牙弓宽度不足、牙列中度拥挤，双侧后牙反𬌗。颜貌检查示微凹面型。设计上颌活动式三向螺旋扩弓矫治器，打开螺旋1次/周，每次90°，每月复诊1次，总疗程为6个月。在不影响16、26牙萌出的前提下，扩弓同时推双侧后牙远中移动，增加牙弓宽度及长度。矫治结束后上牙列拥挤及后牙反𬌗改善，患儿侧貌维持。定期复查至恒牙列期，进入Ⅱ期固定或隐形矫治阶段。

（主诊医生：李小兵）

4. 上颌固定四眼圈簧扩弓矫治器矫治唇腭裂致上牙弓宽度发育不足

**治疗前面像**

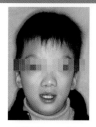
附5-2-70

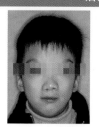
附5-2-71

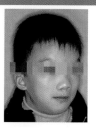
附5-2-72

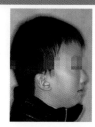
附5-2-73

**治疗前口内像**

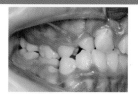
附5-2-74

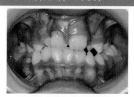
附5-2-75

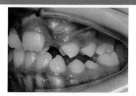
附5-2-76

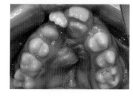
附5-2-77

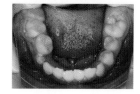
附5-2-78

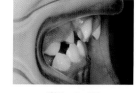
附5-2-79

**矫治器佩戴像**

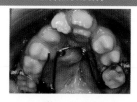
附5-2-80

**治疗后面像**

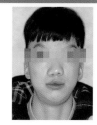
附5-2-81

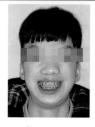
附5-2-82

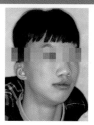
附5-2-83

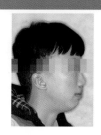
附5-2-84

## 治疗后口内像

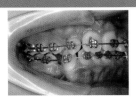

附5-2-85

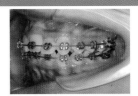

附5-2-86

附5-2-87

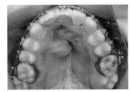

附5-2-88

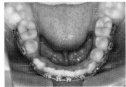

附5-2-89

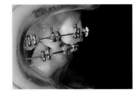

附5-2-90

　　患儿11岁，以"牙齿不齐"为诉求诊，8年前曾行"唇腭裂修复术"，无全身疾病史及家族遗传史。临床检查示替牙列期，双侧磨牙远中关系，存上牙槽骨裂隙，上牙弓横向发育不足。设计上颌固定四眼圈簧扩弓矫治器，采用慢速扩弓方式，每次打开1-2mm，每月复诊，至后牙段覆盖增加、上下牙弓宽度基本协调，牙列拥挤改善，疗程为8个月。达到扩弓效果后可继续佩戴矫治器保持并结合固定矫治技术进一步排齐牙列，调整咬合关系。

（主诊医生：李小兵）

5. 上颌固定Hyrax扩弓带前牵引矫治器矫治上牙弓宽度发育不足

## 治疗前面像

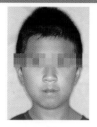
附5-2-91

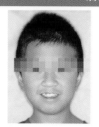
附5-2-92

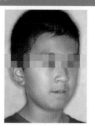
附5-2-93

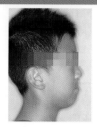
附5-2-94

## 治疗前口内像

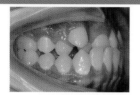
附5-2-95

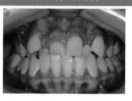
附5-2-96

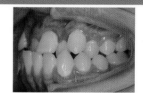
附5-2-97

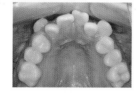
附5-2-98

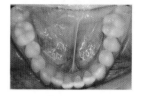
附5-2-99

## 矫治器佩戴像

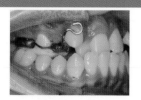
附5-2-100

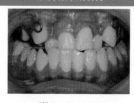
附5-2-101

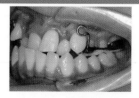
附5-2-102

## 治疗后面像

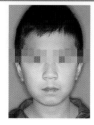
附5-2-103

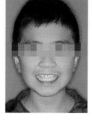
附5-2-104

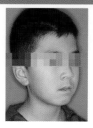
附5-2-105

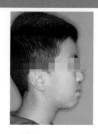
附5-2-106

**治疗后口内像**

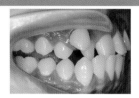

附5-2-107

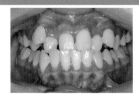

附5-2-108

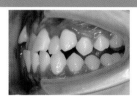

附5-2-109

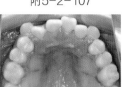

附5-2-110

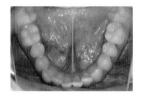

附5-2-111

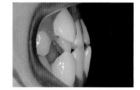

附5-2-112

　　患儿11岁，以"牙齿不齐"为诉求求诊，无全身疾病史及家族遗传史。临床检查示恒牙列期，上牙列中度拥挤，上牙弓宽度发育不足；前牙反覆殆反覆盖，右侧后牙反殆；患儿存在吐舌吞咽不良习惯。颜面检查示凹面型；头侧位片提示上颌骨发育不足。设计上颌固定Hyrax扩弓带前牵引矫治器，采用快速扩弓方式，每次90°，2次/天，每2周复诊一次，至上后牙腭尖接触到下后牙颊尖后停止扩弓，疗程为2个月。继续前牵引并进行扩弓维持6个月，同时进一步纠正吐舌吞咽不良习惯，继而拆除矫治器，进入无托槽隐形正畸治疗阶段。

（主诊医生：苏晓霞）

# 第六章

# 儿童牙弓长度发育异常矫治原理及矫治器临床应用

# 一、儿童牙弓长度发育异常的机制

## （一）儿童牙弓长度发育规律

牙弓长度指由中切牙间的标志点至牙弓左右对称的标志点连线的垂直距离，也称为牙弓深度（图6-1-1）。

1. 第一恒磨牙前段牙弓长度的发育规律。

（1）牙弓长度在出生后到2岁乳牙完全萌出前增加最快，男女均增加。在乳牙萌出完全后，牙弓长度基本不变或有轻度

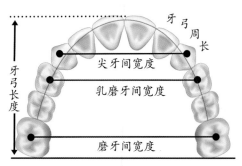

图6-1-1　牙弓长度

减小，主要是由第一恒磨牙萌出前乳磨牙间间隙及第一乳磨牙和乳尖牙间间隙部分或全部关闭造成。

（2）替牙列期，牙弓长度明显减小。恒切牙萌出时唇向倾斜，使牙弓长度轻度增加，但侧方牙群替换时，牙弓长度因替牙间隙（Leeway Space）被后牙前移所关闭而减小2-3mm。由于替牙列期，牙弓长度的减小大于切牙萌出时的增大，所以多数儿童牙弓长度变短。Bishara等纵向观察了从6周至45岁一例牙弓长度的变化，发现牙弓长度增加量最大在出生至2岁时，上牙弓长度增长可持续到13岁，下牙弓长度则只增长到8岁。

（3）从恒牙列早期（13岁）至成年（31岁），上牙弓长度平均缩短1.8mm，而下牙弓长度平均缩短1.6mm。

2. 第一恒磨牙后段牙弓长度的发育规律。

恒牙列后期，第一磨牙近中的牙弓长度减少，而上颌结节及下磨牙后段牙槽骨生长使第一磨牙远中的牙弓长度增加，为第二磨牙萌出做准备。第一磨牙远中的牙弓长度在宽度发育结束后（12岁）至少还能继续生长2-3年（至14-15岁）。

林久祥等研究发现：①中国汉族正常𬌗青少年13-18岁上牙弓后段可利用间隙（上颌

结节到第一磨牙远中）生长量分别为女性每侧3.29mm，男性每侧5.25mm，男女有差别。②13-18岁后段牙弓可利用间隙的生长与上颌骨的生长改建及上磨牙近中漂移有关。③女性比男性较早结束颌骨的生长改建。女性14岁、男性15岁时上颌后段骨改建基本结束。对于下颌，女性14岁、男性16岁前，下颌第一磨牙远中面至下颌升支前缘依粉平面计算，每年每侧生长约1.5mm，与上颌结节后缘每侧0.6mm的生长量匹配。

3. 儿童牙齿替换与前、中、后段牙弓长度变化的关系。

（1）前段牙弓长度变化与儿童替牙的关系。

替牙列早期，因前牙替换，恒切牙大于乳切牙，儿童上下前牙出现暂时性拥挤，称为切牙债务。替牙列期切牙债务可通过以下三个方式解除：①恒切牙与恒尖牙唇向萌出而使前段牙弓宽度及长度增加；②恒尖牙萌出，尖牙间宽度增加，提供解除切牙债务的间隙；③下尖牙利用灵长类间隙远中移动，提供前牙排齐的间隙。其中，前牙唇倾排列与下尖牙远中移动增加了前段牙弓长度。

（2）替牙列期侧方牙群替换与中、后段牙弓长度变化的关系。

儿童替牙列晚期侧方牙群替换时，由于乳尖牙、乳磨牙宽度之和大于恒尖牙、前磨牙宽度之和，从而在替换后出现替牙间隙（上颌约为每侧0.9mm，下颌约为每侧2.0mm）。此间隙主要由恒尖牙远中移动和恒磨牙近中移动占据。其中后者移动有利于建立Ⅰ类磨牙关系。由于磨牙利用替牙间隙前移，恒牙列期中、后段牙弓长度减小。

## （二）儿童牙弓长度发育异常的机制及临床诊断

临床讨论儿童牙弓长度发育异常时，多指的是12岁前儿童错𬌗畸形、第一恒磨牙前的牙弓前、中、后段的长度变短/变长。而对于12岁后恒牙列初期牙弓长度异常的儿童，诊断时应该区分第一恒磨牙前的牙弓长度及第一恒磨牙后的牙弓长度。

恒牙列期前常见的儿童前段牙弓长度异常表现为切牙舌向或唇向倾斜，后段牙弓长度异常多表现为尖牙、前磨牙萌出障碍或拥挤。

恒牙列初期第一磨牙后的牙弓长度异常见于第二磨牙异位萌出，其矫治方法参见第十章相关内容。

1. 乳牙列期儿童前段牙弓长度异常的机制及临床表现。

（1）乳牙列期上颌前段牙弓长度变短：由上颌乳前牙牙轴直立或口腔不良习惯造成，前牙切𬌗或反𬌗（图6-1-2）。

（2）乳牙列期前段牙弓长度变长：由儿童口腔不良习惯造成乳前牙唇向倾斜所致。根据口腔不良习惯的不同，可出现上颌乳前牙牙列间隙增大、前牙覆𬌗覆盖增加、开唇露齿等情况（图6-1-3）。

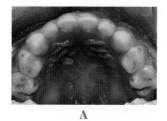
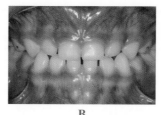
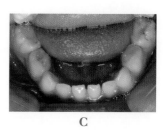

A              B              C

图6-1-2　儿童乳牙列期上前牙直立，前段牙弓长度变短，前牙浅覆盖
A. 上颌𬌗面观；B. 正面观；C. 下颌𬌗面观

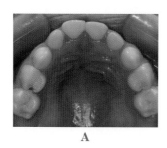
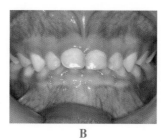
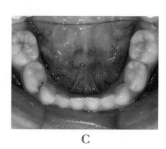

A              B              C

图6-1-3　儿童乳牙列期上颌前段牙弓长度变长（咬下唇习惯），下颌前段牙弓长度变短
A. 上颌𬌗面观；B. 正面观；C. 下颌𬌗面观

2. 替牙列期儿童前段牙弓长度变短的机制及临床表现。

1）替牙列期儿童恒切牙直立/内倾，唇舌向长度变短的机制及分类。

替牙列期恒切牙的舌向内倾/直立，唇舌向长度变短根据不同的机制可分为以下类型：

（1）按照替牙列期儿童前段牙弓长度变短影响的位置分类：①上颌前段牙弓长度变短；②下颌前段牙弓长度变短；③上、下颌前段牙弓长度变短。

（2）按照替牙列期儿童前段牙弓长度变短的病因分类：①先天性儿童前段牙弓长度变短，如儿童前段牙弓先天缺牙、多生牙压迫恒前牙内倾致前段牙弓长度变短。②遗传性面部水平生长型、前牙内倾致前段牙弓长度变短。③环境因素造成的儿童前段牙弓长度发育不足所致变短，如异常口腔环境致儿童前段牙弓长度变短，乳前牙牙病造成乳牙早失、恒前牙迟萌、弯根牙造成前牙阻生所致前段牙弓长度发育不足、前牙内倾/直立。

（3）按照替牙列期儿童前段牙弓长度变短的临床机制分类：①牙性前段牙弓长度变短，前牙直立/内倾。②牙槽骨性前段牙弓变短。除前牙直立/内倾外，错𬌗畸形累及上下牙槽骨，表现为上腭部前段直立，或下前牙槽弓内倾。③骨性前段牙弓长度变短，表现为上下颌骨矢状向的发育不足，上下前牙有代偿唇/舌倾以弥补上下颌骨矢状向发育不足。

2）替牙列期儿童恒切牙直立/内倾，唇舌向长度变短的临床表现。

（1）多由上前牙直立、上腭骨前部直立，造成前牙浅覆𬌗浅覆盖，或前牙切𬌗、

# 儿童牙弓长度发育异常矫治原理及矫治器临床应用

反𬌗，严重者伴上颌骨前段发育不足，骨性Ⅲ类关系伴牙列重度拥挤（图6-1-4）。

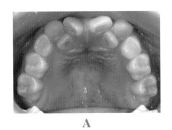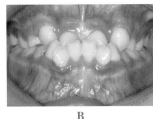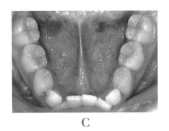

图6-1-4　替牙列期前段牙弓/上颌骨长度发育不足（腭骨前部直立，前牙反𬌗，牙列重度拥挤）
A. 上颌𬌗面观；B. 正面观；C. 下颌𬌗面观

（2）上颌前段牙弓矢状向发育不足，上前牙直立，上腭骨前部直立，𬌗平面向下旋转，前牙深覆𬌗，下颌功能性后缩，上下颌前段牙弓长度变短（图6-1-5）。

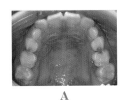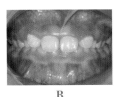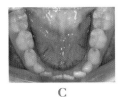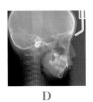

图6-1-5　儿童前段牙弓长度发育不足（𬌗平面向下旋转，前牙直立，前牙深覆𬌗，下颌功能性后缩，上下颌前段牙弓长度变短）
A. 上颌𬌗面观；B. 正面观；C. 下颌𬌗面观；D. 头侧位片

3. 替牙列期儿童中、后段牙弓长度变短的机制及临床表现。

（1）替牙列期儿童中、后段牙弓长度变短的机制。

替牙列期儿童中、后段牙弓长度变短的机制多为儿童口腔健康维护不良、乳磨牙近远中邻面龋、乳尖牙/乳磨牙早失等原因造成乳/恒磨牙近中移动。

（2）替牙列期儿童中、后段牙弓长度变短的临床表现为替牙列期中、后段牙弓长度变短，可导致继承恒牙阻生或腭向错位萌出，形成错𬌗畸形（图6-1-6）。

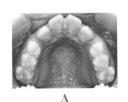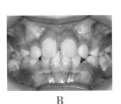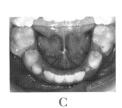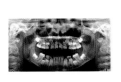

图6-1-6　上下颌乳尖牙早失、下颌第二乳磨牙早失，上下磨牙前移，中、后段牙弓长度变短，继承恒尖牙及下颌第二前磨牙阻生
A. 上颌𬌗面观；B. 正面观；C. 下颌𬌗面观；D. 全景片

4. 替牙列期儿童前段牙弓长度变长的机制及临床表现。

（1）替牙列期儿童前段牙弓长度变长多由儿童口腔不良习惯造成，多造成上前牙唇向倾斜，上前牙牙槽突唇向倾斜。单纯上前牙唇向倾斜使前牙覆𬌗覆盖增加或开𬌗，若伴有下前牙唇向倾斜，则覆盖变小（图6-1-7）。若伴有严重口呼吸，上颌前段牙弓长度变长的同时宽度发育不足，牙列拥挤。

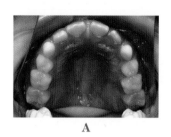 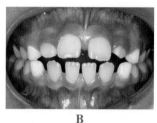 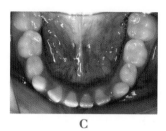

图6-1-7 替牙列期上下颌前段牙弓长度变长（患者存吐舌习惯，上下牙列间隙，前牙开𬌗）
A. 上颌𬌗面观；B. 正面观；C. 下颌𬌗面观

（2）上下颌骨发育过大，上下颌前段牙弓长度变长；或双颌发育过大，上下颌前段牙弓长度变长（图6-1-8，图6-1-9）。

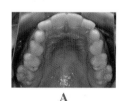 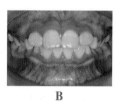 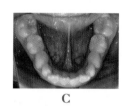 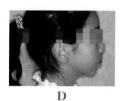

图6-1-8 儿童骨性上颌前突，上前牙前突，上颌前段牙弓长度变长
A. 上颌𬌗面观；B. 正面观；C. 下颌𬌗面观；D. 侧面观

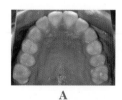 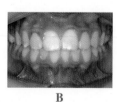 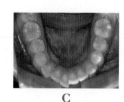 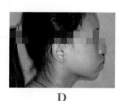

图6-1-9 儿童双颌前突，上下前牙唇向倾斜，上下颌前段牙弓长度变长
A. 上颌𬌗面观；B. 正面观；C. 下颌𬌗面观；D. 侧面观

## 二、儿童前段牙弓长度发育异常的临床矫治

### （一）儿童前段牙弓长度发育异常的临床治疗原则

儿童牙弓长度发育异常的临床诊断及治疗包括影响患儿咬合发育阶段的颅面生长发育

因素、造成患儿错𬌗畸形的潜在问题以及造成儿童牙弓长度发育异常的病因等几个方面。不同病因、机制造成的儿童牙弓长度发育异常问题的治疗原则是不同的。

1. 总的来说，儿童前段牙弓长度变长若是口腔不良习惯造成的，应在内收前牙的同时破除口腔不良习惯，具体内容详见第十一章相关内容。而对于由颅颌面发育异常造成的上下牙弓长度变化或轻中度骨性畸形，在恰当的时机可以利用口腔矫形治疗，先调整上下颌骨生长发育的异常，后期再分析咬合关系，选择正畸掩饰性治疗（拔牙或非拔牙）纠正前段牙弓长度问题。儿童骨性畸形的矫形治疗请参考第七、八、九章相关内容。严重的骨性畸形造成的前段牙弓长度异常，需要正畸−正颌联合治疗才能得到纠正。

2. 儿童前段牙弓长度变短多因牙颌面遗传或环境因素造成牙弓矢状向发育不足，临床治疗方法因错𬌗畸形的病因机制及生长发育时期的不同而不同。

1）乳牙列期/替牙列期，前段牙弓长度变短形成的前牙切𬌗及反𬌗，其治疗方法与前牙反𬌗畸形的矫治一致，具体内容参照第四章相关内容。有骨性上颌发育不足时，可在患儿配合的情况下，在乳牙列期进行早期功能矫形治疗。

2）替牙列期是纠正牙性、牙槽骨性及骨性儿童前段牙弓发育不足的重要阶段，基本原则就是利用生长发育潜力，去除环境不良因素，恢复及促进前段牙弓的发育。

（1）对于先天因素造成的儿童替牙列期长度发育不足导致的前段牙弓长度变短，如水平生长型前牙内倾深覆𬌗，治疗中在促进牙弓长度生长的同时，还应矫形控制上下颌骨的水平生长，且临床纠正内倾前牙的同时，利用生长发育潜力，通过功能矫形控制颌骨生长型。

（2）对于牙性上前牙内倾/直立、𬌗平面向下旋转造成的前牙深覆𬌗、下颌功能性后缩，临床治疗目标应该是纠正前牙内倾/直立、恢复及促进前段牙弓矢状向的生长、打开前牙深覆𬌗。

（3）对于环境因素造成替牙列期牙弓长度发育不足导致的前段牙弓长度变短、牙性上/下前牙内倾的病例，应在纠正牙槽骨内倾的同时，注重上下牙槽骨的矢状向生长，临床设计带唇挡的矫治器是治疗的关键。矫治器的唇挡撑开唇肌排除唇肌张力，可恢复前段牙弓的生长，早期纠正替牙列期儿童前段牙弓长度发育的不足。

（4）对于因个别前牙阻生、多生牙压迫致恒前牙萌出障碍等牙萌出异常造成的前段牙弓长度变短，临床治疗应首先扩大间隙，恢复前牙唇倾角度，拔除多生牙，开窗助萌，然后牵引个别阻生前牙入缺牙间隙，其矫治原理及方式参见第十章相关内容。

（5）前牙段先天缺牙也能引起前牙舌向倾斜而导致前段牙弓长度变短，其治疗方法要综合上下咬合关系、上下颌骨关系、上下牙弓间隙等因素分析考虑：①正畸修复联合治疗，恢复前牙唇向倾斜度、扩展先天缺失牙间隙、修复缺失牙；②正畸综合治疗，关闭缺失牙间隙（对𬌗牙弓减数或不减数），调整前牙覆𬌗覆盖及后牙关系。

（6）对于由先天牙胚位置或倾斜度异常造成的个别前牙反殆畸形，其矫治原理及临床技术见第四章相关内容。

应该注意的是，儿童牙弓长度发育不足常合并牙弓宽度异常，临床在治疗时应准确判断，同时矫治。

3）儿童中、后段牙弓长度变短多是由于第一恒磨牙前移造成牙列拥挤、继承恒牙阻生或异位萌出，是临床常见的牙列拥挤、牙排列异常等错殆畸形形成机制。在牙弓长度发育潜力正常的情况下，最好的治疗是把前移的磨牙远中移动，恢复正常上下磨牙关系。

4）恒牙列初期第二磨牙近中阻生、第一磨牙后牙弓变短的临床治疗应在第一磨牙后段牙弓长度生长足够的情况下，远中牵引移动阻生的第二磨牙，恢复第一磨牙后段牙弓长度（临床多需拔除第三磨牙）。远中移动第一、二磨牙能否刺激第一磨牙后的生长区（上颌结节及磨牙后垫）的生长发育，临床尚未有定论。第二磨牙异位萌出的相关治疗请参考第十章相关内容。

## （二）乳牙列期儿童前段牙弓长度发育异常的治疗

1. 上颌平面导板加双曲舌簧矫治器适应证、结构及临床应用。

（1）上颌平面导板加双曲舌簧矫治器的适应证。

若乳前牙内倾/直立、前段牙弓长度变短、乳前牙重度深覆殆伴下颌乳前牙致上殆腭黏膜创伤者，则应用上颌前牙平面导板加上颌乳前牙双曲舌簧矫治器，纠正前牙内倾，同时打开咬合，避免由于前牙深覆殆造成的下颌乳前牙致腭黏膜咬合创伤。

（2）上颌平面导板加双曲舌簧矫治器的结构。

该矫治器为无后牙殆垫基托式矫治器，在上颌第二乳磨牙上用箭头卡环、乳尖牙/第一乳磨牙间用邻间钩固位。前牙平面导板从一侧乳尖牙远中延伸至对侧乳尖牙远中，前牙平面导板高度以打开后牙咬合2-4mm为宜。双曲舌簧位于前牙平面导板龈侧，垂直于乳前牙（图6-2-1）。

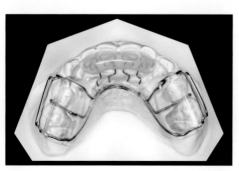

图6-2-1　上颌平面导板加双曲舌簧矫治器（双曲舌簧位于前牙平面导板龈侧，垂直于乳前牙）

（3）上颌平面导板加双曲舌簧矫治器的临床应用。

该矫治器需全天佩戴，前牙双曲舌簧每1-2周打开1-2mm，纠正乳前牙内倾。前牙内倾，纠正1-3个月。乳牙深覆殆，纠正6-12个月。替牙列期，恒前牙替换时复查前牙深覆殆是否复发。

2. 乳牙切殆/反殆畸形矫治器的原理

## 儿童牙弓长度发育异常矫治原理及矫治器临床应用

及临床应用。

儿童乳牙列前段牙弓长度变短，如乳前牙内倾，临床出现乳前牙切殆/反殆的情况，则需应用乳牙切殆/反殆畸形矫治器及时矫治（3.5-4岁）。其矫治原理及临床技术见第四章相关内容。

3. 乳牙活动/固定口腔不良习惯矫治器适应证及治疗。

（1）乳牙活动/固定口腔不良习惯矫治器的适应证。

儿童乳牙列前段牙弓长度变长伴乳前牙唇向倾斜时，病因多为儿童3岁后持续有不良吮咬习惯、张口呼吸、唇闭合不全以及伸舌（吐舌等）不良习惯。

（2）乳牙列期口腔不良习惯的矫治器治疗。

儿童乳牙列期前段牙弓长度变长的治疗应循序渐进，包括心理辅导、口腔习惯纠正以及矫治器治疗。

对于难以单纯从心理上改正的不良习惯，或已造成某些严重畸形者，在乳牙列期可戴用一些破除不良习惯的矫治器。为阻断吮指不良习惯，可用活动型（图6-2-2）或固定型（图6-2-3）腭刺；为阻断咬唇，可使用唇挡丝（图6-2-4）。儿童口腔不良习惯的矫治器治疗详见第十一章相关内容。

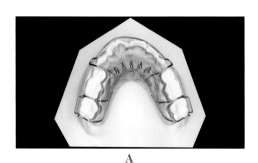

图6-2-2　活动型短腭刺（Hawley基托加短腭刺）
A. 殆面观；B. 正面观

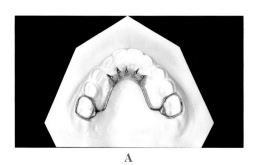
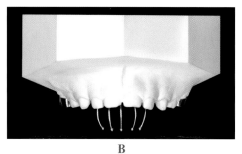

图6-2-3　固定型短腭刺（Nance托加短腭刺）
A. 殆面观；B. 正面观

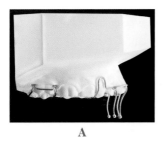 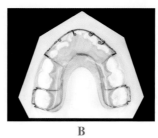 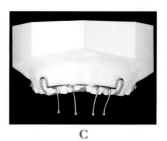

A      B      C

图6-2-4　活动型唇挡丝
A. 侧面观；B. 𬌗面观；C. 正面观

需要注意的是，2~4岁是语言发育的关键期，无论采用固定或活动矫治器，都会影响儿童语言发育，并且2~4岁儿童临床依从性差，临床治疗困难。早期采用腭刺矫治一般从3.5岁开始，并应以3个月治疗期为限。如治疗效果不佳，可推迟治疗。

### （三）替牙列期儿童前段牙弓长度发育异常的治疗

1. 上颌带唇挡的基托式矫治器适应证、结构、原理和临床应用。

（1）上颌带唇挡的基托式矫治器的适应证。

上颌带唇挡的基托式矫治器适用于儿童上颌前段牙弓长度变短的早期矫治，该类患者除上前牙直立外，上牙槽骨直立，腭前部牙槽骨直立变陡，前牙可为浅覆盖、反𬌗，也可能为深覆𬌗。诊断的重点是上颌前段牙弓发育不足，腭前部牙槽骨直立变陡（图6-2-5）。儿童上颌前段牙弓长度变短的临床表现为前牙拥挤、上前牙直立、前牙浅覆𬌗浅覆盖甚至反𬌗。

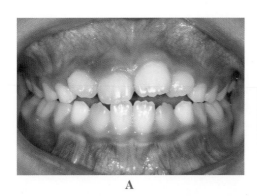 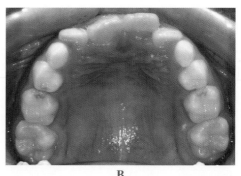

A           B

图6-2-5　替牙列期儿童上颌前段牙弓长度发育不足，腭前部牙槽骨直立变陡
A. 患者替牙列早期，牙列拥挤，前牙浅覆𬌗浅覆盖；B. 腭前部牙槽骨直立变陡

（2）上颌带唇挡的基托式矫治器结构及原理。

矫治器设计：在上颌基托式矫治器（有/无后牙𬌗垫）上加前牙唇挡。固位结构：第

# 儿童牙弓长度发育异常矫治原理及矫治器临床应用

一磨牙箭头卡环，第一/二乳磨牙间、前牙间邻间钩。上前牙唇侧唇挡撑开上唇，唇挡在上中切牙系带处分成左右两部分，离开切牙及上前牙牙槽嵴2-3mm，深入上前牙黏膜转折1-2mm（图6-2-6）。唇挡连接体用0.9mm不锈钢丝弯制，从乳尖牙远中越过𬌗面进入腭侧基托。连接体在乳尖牙及中切牙处可弯制成曲，用于唇挡前后向位置调节。

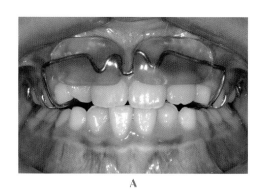
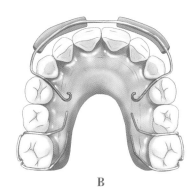

A        B

图6-2-6　替牙列初期，前牙浅覆𬌗浅覆盖，上颌前段牙弓长度发育不足（矫治器结构包括上前牙唇挡、螺旋扩弓簧、后牙𬌗垫）
A. 正面观；B. 矫治器结构图（李小兵教授专利设计）

儿童上颌前段牙弓长度发育不足，若合并牙弓宽度发育不足和（或）后牙反𬌗畸形，可在矫治器上加螺旋扩弓簧及后牙𬌗垫。若上前牙直立内倾和（或）前牙反𬌗畸形，可在矫治器前牙舌侧加双曲舌簧。

（3）上颌带唇挡的基托式矫治器的临床应用。

矫治器几乎全天佩戴（无后牙𬌗垫者，患儿进食时取下矫治器），唇挡连接体远中及中部曲可调节唇挡前后向位置。常规每2-3个月复诊1次，矫治器利用口唇肌肉功能训练恢复前段牙弓生长，一般可不做加力调节。若矫治器合并螺旋扩弓簧、双曲舌簧，则按照扩弓加力及双曲舌簧加力原则复诊加力。疗程一般10-12个月。

2. 下颌带唇挡的基托式矫治器适应证、结构、原理和临床应用。

（1）下颌带唇挡的基托式矫治器的适应证。

下颌带唇挡的基托式矫治器适用于儿童下颌前段牙弓长度变短的早期矫治，下前牙直立内倾，牙列轻中度拥挤；也适用于咬下唇等不良习惯的破除治疗。诊断的重点是下前牙直立内倾（图6-2-7）。

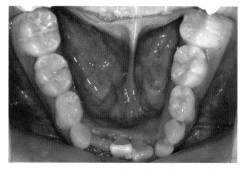

图6-2-7　下前牙轻中度拥挤，下前牙直立

（2）下颌带唇挡的基托式矫治器结构及原理。

矫治器设计：在下颌基托式矫治器（有/无后牙秴垫）上加前牙唇挡。固位结构：第一磨牙箭头卡环，第一/二乳磨牙间、前牙间邻间钩。下唇挡撑开下唇，唇挡在下中切牙系带处分成左右两部分，离开切牙及上前牙牙槽嵴2-3mm，深入下前牙黏膜转折1-2mm（图6-2-8）。唇挡连接体用0.9mm不锈钢丝弯制，从乳尖牙远中越过秴面进入腭侧基托。连接体在乳尖牙及中切牙处可弯制成曲，用于唇挡前后向位置调节。

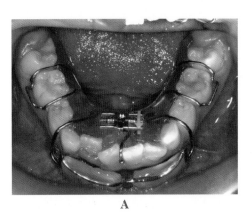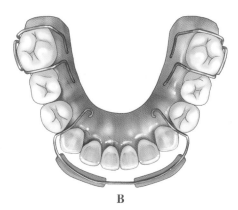

图6-2-8　儿童替牙列初期，下颌前段牙弓长度发育不足（矫治器结构包括下前牙唇挡）
A. 秴面观；B. 矫治器结构图（李小兵教授专利设计）

（3）下颌带唇挡的基托式矫治器的临床应用。

矫治器几乎全天佩戴（进食时取下矫治器），唇挡连接体远中曲可调节唇挡前后向位置。常规每2-3个月复诊1次。矫治器利用口唇肌肉功能训练恢复前段牙弓生长，一般可不做加力调节。若矫治器合并螺旋扩弓簧，则按照扩弓加力原则复诊加力。疗程一般10-12个月。

儿童下颌前段牙弓长度发育不足常常是由于上颌前段牙弓长度发育不足的限制，所以，矫治下颌前段牙弓长度发育不足时，多同时治疗上颌前段牙弓长度发育不足。

上下颌带唇挡的基托式矫治器不同于传统上下颌唇挡矫治器，其主要是利用唇挡解除上下前牙的直立内倾，使上下前牙自行调整唇/舌向倾斜度，恢复上下颌前段牙弓生长。

3. 上/下前牙双曲唇弓基托式矫治器适应证、结构、原理和临床应用。

（1）上/下前牙双曲唇弓基托式矫治器的适应证。

上/下前牙双曲唇弓基托式矫治器适用于上/下前牙唇向倾斜、牙列间隙的前段牙弓长度变长的错秴畸形的矫治。

（2）上/下前牙双曲唇弓基托式矫治器的结构及原理。

矫治器基本结构为前牙双曲唇弓，双曲唇弓矫治器结构详见第二章（图2-4-1）。后牙固位结构：第一磨牙箭头卡环，第一/二乳磨牙间、前牙间邻间钩（图6-2-9）。

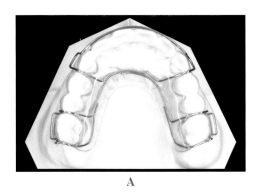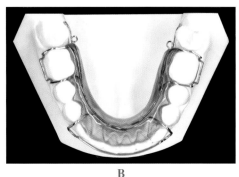

图6-2-9　上/下前牙双曲唇弓基托式矫治器
A. 上前牙双曲唇弓基托式矫治器；B. 下前牙双曲唇弓基托式矫治器

上/下前牙双曲唇弓基托式矫治器可利用左右侧双曲加力，内收唇向倾斜上下前牙并关闭间隙。由于双曲加力后前牙内收，此时需要同时调磨矫治器前牙舌侧基托，缓冲基托，避免阻挡前牙内收。

为使矫治力更轻柔、更持续，在上颌可延长上唇弓至上颌第一乳磨牙远中越过𬌗面进入腭侧基托，增加双曲唇弓水平部长度，还可以同时在双曲上弯制螺旋，以增加唇弓弹性，这种设计也称为改良别针型双曲唇弓矫治器（图6-2-10）。

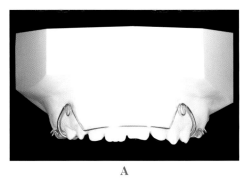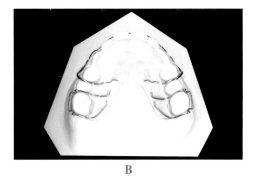

图6-2-10　上颌改良别针型双曲唇弓矫治器（上唇弓延长至第一乳磨牙，垂直曲上弯制螺旋，矫治力更轻柔）
A. 正面观；B. 𬌗面观

（3）上/下前牙双曲唇弓基托式矫治器的临床应用。

临床常用带双曲唇弓的活动矫治器，通过唇弓加力关闭前牙间散在间隙。每2-4周复诊1次，每次关闭双曲1-2mm，同时调磨前牙舌侧基托，避免其妨碍前牙内收。矫治时间3-6个月。

4. 上前牙双曲唇弓加纵簧的基托式矫治器适应证、结构、原理和临床应用。

（1）上前牙双曲唇弓加纵簧的基托式矫治器的适应证。

上前牙双曲唇弓加纵簧的基托式矫治器适用于上前牙唇向倾斜、牙列间隙，中切牙间间隙伴中切牙牙冠远中倾向的前段牙弓长度变长的错𬌗畸形患儿。

（2）上前牙双曲唇弓加纵簧的基托式矫治器的结构和原理。

在上前牙双曲唇弓矫治器的基础上，将纵簧放置在牙冠远中倾斜的上中切牙远中，连接体通过前牙间隙进入舌侧基托，其余结构与上前牙双曲唇弓矫治器相同（图6-2-11）。

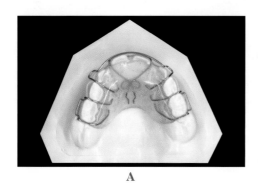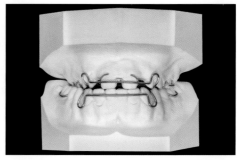

**A** **B**

图6-2-11 上前牙双曲唇弓加纵簧的基托式矫治器
A. 𬌗面观；B. 正面观

（3）上前牙双曲唇弓加纵簧的基托式矫治器的临床应用。

双曲唇弓加力可关闭前牙散在间隙，内收唇向倾斜的上前牙，纵簧加力可纠正上中切牙牙冠远中倾斜并关闭中切牙间间隙。每2-4周复诊1次，每次关闭双曲1-2mm，纵簧每次加力1mm，同时调磨缓冲前牙舌侧基托，避免其妨碍前牙内收。矫治时间为3-6个月。

## 三、磨牙近/远中移动矫治原理及矫治器临床应用

替牙列期后牙近/远中移动的矫治主要是针对第一恒磨牙近中移动、乳磨牙早失、缺隙侧相邻牙近/远中倾斜移动、间隙丧失而进行的早期阻断矫治。

在儿童替牙列期牙齿替换过程中，非生理性第一恒磨牙近中移位可由多种原因引起：①儿童龋病、根尖周病造成乳磨牙早失；②儿童乳磨牙近远中龋坏，牙冠宽度减小；③前磨牙牙胚位置异常，舌向萌出。在替牙列期或恒牙列早期，恢复近中移动磨牙到正常的位置，对儿童磨牙正常咬合建立、恢复前段牙冠长度、解除因磨牙前移造成的拥挤有十分重要的作用。

乳磨牙早失除造成第一恒磨牙前移外，相邻乳磨牙、前磨牙（或恒尖牙）也会向缺隙侧倾斜/移动。矫治时，在移动第一恒磨牙向远中的同时，也应近中移动向远中倾斜/移动

的缺隙侧相邻乳磨牙、前磨牙（或恒尖牙）。因为在替牙列期推磨牙向远中时，有些矫治器也同时推缺隙侧邻牙向近中移动，并且替牙列期推乳磨牙、前磨牙（或恒尖牙）在早期错𬌗畸形的临床治疗中可推迟到恒牙列期进行综合矫治，故乳磨牙、前磨牙近中移动的矫治在本章节就不再赘述。

儿童替牙列期后牙近/远中移动的矫治主要是设计矫治支抗，利用矫治器加力装置近/远中移动缺隙侧磨牙、乳磨牙、前磨牙（或恒尖牙），矫治器加力一般在180g左右，若需同时推两个恒磨牙，则可将矫治力加大到240g左右。根据固位设计，矫治器可分为活动或固定矫治器。支抗设计可以采用同牙列其他牙齿、对颌牙列，口周软组织以及口外支抗（如头帽）等。

临床矫治推磨牙向后的设计中，对间隙的分析以及对儿童牙弓长度发育的预测是必须的。矫治设计还要充分考虑并注意观察推磨牙向后可能带来的磨牙伸长、磨牙远中倾斜、前牙支抗丧失对儿童错𬌗畸形造成的影响，避免推磨牙向后造成前牙开𬌗、下颌向下向后旋转、下前牙唇向倾斜等新的错𬌗畸形问题。

儿童推磨牙向后矫治常规保持到恒牙列初期，常用下颌舌弓或上颌Nance托保持。

## （一）推下颌磨牙向后矫治器原理及临床应用

1. 下唇挡推磨牙向后矫治器。

1）下唇挡推磨牙向后矫治器的适应证。

下唇挡推磨牙向后矫治器是将唇肌张力通过连接体传递到第一磨牙，推其向远中以及防止磨牙近中移动的半固定矫治器，适用于下颌第一磨牙轻度前移、牙列轻度拥挤、下前牙直立的拥挤错𬌗畸形的早期阻断矫治。唇挡推开下唇，隔离下唇对下前牙向舌侧的张力，为下前牙唇向倾斜提供少量间隙，有利于缓解下前牙拥挤。

2）下唇挡推磨牙向后矫治器的设计及原理。

下唇挡推磨牙向后矫治器为半固定插销式矫治器。

（1）下唇挡就位于前庭沟内，面积不应太大，尽量隐蔽于唇下。利用矫治器颊弓上阻挡曲或阻挡帽将下唇挡调节至距切牙唇面3~5mm处。

（2）双侧唇挡用1.0~1.2mm不锈钢丝弯制的连接体连接，唇系带明显者连接体在正中弯制成"倒V形"，避让唇系带。

（3）用1.2mm不锈钢丝弯制连接颊弓插入后牙带环颊面管：①插销式颊弓，颊弓向后插入双侧磨牙带环颊面管，颊面管前阻挡帽调整颊弓长度及下唇挡矢状向位置；②带垂直曲插销式颊弓，颊弓向后插入双侧磨牙带环颊面管，颊面管前垂直阻挡曲调整颊弓长度及下唇挡矢状向位置。插入颊面管的颊弓末端超出远端部分应回弯，防止损伤患者黏膜。

（4）双侧第一磨牙上粘接带三颊管的带环，唇挡通过颊弓将矫治力传递到双侧第一磨牙上（图6-3-1，图6-3-2）。

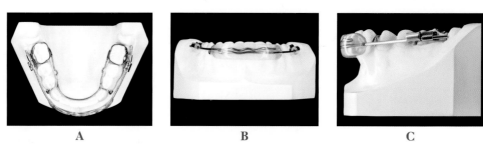

图6-3-1　下唇挡推磨牙向后矫治器（阻挡帽型）
A. 𬌗面观；B. 正面观；C. 侧面观

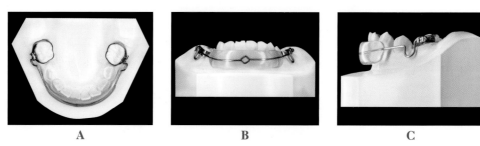

图6-3-2　下唇挡推磨牙向后矫治器（阻挡曲型）
A. 𬌗面观；B. 正面观；C. 侧面观

3）下唇挡推磨牙向后矫治器的临床应用。

下唇挡插入第一磨牙颊面管后，下唇挡将唇肌张力通过颊弓传递到下颌第一磨牙上，将其推向远中。利用颊弓上垂直曲/阻挡帽调节唇挡位置，使第一磨牙向后推力大小为每侧150~180g。矫治器每天应戴用20小时以上。复诊时视磨牙向后移动的大小，适当调整下唇挡的矫治力。矫治时间为6~8个月，保持到恒牙列初期。

下唇挡推磨牙向后矫治器的优点是矫治器结构简单，矫治器同时有下唇肌训练、唇向倾斜下前牙提供间隙的作用，多用于白天不能坚持口外牵引的患儿及有不良唇习惯的患儿。其不足之处是矫治器对矫治力的大小、方向控制较差。矫治效果以轻度远中移动下颌第一磨牙为主，并伴有磨牙远中倾斜。矫治适应证只有轻度的下磨牙前移或倾斜。

2. 下颌舌弓式推磨牙向后矫治器。

（1）下颌舌弓式推磨牙向后矫治器的适应证。

下颌舌弓常常用于乳磨牙早失后下牙弓长度的保持，若舌弓设计有垂直曲，打开垂直曲可调整舌弓矢状向长度，则下颌舌弓式推磨牙向后矫治器可以用于轻度前移的下颌第一磨牙远中移动的临床矫治。下颌舌弓式推磨牙向后矫治器适用于下颌第一磨牙轻度前移、

# 儿童牙弓长度发育异常矫治原理及矫治器临床应用

牙列轻度拥挤、下前牙直立的拥挤错𬌗畸形的早期阻断矫治。舌弓垂直曲加力的反作用力有唇向倾斜下前牙的作用，临床不利于维持下前牙直立。

（2）下颌舌弓式推磨牙向后矫治器的设计及原理。

下颌舌弓式推磨牙向后矫治器为固定或半固定矫治器。

①下颌舌弓用0.8-0.9mm不锈钢丝弯制，分别在下颌第一磨牙近中弯制一个垂直曲，高度为5mm（以下颌牙槽嵴高度为限，不刺激舌侧黏膜），宽度为3-4mm，舌弓前段接触下前牙舌侧龈1/3，后段贴近牙槽骨并离开倒凹。

②半固定舌弓向后插入带环舌管，固定舌弓将末端焊接在带环舌侧。

③双侧第一磨牙上粘接带舌管的带环，带环通过焊接或舌管与舌弓连接（图6-3-3）。

（3）下颌舌弓式推磨牙向后矫治器的临床应用。

打开下颌舌弓上的垂直曲可推下颌第一磨牙向后，垂直曲每次打开1mm，施加

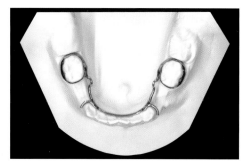

图6-3-3　下颌舌弓式推磨牙向后矫治器
（固定式）

的矫治力大小为每侧150-180g。矫治器全天佩戴。对于半固定舌弓，复诊加力时可将舌弓从带环舌管中取出，打开垂直曲加力，加力大小要视磨牙向后移动情况调整。固定舌弓不能取下，加力时直接在口内打开舌弓垂直曲，或者把舌弓及带环取下，加力后再粘接回磨牙上。矫治时间为6-8个月，之后保持到恒牙列初期。

下颌舌弓式推磨牙向后矫治器结构简单，但舌弓加力有唇向倾斜下前牙的副作用，对患儿下前牙直立的维持不利。该矫治器加力不方便，推磨牙向后的矫治力大小、方向控制较差；矫治效果以轻度远中移动下颌第一磨牙为主，并伴有磨牙远中倾斜，只能矫治轻度的下磨牙前移或倾斜。舌弓常规的临床应用还是以维持下牙弓长度为主。

3. 下颌别针簧磨牙远中移动矫治器。

下颌别针簧磨牙远中移动矫治器适用于第二乳磨牙早失，第一乳磨牙/第一前磨牙远中移动/倾斜的病例。

（1）矫治器结构：①第一磨牙带环。②0.8-0.9mm不锈钢丝弯制的带U形曲舌弓。③0.7mm不锈钢丝弯制的别针簧。垂直部为带螺旋的垂直曲（高度5mm，宽度2mm），水平部远中与矫治器颊侧支持臂一起焊接在带环颊面，近中端环绕过颊侧支持臂紧贴第一乳磨牙/第一前磨牙远中邻面。④0.8-0.9mm不锈钢丝弯制的矫治器颊侧支持臂，远端与别针簧一起焊接在带环上，近中越过第一乳磨牙/第一前磨牙牙冠近中（高度为牙冠中1/3）

（图6-3-4）。

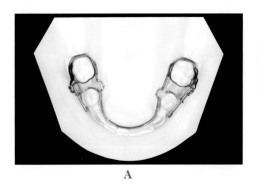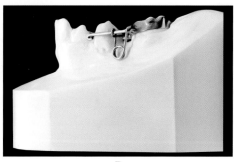

图6-3-4　下颌别针簧磨牙远中移动矫治器
A. 𬌗面观；B. 侧面观

（2）矫治器的原理及临床应用：下颌别针簧磨牙远中移动矫治器通过打开别针簧底部弹簧圈远中移动下颌第一磨牙，别针簧近中水平部可支撑别针簧打开的作用力，也有推缺隙侧近中乳磨牙/前磨牙向近中移动的作用（类似指簧）。别针簧每次打开弹簧1~2mm，扩大缺牙间隙。别针簧每侧加力150g，每2周复诊1次，疗程3个月。

4. 下颌固定扩大螺旋推磨牙向后矫治器。

1）下颌固定扩大螺旋推磨牙向后矫治器的适应证。

单/双侧乳牙早失、磨牙近中移动复位，下牙列轻度或中度拥挤，下前牙直立。

2）下颌固定扩大螺旋推磨牙向后矫治器的设计。

下颌固定扩大螺旋推磨牙向后矫治器根据固位方式不同有两种设计。

（1）替牙列早期下颌第一前磨牙未萌出，矫治器设计为：①左右下颌第一恒磨牙无颊面管带环。②螺旋扩弓簧，置于乳磨牙缺隙处。③1.0mm不锈钢丝连接体，螺旋扩弓簧远中与第一恒磨牙带环焊接相连；近中从下颌恒尖牙或者乳尖牙牙𬌗面进入舌侧基托。④固位体：可用在下前牙，用0.7~0.8mm不锈钢丝弯制邻间钩和（或）弯制固位卡环。（图6-3-5A、B、C）

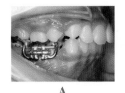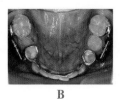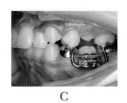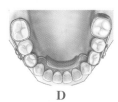

图6-3-5　下颌固定扩大螺旋推磨牙向后矫治器结构（替牙列期，李小兵教授专利设计）
A. 右侧面观；B. 𬌗面观；C. 左侧面观；D. 示意图

（2）第一前磨牙萌出，牙冠高度足够，矫治器设计则改前牙卡环为前磨牙带环加连接体，其余结构与替牙列早期矫治器设计一致（图6-3-5D）。

3）下颌固定扩大螺旋推磨牙向后矫治器的临床应用。

利用卡环和带环固位成一个整体的矫治器，螺旋扩大簧产生轻力使前移的磨牙向远中移动，基托利用下颌前牙槽嵴做支抗。每次加力90°（每次0.25mm），2次/周，复诊1次/月，疗程3个月，可最大推磨牙向后5mm左右。复诊时需检查患者是否按期调整矫治器，矫治器有无松动、损坏，磨牙前间隙是否增大，前牙是否有支抗丧失情况，以及磨牙的轴倾度及前牙覆𬌗覆盖改变情况。下磨牙远中移动到位后，下颌舌弓间隙维持到恒牙替换结束。

下颌固定扩大螺旋推磨牙向后矫治器的优点：为固定矫治器，推磨牙向后矫治的三向控制好，患儿可自行加力，减少复诊次数，矫治器螺旋扩大簧位于颊侧，佩戴舒适。该矫治器很好地解决了推下磨牙向后较难的临床问题。此矫治器也可以用于上颌。

5. 单侧下颌扩大螺旋基托式推磨牙向后矫治器。

（1）单侧下颌扩大螺旋基托式推磨牙向后矫治器的适应证：单侧乳牙早失、磨牙近中移动复位，下牙列轻度或中度拥挤，下前牙直立。

（2）单侧下颌扩大螺旋基托式推磨牙向后矫治器的结构及原理。

该矫治器由以下几部分组成：①螺旋扩大簧：放置于磨牙前移后缩窄的间隙舌侧。②固位装置：下颌第一恒磨牙固位卡环为箭头卡环、单臂卡环、环卡，以及下前牙双曲唇弓。③舌侧分裂基托：基托紧贴牙槽骨，避开倒凹，增加支抗，可增加舌侧丝以增加基托强度（图6-3-6）。

该矫治器利用螺旋扩大簧产生的矫治力作用于前移磨牙上，分裂基托打开，达到推磨牙向远中移动、开拓牙间隙的效果。

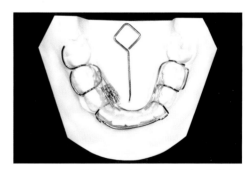

图6-3-6 单侧下颌扩大螺旋基托式推磨牙向后矫治器

（3）单侧下颌扩大螺旋基托式推磨牙向后矫治器的临床应用。

矫治时，单侧下颌扩大螺旋基托式推磨牙向后矫治器与慢速扩弓矫治器使用方法类似，打开螺旋1-2次/周，每次90°，每月复诊1次。推下颌第一磨牙向后达轻远中关系时结束治疗，疗程3-6个月。复诊时需检查患儿是否按期调整矫治器，矫治器有无松动、损坏，磨牙前间隙是否增大，前牙是否有支抗丧失情况，以及磨牙的轴倾度及前牙覆𬌗覆盖改变情况。下磨牙远中移动到位后，用原矫治器或下颌舌弓间隙保持器到乳恒牙替换结束。

6. 下颌Distal Jet（活塞式）推磨牙向后矫治器。

（1）下颌Distal Jet（活塞式）推磨牙向后矫治器的适应证：单/双侧下颌乳牙早失、磨牙近中移动复位，下牙列轻度或中度拥挤，下前牙直立。

（2）下颌Distal Jet（活塞式）推磨牙向后矫治器的结构及原理。

矫治器结构：①可滑动的固定锁；②单/双侧活塞结构由内径为0.9mm的纵管和插入磨牙舌面管的推动臂组成；③推动臂由直径为0.8mm的不锈钢丝弯制而成，钢丝末端双折构成插入磨牙带环舌面管；④磨牙带环附舌面管；⑤下前牙舌侧基托，增加前牙支抗并可连接双侧活塞；⑥NiTi螺旋扩弓簧。改良型Distal Jet（活塞式）推磨牙向后矫治器可在推动臂水平段的远中末端弯制一个螺旋，以减少磨牙移动时的扭转和倾斜（图6-3-7）。

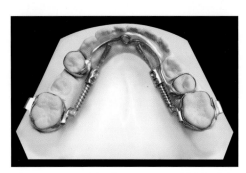

图6-3-7 双侧下颌Distal Jet（活塞式）推磨牙向后矫治器

该矫治器利用NiTi螺旋扩弓簧锁入活塞后产生的矫治力作用于前移磨牙上，推磨牙向远中移动，扩大乳磨牙早失间隙。

（3）下颌Distal Jet（活塞式）推磨牙向后矫治器的临床应用。

将高弹性的NiTi螺旋扩弓簧用可滑动的固定锁压缩就位后，磨牙在螺旋扩弓簧的作用下沿推动臂向远中滑动，矫治器加力一般在180-240g。若只推第一恒磨牙，矫治力为每侧180g，若需同时推第二恒磨牙则每侧需240g的力。一般每4-6周复诊加力1次，疗程4-6个月。

该矫治器加力方便，其矫治力来源是NiTi螺旋扩弓簧。矫治力持续，有利于磨牙移动。另外，在推动臂控制下，磨牙可平行远中移动，减少了远中倾斜的副作用。

## （二）推上颌磨牙向后矫治器原理及临床应用

1. 上颌摆式推磨牙远中矫治器。

上颌摆式推磨牙远中矫治器是临床最常用的推上颌磨牙向后矫治器，利用乳磨牙、前磨牙以及Nance托为支抗，摆式弹簧加力推上颌第一恒磨牙向远中。

1）上颌摆式推磨牙远中矫治器的适应证。

单/双侧上颌乳磨牙早失、第一恒磨牙前移、上前牙直立；或上牙弓轻度拥挤，前牙轻度深覆𬌗深覆盖错𬌗畸形。

# 儿童牙弓长度发育异常矫治原理及矫治器临床应用

由于上颌牙槽骨骨皮质厚度较下颌薄，远中移动上磨牙比下磨牙更为快速和效果更明显。

2）上颌摆式推磨牙远中矫治器的结构及原理。

该矫治器的结构：

（1）因为上颌硬腭的存在，常设计改良Nance托增加支抗，并连接双侧摆式弹簧及连接体。改良Nance托比常规Nance托面积要大，远中边缘通常到达上颌第一恒磨牙的近中，这样可以避免对腭组织的伤害，同时最大程度地利用腭部软硬组织提供腭部支抗。改良Nance托应离开牙齿龈缘5mm，以避免牙齿周围组织的血管被过度压迫，同时也有利于口腔卫生。

（2）固位部分：左右第一磨牙上附腭侧管的带环以及左右第一前磨牙带环。若第一前磨牙未换，可在乳磨牙上弯制𬌗支托，用玻璃离子粘接剂粘接固位。

（3）矫治器连接体一端焊接在前磨牙带环上，或通过𬌗支托粘接在乳磨牙上（若第一前磨牙未换），另一端埋入Nance托。

（4）作用力部分：摆式弹簧远中插入第一恒磨牙腭侧管，近中埋入Nance托。摆式弹簧用0.7~0.9mm不锈钢丝弯制。该弹簧由以下几部分组成：①插入磨牙腭侧管的部分；②一个小的水平调节曲；③一个闭合螺旋曲以及埋入Nance托中的连接体。带螺旋的摆式弹簧对需要远中移动的磨牙加力，远中移动磨牙。水平调节曲可以允许在弹簧就位过程中有一定的舌向压缩，以利于就位。但更重要的是调整水平调节曲可以对抗磨牙的腭向移动，避免摆式弹簧在向远中移动磨牙时向后向腭侧移动磨牙，形成反𬌗的趋势（图6-3-8）。

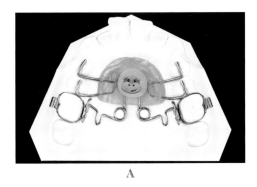 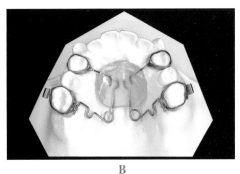

图6-3-8　上颌摆式推磨牙远中矫治器
A. 带环及𬌗支托固位的上颌摆式推磨牙远中矫治器；B. 带环固位的上颌摆式推磨牙远中矫治器

该矫治器矫治原理：利用改良Nance托、磨牙/前磨牙带环（或乳磨牙上𬌗支托），形成腭部支抗和上颌前磨牙或乳磨牙牙支抗单位，通过摆式弹簧传递矫治力至需要移动的上颌第一磨牙，远中移动上颌第一磨牙。

3）上颌摆式推磨牙远中矫治器的临床应用。

（1）矫治器的预加力：在口内作用力部分安装就位前预加力更为有效。如果需要明显的磨牙远中移动，对于由0.017英寸×0.025英寸（0.43mm×0.63mm）TMA丝弯制的弹簧，可以将其预加力至和腭中缝平行；如果弹簧是用0.7mm不锈钢丝制作而成的，则只要将弹簧加力至和腭中缝成30°即可，在弹簧插入过程中，大约有1/3的力会丧失，剩下的矫治力为150g左右。

（2）作用力部分的就位方法：用手指将已预加力的摆式弹簧推向前，用持针器夹住弯曲的近中端，将弹簧插入磨牙舌侧管，如果在弹簧回弯部分加入了旋转磨牙的作用力，用钳子夹住该部分可以更为容易地将弹簧插入。弹簧远中向的压力可以有效地固定弹簧。为确保刷牙时弹簧不滑出舌侧管，也可以使用一个结扎圈加以结扎固定。

（3）矫治器的复诊加力：患儿在矫治器安装就位后一周即应复诊，主要检查矫治器就位/固位情况、患儿受力适应情况、矫治器有无压迫腭侧黏膜组织，以及矫治器加力对磨牙、支抗牙的作用是否过大等。

上颌摆式推磨牙远中矫治器一般每4~6周复诊1次，每次复诊时加力使磨牙向远中移动约1mm，通常将上磨牙移至与下磨牙成轻度近中的𬌗关系时结束加力，疗程4~6个月。复诊加力方法：将摆式弹簧从舌侧管中取出，在螺旋扩大簧的中心用鸟嘴钳夹住，然后向远中推动弹簧，使之靠近腭中缝，随后重新插入磨牙带环舌侧管。

矫治后可以用原矫治器保持，也可以换上颌Nance托保持，直到上颌恒牙替换结束。若用Nance托替换原矫治器保持，需预成Nance托，在同一天内取下矫治器并粘贴Nance托，以便尽可能减少及防止上颌第一磨牙前移复发。

2. 上颌扩大螺旋基托式推磨牙向后矫治器。

（1）上颌扩大螺旋基托式推磨牙向后矫治器的适应证：单/双侧乳牙早失、磨牙近中移动，上牙列轻度拥挤。

（2）上颌扩大螺旋基托式推磨牙向后矫治器的结构及原理。

该矫治器由以下几部分组成：①螺旋扩大簧，放置于磨牙前移后缩窄的间隙舌侧。②固位装置，上颌第一恒磨牙固位卡环为箭头卡环，乳磨牙/前磨牙为箭头卡环或单臂卡环及邻间钩，上前牙为双曲唇弓。③上颌腭侧单/双侧分裂基托（图6-3-9）。

该矫治器利用螺旋扩大簧产生的矫治力作用于前移磨牙上，分裂基托打开，达到推磨牙向远中移动、扩展牙间隙的效果。

（3）上颌扩大螺旋基托式推磨牙向后矫治器的临床应用。

矫治时，与慢速扩弓矫治器使用方法类似，打开螺旋1~2次/周，每次90°，每月复诊1次。推上颌第一磨牙向后达轻近中关系时结束治疗，疗程3~6个月。复诊时需检查患者是

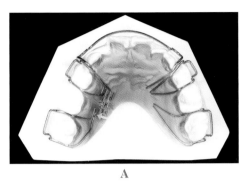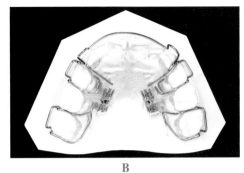

A           B

图6-3-9　上颌单/双侧扩大螺旋基托式推磨牙向后矫治器
A. 上颌单侧扩大螺旋基托式推磨牙向后矫治器；B. 上颌双侧扩大螺旋基托式推磨牙向后矫治器

否按期调整矫治器，矫治器有无松动、损坏，磨牙前间隙是否增大，前牙是否有支抗丧失情况，以及磨牙的轴倾度及前牙覆𬌗覆盖改变情况。上磨牙远中移动到轻近中位后，原矫治器或上颌Nance托维持到恒牙替换结束。

3. 上颌Distal Jet（活塞式）推磨牙向后矫治器。

（1）上颌Distal Jet（活塞式）推磨牙向后矫治器的适应证：单/双侧上乳牙早失、磨牙近中移动，上牙列轻度或中度拥挤，上前牙直立。

（2）上颌Distal Jet（活塞式）推磨牙向后矫治器的结构及原理。

该矫治器的结构：①可滑动的固定锁；②单/双侧活塞结构由内径为0.9mm的纵管和插入磨牙舌面管的推动臂组成；③推动臂由直径为0.8mm的不锈钢丝弯制而成，钢丝末端双折构成插入磨牙带环舌面管；④磨牙带环附腭侧管；⑤上前牙舌侧基托，增加前牙支抗并可连接双侧活塞；⑥NiTi螺旋扩弓簧。（图6-3-10）

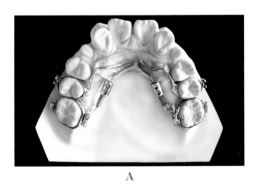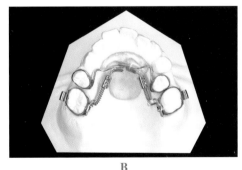

A           B

图6-3-10　双侧上颌Distal Jet（活塞式）推磨牙向后矫治器
A. 16、26牙前移，推磨牙向后；B. 55、65牙早失，乳磨牙间隙扩展

该矫治器利用NiTi螺旋扩弓簧锁入活塞后产生的矫治力作用于前移磨牙上，推磨牙向远中移动，扩展乳磨牙早失间隙。

（3）上颌Distal Jet（活塞式）推磨牙向后矫治器的临床应用。

将高弹性的NiTi螺旋扩弓簧用可滑动的固定锁压缩就位后，磨牙在螺旋扩弓簧的作用下沿推动臂向远中滑动，矫治器加力一般为180-240g。若只推第一恒磨牙，矫治力为每侧180g；若需同时推第二恒磨牙，则需每侧240g的力。一般每4-6周复诊加力1次，疗程4-6个月。

该矫治器加力方便，其矫治力来源是NiTi螺旋扩弓簧。矫治力持续，有利于磨牙移动。另外，在推动臂控制下，磨牙可平行远中移动，从而减少了推磨牙向远中产生的倾斜磨牙牙冠的副作用。

4. 上颌蛙式扩大螺旋基托式推磨牙向后矫治器。

（1）上颌蛙式扩大螺旋基托式推磨牙向后矫治器的适应证：伴上牙弓轻度狭窄、上牙列轻度拥挤的双侧乳牙早失、磨牙近中移动。

（2）上颌蛙式扩大螺旋基托式推磨牙向后矫治器的结构及原理。

该矫治器由以下几部分组成：①蛙式螺旋扩大簧，蛙式螺旋扩大簧能向左右两侧及向后方加力，临床也称其为三向螺旋扩大簧；②固位装置，上颌第一恒磨牙带环、乳磨牙/前磨牙𬌗面支托粘接固位；③上颌腭侧基托；④连接体，摆式弹簧及支托连接体埋入腭侧基托内，腭侧基托将两侧摆式弹簧连接成一体。（图6-3-11）

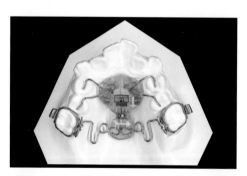

该矫治器利用腭部及牙作为支抗，蛙式螺旋扩大簧扩大牙弓，摆式弹簧远中移动磨牙。

图6-3-11　单/双侧上颌蛙式扩大螺旋基托式推磨牙向后矫治器

（3）上颌蛙式扩大螺旋基托式推磨牙向后矫治器的临床应用。

上颌蛙式扩大螺旋基托式推磨牙向后矫治器矫治时，与慢速扩弓矫治器使用方法类似，打开螺旋1-2次/周，每次90°，每月复诊1次。推上颌第一磨牙向后达轻近中关系时结束治疗，疗程3-6个月。复诊时需检查矫治器是否贴合、有无损坏，以及磨牙远中移动及扩弓的效果，还需检查前牙唇倾代偿情况。上磨牙远中移动到轻近中位后，原矫治器或上颌Nance托维持到恒牙替换结束。

5. 上颌Jones Jig（套管弹簧式）推磨牙向远中矫治器。

（1）上颌Jones Jig（套管弹簧式）推磨牙向远中矫治器的适应证：单/双侧上磨牙近中移动、上牙列轻度或中度拥挤的错𬌗畸形非拔牙矫治。

## 儿童牙弓长度发育异常矫治原理及矫治器临床应用

（2）上颌Jones Jig（套管弹簧式）推磨牙向远中矫治器的结构及原理。

该矫治器设计结合了局部固定多托槽矫治技术与推磨牙向后功能部件。

矫治器结构：①带NiTi螺旋扩弓簧的近中端可滑动套管；②双侧上颌第一磨牙带环；③第二前磨牙带环及焊接在带环上的金属托槽；④腭侧Nance托；⑤埋入Nance托及焊接在第二前磨牙带环上的0.9mm不锈钢丝制作的连接体；⑥局部0.019英寸×0.025英寸（0.48mm×0.64mm）不锈钢方丝。（图6-3-12）

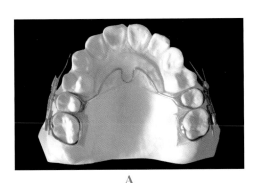 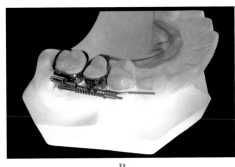

图6-3-12　上颌Jones Jig（套管弹簧式）推磨牙向远中矫治器
A. 𬌗面观；B. 侧面观

该矫治器利用套管活动端压闭NiTi螺旋扩弓簧后产生的矫治力作用于上颌第一恒磨牙上，推磨牙向远中移动，扩大乳磨牙早失间隙。

（3）上颌Jones Jig（套管弹簧式）推磨牙向后矫治器的临床应用。

将高弹性的NiTi螺旋扩弓簧及套管套入局部0.019英寸×0.025英寸（0.48mm×0.64mm）不锈钢方丝，0.019英寸×0.025英寸（0.48mm×0.64mm）不锈钢方丝结扎入第二前磨牙托槽，远端插入第一磨牙带环颊面方管。近中端可滑动套管压缩NiTi螺旋扩弓簧2mm，产生矫治推力沿推动臂向远中滑动。矫治器加力一般在150~180g。一般每4~6周复诊向后结扎活动套管加力一次，疗程4~6个月。矫治后用Nance托保持，并立即开始固定正畸综合矫治。

该矫治器加力方便，其矫治力来源是NiTi螺旋扩弓簧，矫治力持续，磨牙沿局部不锈钢方丝向远中平行移动，从而减少了推磨牙向远中产生的倾斜磨牙牙冠的副作用。

（王娅婷　李小兵）

# 附录1　牙弓长度扩展矫治器特殊设计

### 1. 上颌摆式加扩弓矫治器

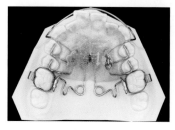

上颌摆式加扩弓矫治器：在上颌基托式螺旋扩大活动矫治器上加第一磨牙摆式弹簧，在扩大上牙弓的同时，推磨牙向后。这是改良的上颌螺旋活动扩弓矫治器，也是改良的上颌摆式推磨牙向后矫治器。其在扩大牙弓的同时推磨牙向后，矫治器固位更好，以提供更多的矫治支抗。

附6-1-1

### 2. 上颌环形𬌗支托摆式矫治器

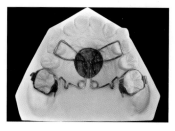

该矫治器使用第一前磨牙𬌗方的环形𬌗支托，通过流体树脂粘接于第一前磨牙上作为支抗。

附6-1-2

### 3. 上颌摆式矫治器（活动式）

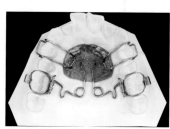

该矫治器使用第一前磨牙上的箭头卡环进行固位，患儿可将插销取下后清洁矫治器，但佩戴有一定难度。

附6-1-3

### 4. 单侧上颌螺旋摆式推磨牙向后矫治器

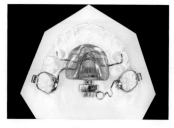

该矫治器是将上颌单侧摆式矫治器的摆式弹簧焊接到螺旋扩弓簧上而成的改良摆式矫治器，可调整螺旋扩大簧使摆式弹簧加力，复诊方便。

附6-1-4

### 5. 双侧上颌螺旋摆式推磨牙向后矫治器

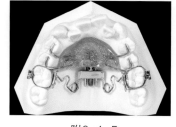

该矫治器是将双侧上颌摆式矫治器的摆式弹簧焊接到螺旋扩弓簧上而成的改良摆式矫治器，可调整螺旋扩弓簧使摆式弹簧加力，复诊方便。

附6-1-5

6. 反式Twin Block推磨牙远中矫治器

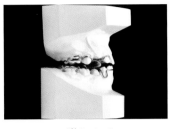 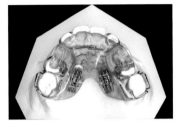 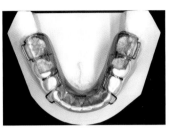

附6-1-6                附6-1-7                附6-1-8

在使用功能矫治器治疗的同时，如果也有需要间隙扩展，可以在已有的矫治器上增加移动磨牙的组件，例如利用反式Twin Block矫治器治疗功能性Ⅲ类错𬌗畸形时，在上颌第一磨牙腭侧设计螺旋扩弓簧，利用上颌基托以及下颌𬌗垫共同作为支抗，达到远中移动磨牙同时唇向移动上前牙的效果。

7. 上颌扩大螺旋基托式推磨牙向后矫治器

8. 上颌扩大螺旋基托式推磨牙向后矫治器（增加螺旋扩弓及上前牙舌簧）

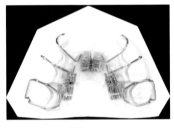

该矫治器增加了扩弓装置，可在推磨牙向远中的同时，扩大上牙弓。

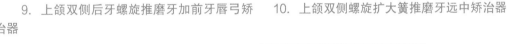

附6-1-9                附6-1-10

9. 上颌双侧后牙螺旋推磨牙加前牙唇弓矫治器

10. 上颌双侧螺旋扩大簧推磨牙远中矫治器

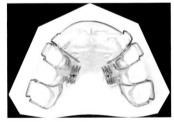 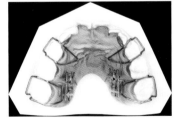

附6-1-11                附6-1-12

11. 下颌单侧螺旋推磨牙矫治器

12. 指簧推磨牙远中矫治器

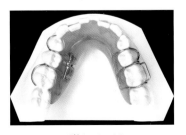 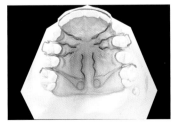

通过将指簧加力后就位于后牙而推磨牙远中。

附6-1-13                附6-1-14

# 附录2 典型病例

1. 上颌活动式平面导板加双曲舌簧矫治器矫治乳牙列期重度深覆𬌗

**治疗前面像**

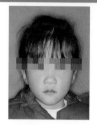 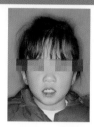 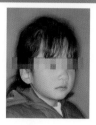 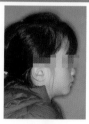

附6-2-1 　　　附6-2-2 　　　附6-2-3 　　　附6-2-4

**治疗前口内像**

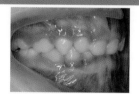 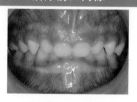 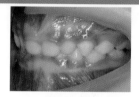

附6-2-5 　　　附6-2-6 　　　附6-2-7

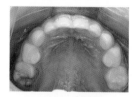 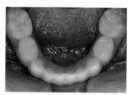 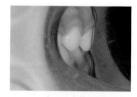

附6-2-8 　　　附6-2-9 　　　附6-2-10

**佩戴矫治器口内像**

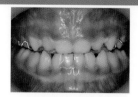 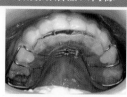 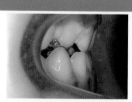

附6-2-11 　　　附6-2-12 　　　附6-2-13

**治疗后面像**

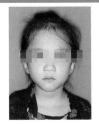

附6-2-14

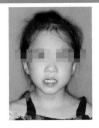

附6-2-15

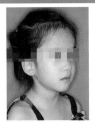

附6-2-16

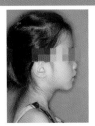

附6-2-17

**治疗后口内像**

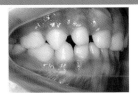

附6-2-18

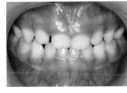

附6-2-19

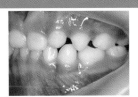

附6-2-20

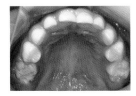

附6-2-21

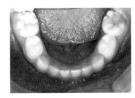

附6-2-22

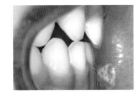

附6-2-23

病例解析

　　患儿5岁，以"前牙咬合太深，偶有疼痛"为诉求诊，无全身疾病史及家族遗传史。临床检查示乳牙列期，前牙Ⅲ度深覆𬌗，上下前牙内倾直立。上腭前部腭黏膜未见明显咬痕，下颌稍后缩，后牙关系正常。上下乳牙间无生长发育间隙，牙排列整齐。设计上颌活动式平面导板加双曲舌簧矫治器。临床治疗：双曲舌簧打开加力，推上前牙唇向倾斜；前牙平面导板打开前牙咬合，促进上下颌乳磨牙伸长。双曲舌簧每2周复诊加力1次。治疗3个月，前牙深覆𬌗解除，保持1~2年。替牙列期随访前牙咬合情况。

（主诊医生：苏晓霞）

2. 上颌活动式扩弓加纵簧矫治器矫治前牙远中倾斜

## 治疗前面像

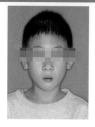
附6-2-24

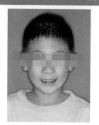
附6-2-25

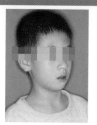
附6-2-26

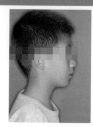
附6-2-27

## 治疗前口内像

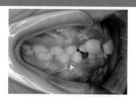
附6-2-28

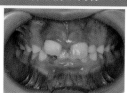
附6-2-29

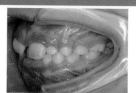
附6-2-30

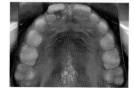
附6-2-31

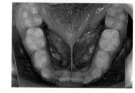
附6-2-32

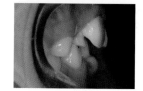
附6-2-33

## 佩戴矫治器口内像

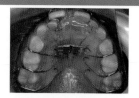
附6-2-34

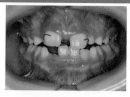
附6-2-35

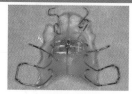
附6-2-36

## 治疗中面像

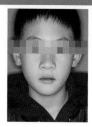
附6-2-37

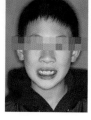
附6-2-38

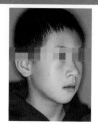
附6-2-39

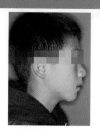
附6-2-40

**治疗中口内像**

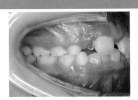

附6-2-41

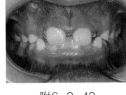

附6-2-42

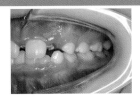

附6-2-43

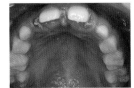

附6-2-44

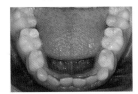

附6-2-45

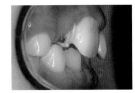

附6-2-46

　　患儿7岁，以"上门牙有缝"为诉求诊，无全身疾病史及家族遗传史。临床检查示替牙列期，上中切牙间5mm间隙，12、22牙萌出间隙不足；影像学检查见11、21牙间1颗多生牙，12、22牙牙胚腭向错位；颜貌检查未见明显异常。设计上颌活动式扩弓加纵簧矫治器，拔除多生牙后，每2周扩弓加力1次，每次旋转1/4圈；纵簧每次加力1mm，同时调磨缓冲前牙舌侧基托，每月复查1次。

　　1个月后复查可见11、21牙发生近中移动，牙间间隙减小。

（主诊医生：李小兵）

3. 下颌固定式唇挡推下磨牙向后矫治器矫治替牙列期牙列拥挤及咬下唇不良习惯

## 治疗前面像

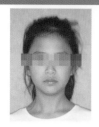
附6-2-47

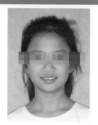
附6-2-48

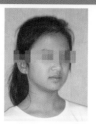
附6-2-49

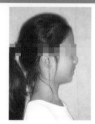
附6-2-50

## 治疗前口内像

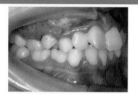
附6-2-51

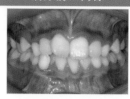
附6-2-52

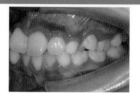
附6-2-53

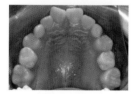
附6-2-54

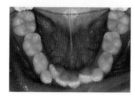
附6-2-55

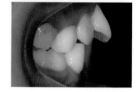
附6-2-56

## 佩戴矫治器及治疗中口内像

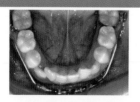
附6-2-57

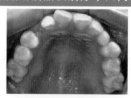
附6-2-58

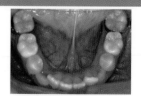
附6-2-59

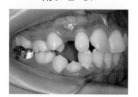
附6-2-60

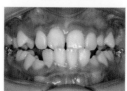
附6-2-61

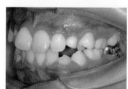
附6-2-62

# 儿童牙弓长度发育异常矫治原理及矫治器临床应用

## 治疗后面像

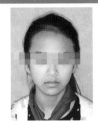
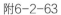

附6-2-63

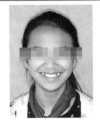

附6-2-64

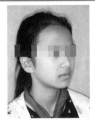

附6-2-65

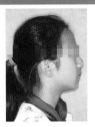

附6-2-66

## 治疗后口内像

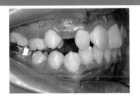

附6-2-67

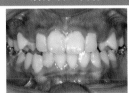

附6-2-68

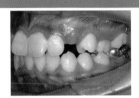

附6-2-69

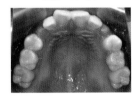

附6-2-70

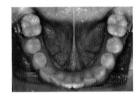

附6-2-71

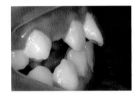

附6-2-72

　　患儿9岁，以"牙不齐"为诉求诊，无全身疾病史及家族遗传史。临床检查示替牙列期，下磨牙近中移动，双侧磨牙中性关系，下前牙拥挤；有咬下唇不良习惯；颜貌检查示下颌略后缩。设计下颌固定式唇挡矫治器，进食时取下并于进餐结束刷牙后戴入；唇挡离开下切牙3mm，通常不做加力调节，必要时通过调整U形曲调节唇挡前后向位置，每2-3个月复诊1次，总疗程为12个月。矫治结束后，双侧磨牙接近远中尖对尖关系，患儿咬下唇不良习惯及下前牙拥挤改善。

（主诊医生：李小兵）

4. 下颌固定螺旋推磨牙向后矫治器矫治乳磨牙早失造成的下磨牙近中移位

**治疗前面像**

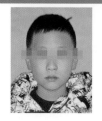

附6-2-73

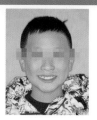

附6-2-74

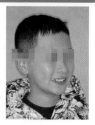

附6-2-75

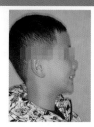

附6-2-76

**治疗前口内像**

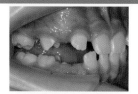

附6-2-77

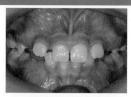

附6-2-78

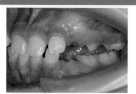

附6-2-79

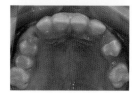

附6-2-80

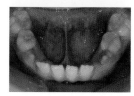

附6-2-81

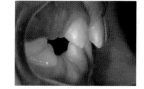

附6-2-82

**佩戴矫治器口内像**

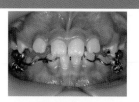

附6-2-83

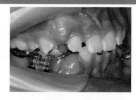

附6-2-84

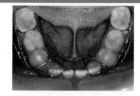

附6-2-85

**治疗后面像**

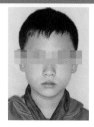

附6-2-86

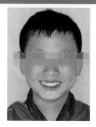

附6-2-87

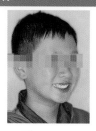

附6-2-88

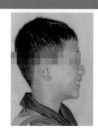

附6-2-89

# 儿童牙弓长度发育异常矫治原理及矫治器临床应用

## 治疗后口内像

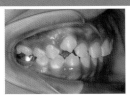

附6-2-90

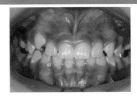

附6-2-91

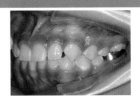

附6-2-92

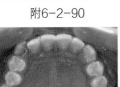

附6-2-93

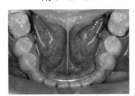

附6-2-94

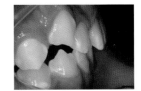

附6-2-95

患儿10岁，以"牙咬合不好"为诉求诊，无全身疾病史及家族遗传史。临床检查示替牙列期，口内多颗乳磨牙因龋早失，下磨牙发生近中移动，双侧磨牙近中关系；颜貌检查示直面型。设计上颌Nance托维持替牙间隙，下颌固定螺旋推磨牙向后矫治器，每2周加力1次，每次旋转1圈，即90°，复诊1次/月，总疗程为10个月。推下磨牙远中矫治结束后，双侧磨牙基本达中性关系，用下颌固定带环式舌弓保持。定期复查，择期进入Ⅱ期固定正畸治疗阶段。

（主诊医生：李小兵）

5. 单侧上颌扩大螺旋基托式推磨牙向后矫治器矫治替牙列期第一恒磨牙近中移动

| 治疗前口内像 |
|---|

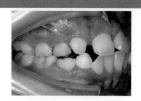 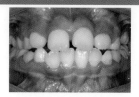 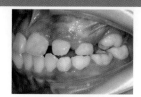

附6-2-96　　　　　　　　附6-2-97　　　　　　　　附6-2-98

| 佩戴矫治器及治疗中口内像 |
|---|

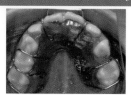 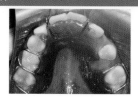

附6-2-99　　　　　　　　　　　　附6-2-100

| 治疗后口内像 |
|---|

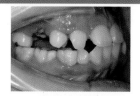 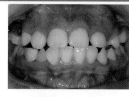 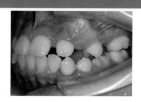

附6-2-101　　　　　　　　附6-2-102　　　　　　　　附6-2-103

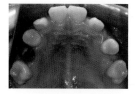 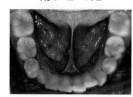

附6-2-104　　　　　　　　附6-2-105

病例解析

　　患儿8岁，以"牙齿替换位置不够"为诉求诊，无全身疾病史及家族遗传史。临床检查示替牙列期，26牙因65乳磨牙龋坏拔除后未及时行间隙保持发生近中移动，25牙萌出间隙不足；右侧磨牙远中尖对尖、左侧磨牙完全远中关系；颜貌检查示未见明显异常。设计单侧上颌扩大螺旋基托式推磨牙向后矫治器，每周加力1次，每次旋转1圈，即90°，复诊1次/月，总疗程为5个月。左侧推磨牙远中移动矫治结束后达磨牙中性关系，再利用横腭杆进行间隙保持。

（主诊医生：李小兵）

6. 上颌摆式推磨牙向后矫治器治疗替牙列期第一恒磨牙近中移动

**治疗前面像**

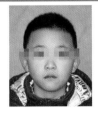
附6-2-106

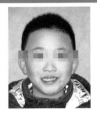
附6-2-107

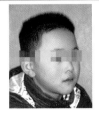
附6-2-108

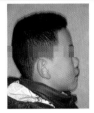
附6-2-109

**治疗前口内像**

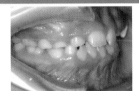
附6-2-110

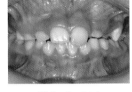
附6-2-111

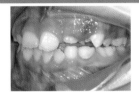
附6-2-112

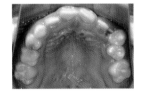
附6-2-113

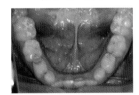
附6-2-114

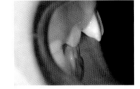
附6-2-115

**佩戴矫治器及治疗中口内像**

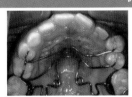
附6-2-116

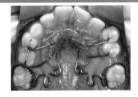
附6-2-117

**治疗后面像**

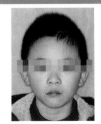
附6-2-118

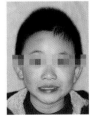
附6-2-119

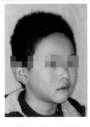
附6-2-120

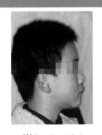
附6-2-121

**治疗后口内像**

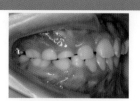

附6-2-122

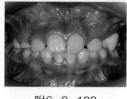

附6-2-123

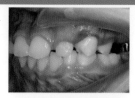

附6-2-124

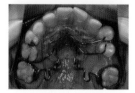

附6-2-125

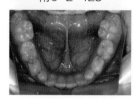

附6-2-126

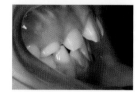

附6-2-127

　　患儿8岁，以"牙齿不齐"为诉求诊，无全身疾病史及家族遗传史。临床检查示替牙列期，轻度深覆𬌗深覆盖；64、65乳磨牙因龋早失，24、25牙早萌，替牙间隙丢失，26牙发生近中移动；右侧磨牙远中尖对尖、左侧磨牙完全远中关系；上牙列中度拥挤；颜貌检查示凸面型。设计上颌摆式推磨牙向后矫治器，每个月复诊1次，进行左侧螺旋曲加力，总疗程为6个月。推磨牙向远中移动矫治结束后左侧磨牙呈近中关系，再利用上颌Nance托进行间隙保持。

（主诊医生：李小兵）

7. 上颌蛙式推磨牙向后矫治器矫治恒牙列初期安氏Ⅱ类错𬌗畸形

### 治疗前面像

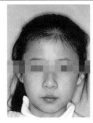

附6-2-128

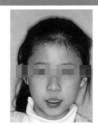

附6-2-129

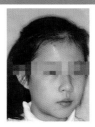

附6-2-130

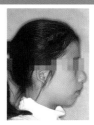

附6-2-131

### 治疗前口内像

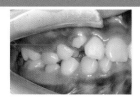

附6-2-132

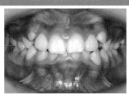

附6-2-133

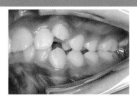

附6-2-134

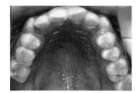

附6-2-135

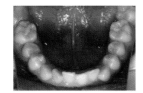

附6-2-136

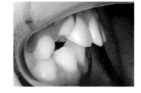

附6-2-137

### 佩戴矫治器口内像

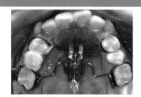

附6-2-138

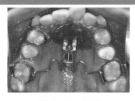

附6-2-139

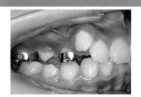

附6-2-140

### 治疗后面像

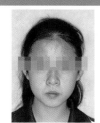

附6-2-141

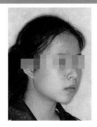

附6-2-142

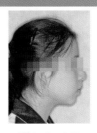

附6-2-143

**治疗后口内像**

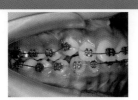
附6-2-144

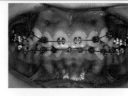
附6-2-145

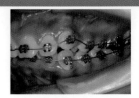
附6-2-146

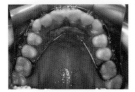
附6-2-147

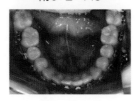
附6-2-148

　　患儿11岁，以"牙齿不齐"为诉求诊，无全身疾病史及家族遗传史。临床检查示恒牙列初期，55乳牙滞留，安氏Ⅱ类2分类；颜貌检查及头侧位片示下颌略后退；上牙列中度拥挤，下牙列轻度拥挤。设计上颌蛙式推磨牙向后矫治器，打开螺旋1次/周，每次90°，每月复诊1次，择期拔除滞留55乳牙，总疗程为6个月。推磨牙向后矫治结束后双侧磨牙达偏近中关系，上前牙无明显唇倾代偿，患儿侧貌基本维持；利用上颌Nance托进行间隙保持并作为支抗，进入Ⅱ期不拔牙固定矫治阶段。

（主诊医生：李小兵）

# 第七章

# 儿童牙颌面发育异常（垂直向）矫形治疗原理及矫治器应用

儿童错殆畸形垂直向不调主要表现为前牙深覆殆和开殆畸形。儿童乳牙列期轻中度前牙深覆殆、替牙列期Ⅰ度前牙深覆殆可能是暂时性的，可先观察不予处理。随着儿童后牙殆向萌出及后牙槽骨的生长发育，其前牙深覆殆可逐渐改善。但对于儿童乳牙列期及替牙列期严重的前牙深覆殆，若下前牙造成上腭黏膜损伤或上前牙造成下切牙唇侧牙龈损伤，应予以积极处理，以避免口腔软组织损伤及疼痛。对于儿童替牙列期前牙内倾性深覆殆，下颌受上前牙内倾前伸限制，也应进行早期矫治，解除前牙咬合限制，以利于下颌前伸，从而恢复儿童下颌的正常生长。儿童乳牙列期、替牙列初期的开殆畸形可能由口腔不良习惯造成或因不良习惯而加重，早期积极干预有利于儿童的颌面部发育。

## 一、儿童牙颌面发育异常（垂直向）的机制、临床表现、诊断及治疗原则

### （一）儿童前牙深覆殆的机制、临床表现及治疗原则

1. 儿童前牙深覆殆的程度分级和机制。

前牙深覆殆是在垂直方向上，上前牙盖过下前牙的程度过大的错殆畸形。

（1）前牙深覆殆程度分级：正常前牙覆殆为上前牙牙冠覆盖下前牙牙冠唇面1/3以内，或下前牙咬合在上前牙舌侧切缘1/3以内。当上前牙牙冠覆盖下前牙牙冠唇面（或下前牙咬合在上前牙舌面切端）深度超过1/3时，临床诊断为前牙深覆殆，前牙深覆殆按严重程度分度如下（图7-1-1）。

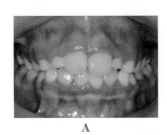 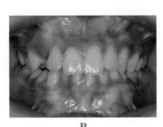 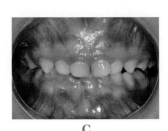

| A | B | C |

图7-1-1　前牙深覆殆按严重程度分度
A. Ⅰ度前牙深覆殆；B. Ⅱ度前牙深覆殆；C. Ⅲ度前牙深覆殆

①Ⅰ度前牙深覆𬌗：上前牙牙冠覆盖下前牙牙冠唇面1/3-1/2，或下前牙咬合在上前牙舌面切端1/3-1/2处。

②Ⅱ度前牙深覆𬌗：上前牙牙冠覆盖下前牙牙冠唇面1/2-2/3，或下前牙咬合在上前牙舌面切端1/2-2/3或舌隆突处。

③Ⅲ度前牙深覆𬌗：上前牙牙冠覆盖下前牙牙冠2/3以上，甚至咬在下前牙唇侧牙龈处，或下前牙咬合在上前牙舌侧牙龈或硬腭黏膜上。

（2）前牙深覆𬌗的机制通常为上下前牙、牙槽骨及颌骨的垂直向发育异常，主要表现为前牙段牙齿及牙槽骨高度的发育过度，或后牙萌出高度及牙槽骨高度发育不足。前牙段牙-牙槽骨高度发育过度的患儿常表现为伴有露龈微笑的骨性Ⅱ类面型，其面型多为均面型或长面型。而后牙段牙-牙槽骨高度发育不足的患儿往往表现为短面型：下面高不足，下颌角小，下颌平面角小，上颌腭平面-𬌗平面-下颌平面（PP-OP-MP）离散度减小，常伴咀嚼肌和（或）颏肌功能亢进、肌肉紧张。

前牙深覆𬌗中牙及牙槽骨高度的发育异常可以是单纯上前牙/上前牙段牙槽骨高度发育异常，也可以为单纯下前牙/下前牙段牙槽骨高度的发育异常，亦可同时发生，应在临床诊断中仔细判断（图7-1-2）。

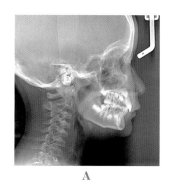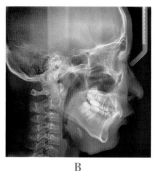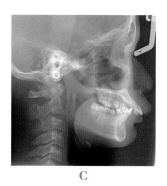

图7-1-2 前牙深覆𬌗类型
A. 深覆𬌗前牙段发育过度；B. 深覆𬌗后牙段发育不足；C. 深覆𬌗前牙段发育过度伴后牙段发育不足

2. 儿童前牙深覆𬌗的矫治原则。

儿童前牙深覆𬌗的矫治原则是根据其发生机制针对性地进行牙-牙槽骨及上下颌骨的垂直向生长发育控制，从而纠正牙-牙槽骨及上下颌骨垂直向的异常。

（1）对于儿童前牙段牙-牙槽骨垂直向发育过度的前牙深覆𬌗，在生长发育阶段的矫治策略为首先考虑抑制前牙段牙-牙槽骨垂直向过度生长，其次应用临床矫治的各种方法压低生长过度的前牙段牙-牙槽骨。儿童前牙深覆𬌗矫治中压低上颌前牙段牙-牙槽骨的方法包括：①对于轻中度的上颌前牙段牙-牙槽骨垂直向发育过度，可使用前牙水平导板、Van Beek矫治器（改良肌激动器）头帽口外牵引、J钩口外牵引、固定多托槽矫治器水平曲、无托槽隐形矫治器等压入。②对于中重度等程度的上颌前牙段牙-牙槽骨垂直向发育过度，可以使用固定多托槽矫治器或无托槽隐形矫治器加种植钉辅助支抗压低前牙及牙槽骨。③对于严重的上颌前牙段垂直向发育过度、上颌顺时针旋转、下颌后缩，伴随上下颌骨矢状向及垂直向发育异常，则需要正畸-正颌联合手术治疗才能解决前牙深覆𬌗问题。

（2）对于儿童因后牙萌出高度及牙槽骨高度发育不足形成的前牙深覆𬌗，其矫治原则是打开后牙咬合，促进后牙萌出及后牙段牙槽骨垂直向的生长。临床可选用平面导板、斜面导板、功能前伸矫治器等打开咬合，促进后牙及牙槽骨的垂直向萌出，纠正前牙深覆𬌗。固定多托槽矫治器及无托槽隐形矫治器通过数字化矫治设计、辅助活动平面导板矫治器及后牙段垂直向的弹性牵引，也能达到纠正不同程度深覆𬌗的目的。对于咀嚼肌/颞肌发育过大、功能亢进的患儿，在活动/固定矫治器升高后牙/后牙段牙槽骨的同时，还应辅以口颌肌肉训练，缓解咀嚼肌张力带给后牙槽的垂直向压力以辅助矫治器打开咬合，并有利于矫治疗效的保持。

## （二）儿童前牙开𬌗畸形的病因、机制、分类、临床表现及治疗原则

1. 儿童前牙开𬌗畸形的病因。

前牙开𬌗畸形是上下前牙在垂直向及水平向上无咬合接触的错𬌗畸形，除了上下前牙咬合接触异常，也包含了上下牙槽骨及上下颌骨的结构及垂直向关系的异常，还常伴有口颌系统神经肌肉功能结构的不调。

儿童前牙开𬌗畸形通常为多因素综合作用的结果，除与遗传及先天因素相关外，还与环境因素及全身疾病因素有关，如口腔不良习惯（不良唇习惯、不良舌习惯、唇闭合不全、口呼吸习惯等）、个别磨牙伸长、颞下颌关节的病理性吸收、全身内分泌疾病（如佝偻病）等。

目前尚不完全清楚儿童前牙开𬌗畸形的遗传因素作用机制，普遍认为其是多基因遗传的相互作用结果。有的骨性开𬌗畸形患儿存在家族性遗传，表现为类似的长面型特征，如下颌后下旋转，伴或不伴上颌前上旋转的离散生长型。

口腔不良习惯如不良舌习惯、不良唇习惯、吮指习惯、咬物习惯、口呼吸习惯等可导致前牙开𬌗畸形。这类患儿约占开𬌗畸形人数的68.7%，其中与不良舌习惯相关的前牙开𬌗畸形约占43.3%。吮指习惯可造成儿童前牙开𬌗畸形，若是吮拇指以外的吮指习惯（或咬物），通常造成局部小开𬌗畸形；而吮大拇指、吐舌吞咽等不良习惯，通常造成前牙的梭型开𬌗畸形。

# 儿童牙颌面发育异常（垂直向）矫形治疗原理及矫治器应用

2. 儿童前牙开𬌗畸形的机制、分类与临床表现。

儿童前牙开𬌗畸形是上下前牙无咬合接触的错𬌗畸形，临床多合并其他错𬌗畸形，如牙列拥挤、上颌前突/下颌后缩、前牙反𬌗，或颌骨的骨性矢状向不调等。开𬌗是一类较为严重的错𬌗畸形，影响患儿口腔功能。吞咽时前牙的开𬌗将导致口腔无法形成正常的闭合腔，舌将不自主前伸，形成代偿性吐舌吞咽，进一步加重错𬌗畸形程度。开𬌗畸形还常伴有升颌肌群功能不足的问题。

根据形成机制，儿童前牙开𬌗畸形可分为以下几类（图7-1-3）。

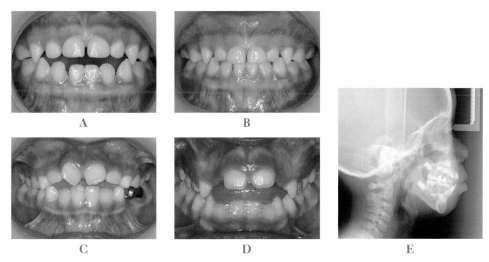

图7-1-3　儿童前牙开𬌗畸形分类
A. 功能性前牙开𬌗畸形：乳牙列期使用安抚奶嘴导致的功能性前牙开𬌗畸形；B. 停用安抚奶嘴后2个月，前牙接触恢复正常；C. 牙-牙槽骨性前牙开𬌗畸形；D-E. 骨性前牙开𬌗畸形，高角，垂直生长型

1）功能性前牙开𬌗畸形。

儿童前牙开𬌗畸形常由口腔不良习惯造成。功能性前牙开𬌗畸形主要发生在乳牙列期及替牙列初期，一般面型及骨骼无明显异常。儿童功能性前牙开𬌗畸形进一步导致口腔功能异常，及时阻断口腔不良习惯及口腔功能异常后前牙开𬌗畸形可得到一定改善。长期功能性前牙开𬌗畸形将影响儿童牙颌面生长发育，功能性前牙开𬌗畸形可转变为牙-牙槽骨性或骨性前牙开𬌗畸形。

2）牙-牙槽骨性前牙开𬌗畸形。

儿童牙-牙槽骨性前牙开𬌗畸形常表现为牙与牙槽骨的垂直关系不调，如前牙萌出不足、前牙槽骨萌出高度不足，伴或不伴后牙萌出过度、后牙槽骨高度发育过度，而颌骨发育基本正常。牙-牙槽骨性前牙开𬌗畸形既可表现为前牙萌出不足，也可表现为后牙萌出过度，或两者皆有。牙-牙槽骨性前牙开𬌗畸形也可以是长期口腔不良习惯所致。同时，牙–牙槽骨性前牙开𬌗畸形也会引起口腔不良舌肌功能，从而形成恶性循环。因此对于牙–牙槽骨性前牙开𬌗畸形，临床应尽早纠正，及时阻断开𬌗畸形与口腔不良习惯之间的恶性循环。

3）骨性前牙开𬌗畸形。

儿童骨性前牙开𬌗畸形常指上下颌骨垂直向位置关系异常导致的前牙开𬌗畸形。骨性前牙开𬌗畸形常存在家族遗传特征，也有个别单发的情况。临床上常表现为垂直生长型的典型特征，如长面型、下颌升支短、下颌角大、下颌顺时针旋转（下颌平面角大）、上颌逆时针旋转等，主要可表现为以下几个方面：①面型：长面型、面下1/3过高；②下颌异常：如下颌升支短、下颌角大、下颌向下的垂直向发育过度等，和（或）下颌的顺时针旋转；③上颌异常：上颌逆时针旋转；④上下牙–牙槽骨代偿萌出伸长；⑤头影测量表现：下颌平面角（FMA角）较大，Y轴角大，上颌腭平面–𬌗平面–下颌平面（PP-OP-MP）离散度大，垂直向异常指数（ODI）减小，关节角大，面高比异常，如前上面高与前下面高比小于0.71，后前面高比（S-Go/N-Me）小于62%等。

儿童前牙开𬌗畸形的分型亦可根据头影测量指标进行判断，如SN-MP角、FMA角、下颌角、Y轴角、前面高比（ANS-Me/N-Me）、S-Go/N-Me，以及Jarabak分析法中鞍角、关节角、下颌角之和，垂直向异常指数（ODI）等。其可为临床分析牙颌面开𬌗畸形及开𬌗畸形趋势的诊断提供有效依据（图7-1-4、表7-1-1）。

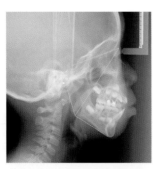

图7-1-4　ODI头影测量分析示意图（ODI值＝AB平面与下颌平面的角度±腭平面与FH平面所构成角度）

表7-1-1　ODI头影测量方法检测牙颌面骨性前牙开𬌗畸形

| | 正常𬌗蒙古人种的ODI值 | | 白种人的ODI值 | | |
|---|---|---|---|---|---|
| | 恒牙列初期 | 恒牙列期 | 正常𬌗 | 深覆𬌗 | 开𬌗 |
| 平均值 | 72.83° | 76.52° | 74.50° | 77.70° | 65.50° |
| SD | 5.22° | 7.09° | 6.07° | 6.58° | 6.13° |

注：根据ODI值判断牙颌面开𬌗畸形趋势（当腭平面向前下方倾斜时，角度为正值；当腭平面向前上方倾斜时，角度为负值），以74.5°为界，ODI值越大，则深覆𬌗的倾向越明显，反之开𬌗的倾向越明显

3. 儿童前牙开𬌗畸形的矫治原则。

（1）对于功能性前牙开𬌗畸形，尽可能消除前牙开𬌗畸形的病因，尽早纠正口腔不良习惯，避免开𬌗畸形进一步加重。

（2）对于牙–牙槽骨性前牙开𬌗畸形，根据开𬌗畸形形成机制对患儿牙、牙槽骨进行垂直向控制。对于儿童功能性及牙-牙槽骨性开𬌗畸形的早期矫治，可使用的矫治器有舌刺、FR Ⅳ型功能矫治器、局部固定矫治器等。

（3）对于骨性前牙开𬌗畸形，在儿童生长发育期尽量控制异常的上下颌骨的垂直向生长，通过伸长前牙及牙槽骨代偿治疗前牙开𬌗畸形。对于严重的骨性前牙开𬌗畸形需观察至成年后，采用正畸-正颌联合治疗的方式纠正骨性垂直向不调。

儿童骨性前牙开𬌗畸形的垂直向生长控制较为困难，关键为抑制上颌骨及上后牙的垂直生长，控制下颌顺时针旋转。对于儿童开𬌗畸形，在垂直向生长控制中，口周肌功能训练（咀嚼肌及舌肌训练）对生长发育的改变及维持矫治疗效的稳定也很重要。对于轻中度的儿童骨性前牙开𬌗畸形，在早期（乳牙列期、替牙列期）可采用𬌗垫式功能矫治器、腭弓/托式矫治器、局部固定矫治器、功能矫治器等进行矫治。在生长发育停止后（恒牙列期），可利用固定多托槽MEAW技术、正畸种植钉支抗将其压入后牙，或拔牙掩饰性治疗关闭前牙开𬌗等。

## 二、儿童牙颌面发育异常（垂直向）的临床治疗

### （一）儿童前牙深覆𬌗的矫治：矫治器原理及临床应用

1. 上颌前牙平面导板矫治器的原理及临床应用。

1）上颌前牙平面导板矫治器的适应证。

（1）上颌前牙平面导板矫治器适用于（乳牙列期、替牙列期）平均生长型及水平生长型，需要前牙压低、后牙升高的牙性及轻中度骨性前牙深覆𬌗患儿，也可用于恒牙列期辅助固定多托槽矫治器打开咬合，纠正前牙深覆𬌗（图7-2-1）。

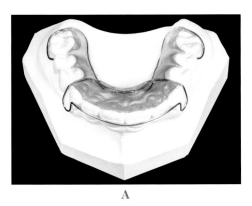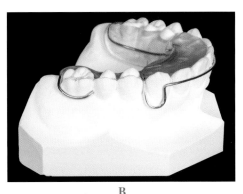

| A | B |

图7-2-1　上颌前牙平面导板矫治器（平面宽5-6mm，延伸至双侧尖牙远中）
A. 𬌗面观；B. 侧面观

（2）上颌前牙平面导板矫治器也常用于存在咬合干扰、口周肌肉功能紊乱的前牙深覆𬌗深覆盖错𬌗畸形的辅助诊断治疗：上前牙深覆𬌗伴咬合干扰或肌肉功能异常，可导致下颌后退（偏斜），上颌平面导板可解除上下牙咬合接触，若下颌在解除上下牙咬合接触后可自行调整至中性𬌗关系位置，则可诊断为咬合干扰性下颌后缩（偏斜）。临床可进一步寻找上下牙咬合干扰点，解除肌肉功能异常。

（3）乳牙列期前牙深覆𬌗一般不做早期矫治，除非出现严重前牙深覆𬌗导致的上切牙腭侧黏膜损伤、疼痛。乳牙列期使用前牙平面导板可纠正严重前牙深覆𬌗，更重要的是可以保护上颌腭侧黏膜。

另外，儿童替牙列期前牙Ⅰ度深覆𬌗多为暂时性深覆𬌗，待后牙萌出、后牙区牙槽骨高度生长后可自行解除，一般不做处理。

2）上颌前牙平面导板矫治器的基本结构。

（1）上颌前牙平面导板矫治器的固位设计以固位好且不影响后牙萌出为原则：①对于上颌后牙槽骨高度不足造成的前牙深覆𬌗，固位卡环可设计为邻间钩。若担心矫治器固位力不足，可在前牙区增加固位装置，如唇弓或尖牙卡。前牙唇弓除有固位作用外，还可抵抗因咬合力作用在平面导板基托上形成的前牙唇向分力，防止前牙不必要的唇向倾斜。②对于前牙槽骨过度生长造成的前牙深覆𬌗，可在唇弓上弯制或焊制切端钩辅助压低上前牙，也可在前牙舌侧平面导板内加切端钩压低上前牙。磨牙区可使用卡环控制后牙高度。

（2）上颌前牙平面导板矫治器的平面导板及基托。

①上颌前牙平面导板矫治器的平面导板：平面导板的平面位于上颌腭侧基托前段，类似半月形，并与𬌗平面平行，两侧延伸到尖牙的远中，宽度为5-6mm，厚度以前牙咬合时后牙打开2-5mm为准（图7-2-2）。平面表面应光滑平坦，无早接触等干扰咬合，使下颌在正中𬌗、前伸和侧方运动时，下切牙切缘可与平面呈均匀接触。平面与下切牙长轴应尽量接近垂直，避免咬合产生唇向或舌向的分力。若下前牙唇向倾斜或舌向倾斜时无法做到垂直，则可在平面前缘（下前牙唇向倾斜时）或后缘（下前牙舌向倾斜时）适当增加基托厚度，以对抗牙齿倾斜。（图7-2-3）

②上颌前牙平面导板矫治器的基托：呈马蹄形，长度可延伸至上颌最后一颗磨牙舌侧，以抵抗因垂直距离升高而增加的颊肌压力对上牙弓宽度的压迫。上颌前牙平面导板矫治器基托边缘应位于后牙倒凹以下，以免影响后牙的萌出。恒牙列期辅助固定多托槽矫治器打开前牙咬合时，平面导板仅在上前牙有邻间钩固位，增加腭部基托面积可增强固位。

（3）乳牙列期及替牙列期个别或多颗上前牙内倾时，在内倾上前牙腭侧加双曲舌簧推内倾上前牙向唇侧，可减轻前牙深覆𬌗，去除内倾上前牙对下颌前伸的限制。双曲舌簧位于平面导板之下，这可以看作上颌前牙平面导板矫治器的改良设计（图7-2-4）。

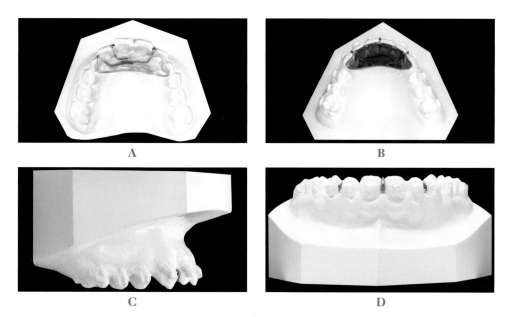

图7-2-2　前牙平面导板

A. 替牙列期前牙平面导板打开前牙咬合；B-D. 恒牙列期上颌前牙平面导板辅助固定多托槽矫治
器打开咬合，前牙邻间钩固位，局部基托设计

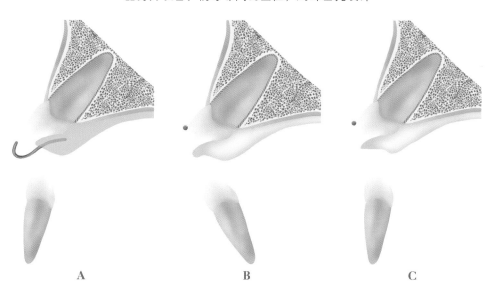

图7-2-3　上颌前牙平面导板附件及加厚设计

A. 上颌前牙平面导板加切端钩压低伸长的上前牙；B. 下前牙唇向倾斜时，上颌前牙平面导板前
缘加厚设计；C. 下前牙舌向倾斜时，上颌前牙平面导板后缘加厚设计

3）上颌前牙平面导板矫治器的原理。

上颌前牙平面导板矫治器通过将上前牙腭侧基托加厚，形成前牙平面导板。当下前牙
咬合在导板上时，后牙呈咬合打开的状态，颌间距增大，颌面部肌肉张力增加，下颌反射
性闭合时咀嚼肌收缩，使咬合力主要集中在下前牙，从而压低下前牙。同时，咬合打开的

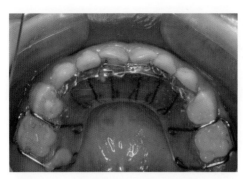

图7-2-4　乳牙列期严重前牙深覆𬌗（上前牙过于内倾，在上前牙腭侧做双曲舌簧推上前牙向唇侧，改善前牙深覆𬌗，去除下颌前伸限制）

状态利于下后牙的伸长及下后牙牙槽骨的生长，从而增加牙-牙槽骨垂直高度，促进下颌垂直向生长。

4）上颌前牙平面导板矫治器的临床应用。

（1）上颌前牙平面导板矫治器为活动矫治器，除进食外全天佩戴，矫治器佩戴后每天清洁。有时为保证治疗疗效，前牙深覆𬌗时打开咬合以压低下前牙为主，也可要求儿童全天佩戴前牙平面导板，用前牙咀嚼进食。复诊一般1次/月。

（2）上颌前牙平面导板矫治器复诊注意事项。

①初戴矫治器时，应调磨平面与下前牙的接触，平面导板应平滑并与下前牙均匀接触，不干扰下颌的正中𬌗位及侧方、前伸运动。

②根据深覆𬌗伴随的其他错𬌗畸形设计矫治器，如需要上颌扩弓的患儿，同时需要治疗深覆𬌗时，可增加扩弓等装置。

③上颌前牙平面导板打开后牙咬合2-5mm，为使患儿适应咬合打开的高度，可以逐步增加后牙咬合的打开量，避免出现患儿无法适应的垂直打开过度、肌肉酸痛等症状。待患儿逐步适应后，可增加前牙平面高度直到打开后牙咬合至适宜高度。

（3）上颌前牙平面导板矫治器的保持。

上颌前牙平面导板矫治器的使用时间一般为3-6个月。复诊时观察患儿的咬合打开情况，根据患儿前牙深覆𬌗畸形的机制判断使用时间，对于平均生长型患儿，一旦打开咬合则停止佩戴；对于水平生长型患儿，要在前牙深覆𬌗解除后继续在恒牙列期佩戴1-2年，改变功能过强的提下颌肌群，增加下颌垂直向生长，尽量控制不利的水平向生长。

### （二）儿童前牙开𬌗畸形的矫治：矫治器原理及临床应用

1. FRⅣ型功能矫治器的原理及临床应用。

（1）FRⅣ型功能矫治器的适应证。

FRⅣ型功能矫治器适用于轻中度牙-牙槽骨性及轻度骨性前牙开𬌗畸形患儿；适用于水平生长型、平均生长型及轻度垂直生长型患儿。

（2）FRⅣ型功能矫治器的基本结构及原理。

FRⅣ型功能矫治器颊屏、唇挡、𬌗支托等功能结构可调节训练口周肌肉、重建口腔功能间隙、促进基骨生长及控制磨牙垂直高度，并纠正口腔异常的舌肌功能（图7-2-5）。

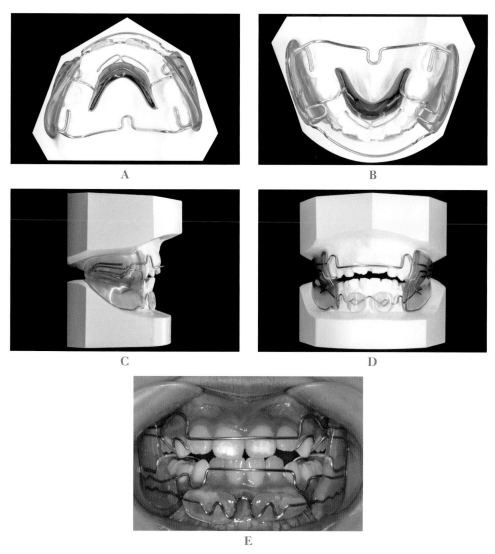

图7-2-5　FR Ⅳ型功能矫治器（纠正前牙开𬌗畸形）
A-B. 𬌗面观；C. 侧面观；D. 正面观；E. 佩戴矫治器口内像

①左右颊屏：颊屏从尖牙起向上下牙槽骨垂直方向延展2-4mm，刺激牙槽骨牵张成骨，颊屏离开牙槽嵴2-4mm（下颌边缘减小为0.5mm），有助于建立正常口腔功能间隙，促进正确的口腔封闭。

②下唇挡：下缘向下延展2-4mm，唇向离开下前牙2-4mm，有助于建立前牙正常口腔间隙，促进唇部肌肉伸展及训练唇肌功能。

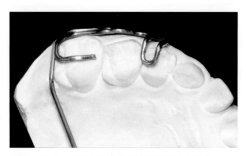

图7-2-6　FR Ⅳ型功能矫治器上下𬌗支托位置

③上腭弓：从上颌最后的磨牙远中绕过，有连接矫治器的作用，同时可调节舌肌的功能。

④上下颌磨牙𬌗支托：放置于上颌第一恒磨牙及第一乳磨牙上，共4个𬌗支托。为防止后牙伸长，也可根据需要于下颌第一恒磨牙上放置𬌗支托。（图7-2-6）

⑤唇弓：放置于上切牙唇侧，限制上切牙的唇向倾斜，也可根据需要放置下前牙唇弓。

此外，前牙区可设置舌刺并配合口周肌肉训练，以阻断舌习惯，促进前牙的萌出，从而关闭开𬌗。

（3）FR Ⅳ型功能矫治器的临床应用。

FR Ⅳ型功能矫治器的临床应用类似FR Ⅰ型功能矫治器，每日佩戴14-20小时为宜，每2-3月复诊一次，疗程6-12个月，一般需要保持1年左右。需要注意的是开𬌗畸形患儿应尽早开始矫治，替牙列初期发现前牙开𬌗即可进行矫治，无需等待至生长发育高峰期。FR Ⅳ型功能矫治器开始佩戴时，为了使患儿黏膜及肌肉更好地适应矫治器，佩戴前需仔细检查树脂基托边缘是否光滑，就位后各结构位置是否正确，颊屏和唇挡边缘是否适应前庭沟的形态，基托是否避让唇颊系带等。

儿童前牙开𬌗畸形矫治器如FR Ⅳ型功能矫治器、舌刺/舌栅矫治器等几乎无压低后牙的作用，关闭开𬌗的效应多为前牙的伸长以及辅助不良舌习惯的纠正。一旦下颌发生顺时针旋转，很难通过此类矫治器得到下颌逆时针旋转，因此针对垂直向不调尤其是开𬌗畸形的矫治应尽早开始，以防止下颌的进一步旋转。

此外，在开始佩戴FR Ⅳ型功能矫治器之前，应指导患儿进行口周肌肉训练及舌肌训练，并嘱咐患儿须随时注意口唇封闭。若牙齿排列不整齐，可使用其他矫治器先排齐牙列，再纠正前牙开𬌗畸形。上下牙弓协调、牙齿排齐整平也有利于上下咬合重建及前牙咬合接触。

2. 舌刺/舌栅矫治器的原理及临床应用。

（1）舌刺/舌栅矫治器的临床适应证。

舌刺/舌栅矫治器适用于存在伸舌习惯、不良舌肌功能的前牙开𬌗畸形患儿。通过舌体前部的舌刺/舌栅装置阻断、破除不良吐舌及伸舌习惯，可纠正前牙开𬌗畸形。

（2）舌刺/舌栅矫治器的基本结构。

①舌刺多采用0.7~0.8mm不锈钢丝弯制，排列与上前牙弧度基本一致，长度多至上下前牙咬合时下前牙舌侧牙龈缘处，离开牙龈组织2~3mm（图7-2-7）。不锈钢丝为弧形向前突起，游离端向内弯曲，阻挡舌前伸。矫治器舌刺也可做成网状，此时亦称作舌栅（图7-2-8）。对于有侧方伸舌习惯者，可制作腭屏，为活动矫治器上颌后牙舌侧基托向下延伸至下颌相应舌侧的基托屏障（图7-2-9）。

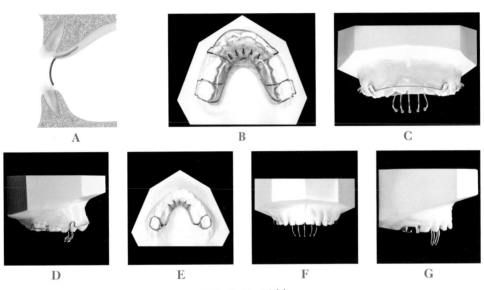

图7-2-7　舌刺
A. 咬合示意图；B-D. 活动舌刺；E-G. 固定舌刺

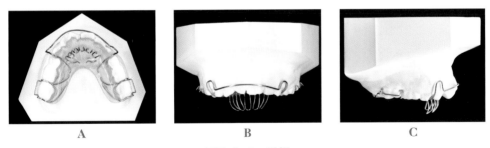

图7-2-8　舌栅
A. 𬌗面观；B. 正面观；C. 侧面观

②矫治器可为固定矫治器，使用0.8mm不锈钢丝弯制连接体焊接于后牙带环上。固定舌刺矫治器无法自行取下，待患儿适应矫治器后可快速纠正舌习惯（图7-2-7）。

③舌刺矫治器也可放置于活动矫治器腭侧基托上，亦可作为辅助装置放置在其他矫治器，如FRⅢ型功能矫治器、FRⅣ型功能矫治器、上颌扩弓矫治器等上。

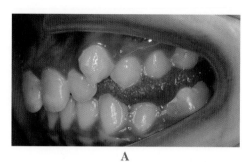 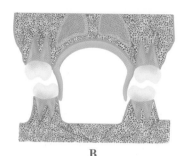

A                 B

图7-2-9 侧方基托腭屏适用于有侧方伸舌习惯者
A. 口内像；B. 咬合示意图

（3）舌刺/舌栅矫治器的原理。

舌刺也叫腭刺，通过连接体或基托固位后，放置于上切牙腭侧，阻挡舌前伸于前牙之间，从而破除不良舌习惯。对于开𬌗畸形的矫治，舌刺通过阻断舌前伸习惯，解除吐舌时舌肌对上下前牙的异常压低力，促进上下前牙伸长及前牙段牙槽嵴的正常萌出，从而关闭开𬌗间隙。

（4）舌刺/舌栅矫治器的临床应用。

舌刺矫治器常用于功能性前牙开𬌗畸形或牙-牙槽骨性前牙开𬌗畸形，辅助阻断不良舌习惯，促进前牙及牙槽骨的正常萌出。舌刺/舌栅矫治器均无压低后牙的功能。佩戴固定或活动舌刺/舌栅矫治器时，都应指导患儿每日坚持进行舌肌功能训练，纠正舌体低平位置及前伸位置，以保证矫治器取下后前牙开𬌗畸形矫治疗效的稳定，以及口周肌肉平衡的建立。

佩戴固定舌刺/舌栅矫治器时，因矫治器直接粘接于后牙，患儿无法自行取下，因此舌可长期保持于舌刺后方。该矫治器疗效较好，一般佩戴时间为3-6个月。但患儿需要一定时间适应矫治器，医生要指导其进行口腔清洁，以免堆积食物残渣及产生菌斑。

活动舌刺/舌栅矫治器虽对口腔卫生影响较小，但因可被患儿自行取下，因此需要患儿有一定依从性，尽可能全天佩戴，每天至少佩戴16个小时，并辅以白天的舌肌功能训练。

3. 腭屏矫治器的原理及临床应用。

（1）腭屏矫治器的适应证。

腭屏矫治器适用于存在伸舌习惯的功能性前牙开𬌗畸形或牙-牙槽骨性前牙开𬌗畸形患儿。腭屏可破除伸舌不良舌习惯，辅助纠正前牙开𬌗畸形。

（2）腭屏矫治器的结构。

腭屏矫治器分为固定式与活动式两种：活动腭屏矫治器的结构类似于Hawley保持器，

上颌第一磨牙处通过卡环固位，前牙处弯制双曲唇弓辅助固位。腭屏可分为前牙区腭屏及后牙区腭屏。对于有前方伸舌习惯的患儿，腭屏基托自上前牙舌侧的基托顺上牙弓弧度向下延伸至下前牙舌侧，长度以上下颌牙列咬合时，达到下前牙舌侧龈缘的下方为宜。对于有侧方伸舌习惯的患儿，腭屏基托自上后牙舌侧基托向下延伸至下颌相应处的舌侧。腭屏与牙列之间应有1~2mm缓冲（图7-2-10，图7-2-11）。

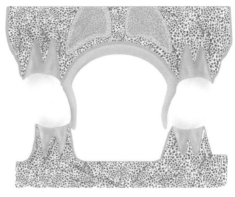

图7-2-10　后牙区腭屏

（3）腭屏矫治器的原理。

该矫治器通过上颌腭侧的塑料基托向下或两侧延伸至下颌舌侧形成屏障，阻挡舌的前伸、侧方运动，从而破除不良舌习惯，促进牙齿咬合的建立。

（4）腭屏矫治器的临床应用。

腭屏矫治器常用于功能性前牙开𬌗畸形或牙-牙槽骨性前牙开𬌗畸形，辅助破除不良舌习惯，促进前牙及牙槽骨的正常萌出，以牙性效应为主。活动腭屏矫治器要求患儿尽可能全天佩戴，每天至少佩戴16个小时，并辅以白天的肌功能训练。每2~3月复诊一次，调节矫治器固位，佩戴3~6个月。

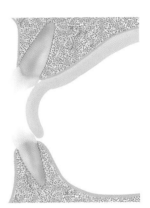

图7-2-11　前牙区腭屏
在正中咬合时的位置

4. 腭托式磨牙压入矫治器的原理及临床应用。

（1）腭托式磨牙压入矫治器的适应证。

腭托式磨牙压入矫治器适用于舌肌功能异常，存在不良舌习惯，舌位低平，上抬力不足，上颌后牙牙槽段高度发育过度，有控制/压低上磨牙垂直向高度需求的前牙开𬌗畸形患儿。

（2）腭托式磨牙压入矫治器的基本结构。

腭托式磨牙压入矫治器的基本结构包括：①上颌第一恒磨牙或第二恒磨牙处的带环。②焊接于带环的横腭杆（Trans-palatal Arch，TPA），横腭杆用0.8~1.0mm不锈钢丝弯制，在腭中缝处弯制U形曲。横腭杆离开腭顶2~3mm。③横腭杆U形曲上制作树脂腭托，直径1.0~1.5cm，腭托离开腭顶表面2~3mm（图7-2-12）。

（3）腭托式磨牙压入矫治器的原理。

腭托式磨牙压入矫治器粘接于上磨牙后，通过训练患儿舌肌上抬，利用舌上抬力推压

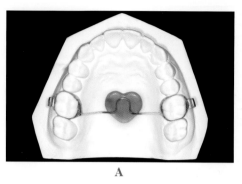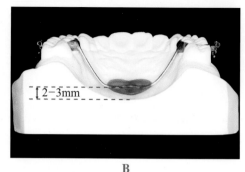

**A**    **B**

图7-2-12  腭托式磨牙压入矫治器
A. 𬌗面观；B. 腭托离开腭顶表面2-3mm

腭托从而压低上磨牙，达到控制上磨牙垂直向高度、关闭前牙开𬌗间隙、控制牙颌面垂直向生长的目的。

儿童前牙开𬌗畸形的矫治中需训练患儿舌肌功能，以利于改变舌位低平，协调牙-牙槽骨内外口周肌肉张力平衡，重新使口周肌肉功能平衡。

（4）腭托式磨牙压入矫治器的临床应用。

腭托式磨牙压入矫治器临床适用于舌肌功能异常、伴随上颌后牙牙槽骨高度发育过度的开𬌗畸形患儿，临床上使用玻璃离子粘接剂将矫治器带环粘接在上颌第一磨牙，矫治器全天佩戴3-6个月，每2-3个月复查一次。如患儿舌上抬力不足，不会卷舌、抬舌等动作，医生需指导患儿进行舌肌功能训练，将舌肌功能作用力传递到矫治器上以压低上颌第一磨牙，解除前牙开𬌗畸形。

5. 腭珠矫治器的原理及临床应用。

（1）腭珠矫治器的适应证。

腭珠矫治器适用于存在不良舌习惯的功能性前牙开𬌗畸形或牙-牙槽骨性前牙开𬌗畸形患儿，尤其是存在舌肌功能异常（如舌上抬及卷舌功能不足）而导致前牙开𬌗畸形的患儿。

（2）腭珠矫治器的基本结构。

腭珠矫治器的基本结构包括上颌第一恒磨牙或第二恒磨牙处的带环，焊接于带环上的横腭杆（TPA）及附在TPA上的腭珠（图7-2-13）。

腭珠直径为5-6mm，由树脂制成，中间穿孔直径约为0.8mm，以方便0.8-0.9mm的横腭杆穿过。根据需要，腭珠可位于腭前部，即切牙乳头后方；也可位于腭后部，即腭顶处。

（3）腭珠矫治器的原理。

腭珠矫治器是粘接在上磨牙上的固定矫治器，其粘接于上磨牙后，可引导患儿使用舌头转动腭珠，以训练患儿的舌肌上抬及卷舌运动功能，改善患儿不良伸舌习惯，纠正舌肌不良功能，从而辅助达到治疗前牙开𬌗畸形的目的。当患儿舌上抬力不足、不会抬舌时，

## 儿童牙颌面发育异常（垂直向）矫形治疗原理及矫治器应用

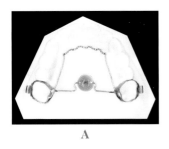
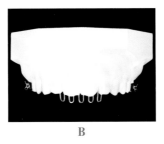
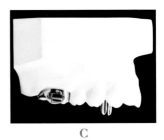

图7-2-13　腭珠矫治器
A. 拾面观；B. 正面观；C. 侧面观

可将腭珠置于腭前部，帮助患儿找到正确吞咽的定位点；当患儿卷舌功能欠缺时，可将腭珠放置于腭后部，以训练患儿舌上抬及卷舌功能（图7-2-14）。

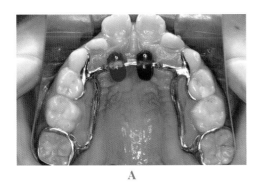
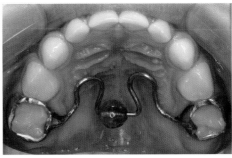

图7-2-14　腭珠矫治器腭珠位置
A. 位于腭前部的腭珠；B. 位于腭后部的腭珠

腭珠矫治器常配合舌刺使用，在训练舌上抬同时，可阻断舌前伸习惯（图7-2-15）。

（4）腭珠矫治器的临床应用。

临床上使用玻璃离子粘接剂将腭珠矫治器粘接于上磨牙，佩戴3～6个月，每2～3月复查一次，观察患儿前牙开拾、散在间隙的纠正程度。也可使用带颊面管的

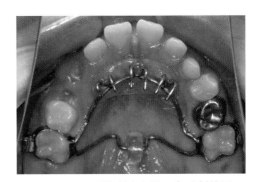

图7-2-15　腭珠矫治器配合舌刺使用

带环，在前牙粘接托槽辅助关闭上前牙唇向倾斜导致的前牙间隙，前牙内收有助于牙性前牙开拾的纠正。

注意指导患儿进行舌肌功能训练及咀嚼肌训练，嘱每日进行半小时以上的抬舌、弹舌或口香糖训练。对于存在前牙间隙或唇向倾斜的患儿，也应指导其进行唇肌训练，如吹

纸、抿纸、纽扣对抗练习等。

6. 弹簧型后牙𬌗垫式矫治器的原理及临床应用。

（1）弹簧型后牙𬌗垫式矫治器的适应证。

弹簧型后牙𬌗垫式矫治器适用于上/下磨牙及牙槽嵴后段过度萌出的牙-牙槽骨性前牙开𬌗畸形患儿或功能性前牙开𬌗畸形患儿。因临床压低乳磨牙对继承恒牙牙胚位置及萌出的影响尚不明确，建议替牙列期前牙开𬌗畸形患儿慎用，或仅用于乳磨牙已替换为继承前磨牙的替牙列晚期的患儿。

（2）弹簧型后牙𬌗垫式矫治器的基本结构。

①磨牙压入圈型弹簧：用0.8mm不锈钢丝弯制，分为上臂和下臂。在牙弓颊舌侧分别弯制两个平行的圈型弹簧，然后分别将颊舌侧圈型弹簧的上臂与下臂的远中1/3埋入上/下后牙的颊舌侧树脂𬌗垫中。

②连接体：用0.8-0.9mm不锈钢丝弯制，连接体从一侧基托延伸至对侧，并被包埋于基托内，用于连接左右两侧的弹簧与基托。压低上磨牙的连接体置于下颌基托内，压低下磨牙的连接体置于上颌基托内（图7-2-16）。

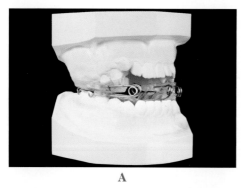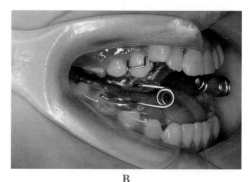

A            B

图7-2-16　压低上/下磨牙的连接体位置
A. 压低上磨牙，连接体置于下颌基托内；B. 压低下磨牙，连接体置于上颌基托内

③𬌗垫及基托：上下𬌗垫作用于上下后牙牙𬌗面，上颌𬌗垫2-3mm厚，下颌𬌗垫1-2mm厚，6-7mm宽，覆盖后牙咬合面，为非解剖式𬌗垫（图7-2-17）。

④固位部分：可设计为单独上颌后牙固位或单独下颌后牙固位。单颌固位，则对𬌗不设置固位装置。佩戴矫治器时也要注意磨除对𬌗牙对应基托内的倒凹，使矫治器轻松就位（图7-2-17）。

（3）弹簧型后牙𬌗垫式矫治器的原理。

该矫治器就位于后牙后即开始加力。其利用弹簧将咀嚼肌的咬合力传递至上下后牙及牙槽嵴，以达到压低后牙、控制垂直向高度的目的（图7-2-18）。

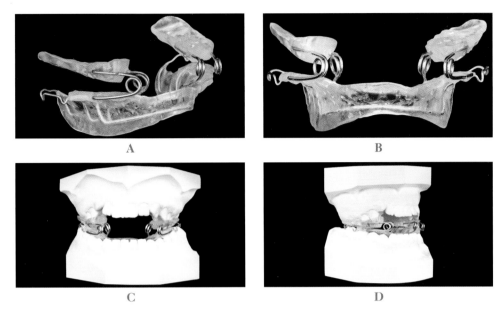

图7-2-17　弹簧型后牙𬌗垫式矫治器的固位（单颌设计）
A-B. 弹簧型后牙𬌗垫式矫治器的固位设计；C. 正面观；D. 侧面观

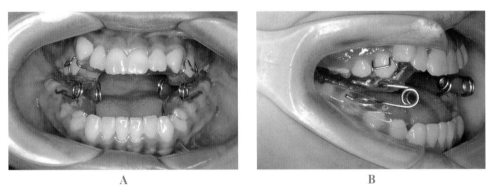

图7-2-18　压低下磨牙的弹簧型后牙𬌗垫式矫治器
A. 正面观；B. 侧面观

（4）弹簧型后牙𬌗垫式矫治器的临床应用。

患儿每日佩戴14-16小时，同时进行舌肌及咀嚼肌功能训练，共佩戴3-6个月，每1-2个月复查一次，注意检查患儿咀嚼肌的张力及关节的适应性。

①初戴时应注意上下颌后牙𬌗垫就位的稳定性，开闭口时，对颌需要压低的上颌或下颌后牙应在基托内无阻碍就位。

②矫治初期圈型弹簧可加较小力，如弹簧打开10°左右，以便患儿的咀嚼肌适应矫治器打开咬合时的拉伸状态，之后可逐渐将弹簧角度加至15°-30°。

（彭怡然）

# 附录1 儿童正畸功能矫治器（垂直向）的特殊设计

1. 平面导板的不同基托设计

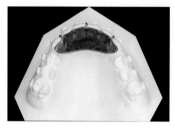

邻间钩固位，减少基托面积，可用于佩戴全口固定托槽的患儿。

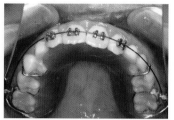

马蹄形平面导板，带有马蹄形带，从后方伸长的长的单臂卡环用于取戴，可在佩戴固定矫治器时打开咬合。

附7-1-1

附7-1-2

2. 平面导板的特殊设计

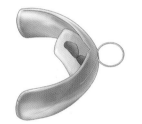

带前庭盾的前牙平面导板，可同时排除颊侧肌肉对牙弓的影响。

附7-1-3

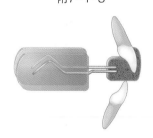

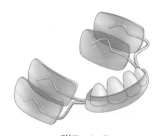

在前牙平面导板上联用舌挡和颊挡，可排除舌侧和颊侧肌肉的异常肌力对牙列的影响。

附7-1-4

附7-1-5

# 儿童牙颌面发育异常（垂直向）矫形治疗原理及矫治器应用

### 3. 改良型FR功能矫治器

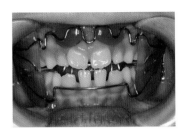

附7-1-6（带舌刺的FR Ⅲ型功能矫治器）

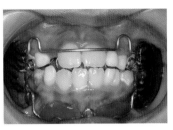

附7-1-7（带舌刺的FR Ⅳ型功能矫治器）

有时前牙开𬌗畸形不仅单纯表现为Ⅰ类错𬌗畸形，同时也可表现为Ⅱ类、Ⅲ类错𬌗畸形，因此在相应的矫治器上可同时设计舌刺。如在功能矫治器上，可在上颌舌侧设计舌侧丝，将舌刺焊接于上颌舌侧的前腭突丝上。

### 4. 支架固定式舌栅矫治器

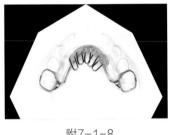

附7-1-8

该矫治器使用更为圆钝的舌栅，舒适性较好。

### 5. 固定舌栅矫治器

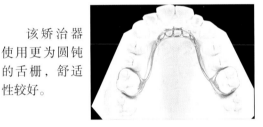

附7-1-9

该矫治器将金属丝焊接为一个整体的舌栅，强度更高。

### 6. 带有Nance托的舌栅矫治器

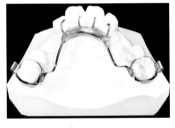

附7-1-10

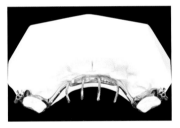

附7-1-11

该矫治器适用于存在上颌乳磨牙早失，同时需要纠正不良舌习惯的患儿。

### 7. 带腭珠的支架固定式舌栅矫治器

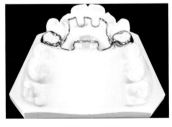

附7-1-12

该矫治器通过舌栅纠正不良舌习惯，通过腭珠引导舌上抬、卷舌运动。当患儿舌上抬力不足、不会抬舌时，将腭珠置于腭前部，可帮助患儿找到正确吞咽的定位点。

### 8. 带螺旋推簧的前牙平面导板矫治器

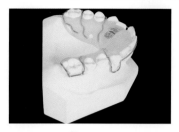

个别前牙处增加螺旋推簧的平面导板矫治器，可在纠正深覆
𬌗的同时纠正个别牙舌向错位。

附7-1-13

### 9. 带环固定的上颌平面导板矫治器

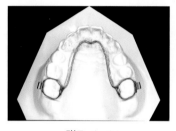 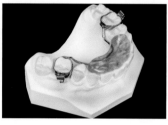 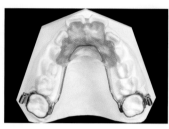

附7-1-14　　　　　　　附7-1-15　　　　　　　附7-1-16

该矫治器为固定式平面导板矫治器，通过双侧后牙的带环与焊接的钢丝就位于上颌。患儿佩戴时间更长，效果更好。其缺点是导板与黏膜相接处容易出现食物嵌塞。该矫治器佩戴时间不宜过长，应每个月复诊，佩戴2~3个月。

### 10. 上颌平面导板矫治器：前磨牙带环固定

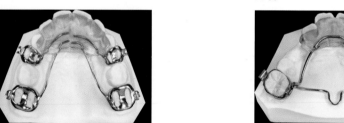

附7-1-17

### 11. 上颌平面导板矫治器：带环固定＋横腭杆

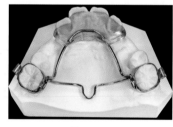

将支抗装置与固定平面导板合并设计。

附7-1-18

### 12. 上颌固定平面导板＋扩弓矫治器

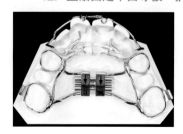

附7-1-19

# 附录2 典型病例

1. FR Ⅳ型功能矫治器矫治替牙列期牙性前牙开殆畸形

| 治疗前面像 |
| :---: |

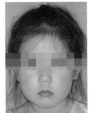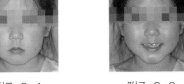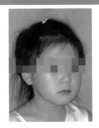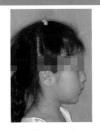

| 附7-2-1 | 附7-2-2 | 附7-2-3 | 附7-2-4 |

| 治疗前口内像 |
| :---: |

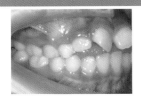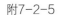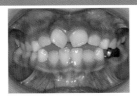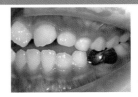

| 附7-2-5 | 附7-2-6 | 附7-2-7 |

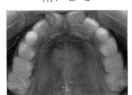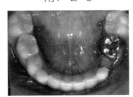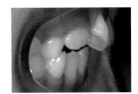

| 附7-2-8 | 附7-2-9 | 附7-2-10 |

| 矫治器设计 |
| :---: |

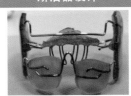

附7-2-11

治疗后面像

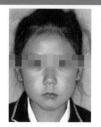
附7-2-12

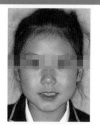
附7-2-13

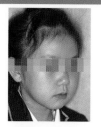
附7-2-14

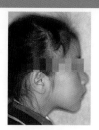
附7-2-15

治疗后口内像

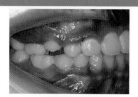
附7-2-16

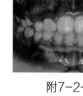
附7-2-17

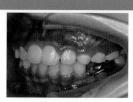
附7-2-18

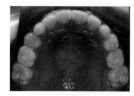
附7-2-19

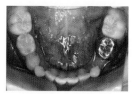
附7-2-20

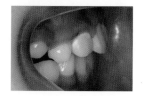
附7-2-21

治疗前头侧位片

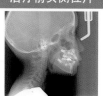
附7-2-22

治疗后头侧位片

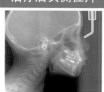
附7-2-23

# 儿童牙颌面发育异常（垂直向）矫形治疗原理及矫治器应用

　　患儿8岁，以"牙不齐"为诉求诊，无全身疾病史及家族遗传史。临床检查为替牙列初期，面型未见明显异常，前牙开𬌗，上中切牙近中扭转，上颌前牙牙槽萌出高度不足，存伸舌及口呼吸不良习惯。X线头侧位片未见明显上下颌骨关系异常，面型为平均生长型。诊断为牙-牙槽骨性高度不足前牙开𬌗畸形，前牙开𬌗，上中切牙近中扭转。

　　方案设计：FR Ⅳ型功能矫治器，前牙区放置舌栅阻断不良舌习惯。矫治器每天佩戴12-14小时，每2个月复诊1次。矫治过程中配合口周肌功能训练并提醒患儿口唇封闭，疗程为8个月。功能矫治结束后前牙覆𬌗、覆盖正常，上下牙弓宽度有所增加，上前牙扭转及不良舌习惯得到纠正。

（主诊医生：彭怡然）

2. 带环固定式腭珠舌刺矫治器矫治不良舌习惯和牙列局部前牙开𬌗畸形

治疗前口内像

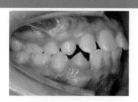

附7-2-24

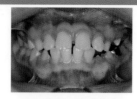

附7-2-25

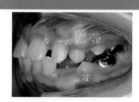

附7-2-26

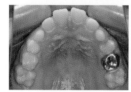

附7-2-27

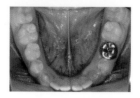

附7-2-28

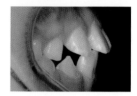

附7-2-29

初戴矫治器口内像

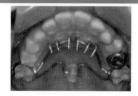

附7-2-30

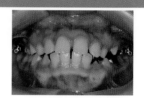

附7-2-31

治疗后口内像

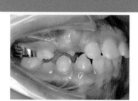

附7-2-32

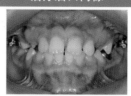

附7-2-33

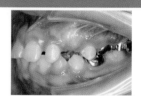

附7-2-34

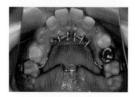

附7-2-35

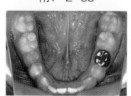

附7-2-36

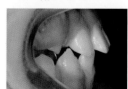

附7-2-37

# 儿童牙颌面发育异常（垂直向）矫形治疗原理及矫治器应用

病例解析

　　患儿8岁，以"牙前突"为诉求诊，无全身疾病史及家族遗传史。临床检查为替牙列初期，前牙浅覆𬌗浅覆盖，33、43牙萌出不足，局部开𬌗畸形，上下前牙唇向倾斜，存伸舌、异常吞咽不良习惯。

　　方案设计：带环固定式腭珠舌刺矫治器，阻断不良舌习惯并引导形成正确吞咽方式。每2个月复诊一次，矫治过程中配合口周肌功能训练（闭唇训练），疗程为6个月。带环固定式腭珠舌刺矫治器矫治后，上下前牙唇向倾斜得到改善，覆𬌗增加，伸舌不良习惯得到纠正。

（主诊医生：彭怡然）

3. 上颌平面导板加螺旋扩弓簧矫治器矫治乳牙列期前牙深覆𬌗畸形

**治疗前面像**

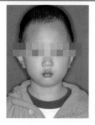

附7-2-38

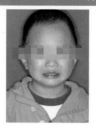

附7-2-39

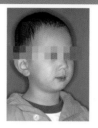

附7-2-40

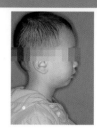

附7-2-41

**治疗前口内像**

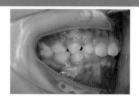

附7-2-42

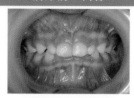

附7-2-43

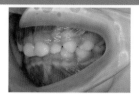

附7-2-44

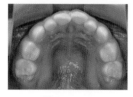

附7-2-45

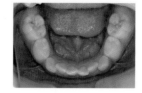

附7-2-46

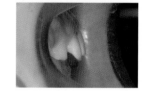

附7-2-47

**初戴矫治器口内像**

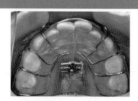

附7-2-48

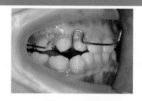

附7-2-49

**治疗后面像**

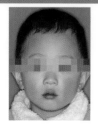

附7-2-50

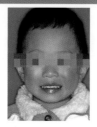

附7-2-51

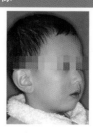

附7-2-52

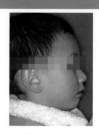

附7-2-53

# 儿童牙颌面发育异常（垂直向）矫形治疗原理及矫治器应用

**治疗后口内像**

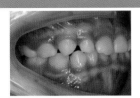 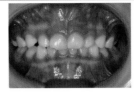 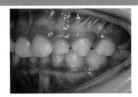

附7-2-54　　　　　　　附7-2-55　　　　　　　附7-2-56

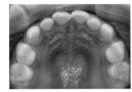 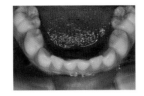 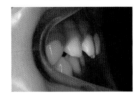

附7-2-57　　　　　　　附7-2-58　　　　　　　附7-2-59

　　患儿4岁，以"上牙龈咬合痛"为诉求诊，无全身疾病史及家族遗传史。临床检查示乳牙列期，前牙重度深覆𬌗，下前牙内倾且下前牙槽骨高度发育过度，下颌乳前牙咬合于腭黏膜上，腭黏膜上有咬痕，上牙弓前段较狭窄，下颌略后缩。诊断为牙性乳牙列前牙深覆𬌗，重度前牙内倾性深覆𬌗。

　　方案设计：上颌平面导板加螺旋扩弓簧矫治器。矫治器全天佩戴，复诊为1次/月，疗程为6个月。平面导板矫治结束后患儿深覆𬌗得到纠正，下颌后缩得到改善，腭黏膜咬合创伤恢复。嘱患儿须定期复诊至替牙列期，观察前牙深覆𬌗是否复发，择期治疗。

（主诊医生：苏晓霞）

# 第八章

# 儿童牙颌面矢状向不调矫形治疗Ⅰ：Ⅱ类错殆畸形矫治原理及矫治器临床应用

# 一、Ⅱ类错殆畸形的病因、分类及临床表现与治疗原则

## （一）Ⅱ类错殆畸形的病因

Ⅱ类错殆畸形是一种牙、牙弓、颌骨的矢状向关系不调，表现为上下磨牙远中殆关系。Ⅱ类错殆畸形受到多种病因学因素的影响，包括遗传、先天、环境等因素。

1. 遗传因素及先天因素。

儿童严重的骨性Ⅱ类错殆畸形中上下颌骨关系的异常常由遗传因素导致，并有家族性面型前突表现，临床表现为前牙深覆殆深覆盖、凸面型、上颌发育过大、下颌发育不足等。先天性牙齿大小比例不协调、上前牙多生牙、下切牙先天缺失等遗传因素也可导致前牙深覆盖。

先天因素，如胚胎发育受到母体营养异常、感染、出生时颅面受到压迫等影响，也可导致Ⅱ类错殆畸形。

2. 环境因素。

环境因素包括局部环境因素和全身环境因素。

（1）局部环境因素包括儿童期的口腔不良习惯和替牙异常。

①口腔不良习惯，如口呼吸、咬下唇、吮颊、吮手指、吮咬物品等习惯，会造成口周肌肉功能不调、口周功能环境异常，进而可造成上牙前突、下颌后缩（或后下旋转）、上牙弓狭窄、前牙倾斜等牙、牙弓、牙槽骨、上下颌骨发育问题，形成前牙深覆殆深覆盖。

②局部环境因素如口腔不良习惯造成的前牙深覆盖，严重时可导致继发的咬下唇习惯，从而加重前牙深覆殆深覆盖的发展，常见的有乳牙列期及替牙列初期儿童的咬下唇口腔不良习惯，随着儿童颌骨的生长发育，前牙深覆殆深覆盖将逐渐转变为混合性或骨性Ⅱ类错殆畸形。

③牙齿萌出顺序及乳恒牙替换异常，也可能导致磨牙呈远中的Ⅱ类错殆畸形。乳磨牙尤其是上颌第二乳磨牙邻面大面积龋坏而未及时治疗或者乳磨牙早失而未进行间隙保持

者，会出现上颌第一恒磨牙的前移，导致恒磨牙远中关系。这种Ⅱ类咬合关系是牙性的Ⅱ类咬合关系，前牙既可表现为深覆殆深覆盖，也可以为正常的覆殆覆盖。牙萌出位置异常形成的咬合干扰可造成功能性Ⅱ类错殆畸形，如上中切牙扭转、侧切牙腭向萌出、上前牙过于内倾等，都可能导致功能性下颌被迫后退。

（2）全身环境因素。

若因慢性鼻炎、扁桃体/腺样体肥大等鼻咽部疾病造成上气道狭窄、阻塞，患儿常常以口呼吸代替鼻呼吸，逐渐形成口呼吸习惯。口呼吸时，头部前伸，下颌骨连同舌体下垂、后退，引起下颌后缩，导致骨性上下颌Ⅱ类关系。口呼吸由于唇闭合不全，可导致上前牙唇向倾斜，而低位的舌体会导致腭顶及上颌牙弓腭侧失去正常舌肌压力刺激，张口导致两侧颊侧肌肉张力增加而压迫上牙弓，从而导致上颌牙弓狭窄、前突、腭盖高拱，最后造成牙弓狭窄、前牙前突的前牙深覆殆深覆盖错殆畸形。这类儿童前牙深覆殆深覆盖的口周肌肉（前伸/后退肌群、升颌肌群）常出现继发性功能异常，并进一步加重Ⅱ类错殆畸形的发展。

其他全身疾病如钙磷代谢障碍、佝偻病等导致的口周肌肉张力减弱，亦可引发表现为上颌牙弓狭窄、下颌后缩、上颌前突、上前牙前突、前牙深覆殆深覆盖、磨牙远中关系的Ⅱ类错殆畸形。

## （二）Ⅱ类错殆畸形的分类及临床表现

1. Ⅱ类错殆畸形的分类。

根据不同分类方法，儿童Ⅱ类错殆畸形的分类如下：①安氏分类，按上下磨牙矢状向关系分类；②Moyers分类，按Ⅱ类错殆畸形不同形成机制分类。

1）按安氏分类法的定义，Ⅱ类错殆畸形是上下颌第一磨牙为远中关系的错殆畸形。

（1）磨牙远中关系可进一步分类为轻远中及完全远中关系：①当上颌第一磨牙颊尖与下颌第一磨牙颊尖为尖对尖关系时，上下颌第一磨牙呈轻远中关系；②当上颌第一磨牙远中颊尖咬在下颌第一磨牙近中颊沟上时，上下颌第一磨牙呈完全远中关系。

（2）安氏Ⅱ类错殆畸形根据不同前牙倾斜度可分为：①安氏Ⅱ类1分类错殆畸形，即磨牙远中、上前牙唇向倾斜的Ⅱ类关系；②安氏Ⅱ类2分类错殆畸形，即磨牙远中、上前牙内倾的Ⅱ类关系；③如果一侧为中性殆关系、一侧为远中关系，则为安氏Ⅱ类亚类。

2）由于安氏分类法中以上下磨牙矢状向关系的分类无法反映儿童颅面颌骨的矢状向关系，因此临床上常用Moyers分类法进行错殆畸形的分类。

按照Moyers分类法，从Ⅱ类错殆畸形形成的机制上，对上下牙关系、口周肌肉及口腔功能情况，以及上下颌骨大小、位置关系三方面进行评估，将Ⅱ类错殆畸形分为骨性、功能性及牙性Ⅱ类错𬌗畸形（图8-1-1）。

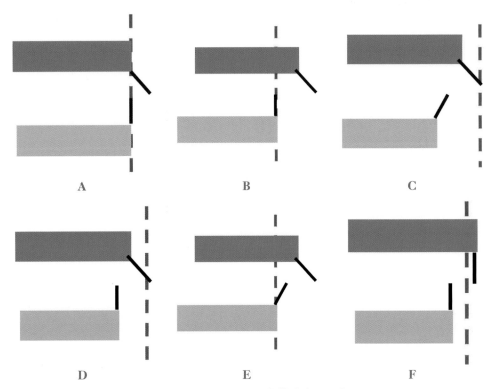

图8-1-1　Moyers Ⅱ类错𬌗畸形分类
A. 侧貌正常，上前牙前突；B. 面中部前突，上颌及上前牙前突；C. 面下1/3后缩，上下切牙唇向倾斜，上下颌骨均发育不良；D. 上牙弓前突、下颌发育不足，下切牙直立无代偿；E. 上颌前突、下颌正常，上下切牙前倾；F. 轻度上颌前突、下颌后缩

2. 不同分类Ⅱ类错𬌗畸形的临床表现。

1）Ⅱ类错𬌗畸形根据上下前牙关系可分为前突性深覆𬌗和内倾性深覆𬌗。

儿童前突性深覆𬌗的表现：①上切牙唇向倾斜、上牙弓和牙齿前突、上牙弓狭窄，前牙覆盖常常在5mm以上。②前牙排列整齐或有间隙，下切牙多数排列正常或内倾。③下切牙过度萌出，Spee曲线过陡，前牙覆𬌗深，严重时下切牙与上腭黏膜接触，可形成黏膜创伤。严重的儿童前突性深覆𬌗常伴随矢状向骨骼关系不调，面型凸，严重影响患儿面部美观。

儿童内倾性深覆𬌗的表现：上前牙轴过度内倾、前牙覆𬌗深、上下牙弓长度变短、下牙列拥挤或者舌向倾斜、面下1/3变短，下颌角明显，面部轮廓为方形。内倾性深覆𬌗又称为Ⅱ类2分类错𬌗畸形。

2）根据Moyers分类法，Ⅱ类错𬌗畸形可分为牙性、骨性、功能性Ⅱ类错𬌗畸形。

（1）牙性Ⅱ类错𬌗畸形。

牙性Ⅱ类错𬌗畸形主要是上下牙关系的异常，如恒磨牙移位、上下牙Bolton指数失调、牙数目异常、牙萌出异常等导致的Ⅱ类错𬌗畸形，其上下颌骨表现为正常的位置、大小关系。

牙性Ⅱ类错𬌗畸形在临床上表现为磨牙Ⅱ类关系，可存在上下前牙唇舌向倾斜度的异常，前牙深覆𬌗深覆盖，如上前牙唇向倾斜，上前牙间存在散在间隙，下前牙舌向倾斜，下牙列拥挤（图8-1-2）。牙齿大小、数目异常也可造成牙性Ⅱ类错𬌗畸形，如上颌牙过大、下颌牙过小的Bolton指数失调，上颌多生牙，下前牙缺牙造成的牙性Ⅱ类错𬌗畸形。

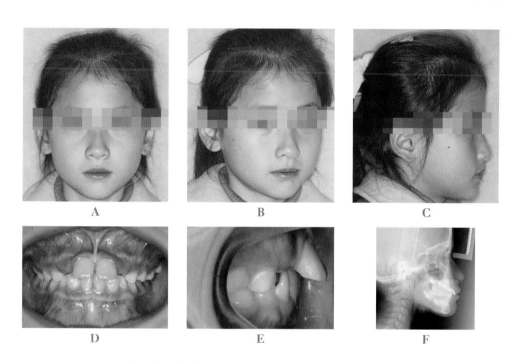

图8-1-2　儿童牙性Ⅱ类错𬌗畸形（上中切牙唇向倾斜、前牙深覆𬌗深覆盖）
A-C. 面像；D-E. 口内像；F. 头侧位片

儿童因乳磨牙早失、乳恒牙替换异常、磨牙近中移动形成的磨牙远中错𬌗畸形，是临床最常见的牙性Ⅱ类错𬌗畸形（图8-1-3）。

牙性Ⅱ类错𬌗畸形的儿童上下颌骨的形态、大小没有明显异常，上下颌骨矢状向位置关系基本正常。头侧位片上反映上下颌骨大小、位置关系的测量指标，如SNA角、SNB角、ANB角、面角等基本正常；而表现上下前牙倾斜度及凸度的测量指标，如U1-SN角、U1-PP角、U1-NA距离、U1-L1/L1-MP角等数值异常。

牙性Ⅱ类错𬌗畸形的面部软组织表现可能为上唇稍凸、鼻唇角小，可伴有唇闭合不全

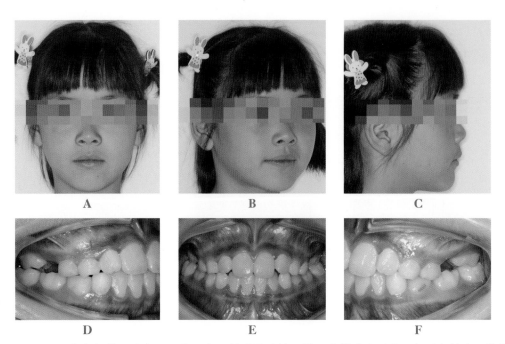

图8-1-3　儿童上颌第二乳磨牙早失、磨牙前移导致的牙性Ⅱ类错殆畸形（面部形态基本正常）

A-C. 面像；D-F. 口内像

等口腔功能的异常。

（2）骨性Ⅱ类错殆畸形。

①骨性Ⅱ类错殆畸形的临床表现为上下颌骨在三维方向特别是矢状向上的大小、形态或者位置关系的异常（图8-1-4），可表现为上颌骨发育过度或位置靠前所致的上颌前突（下颌基本正常）；上颌骨正常、下颌骨发育异常或下颌位置后缩造成的前突面型，下颌骨发育异常包括下颌升支/下颌体短小的下颌骨发育不足、下颌位置靠后、下颌顺时针旋转；上颌骨发育过大、下颌骨发育不足的上下颌骨同时发育异常的骨性Ⅱ类错殆畸形。

②对于骨性Ⅱ类错殆畸形，根据不同机制，上下切牙倾斜度可有不同程度的代偿：一般上前牙代偿不明显，有时上切牙可代偿直立、舌倾掩饰上颌骨发育过大；在下颌骨发育不足时，下切牙代偿明显，多为唇向倾斜代偿。骨性Ⅱ类错殆畸形的磨牙关系多呈明显的远中关系，乳磨牙是远中阶梯关系，乳尖牙也为远中关系。

（3）功能性Ⅱ类错殆畸形。

功能性Ⅱ类错殆畸形的临床表现为凸面型，但其上下颌骨大小、形态基本正常，其病理机制是上下咬合障碍如上牙弓宽度不足、上前牙扭转、上前牙直立内倾、个别牙错位等，造成下颌位置后缩和（或）下颌偏斜，上颌相对于下颌前突，临床表现为凸面型。儿童功能性Ⅱ类错殆畸形可表现为在开闭口运动中由于肌肉功能异常或殆干扰导致下颌骨发

# 儿童牙颌面矢状向不调矫形治疗Ⅰ：Ⅱ类错𬌗畸形矫治原理及矫治器临床应用

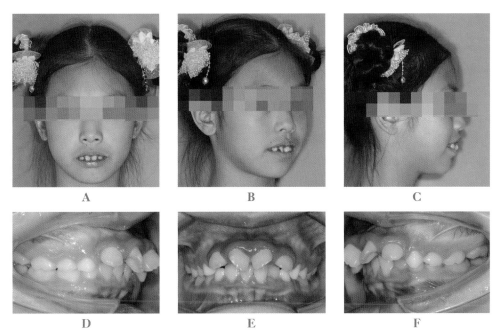

图8-1-4　骨性Ⅱ类错𬌗畸形的临床表现（凸面型，前牙开唇露齿，前牙深覆𬌗深覆盖，上前牙唇向倾斜、扭转，上颌骨发育过度，下颌后缩，颏发育不足，上牙弓狭窄，上下牙列轻度拥挤）
A-C. 面像；D-F. 口内像

生功能性的后缩，从而形成磨牙远中关系，前牙深覆𬌗深覆盖，临床功能检查下颌从姿势位到牙尖交错位时下颌后退（图8-1-5，图8-1-6）。

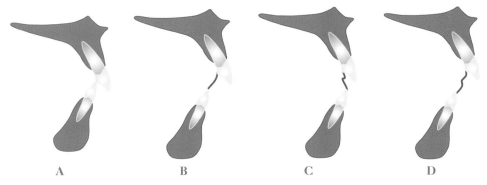

图8-1-5　功能性Ⅱ类错𬌗畸形的功能检查：上下牙尖交错位（ICP）与姿势位（PP）关系
A. 最大咬合状态；B. 从PP到ICP为单纯的转动运动，骨性Ⅱ类错𬌗畸形；C. 下颌闭合运动伴向后滑动：上下颌ICP与PP不一致，PP到ICP时，下颌有异常向后滑动，说明存在功能因素干扰导致下颌向后滑动；D. 下颌闭合运动伴向前滑动：上下颌ICP与PP不一致，PP到ICP时，下颌有异常向前滑动，说明存在功能因素干扰导致下颌向前滑动，而原本的下颌位置更靠后方

儿童功能性Ⅱ类错𬌗畸形多伴有口腔不良习惯如吮指、咬下唇等，在乳牙列期或替牙列初期多发。当替牙列期儿童下颌长期处于后退位时，可能发展为混合性或骨性Ⅱ类错𬌗

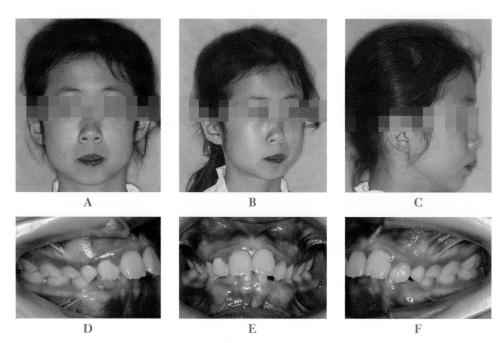

图8-1-6　儿童替牙列期功能性Ⅱ类错𬌗畸形（上牙弓狭窄，下颌被迫处于后退位）
A-C. 面像；D-F. 口内像

畸形。

3）Ⅱ类错𬌗畸形的颌骨垂直向临床表现。

Ⅱ类错𬌗畸形的面部生长型可以是平均生长型、水平生长型或垂直生长型。面部生长型多为遗传控制，但环境因素也能造成面部生长型的改变，如口呼吸对下颌后下旋转具有促进作用，如未及时纠正，该效应将一直持续到青春期，造成面下1/3过高、长面畸形，加重患儿Ⅱ类错𬌗畸形造成的不良面型。儿童早期正畸治疗要特别注意，应避免治疗延迟而让环境因素对面部生长型造成的影响严重化，从而形成合并异常面部生长型的更复杂、矫治更困难的骨性Ⅱ类错𬌗畸形。

### （三）Ⅱ类错𬌗畸形的治疗原则

Ⅱ类错𬌗畸形矫治方法多样，应根据不同病因机制及分类进行相应的个性化矫治方案设计。在Ⅱ类错𬌗畸形治疗中，早期去除导致下颌后缩的环境因素（如口腔不良习惯、呼吸道阻塞等）对儿童颅面颌骨发育有积极作用。因此，Ⅱ类错𬌗畸形的治疗原则为：尽早去除病因，并根据畸形类型、形成机制、不同阶段的矫治时机进行针对性的治疗。

1. 对于因乳牙龋坏、早失造成磨牙前移而形成的牙性Ⅱ类错𬌗畸形，应控制儿童乳牙龋坏，保持乳牙早失间隙，预防上颌第一恒磨牙近中移动造成的牙性Ⅱ类错𬌗畸形及侧方牙群的拥挤。

2. 尽早去除影响牙颌面生长发育的异常环境因素，维护牙颌面矢状向正常生长：①及时破除口腔不良习惯，如口呼吸习惯、咬下唇习惯等；②维护全身健康，及时治疗全身性疾病，如存在鼻呼吸异常的患儿，应优先解决相应的鼻呼吸问题；③及时处理影响牙齿萌出及排列的牙发育异常，如多生牙等。

3. 积极进行口周肌肉功能训练，配合口内矫治器治疗，调整口颌系统软硬组织功能及结构的协调性。口腔不良习惯如口呼吸等在造成儿童Ⅱ类错殆畸形的同时，也将引起口周肌肉功能的异常，导致上唇短、上唇肌肉张力不足、唇闭合不全，可表现为开唇露齿、牙弓狭窄、上牙前突的牙殆异常。长期口呼吸可能造成下颌顺时针旋转，甚至导致前牙开殆畸形，并继发异常吐舌吞咽习惯。所以，Ⅱ类错殆畸形治疗中，在对已存在的错殆畸形进行治疗的同时，还应进行口周肌肉功能训练，形成正常的口唇封闭与正常吞咽，建立正常口腔功能间隙与口周肌肉平衡不仅对纠正牙颌面的异常有益，更能协调牙颌面的正常生长发育，得到更为协调、美观和稳定的矫治结果。

4. 在儿童替牙列期牙颌面快速生长期，利用生长发育潜力进行功能矫形治疗，调整牙弓的横向不调和颌骨的矢状向关系。针对儿童Ⅱ类错殆畸形，提倡早期预防干预，在儿童颅面快速生长前期及快速生长期（女孩9-10岁，男孩10-11岁）尽早去除病因，阻断错殆畸形的发展，进行功能矫形治疗，促使口颌系统正常发育。对于儿童，也应早期处理前牙唇向倾斜的深覆盖畸形，降低外伤对前牙的损害，维护儿童口颌系统的健康发育。

对于功能性Ⅱ类错殆畸形及轻中度骨性Ⅱ类错殆畸形，儿童颅面功能矫形治疗可引导下颌向前生长、部分抑制上颌向前生长。

（1）上颌发育基本正常，下颌后缩型Ⅱ类错殆畸形患儿的功能矫形治疗，主要目标为去除病因、协调上下牙弓大小形态发育、引导下颌向前生长，可选用肌激动器、功能调节器、双板矫治器、生物调节器等功能矫治器。在选用功能矫治器引导下颌向前的同时，也可辅助上颌扩弓矫治，或"2×4"局部固定矫治以及时纠正个别错位牙、去除影响矫治的个别牙咬合干扰。

（2）对于上颌发育过度伴下颌后缩的Ⅱ类错殆畸形患儿，可采用前导下颌并抑制上颌骨发育的临床治疗方法，达到促进下颌生长、限制上颌生长、协调上下颌正常矢状向关系的目的，如使用带口外牵引的头帽式肌激动器进行矫形治疗。

（3）存在垂直向不调的骨性Ⅱ类错殆畸形的早期矫治中，需早期控制颌骨的异常垂直向生长，可采用各种功能矫治器配合口外牵引达到控制牙槽骨高度的目的（图8-1-7，图8-1-8）。如低角患儿可使用颈牵引，可打开后牙咬合促进后牙牙槽骨的生长，而高角患儿则往往配合高位牵引以控制牙槽骨的过度生长。

当代儿童正畸矫治经典应用

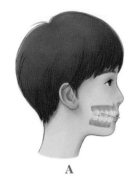 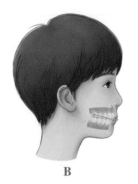

图8-1-7　三种牵引钩长度
A. 短钩；B. 中钩；C. 长钩

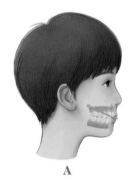 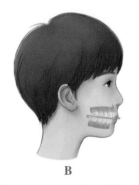 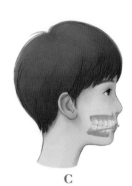

图8-1-8　三种牵引方向
A. 高位牵引；B. 水平牵引；C. 低位牵引

## 二、Ⅱ类错𬌗畸形的治疗：矫治器原理及临床应用

### （一）肌激动器的矫治原理及临床应用

1. 肌激动器的基本结构。

肌激动器主要包括基托、诱导丝（唇弓）两部分。根据临床需要，可以添加箭头卡环、邻间钩等固位装置，以及扩弓器、口外牵引装置等加力装置（图8-2-1）。

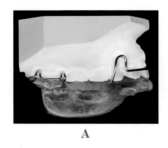 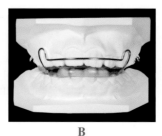 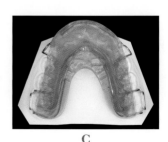

图8-2-1　肌激动器
A. 侧面观；B. 正面观；C. 𬌗面观

（1）肌激动器树脂基托。

基托由自凝树脂制成，分区涂塑，范围为上下颌至最后一个磨牙，整体基托呈马蹄形。基托在后牙区两侧从上后牙舌侧延伸至下后牙舌侧的龈部并与上下后牙舌侧相贴合。基托的前侧从上切牙的舌侧延伸至下切牙的舌侧嵴，并使前牙区咬合打开2-3mm（根据咬合重建的位置而定）。下切牙的切缘可根据下切牙需要唇向倾斜的程度决定基托的包裹量（图8-2-2）。后牙基托根据矫治需要可在矫治过程中磨除形成各种诱导斜面。

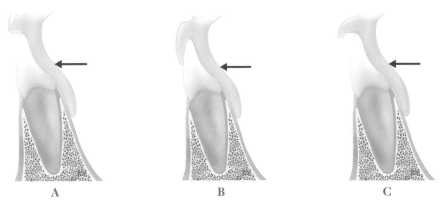

图8-2-2　肌激动器前牙基托控制
A. 下前牙唇向倾斜；B. 保持下前牙原位不动；C. 只限于移动一定距离

制作肌激动器基托时，先将咬合重建后的模型上𬌗架，用蜡固定唇弓及固位体后，先涂塑上颌𬌗垫及腭部基托，然后涂塑下颌舌侧基托，最后在𬌗架上从平转90°的后方涂塑连接上下颌为一整体。

（2）肌激动器上颌诱导丝。

肌激动器的上颌诱导丝可将口周肌肉拉伸的力量传递至上前牙，从而内收前牙和抑制上颌向前生长，为使用0.8-0.9mm不锈钢丝弯制的双曲唇弓。针对Ⅱ类错𬌗畸形，诱导丝水平部放置于上颌切牙唇侧中1/3处。诱导丝也有一定辅助固位的作用。

（3）肌激动器固位装置。

肌激动器没有特定的固位装置，前牙区的诱导丝有一定辅助固位作用，通常在后牙可不设计固位装置，依靠基托与牙列接触及上下颌的咬合力就位，促进肌肉的激活。为增加固位力，也可在肌激动器上设计其他固位装置：①在后牙邻间隙处放置0.7-0.8mm不锈钢丝弯制的简单球状卡环（小圈形卡环）固位。②若因Ⅱ类错𬌗畸形伴随上牙弓横向不调，需要设置扩弓器等其他装置增强固位时，第一恒磨牙或第二乳磨牙上可设置改良箭头卡环辅助固位（图8-2-3）。

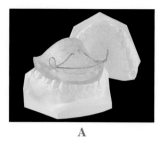 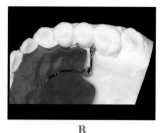 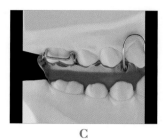

图8-2-3　肌激动器的不同固位设计
A. 后牙无特殊固位设计的肌激动器；B. 后牙球状卡环（小圈形卡环）增强固位的设计；
C. 后牙箭头卡环增强固位的设计

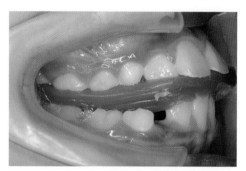

图8-2-4　肌激动器重建咬合记录
（下颌前伸至浅覆盖，前牙咬合打开
3mm，后牙咬合打开5mm）

（4）肌激动器的咬合重建。

肌激动器需重建咬合并转移至𬌗架上制作。肌激动器重建咬合时，矢状向上下颌一次前伸不超过5-7mm，后牙咬合垂直向打开3-5mm，前牙区咬合打开2-3mm（图8-2-4）。

肌激动器咬合重建要根据情况决定是否进行过矫正及过矫正的量，下颌前伸的量加前牙区咬合打开的量不宜超过10mm。重建咬合应注意患儿姿势位下颌及中线位置，从而确定是否对齐中线。

重建咬合使用红蜡片，热水软化后制成蜡堤，嘱患儿前伸轻咬，制作蜡𬌗记录，冷水硬化后转移到𬌗架。

2. 肌激动器的原理。

肌激动器在矢状向上前伸下颌、垂直向上打开咬合的位置重建咬合，从而使下颌前伸至新的上下颌关系上，改变下颌位置及口周肌肉功能，激活肌肉，促进下颌支及髁突处生长区的生长，从而达到颌骨矫形的目的。其产生的矫治力并非矫治器带来的机械力而是借由口周肌肉张力改变传递至矫治器的咬合力，对颌骨产生刺激/抑制的作用。

儿童佩戴肌激动器后改变了上下颌骨关系，髁突、下颌支在肌肉刺激下增生改建，向后向上生长，同时下颌骨前伸肌群功能增加、后退肌群功能下降，升颌肌群功能增加、降颌肌群功能下降，异常口周肌肉功能被纠正，从而刺激下颌骨的矢状向及垂直向生长。同时儿童佩戴肌激动器后，前伸的下颌势必有后退回Ⅱ类咬合的趋势，但因肌激动器基托把上下牙弓连接在一起，因此肌肉的后退力量将通过肌激动器传递到上前牙，从而产生对上前牙的内收力及抑制上颌向前发育的效果。通过下颌前导刺激生长、上前牙内收抑制向前生长，肌激动器可达到纠正下颌后缩、上颌前突的骨性 II 类错𬌗畸形的目的。

肌激动器唇向倾斜下前牙的副作用：当佩戴肌激动器前伸下颌后，下颌舌侧基托对下前牙有唇向作用力，可导致矫治后下前牙唇向倾斜。因此，儿童 II 类错𬌗畸形的功能矫治如无唇向倾斜下前牙的需求，需要使用基托包裹下前牙切缘至少1/3，以防止肌激动器造成的下前牙唇向倾斜（图8-2-2B）。

3. 肌激动器的适应证。

肌激动器应用于青春快速生长前期及青春快速生长期具有生长潜力的 II 类错𬌗畸形的患儿。其适应证如下：

①上颌轻度前突伴下颌后缩的 II 类错𬌗畸形患儿。

②轻中度骨性下颌后缩的 II 类错𬌗畸形患儿。

③功能性及混合性 II 类错𬌗畸形患儿。

4. 肌激动器的非适应证。

①患有严重鼻呼吸道疾病，扁桃体、腺样体肥大的患儿。该类患儿因上气道阻塞，佩戴肌激动器时可能张嘴呼吸而无法咬住矫治器，且肌激动器体积较大易阻塞口腔通道，造成患儿呼吸不畅，影响佩戴疗效。因此建议有此类情况的患儿先行耳鼻喉科治疗，然后再评估是否佩戴肌激动器。

②下颌无生长潜力或有颞下颌关节病的患儿。

③重度骨性错𬌗畸形患儿，如对于上颌重度发育过度或下颌重度发育不足的患儿，较难通过肌激动器改善下颌重度发育不足及抑制上颌过度生长。

④双颌前突，下颌前导空间不足患儿。

5. 肌激动器的临床应用。

1）咬合重建：功能矫形治疗时需进行咬合重建，对于 II 类错𬌗畸形患儿使用红蜡片加热软化后制成的蜡堤记录下颌前伸后的位置，在此位置上制作矫治器。一般下颌一次前伸不超过7mm，后牙咬合垂直向打开3~5mm，前牙区咬合打开2~3mm，一次前牙咬合打开的量加下颌前伸的量不宜超过10mm。前牙咬合重建可根据情况进行过矫正，下颌前伸后，前牙位置可为切对切甚至下切牙多于切对切1~2mm。对于下颌前伸者，需根据患儿肌肉适应能力进行治疗，如患儿覆盖较大无法适应一次前导到位，则需分次进行前导。

2）初戴：令患儿先习惯佩戴，初戴时调磨矫治器使其顺利就位并对口腔软硬组织无压迫。矫治器佩戴时间从每天3~4小时起，缓慢增加至每天至少14小时。戴入后可在1~2周时复诊检查颞下颌关节是否压痛、不适，咬肌、颞肌是否压痛，口腔黏膜及牙龈是否压痛等。

3）复诊：

（1）每4-8周复诊一次。检查患儿牙列咬合关系及面型改善情况，根据不同需要调整矫治器固位、诱导丝及调磨基托的诱导斜面。矫治器一般戴用6-12个月，在覆𬌗覆盖正常、磨牙纠正至Ⅰ类关系后，最好继续佩戴3-6个月作为保持，稳定骨骼与肌肉的改建。

（2）调整诱导丝。

佩戴矫治器后下颌后退肌群受牵拉将产生向后的力，该力通过整体制作的肌激动器传递至上颌产生向后牵引上颌及舌向移动上前牙的矫形力。当患儿上前牙唇向倾斜，需要内收上前牙时，可适当磨除上前牙舌侧基托并通过调整收紧上颌诱导丝（双曲唇弓），内收上前牙。

（3）根据需要调磨诱导斜面（图8-2-5，图8-2-6）。

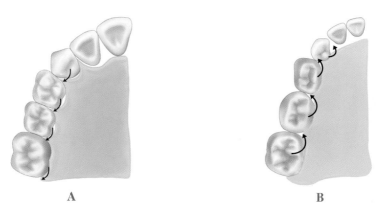

图8-2-5  肌激动器诱导斜面调磨方法
A. 上颌调整舌侧远中面；B. 下颌调整舌侧近中面

肌激动器与牙齿、舌、腭面接触的基托因前牙、上后牙、下后牙的目标移动方向不同，需要形成一定的诱导斜面，以利于牙齿、牙弓的移动。勿调磨基托下切牙舌侧区域，否则下颌前导的效率将降低。

①Ⅱ类错𬌗畸形的上后牙向远中移动时，应磨除上后牙牙冠舌侧远中面接触的部分基托，形成上后牙向远中的诱导斜面（图8-2-5A）。

②Ⅱ类错𬌗畸形的下后牙向近中移动时，则磨除牙冠舌侧近中面部分基托，形成下后牙向近中的诱导斜面（图8-2-5B）。

③上前牙处可磨除腭侧部分基托，以利于上前牙内收（图8-2-6）。

④后牙的垂直向移动：根据患儿面型及覆𬌗深度，决定是否升高后牙。如需通过升高后牙打开咬合，可适当调磨下颌（或上颌）基托的咬合面，促进Spee曲线的平整（图8-2-6）。对于垂直生长型患儿，最好不要调磨𬌗面基托。

⑤后牙的颊向移动：如需后牙颊向移动，则将基托调磨为只有后牙舌侧面接触基托斜面（图8-2-6）。

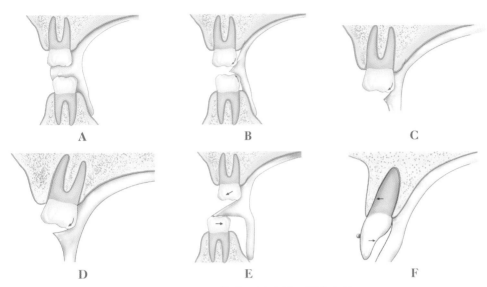

图8-2-6  肌激动器诱导斜面调磨方法

A. 肌激动器正常咬合；B. 形成诱导斜面使上下后牙颊向移动；C. 使后牙颊向萌出，减少前牙覆殆的诱导斜面；D. 前牙覆盖不大时使后牙颊向移动的诱导斜面；E. 使上后牙颊向移动、下后牙舌向移动的诱导斜面；F. 使前牙冠向腭侧、牙根向唇侧移动的诱导斜面

⑥下切牙的唇向移动：功能矫形期间，可根据患儿咬合、面型等适当唇向倾斜下前牙。如需保持下前牙不动，则可使用基托包裹下切牙切端1/2的设计，或增加下唇挡抑制下颌前导时传递给下前牙的唇向倾斜分力。如只需移动一定距离，则可调磨包绕下切牙的基托内侧唇面，给下切牙一定唇向倾斜的空间（图8-2-2）。

## （二）改良肌激动器的矫治原理及临床应用

经典的肌激动器适合儿童骨性Ⅱ类轻中度下颌发育不足、上颌轻度发育过度的患儿，对上颌中重度发育过度的患儿，其抑制上颌发育的效果较差。并且对于儿童骨性Ⅱ类伴牙弓狭窄、口周肌肉功能异常的患儿，常规设计的肌激动器也无扩弓、排除异常唇肌功能的作用。改良肌激动器就是根据临床儿童Ⅱ类错殆畸形的机制，根据需要进行的改良，如添加扩弓装置、口外弓，增强固位及改前牙扭转的设计，以提高肌激动器的矫治效果。

1. 改良肌激动器的基本结构。

改良肌激动器在经典肌激动器上，除固位体、基托、上颌诱导丝以外，可做不同改良设计。

（1）诱导丝及弹簧的改良设计：儿童Ⅱ类错殆畸形伴上前牙扭转、唇/舌向倾斜时，可通过改变诱导丝与上前牙牙冠的接触，增加上前牙舌簧等改良设计，产生上前牙唇/舌向移动。舌簧与诱导丝共同作用可初步纠正前牙扭转。

改良肌激动器可同时添加下前牙诱导丝，以关闭下切牙间隙或控制下切牙唇向倾斜。

（2）固位体的改良设计：可在常规肌激动器上增加箭头卡环、球状邻间钩、单臂卡环等辅助装置增强矫治器固位，特别是上颌设置了扩弓装置或口外弓装置时，矫治器需要更大的固位力以便矫治器加力。建议在第一恒磨牙或第二乳磨牙（无松动时）处设置箭头卡环（图8-2-3）。

（3）增加扩弓装置：Ⅱ类错𬌗畸形、下颌功能性后缩的患儿往往伴上牙弓狭窄，矫治时需要在前导下颌时同时横向扩展上牙弓，以利于前导后的后牙建𬌗，促进矫治效果的稳定。改良设计是在矫治器基托中部增加螺旋扩弓簧、菱形扩弓簧或设计U形开大曲，基托设计为分裂基托。需要同时进行下颌扩弓的患儿，下后牙舌侧基托延伸应足够长，最好延伸至舌侧牙龈黏膜处，并有一定缓冲，以免压迫黏膜。（图8-2-7）

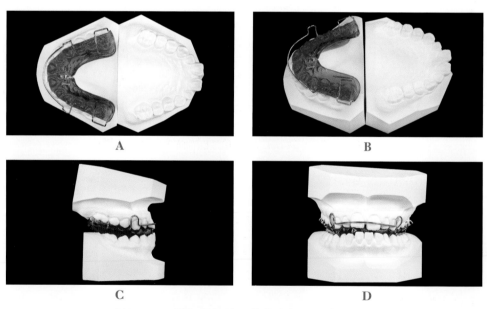

图8-2-7　增加螺旋扩弓簧的改良肌激动器设计
A-B. 𬌗面观；C. 侧面观；D. 正面观

（4）增加口外弓：对于上颌发育过大的Ⅱ类错𬌗畸形患儿，可在矫治器上增加口外弓。口外弓可从尖牙近中的基托部位伸出1.2mm不锈钢丝，做成口外牵引钩，或在第一磨牙区将口外弓管理入基托。使用口外弓加头帽能增加肌激动器口外向后的牵引力，以抑制上颌骨的矢状向及垂直向生长（图8-2-8）。

（5）增加双曲舌簧：纠正个别牙舌向错位或者需要维持上前牙正转矩时，可在相应牙齿舌侧增加双曲舌簧。纠正前牙扭转时，可将诱导丝放置于扭转牙唇侧突起处，舌簧游离加力臂位于扭转一侧的舌侧边缘嵴处，通过唇/舌向的共同加力纠正牙齿扭转。

（6）增加唇挡：有唇不良习惯时，可增加下唇挡，排除下唇肌张力，同时有利于下牙槽唇侧牙槽骨的沉积。唇挡从尖

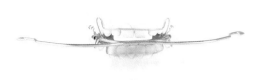

图8-2-8　增加口外弓，头帽牵引抑制上颌向前向下生长的改良肌激动器设计

牙近中部分的基托中部伸出，使用0.8mm不锈钢丝弯制连接体，置于唇挡中。注意下切牙唇侧的连接丝应避让唇系带。制作时将石膏模型的下切牙唇侧石膏做适当修正后，铺2mm厚蜡片后充胶。（图8-2-9）

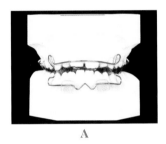 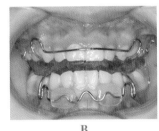 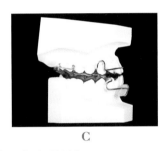

图8-2-9　增加下唇挡，排除下唇张力的改良肌激动器设计
A. 正面观；B. 佩戴改良肌激动器口内像；D. 侧面观

2. 改良肌激动器的适应证和非适应证。

（1）适应证。

①改良肌激动器可用于尚有生长发育潜力的功能性、混合性、骨性轻中度Ⅱ类错𬌗畸形患儿，尤其是轻中度上颌前突、上切牙唇向倾斜的患儿，可较快直立上切牙。但要注意在配合口外高位牵引时，需控制上切牙转矩，勿过于直立上切牙，造成下颌前导量减少，或上下颌后下旋转。

②上述Ⅱ类错𬌗畸形患儿中存在上牙弓狭窄者，可运用增加扩弓器的肌激动器同时扩大牙弓，增加牙弓周长。其有利于下颌前导及前牙内收。

（2）非适应证。

①患有严重呼吸道疾病，扁桃体、腺样体肥大的患儿。

②下颌无生长发育潜力或有颞下颌关节病的患儿。

③重度骨性Ⅱ类错𬌗畸形患儿，如上颌重度发育过度或下颌重度发育不足的患儿。

④双颌前突患儿。

⑤垂直生长型上前牙唇向倾斜正常或直立的患儿。这类患儿应慎用双曲唇弓诱导丝肌激动器加口外弓牵引，因向后的口外弓牵引易使上前牙快速倾斜内收，导致上牙弓顺时针旋转，可能加深前牙覆𬌗，并加重下颌向后下旋转。关于防止上前牙过于直立的措施，具体可查看Van Beek矫治器部分。

3. 改良肌激动器的临床应用。

（1）增加扩弓器的改良肌激动器：为活动扩弓矫治器，一般使用慢速扩弓的方法加力，扩弓器由患儿或家长自行加力，1-2次/周。每2个月复诊一次。

（2）增加口外牵引的改良肌激动器：口外力每侧200-300g，根据患儿上下颌骨及生

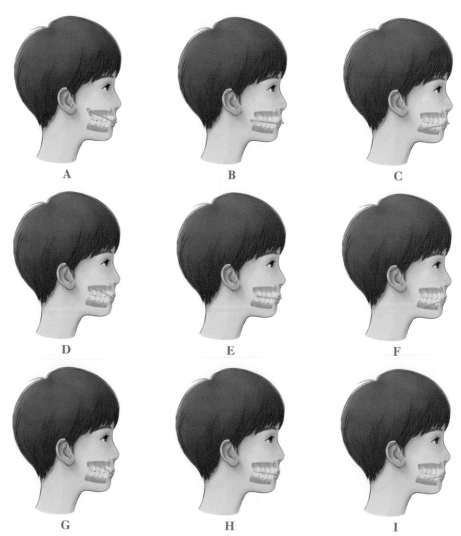

图8-2-10　改良肌激动器上可设计不同长度及方向的口外牵引
A. 长钩，高位牵引；B. 长钩，水平牵引；C. 长钩，低位牵引；D. 中钩，高位牵引；E. 中钩，水平牵引；F. 中钩，低位牵引；G. 短钩，高位牵引；H. 短钩，水平牵引；I. 短钩，低位牵引

长型情况决定使用高、中、低位牵引，或将牵引钩设计为短、中、长牵引钩。每次复诊时注意上前牙直立的位置是否合适，勿造成过度直立以免下颌前导空间不足，根据情况在适当时机停止口外牵引。注意不要在上前牙直立的高角患儿中使用增加口外弓牵引的改良肌激动器。（图8-2-10）

改良肌激动器的其余临床应用同常规肌激动器。

## （三）功能调节器（Functional Regulator，FR功能矫治器）的矫治原理及临床应用

功能调节器（FR功能矫治器）由德国学者Rolf Fränkel发明设计，利用矫治器结构来阻断或调节唇、颊、舌及口周肌肉的张力异常，实现口腔肌肉功能的协调，从而达到矫治儿童骨性/功能性错殆畸形的目的（图8-2-11）。

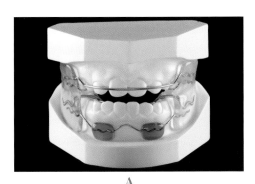
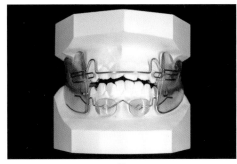

图8-2-11　矫治儿童Ⅱ类错殆畸形的功能调节器
A. FRⅠ型功能矫治器；B. FRⅡ型功能矫治器

1. FR功能矫治器的基本结构。

FR功能矫治器结构较复杂，其设计应用了错殆畸形发生发展机制的功能基质学说、口腔功能间隙理论，其通过建立良好的颌面生长发育环境及功能体系，引导牙萌出，纠正骨性及功能性错殆畸形。该矫治器包括颊屏、唇挡、尖牙诱导丝、腭弓/舌侧丝（托）、横腭杆、殆支托、基托等部分。制作该矫治器需重建咬合，并将上下模型转移至简单殆架上。为建立良好口腔间隙及使颊屏/唇挡刺激口腔前庭黏膜转折软组织的功能牵拉，还需做模型修整及铺蜡等矫治器制作前准备。FR功能矫治器针对不同的儿童Ⅱ类错殆畸形还有不同的分类设计变化，这为该类矫治器在功能性、骨性Ⅱ类错殆畸形的全面功能矫形方面提供了设计基础。

1）FR功能矫治器制作的模型要求：应清晰反映上下颌全牙列软硬组织及前庭沟皱襞，模型边缘留5mm宽度以便修整模型及铺蜡。

2）FR功能矫治器的咬合重建：可进行一次前导或分次前导，一般下颌一次前伸约3mm，覆盖较大者分次前伸，前牙咬合打开3-4mm。使用蜡堤进行蜡殆记录。需要时，可根据情况进行过矫正。

3）FR功能矫治器的模型修整。

功能矫治器在制作前均需修整石膏模型，以便颊屏及唇挡边缘向牙槽嵴黏膜转折处延伸，从而刺激该处牙槽骨骨膜成骨。一般需修整上颌颊屏及唇挡的前庭沟区域，下颌颊屏下方不需修整。注意修整时应沿牙槽嵴方向向下方修整，而非只修整石膏底座高度。（图8-2-12，图8-2-13）

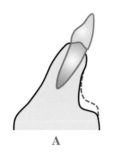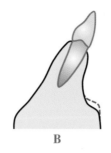

图8-2-12　FR功能矫治器模型修整：下唇挡正确向下修整模型示意图
A. 正确的修整模型方法，延牙槽嵴弧度向下修整；B. 错误的修整模型方法，从黏膜处修整石膏底座

（1）下唇挡区：从牙槽的最凹处沿牙槽嵴的方向向下修整5mm，或距牙龈缘12mm。

（2）上颌颊屏区：从前庭沟底沿牙槽嵴向上修整3-4mm，或距上后牙龈缘10-12mm。

（3）修整模型时，应让出系带区，并向前庭沟方向修整。

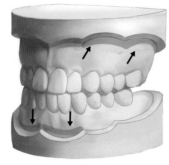

图8-2-13　FRⅠ型、Ⅱ型功能矫治器修整模型区域

4）FR功能矫治器的铺蜡：为了更好地建立口周肌肉平衡，FR功能矫治器的颊屏及唇挡需隔开口周肌肉并离开上下牙槽骨一定距离。矫治器制作时应根据患儿需要扩开的牙弓宽度及部位，铺蜡并调整铺蜡厚度。铺蜡区域：①颊屏在上下侧方牙列殆平面区域，离开3-4mm，向前庭沟逐步减少至黏膜转折处0.5mm。②下牙槽区从切缘离开

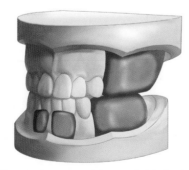

图8-2-14　FRⅠ型、Ⅱ型功能矫治器铺蜡区域

3-4mm，向前庭沟逐步减少至黏膜转折处0.5mm。（图8-2-14）

5）FR功能矫治器诱导丝、支持丝及连接丝。

以FRⅠb型功能矫治器为例：

（1）下颌舌托及支持丝：下颌舌托的支持丝由1.2mm不锈钢丝弯制，位于牙龈缘下方2-3mm，离开黏膜1-2mm，避开舌系带，两侧从第一乳磨牙远中进入基托，有矫治器支持、固位作用。舌托为圆弧形，贴合在下颌舌侧牙槽骨上，范围从一侧下颌第一前磨牙至对侧下颌第一前磨牙。下颌舌托有定位矫治器下颌前导位置的作用。

FRⅠa型功能矫治器下颌舌弓丝由一大U形曲及两侧延伸至下颌舌侧牙槽嵴的小U形曲组成，舌侧的大U形曲从下颌第一双前磨牙近中沿切牙区舌侧嵴弯制，用于保持下颌前伸位置。两端的小U形曲夹闭后位于双侧后牙舌侧，颊侧的连接丝不接触牙齿，越过下尖牙与第一前磨牙之间的殆外展隙后进入双侧颊屏。如不希望下切牙唇向倾斜，则大U形曲不应接触下前牙舌侧。（图8-2-15A）

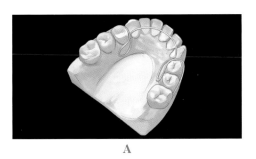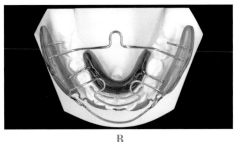

图8-2-15　FRⅠ型功能矫治器舌托及舌侧丝设计
A. FRⅠa型功能矫治器下颌舌弓丝；B. FRⅠb型功能矫治器下颌舌托及下前牙舌侧丝

（2）下前牙舌侧丝：使用0.8mm不锈钢丝弯制，为单U形曲的形态，放于舌隆突上，相比FRⅠa型功能矫治器的下颌舌弓丝，FRⅠb型功能矫治器上设置于下颌舌托上的舌侧丝有阻止下前牙伸长的作用，必要时可以用于唇向移动下前牙，仅下前牙舌向倾斜的Ⅱ类错殆畸形患儿可用下颌舌侧丝唇向倾斜下前牙，而下前牙直立或唇向倾斜的患儿，不可打开舌侧丝加力。（图8-2-15B）

（3）腭弓：腭弓具有连接双侧颊屏、帮助矫治器就位于上牙弓的作用，由1.0mm不锈钢丝弯制。腭弓包括双侧殆支托及中间的U形曲。殆支托可使矫治器稳定于上牙弓，并可防止矫治器下沉压迫牙龈。不锈钢丝腭弓从第二乳磨牙远中越过隔离蜡进入腭穹隆，中部弯制口向前的U形曲。弯制殆支托时，不锈钢丝从第二乳磨牙远中进入颊屏，向远中弯制高6-7mm的小U形曲，远端在第一恒磨牙颊沟处出颊屏形成殆支托，两侧支托须与颊沟的方向平行。（图8-2-16）

（4）上颌唇弓：使用0.9mm不锈钢丝弯制。双侧尖牙近中弯制类似U形曲形状并两侧进入颊屏，上前牙区域弯制成弧形与切牙接触，下颌前导后可传递内收力于上前牙处，帮助上前牙内收直立。唇弓应位于上颌切牙中1/3处，注意避让正在萌出的牙，不能妨碍尖

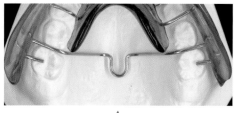
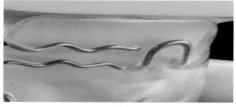

**A**　　　　　　　　　　　　　**B**

图8-2-16　FRⅠ型、Ⅱ型功能矫治器腭弓及𬌗支托设计
A. 𬌗面观腭弓及𬌗支托；B. 侧面观𬌗支托连接体

牙萌出。（图8-2-17）

（5）唇挡连接丝：使用0.9mm不锈钢丝弯制，避开唇系带，位于龈缘下7mm。两侧末端平行进入颊屏。包埋在唇挡基托内的钢丝应弯制为有角度的弧形而非一根平直钢丝，以免唇挡在钢丝上转动擦伤黏膜。（图8-2-17A）

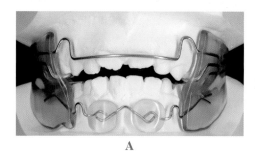
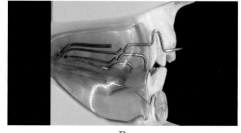

**A**　　　　　　　　　　　　　**B**

图8-2-17　FRⅠ型、Ⅱ型功能矫治器上唇弓及下唇挡
A. 正面观；B. 侧面观

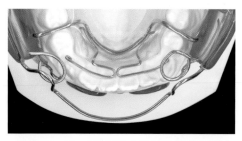

图8-2-18　FRⅠ型功能矫治器尖牙卡

（6）上颌尖牙卡：上颌尖牙卡有帮助矫治器就位并使轻度唇向错位的尖牙排入牙弓的作用，使用0.8mm不锈钢丝弯制（图8-2-18）。尖牙卡类似单臂卡，从颊屏向尖牙舌侧伸出绕过尖牙唇面。尖牙卡需离开尖牙和牙槽2-3mm，并尽量包绕尖牙，勿干扰咬合（图8-2-18）。如果恒尖牙即将萌出，尖牙卡可能妨碍恒尖牙萌出时，可改为尖牙诱导丝（图8-2-19，同FRⅡ型功能矫治器）。

FRⅡ型功能矫治器因存在上颌前腭弓，尖牙卡为位于尖牙唇侧的U形卡，离开尖牙唇面2-3mm，远中末端埋入基托内（图8-2-19）。

（7）上颌前腭弓：FRⅡ型功能矫治器需要弯制上颌前腭弓，用于保持上前牙位置，

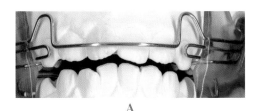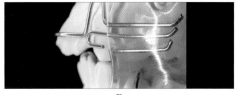

图8-2-19 FRⅡ型功能矫治器尖牙卡设计
A. 正面观；B. 侧面观

防止前牙继续萌出，同时改善舌向倾斜，使用0.8mm不锈钢丝弯制。前腭弓从上颌尖牙的远中颊屏伸出，两侧沿尖牙及第一前磨牙𬌗间隙绕至舌侧形成U形曲后，在两侧尖牙之间形成轻接触上切牙舌侧的弧形。（图8-2-20）

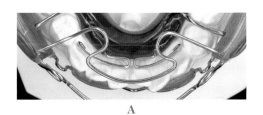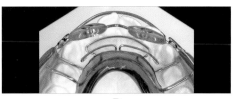

图8-2-20 FRⅡ型功能矫治器前腭弓
A. 下颌𬌗面观；B. 上颌𬌗面观

6）FR功能矫治器基托。

矫治器修整模型、铺蜡完成后，先制作舌托基托，就位于下颌舌侧后，将𬌗架合上，用蜡连接上下颌颊侧铺蜡区域后，将所有钢丝准确地用模型蜡固定于模型上，然后用自凝树脂按要求于边界涂塑形成唇挡和颊屏。待自凝树脂凝固后去除铺蜡部分，打磨抛光边缘，即完成制作。

（1）下颌舌托：范围为龈缘下2-3mm至口底，不妨碍舌运动，厚3-4mm。后缘可延伸至第二乳磨牙（图8-2-21）。

（2）其他部分：

①唇挡：厚2-3mm，边缘光滑圆钝。唇挡的上缘应处于下切牙牙龈下方4-5mm。令唇挡进入下唇前庭沟，而不是浮于下切牙唇侧（图8-2-22）。

②颊屏：涂塑颊屏时可使用蜡条包绕颊屏区域，以便充胶。固定好钢丝后，在后牙咬

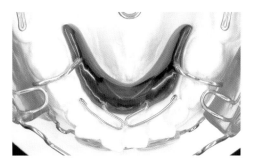

图8-2-21 FRⅠ型、Ⅱ型功能矫治器下颌舌托位置及大小

合打开处用蜡将上下铺蜡连接起来，将自凝树脂涂塑在铺垫的蜡表面，形成颊屏，颊屏厚度为2-3mm，边缘圆钝光滑（图8-2-22）。

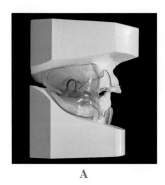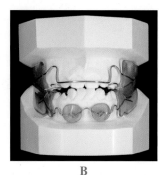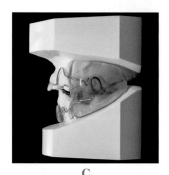

图8-2-22　FRⅠ型功能矫治器唇挡及颊屏
A. 右侧观；B. 正面观；C. 左侧观

2. FR功能矫治器的原理。

（1）颊屏、唇挡重建口周肌肉张力平衡。

颊屏、唇挡等结构不与牙齿及牙槽骨接触而应保持一定距离（＜4mm），通过隔开唇肌、咀嚼肌等口周肌肉群，令牙槽骨及牙齿不受异常口周肌肉压迫，调整牙槽骨及牙齿颊（唇）舌侧的肌肉张力平衡，恢复正常口腔功能间隙，促进口腔软硬组织的功能改建。

佩戴FR功能矫治器可训练舌肌功能及协调位置，使舌肌力量传递至上颌牙槽弓，从而协调上下牙弓宽度，达到扩大牙槽弓的效果。

（2）颊屏、唇挡边缘延长，刺激颌骨成骨。

颊屏及唇挡分别向上、向下伸至上下颌前庭沟底以下，通过其上下缘对口腔前庭区的黏膜皱襞的牵张作用，促使牙槽骨表面受牵张部位骨膜成骨，从而使牙槽弓正常发育。

（3）下颌舌托引导下颌前伸。

通过下颌舌托抵住下切牙舌侧黏膜引导下颌前伸。矫治器本身不接触牙齿，可避免牙齿的过度唇舌向倾斜。

3. FR功能矫治器的类型及适应证。

针对不同的儿童Ⅱ类错𬌗畸形，FR功能矫治器主要有FRⅠ型、FRⅡ型，适用于功能性、混合性、轻中度骨性Ⅱ类错𬌗畸形。

1）FRⅠ型：用于安氏Ⅰ类错𬌗畸形、安氏Ⅱ类1分类错𬌗畸形，此种矫治器有三种改良型，即FRⅠa型、FRⅠb型、FRⅠc型（图8-2-23）。

（1）FRⅠa型为最原始的设计，下颌切牙舌侧为0.9mm不锈钢丝弯制的舌侧丝，适用于：①轻度或中度拥挤伴牙弓横向发育不足的安氏Ⅰ类错𬌗畸形；②上切牙前突、下

儿童牙颌面矢状向不调矫形治疗 Ⅰ：Ⅱ类错𬌗畸形矫治原理及矫治器临床应用

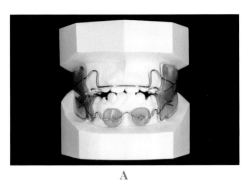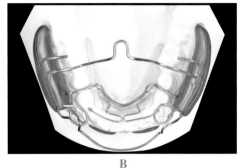

图8-2-23 FRⅠ型功能矫治器
A. 正面观；B. 𬌗面观

切牙内倾的安氏Ⅰ类深覆𬌗；③覆盖不超过5mm的轻度安氏Ⅱ类1分类错𬌗畸形（图8-2-24A、B）。

（2）FRⅠb型将FRⅠa型下颌舌侧丝替换为下颌舌托，有压低下切牙的功能，适用于前牙深覆𬌗且中度深覆盖（不超过7mm覆盖）的安氏Ⅱ类1分类错𬌗畸形。FRⅠb型的主要结构见FR功能矫治器的结构部分（图8-2-24C）。

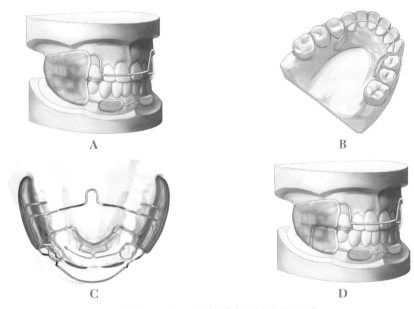

图8-2-24 FRⅠ型功能矫治器亚型
A-B. FRⅠa型；C. FRⅠb型；D. FRⅠc型

（3）FRⅠc型适用于覆盖超过7mm、重度前牙深覆盖的安氏Ⅱ类1分类错𬌗畸形，磨牙关系为完全远中𬌗关系的患儿。应用该矫治器时，由于患儿肌肉常常不能适应较大量的一次前导，因此需要先将患儿𬌗重建为尖对尖远中磨牙关系，待下颌前伸、前牙深覆盖减轻后，再进行二次咬合重建。FRⅠc型结构与FRⅠb型相似，只是颊屏中有一水平向粗钢丝，可在二次前导时，直接将FRⅠc型颊屏前下部截断，一并前移下唇挡、舌托，自凝树脂修复矫治器截断处后再佩戴矫治器（图8-2-24D）。

2）FRⅡ型：适用于安氏Ⅱ类2分类错𬌗畸形，其结构与FRⅠb型略有不同，其将上颌尖牙卡改为尖牙诱导丝，并增加了上切牙舌侧的上颌前腭弓（图8-2-25）。

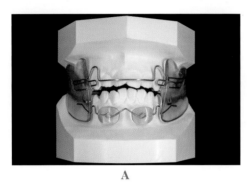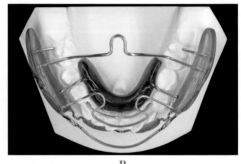

图8-2-25　FRⅡ型功能矫治器
A. 正面观；B. 𬌗面观

4. FR功能矫治器的临床应用。

（1）初戴：首先调整矫治器压迫黏膜的位置，特别是过度延伸的颊屏、唇挡。初戴需待患儿适应，从每天3~4小时起缓慢增加佩戴时间至每天至少14小时。初戴时，医生应指导患儿进行肌功能训练，封闭口唇，练习舌肌，建立良好的肌肉动力平衡；应嘱患儿除了睡觉佩戴，还应增加白天佩戴时间并进行肌功能训练。戴入1~2周后可复诊检查颞下颌关节是否压痛、不适，咬肌、颞肌是否压痛，口腔黏膜及牙龈是否压痛等，如有疼痛应及时进行调磨修改。

（2）复诊：每4~8周复诊一次。每次复诊检查黏膜是否受压，如有压痛，应适当调磨基托部分；检查患儿牙列咬合关系及面型改善情况；询问患儿是否坚持肌功能训练，并给予一定行为管理。

①制戴FRⅠ型功能矫治器时，对于轻中度覆盖患儿可一次前导到位；而对于重度覆盖患儿需分步前导，第一次前导可到后牙尖对尖关系，在患儿适应矫治器后，可重新制作或切割部分颊屏、下唇挡及舌托，重新定位下颌位置。分次前伸的患儿，根据需要可将颊屏前下部分连接舌侧支持丝、舌托及唇挡的部分水平、垂直锯开，逐步前伸后在口中固定，充胶打磨抛光。

②当乳尖牙或第一前磨牙替换时，前腭弓或尖牙卡可能撞击牙龈乳头，此时需调节相应结构离开牙龈乳头。当恒尖牙萌出后，若尖牙卡阻挡其正常萌出或干扰矫治器就位，应

做相应调整。复诊时可根据患儿上前牙前突情况对上颌唇弓进行加力。

③对于安氏Ⅱ类2分类患儿，由于上切牙舌向倾斜限制了下颌前导的空间，可先重建咬合至前牙切殆关系，复诊时通过FRⅡ型功能矫治器的前腭弓加力唇向倾斜上前牙后，再继续前导下颌。由于患儿颏部肌肉张力很强，因此戴用时应注意下唇挡边缘应表面光滑、形态圆钝，并嘱患儿按摩松弛颏部肌肉，逐步习惯矫治器。

（3）效果与保持：一般在戴用矫治器6个月左右，尖牙、磨牙关系可得到改善。治疗时间从9个月到1.5年不等。结束后保持1年半左右，夜间佩戴。恒牙列期患儿、安氏Ⅱ类2分类患儿需要相应延长保持时间。

## （四）生物调节器（Bionator矫治器）的矫治原理及临床应用

随着儿童牙颌面功能矫治理念的发展，Balters认为舌在错殆畸形的发生发展中占据重要地位，建立舌与唇颊口周肌肉间的肌力平衡是促使牙列正常发育及上下颌骨位置、大小协调的关键，因此提出肌激动器的改良型——生物调节器（Bionator矫治器）矫治方法。

1. Bionator矫治器的基本结构。

Bionator矫治器主要包括基托、U形腭杆、唇弓和颊屏丝、固位体（图8-2-26）。

（1）基托。

基托呈马蹄形，位于上下牙弓舌/腭侧及下前牙切缘。上下颌基托在后牙区连成整体，从上前牙腭侧延伸至后牙舌侧牙龈缘下，后牙殆方的殆垫覆盖牙冠殆

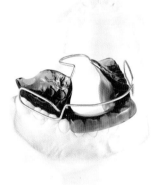

图8-2-26　Bionator矫治器

面舌侧1/2。下前牙切端可覆盖树脂基托以避免下切牙唇向倾斜，也可不设置基托令前牙伸长关闭开殆间隙。后牙段可将殆方的基托少量磨除，上下后牙舌侧接触基托时，咬合力可使上下后牙向颊侧移动，以达到横向扩大上下牙弓的作用。

（2）U形腭杆。

基托上颌部分设置U形腭杆，由1.2mm不锈钢丝弯制。针对Ⅱ类错殆畸形患儿设计开口向前的U形腭杆，高度离开腭顶2-3mm，从一侧基托第一前磨牙舌侧伸出，弯向后腭部，然后进入另一侧前磨牙区舌侧基托，目的是调整舌头的位置，使之向前向腭顶移动，从而建立正确的舌位。

（3）唇弓及颊屏丝。

Bionator矫治器设计了类似FR功能矫治器颊屏的结构，由0.9mm不锈钢丝弯制，目的

是排开颊侧咀嚼肌的肌肉力量，从而调整牙弓颊舌侧口周肌肉平衡。唇弓和颊屏丝由一根连续的不锈钢丝弯制而成，前部的唇弓分别向左右两侧延伸至侧方牙颊部，弯制成方形颊屏丝，范围从第一前磨牙区到第一恒磨牙近中，离开牙面2-3mm。颊屏连接体从上尖牙、第一前磨牙殆间隙处进入基托。（图8-2-27）

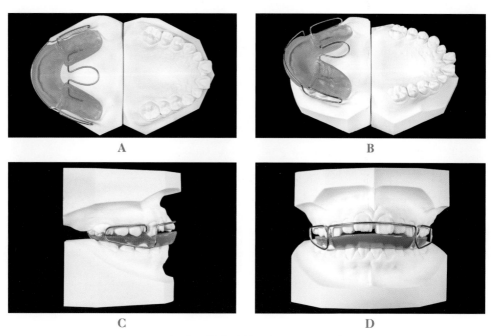

图8-2-27　Bionator矫治器基本结构：基托、U形腭杆、唇弓及颊屏丝
A-B. 殆面观；C. 侧面观；D. 正面观

2. Bionator矫治器的原理。

Bionator矫治器除了具有类似肌激动器的前导下颌作用，还增加了U形腭杆调整舌的位置，增加颊屏丝排除颊侧肌肉的影响，从而协调口周肌肉张力。Balters认为安氏Ⅱ类错殆畸形患儿舌体低平靠后，阻塞呼吸道，上牙弓舌侧的横向张力不足，导致下颌后缩、上牙弓狭窄、腭盖高拱，因此需通过矫治器去除舌、唇、颊肌的张力不平衡，引导舌体放置于正常位置，达到协调软硬组织关系的目的，在恢复下颌位置的同时，促进上牙弓宽度生长发育。

针对Ⅱ类错殆畸形患儿，腭杆U形曲开口向前、弧形在腭部后侧的设计，可引导舌体位置前移，增强正确吞咽反射，促进下颌向前发育。针对Ⅲ类错殆畸形患儿的Bionator矫治器腭杆U形曲设计则与之相反。而不锈钢丝弯制的两侧颊屏丝，则可排除不良颊侧肌肉张力对牙弓的影响，进一步促进舌对牙弓的横向扩展作用。

3. Bionator矫治器的适应证及非适应证。

（1）适应证。

该矫治器适用于具有生长发育潜力的替牙列期及恒牙列初期功能性、混合性及轻中度骨性Ⅱ类错𬌗畸形，上颌轻度前突、下颌轻中度后缩的患儿。该矫治器可同时纠正：①舌位异常、不良舌习惯；②轻中度上牙弓狭窄；③不良舌习惯造成的前牙开𬌗。

（2）非适应证。

上颌严重前突、下颌发育不足的骨性Ⅱ类错𬌗畸形患儿及无法配合的患儿。

4. Bionator矫治器的临床应用。

（1）初次试戴调试矫治器时，应使患儿佩戴无压痛，就位顺利。戴入后检查腭杆U形曲是否压住黏膜，如有，则应将U形曲调至离开黏膜2-3mm。U形曲亦可配合分裂基托，作为开大曲扩大牙弓。

该矫治器需患儿先适应佩戴，从每天3-4小时起缓慢增加佩戴时间至每天至少14小时。戴入后可在1-2周时复诊检查颞下颌关节是否压痛、不适，咬肌、颞肌是否压痛，口腔黏膜及牙龈是否压痛等。

（2）复诊时可分次调磨恒磨牙咬合面颊侧1/2处的𬌗垫，以便后牙随吞咽、咀嚼向颊侧扩展。治疗过程中，需根据情况决定磨牙是否向𬌗方移动，如有需要，则应逐渐调磨后牙其他区域的𬌗垫，以便后牙垂直向建𬌗。

## （五）上颌斜面导板矫治器的矫治原理及临床应用

上颌斜面导板矫治器是简单的功能矫治器，其应用固位体固定在上颌牙列上，在上前牙舌侧制作斜面引导下颌前伸，达到纠正下颌后缩的Ⅱ类错𬌗畸形的目的（图8-2-28）。

1. 上颌斜面导板矫治器的基本结构。

上颌斜面导板矫治器包括基托、前牙斜面、固位卡环。上前牙舌侧用塑胶制作斜面导板，斜面导板斜面与𬌗平面成45°角，延伸至下前牙舌侧颈缘。

该矫治器固位选用后牙箭头卡环，并可在前牙区增强邻间钩固位。

矫治器矫治器基托：从前牙斜面导板向后延伸至上颌第一磨牙或前磨牙处，形成长/短的基托。

2. 上颌斜面导板矫治器的原理。

上颌斜面导板矫治器作为一种简单的功能矫治器，通过上前牙舌侧斜面，可一定程度上引导下颌前伸到目标位置，唇展、压低下前牙，打开后牙咬合、升高后牙，达到纠正下颌后缩、平整下牙弓Spee曲线的目的（图8-2-29）。

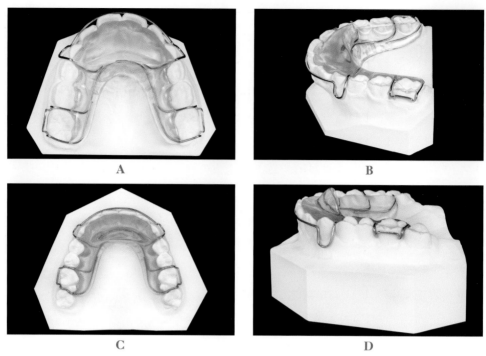

图8-2-28　纠正儿童Ⅱ类错**畸形的上颌斜面导板矫治器
A-B. 替牙列期；C-D. 恒牙列期

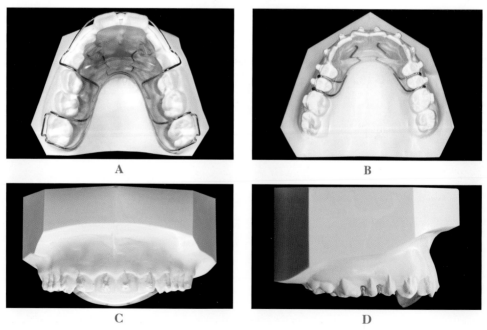

图8-2-29　上颌斜面导板矫治器斜面导板
A. 替牙列期长斜面导板；B-D. 恒牙列期用于辅助全口固定矫治的短斜面导板

3. 上颌斜面导板矫治器的适应证。

上颌斜面导板矫治器适用于轻度深覆盖深覆𬌗、面型基本正常的患儿。高角患儿禁用。

斜面导板既可单独用于前导下颌，也可以结合螺旋扩弓簧同时扩弓和前导下颌。上颌斜面导板矫治器可用于多种牙列时期，如使用长斜面导板纠正替牙列期深覆𬌗深覆盖，或在恒牙列期结合固定多托槽矫治器，排齐整平上下牙列的同时利用短斜面导板前导下颌。

4. 上颌斜面导板矫治器的临床应用。

（1）初戴矫治器，首先需调磨下前牙与斜面接触，调磨斜面使其与下前牙均匀接触，平衡前导下前牙的作用力。其次调整矫治器就位及固位。上颌斜面导板矫治器基本不会压迫牙龈及牙槽骨。患儿需全天佩戴矫治器，最好在进食时也佩戴，通过咬合力促进前牙的压低与下颌的前导。

（2）复诊检查矫治器固位情况及咬合改善情况。复诊每4周一次，佩戴时间大于3个月，期间应随时关注患儿覆𬌗覆盖的改变情况。

## （六）双板矫治器（Twin Block矫治器）的矫治原理及临床应用

双板矫治器（Twin Block矫治器）为一种改良肌激动器，发明者Clark教授将原为一体的肌激动器分为上下颌两部分，其可单独对上下牙弓宽度进行控制。分离的矫治器体积更小，佩戴时不影响张口、进食，因此可以全天佩戴，大大增加了矫治效率（图8-2-30）。

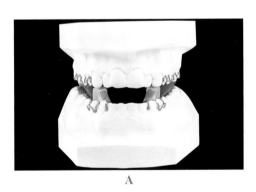
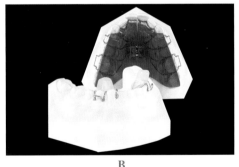

A        B

图8-2-30　双板矫治器
A. 正面观；B. 𬌗面观

1. 双板矫治器的结构。

该矫治器分为上、下两部分，通过与𬌗平面成70°左右夹角的上下两个斜面导板引导下颌前伸咬合，从而使下颌骨前移，牵拉的口周肌肉力量通过斜面传递至上颌，从而改善上颌前突、下颌后缩的矢状向不调。双板矫治器包括引导斜面、固位卡环、基托及其他辅助矫治装置（图8-2-31）。

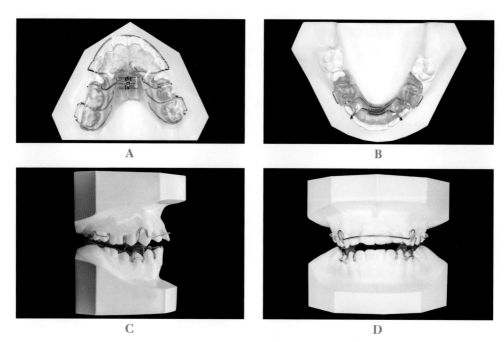

图8-2-31　双板矫治器结构
A-B. 𬌗面观；C. 侧面观；D. 正面观

（1）上颌部分：包括固位卡环、基托及引导斜面。需要时可增加各种附加装置，如扩弓器、舌簧、口外弓插入的颊管等。上颌基托覆盖于上后牙𬌗面形成后牙𬌗垫，在上第二前磨牙近中边缘嵴形成向远中的斜面，斜面延伸至上第一磨牙近中，角度为70°-75°。

（2）下颌部分：包括固位卡环、前牙区固位邻间钩、基托及引导斜面。固位卡环一般位于第一前磨牙位置，因此需要第一乳磨牙稳固或第一前磨牙萌出高度足够且牙根发育2/3以上的牙齿进行固位，也可使用邻间钩、双曲唇弓等装置于下前牙固位。下颌基托覆盖前磨牙舌尖及下切牙舌隆突。引导斜面从第二前磨牙或第二乳磨牙远中邻面至近中邻面形成70°-75°斜面。

（3）双板矫治器的改良设计。

①增加口外牵引装置。

可在双板矫治器的上颌基托颊侧包埋口外弓管，通过口外弓加头帽牵引对上颌施加向后向上的矫形力。可用于轻中度上颌发育过度、下颌后缩的患儿。（图8-2-32）

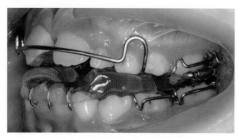

图8-2-32　双板矫治器上颌基托内埋入口外弓管（配合口外弓进行高位牵引，前导下颌时控制上颌向前生长）

联合牵引：在口外弓正中焊接向前的牵引唇钩，使用橡皮筋从焊接在口外弓正中的牵引唇钩处将其牵引到下颌唇侧邻间钩。联合牵引的设计是在上颌口外弓头帽牵引控制上颌向前生长的同时，进行下颌前牵引，保持下颌前伸的位置。

②可伸缩斜面导板：当患儿覆盖较大、肌肉不能适应一次前导的位置而需要分次前导时，可在上颌双侧𬌗垫内包埋扩弓器，扩弓器近中包埋在树脂斜面内，在第二次前导时，通过调整扩弓器将斜面移向近中合适位置，即可增加下颌前导量（图8-2-33）。

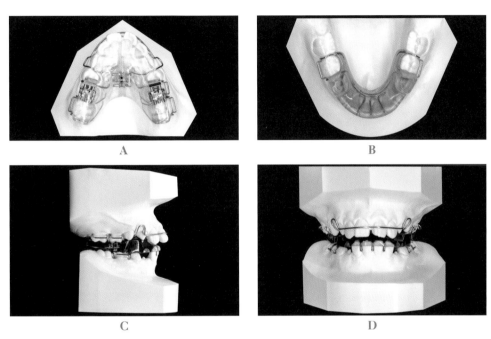

图8-2-33　带伸缩斜面导板的双板矫治器
A-B. 𬌗面观；C. 侧面观；D. 正面观

2. 双板矫治器的原理。

双板矫治器因设计为上、下两部分，使患儿可充分利用咀嚼力、吞咽力等主动功能运动力刺激下颌生长。该矫治器设置斜面引导下颌向前，需通过咬合力主动咬至斜面位置，咀嚼肌、牙齿及牙槽骨内部感受器将做出相应的功能性反应，从而达到骨与肌肉的平衡状态。斜面为光滑斜面，戴用时允许下颌前方及一定侧方移动，患儿可佩带矫治器说话、进食、吞咽，对口腔正常功能影响较小，因此可全天佩戴，大大增加了矫治效率。（图8-2-34）

3. 双板矫治器的适应证及非适应证。

（1）适应证：具有生长潜力的功能性、混合性、轻中度骨性Ⅱ类下颌后缩患儿以及上下颌有扩弓需要的上述Ⅱ类患儿。

（2）非适应证：无生长潜力或有颞下颌关节病的患儿，重度骨性畸形患儿，骨性上颌发育明显过度患儿，双颌前突患儿及垂直生长型患儿，下颌固位牙松动或固位数量不

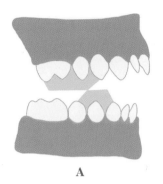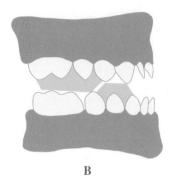

| A | B |

图8-2-34　双板矫治器利用后牙斜面导板前导下颌的原理
A. 上下牙咬合前；B. 上下牙咬合后

足患儿。

4. 双板矫治器的临床应用。

（1）初戴：令患儿先习惯佩戴，从每天3~4小时起缓慢增加佩戴时间至每天至少14小时。待患儿适应后，嘱尽量全天佩戴，可进食时佩戴。1~2周后可复诊检查颞下颌关节是否压痛、不适，咬肌、颞肌是否压痛，口腔黏膜及牙龈是否压痛等，如有以上情况发生，调磨𬌗垫降低咬合高度，调磨矫治器压迫点。

（2）复诊：

①每4~8周复诊一次。检查患儿牙列咬合关系及面型改善情况。

②患儿下颌到位后，前磨牙区域可能呈开𬌗畸形，此时可以逐渐调磨磨牙区域𬌗垫，让下后牙升高，平整下颌Spee曲线，以纠正深覆𬌗及前导后前磨牙区的开𬌗，逐步建立后牙咬合接触。

调磨时先调磨下磨牙对应的上颌𬌗垫，每次0.5~1.0mm，探针可在后牙与基托之间的间隙内自由通过即可，待下颌前导稳定后，再调磨上颌斜面及下颌导板平面（图8-2-35）。

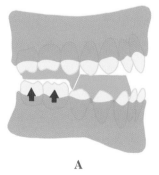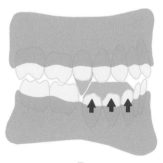

| A | B |

图8-2-35　双板矫治器复诊调磨上后牙𬌗垫
A. 调磨上后牙𬌗垫；B. 下后牙升高，可继续调磨前磨牙区𬌗垫基托

**儿童牙颌面矢状向不调矫形治疗Ⅰ：Ⅱ类错𬌗畸形矫治原理及矫治器临床应用**

③患儿覆盖大于10mm时，需分步前导下颌，矫治器上设计可伸缩的斜面导板，以打开螺旋分步前导下颌；也可上颌引导斜面上增添自凝树脂以逐步前导下颌。

④一般矫治6-9个月，之后可使用原矫治器保持4-6个月，或为促进后牙建𬌗，改用FRⅠ型功能矫治器保持4-6个月。如替牙列期已结束，需要进一步排齐牙列，可直接进入固定矫治阶段。

### （七）固定双板矫治器的矫治原理及临床应用

双板矫治器可制作为全固定与半固定矫治器，一般上颌为固定扩弓支架式带树脂基托斜面的矫治器，下颌可设计为铸造带树脂基托斜面的矫治器或活动矫治器。固定双板矫治器可进行上颌快速扩弓，且患儿不能自行取戴，可大大缩短总体治疗时间。（图8-2-36）

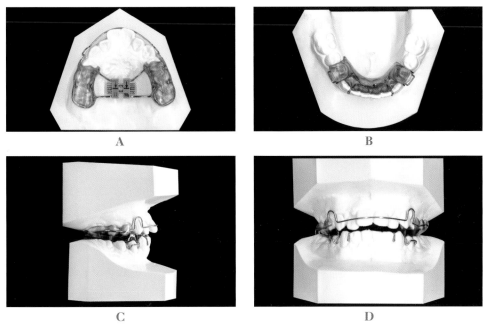

图8-2-36　半固定双板矫治器
A-B. 𬌗面观；C. 侧面观；D. 正面观

1. 固定双板矫治器的基本结构与原理。

上颌使用支架式螺旋扩弓簧与覆盖𬌗面的铸造支架，𬌗面支架包埋在树脂基托内形成双板矫治器的上颌𬌗垫及基托，并制作上颌斜面。

下前牙舌侧可使用固定铸造基托，双侧前磨牙区制作下颌斜面及基托，下颌矫治器部分也可采用活动式设计，其结构与活动双板矫治器类似。

合并在固定双板上颌部分的螺旋扩弓簧可用于上颌快速扩弓，尽快解除患儿上牙弓狭窄及咬合干扰，有利于下颌前导。

2. 固定双板矫治器的适应证与非适应证。

固定双板矫治器适用于上颌矢状向位置基本正常、下颌后缩型的功能性及轻中度骨性Ⅱ类、生长发育期患儿，尤其是上颌需要快速扩弓的患儿可选择该类矫治器。对于上后牙萌出高度不足、活动卡环难以固位，或佩戴活动矫治器依从性差的患儿，可采用全固定矫治器，将矫治器上、下部分分别粘接于上、下牙弓。

非适应证为替牙列期侧方牙群正在替换或即将替换的患儿，长时间的粘接固位可能影响乳牙的正常替换及继承恒牙的萌出。其余非适应证同活动双板矫治器。

3. 固定双板矫治器的临床应用。

上颌矫治器使用玻璃离子粘接剂粘接于上颌，根据需要的扩弓量进行快速扩弓。扩弓可每天扩1次，持续2周；或每周扩3-4次，持续2-4周，以患儿可以承受度为准。快速扩弓可能影响鼻底宽度，应注意患儿鼻部的形态是否变形，尤其对于年龄较小的患儿，应减慢扩弓的速度。使用活动下颌部分的双板亦可增加螺旋扩弓簧进行扩弓。扩弓结束后应至少保持6个月。

患儿应全天佩戴矫治器，每2个月复诊检查扩弓效果，不可无限制扩弓。全天佩戴前导效果较好。下颌前导，覆盖减轻后，应注意继续佩戴6个月以上以利于保持。

## （八）头帽式肌激动器的矫治原理及临床应用

头帽式肌激动器是一类带口外头帽牵引的改良型肌激动器，有前导下颌的同时抑制上颌的作用。Teuscher和Van Beek先后进一步改良，形成了Teuscher和Van Beek两种改良头帽式肌激动器。Teuscher矫治器结构包括树脂基托、上前牙唇侧的指簧及包埋于后牙区的口外弓管，口外弓可用于高位牵引。Van Beek改进设计的头帽式肌激动器，则使用全包式基托设计，包裹上前牙牙冠，使用包埋于基托内的口外弓进行头帽牵引。目前，临床上常使用上切牙全包式基托的Van Beek矫治器或上前牙基托改良为指簧便于控制前牙转矩的Van Beek矫治器，其广泛应用于轻中度上颌发育过度、下颌后缩的骨性Ⅱ类错𬌗畸形的功能矫形治疗（图8-2-37）。

1. Van Beek矫治器的基本结构。

（1）Van Beek矫治器基本结构类似于肌激动器，其为上下一体的矫治器，基托覆盖前磨牙及磨牙区的腭尖部分。

（2）固位体选择：可增加箭头卡环、球状邻间钩、单臂卡环等固位卡环。

（3）前牙全包式基托及前牙指簧：头帽牵引时向后的力对上颌骨将产生顺时针的旋转分力，前伸下颌及口外弓牵引会让上前牙受到内收矫治力而内倾直立。为防止上前牙过

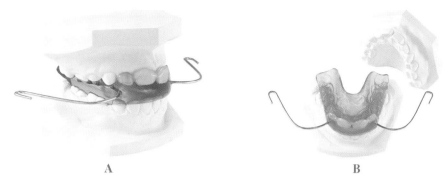

图8-2-37　Van Beek矫治器（中长口外弓型）
A. 侧面观；B. 𬌗面观

于直立不利于下颌的前导，可设置上前牙控根指簧或全包式基托以增加上前牙正转矩，同时调整牵引为高位方向，避免因头帽牵引造成的上前牙过于内倾。当上前牙存在拥挤时，全包式基托因倒凹较大难以就位，可改用上前牙指簧作为控制上前牙转矩的装置。指簧通常使用0.7~0.8mm不锈钢丝弯制成U形，抵于上前牙牙颈部（图8-2-38）。

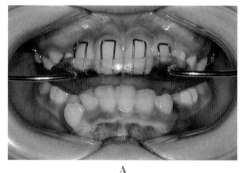
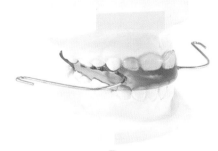

图8-2-38　Van Beek矫治器用于控制上前牙转矩的设计
A. 上前牙控根指簧；B. 基托全包裹上下前牙

（4）其他辅助装置：儿童骨性/功能性Ⅱ类下颌后缩的患儿往往伴上牙弓狭窄，需要扩弓的患儿可在基托中部增加螺旋扩弓簧、菱形扩弓簧，设计开大曲，并配合分裂基托，前导下颌的同时扩大上下牙弓。需要同时下颌扩弓的患儿，下颌后部延伸的双翼应有足够长度，延伸到下牙槽骨舌侧，但注意不要进入倒凹区。

（5）口外牵引钩：使用1.2mm直径的不锈钢丝制作口外弓用于头帽牵引，在第一磨牙区将口外弓管埋入基托，从尖牙部位伸出基托，绕出口角置于口外。通过头帽牵引抑制上颌骨的矢状向及垂直向生长。根据患儿的诊断及错𬌗畸形类型，口外弓可有短、中、长三种牵引钩（图8-2-39），以及高、中、低三种牵引方向的设计。不同尺寸牵引钩及不同牵引方向详见图8-1-7、图8-1-8。

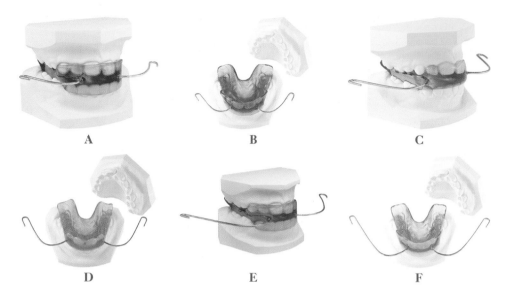

图8-2-39  Van Beek矫治器口外弓（短、中、长三种长度）
A-B.  短口外弓（末端位于上颌第一磨牙近中）；C-D.  中长口外弓（末端平齐上颌第一磨牙远中）；E-F.  长口外弓（末端超过上颌第一磨牙远中）

2. Van Beek矫治器的适应证及非适应证。

Van Beek矫治器适用于具有生长潜力的功能性、混合性、轻中度骨性Ⅱ类上颌发育过度伴下颌后缩患儿。

相比肌激动器，Van Beek矫治器适用于更严重的骨性Ⅱ类错𬌗畸形患儿，对于有高角生长倾向的骨性Ⅱ类错𬌗畸形的临床疗效也更好。

Van Beek矫治器不适用于无生长潜力或有颞下颌关节病的患儿。重度上颌发育过度需手术改善的患儿也并不适用。

3. Van Beek矫治器的制作。

（1）制备上下颌模型。

（2）重建咬合：用蜡堤制作咬合记录，一般下颌一次前伸不超过7mm，咬合打开3-4mm。

（3）上𬌗架：将上下颌模型及蜡𬌗记录准确，90°平转模型后侧向上𬌗架，制备矫治器。

（4）弯制前牙指簧：使用0.7-0.8mm不锈钢丝，在上切牙唇侧弯制指簧。用其抵住切牙颈部，目的是加力以保持切牙正转矩。也可使用基托直接包裹上下切牙。

（5）基托：使用自凝树脂分区涂塑，范围为上下前牙至最后一颗磨牙，整体基托呈马蹄形，下切牙切缘1/3应有树脂基托包裹。先涂塑上颌𬌗垫及腭部基托，然后涂塑下颌舌侧基托，最后合上𬌗架，从平转90°的后方涂塑连接上下颌为一整体。

（6）制作口外牵引弓，使用1.2mm不锈钢丝，或成品口外牵引弓包埋入基托。口外牵引弓连接头弯制为"波浪形"，避免口外牵引弓在基托内旋转。

（7）打磨抛光矫治器。

4. Van Beek矫治器的临床应用。

1）初戴：令患儿先习惯佩戴，从每天3-4小时起缓慢增加佩戴时间至每天至少14小时。戴入后可在1-2周时复诊检查颞下颌关节是否压痛、不适，咬肌、颞肌是否压痛，口腔黏膜及牙龈是否压痛等。

根据患儿面部生长型决定牵引方向及牵引钩长度，调整口外弓与头帽位置，校正牵引力每侧250-400g（图8-2-40，图8-2-41）。一般为了避免下颌后下旋转，通常面型为均角及高角患儿均使用高位中长口外弓牵引。

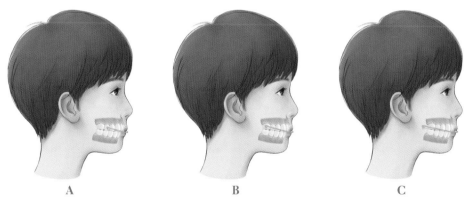

图8-2-40　Van Beek矫治器不同长度牵引钩示意图（根据儿童面型及上颌凸度选择）
A. 短钩；B. 中钩；C. 长钩

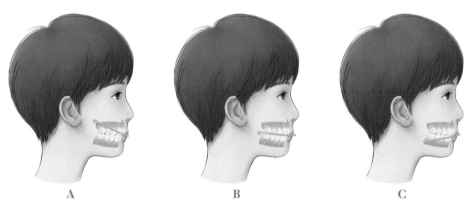

图8-2-41　Van Beek矫治器不同牵引方向的矫治力系统
A. 高位牵引；B. 水平牵引；C. 低位牵引

2）复诊：

（1）每4-8周复诊一次，检查患儿牙列咬合关系及面型改善情况，根据不同需要调整矫治器。

（2）根据需要调磨诱导斜面：①磨除上后牙牙冠舌侧远中部分基托，形成上后牙向远中的诱导斜面。②下后牙磨除牙冠舌侧面近中部分基托，形成下后牙向近中的诱导斜面。③上前牙磨除腭侧部分基托，以利于上前牙内收。④垂直向高度，根据需要调整𬌗垫高度。

（3）调整固位，转矩指簧加力，避免上前牙过度舌向倾斜。

该矫治器适合轻中度上颌发育过度，伴下颌发育不足的患儿。对于上颌发育过度的矫治，需充分考虑患儿遗传因素及生长发育潜力，抑制上颌生长的治疗通常需持续至上颌生长高峰结束才能取得较好效果，矫治器保持时间较长（12-14岁）。

（九）Sander Ⅱ矫治器的矫治原理及临床应用

Sander Ⅱ矫治器是根据Schwartz的双𬌗垫矫治器改良而来的，基本结构由两个Schwartz式𬌗板组成，同时可添加传统固位和活动部件。该矫治器利用金属导杆导下颌向前，纠正儿童功能性、轻中度骨性Ⅱ类错𬌗畸形（图8-2-42）。

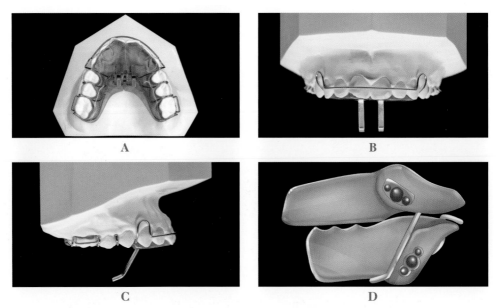

图8-2-42　纠正儿童功能性/骨性Ⅱ类错𬌗畸形的Sander Ⅱ矫治器
A. 上颌𬌗面观；B. 上颌正面观；C. 侧面观；D. 咬合像

**儿童牙颌面矢状向不调矫形治疗Ⅰ：Ⅱ类错𬌗畸形矫治原理及矫治器临床应用**

1. Sander Ⅱ矫治器的基本结构。

（1）Sander Ⅱ矫治器由上下𬌗板、金属导杆、固位体及附件组成。上下𬌗板结构同常规活动矫治器，包括固位卡环、连接头、附属装置（如螺旋扩弓簧）（图8-2-43）。

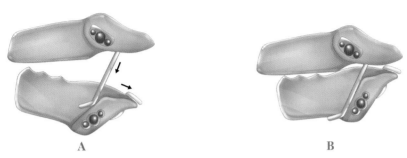

图8-2-43　Sander Ⅱ矫治器金属导杆导下颌向前示意图
A. 张口时；B. 咬合时

（2）Sander Ⅱ矫治器特点：应用金属导杆导下颌向前。金属导杆为不锈钢材质，长约16mm，宽约2mm，成对设计，从上颌𬌗板基托前牙舌侧伸向下后，与下𬌗平面形成55°~65°后下夹角，导下颌向前。金属导杆多选用成品（配螺旋扩弓簧）或自制（图8-2-44，图8-2-45）。

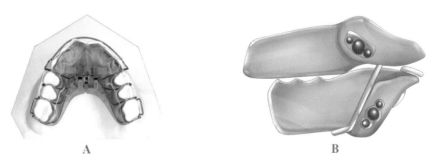

图8-2-44　Sander Ⅱ矫治器金属导杆
A. 𬌗面观；B. 闭口时

（3）与其他儿童FRⅡ型功能矫治器一样，Sander Ⅱ矫治器也需要咬合重建。当患儿为水平生长型或平均生长型时，下颌允许矢状向向前5mm，垂直打开3mm。当患儿为垂直生长型时，垂直向打开量可增大至5mm，矢状向前导3mm。后牙打开咬合过多时，磨牙需要增加𬌗垫。

2. Sander Ⅱ矫治器的原理。

Sander Ⅱ矫治器上下两𬌗板通过55°~65°角度、长约16mm的金属导杆锁结，前导下

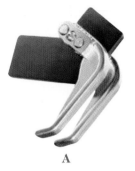 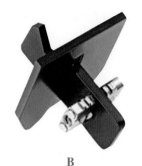

图8-2-45　Sander Ⅱ矫治器成品金属导杆
A. 带螺旋扩弓簧的上颌金属导杆；B. 下颌螺旋扩弓簧

颌：①当金属导杆与下𬌗平面的后下夹角为60°时，下颌前导的作用力经金属导杆传递后通过上颌骨和上颌牙列的阻力中心点，因此上颌无旋转。②当夹角为65°时，对上颌产生的相互作用力通过上颌阻力中心点后方，上颌向下的倾斜度加大，加深前牙覆𬌗，有利于前牙浅覆𬌗或开𬌗畸形的矫治。③当夹角为55°时，对上颌产生的相互作用力通过上颌阻力中心点前方，上颌向上倾斜，前牙咬合打开，适用于深覆𬌗的矫治。因此，通过金属导杆的不同角度的调整，Sander Ⅱ矫治器不仅对上下颌有矢状向的生物力学影响，对上颌还有垂直向的作用（图8-2-46）。

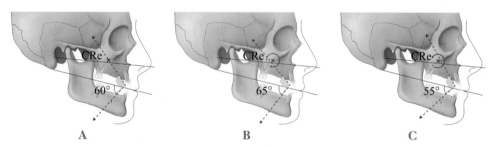

图8-2-46　Sander Ⅱ矫治器（调整金属导杆角度，可产生不同的上颌垂直向的作用）
A. 金属导杆与下𬌗平面夹角为60°；B. 金属导杆与下𬌗平面夹角为65°；C. 金属导杆与下𬌗平面夹角为55°

3. Sander Ⅱ矫治器的适应证。

Sander Ⅱ矫治器适用于功能性及轻中度骨性Ⅱ类生长发育期的患儿，以及上颌轻度前突、下颌后缩、面型正常或面下1/3短的轻中度Ⅱ类患儿。

4. Sander Ⅱ矫治器的临床应用。

（1）初戴：试戴矫治器，并根据患儿面型调整金属导杆方向及长短，避免刺激患儿下颌舌侧口底黏膜。

令患儿先习惯佩戴，从每天3~4小时起缓慢增加佩戴时间至每天至少14小时。戴入后可在1-2周时复诊检查颞下颌关节是否压痛、不适，咬肌、颞肌是否压痛，口腔黏膜及牙龈是否压痛等。

（2）复诊：

①每4-8周复诊一次，检查患儿牙列咬合关系及面型改善情况。

②根据不同需要调整矫治器𬌗垫及金属导杆角度。

③待矫治器前伸下颌后，继续佩戴矫治器，常规保持6-12个月。

## （十）Herbst矫治器的矫治原理及临床应用

Herbst矫治器是一种固定功能矫治器（图8-2-47），由Herbst在1905年提出，该矫治器利用固定机械装置将下颌维持在前伸状态，不能自行摘下，可单独应用，也可以辅助固定多托槽矫治器前导下颌，以促进颌骨和肌肉的功能改建。患儿全天佩戴，不妨碍咀嚼及语言功能。该矫治器得到了广泛应用。在此基础上人们设计了更多简化成品装置，如Jasper Jumper、Forsus矫治器等。

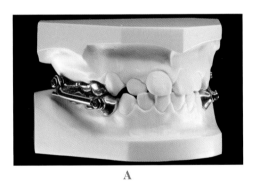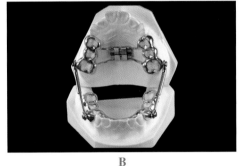

图8-2-47　Herbst矫治器
A. 侧面观；B. 𬌗面观

1. Herbst矫治器的基本结构。

Herbst矫治器由带环、套杆伸缩装置（包括金属套管、活塞杆、枢轴及螺丝）、连接体及功能附件装置组成，带环位于上磨牙及下前磨牙上，两侧的套杆伸缩装置从下颌第一前磨牙的带环连接于上颌第一磨牙的带环上，从而使下颌维持在前伸状态（图8-2-48）。

（1）Herbst带环。

可用成品带环或铸造带环，颊侧焊接枢轴。对于替牙列期儿童可设计多牙铸造带环，如上下颌设计第一乳磨牙至第一恒磨牙的带环。如患儿为恒牙列初期儿童，且需要粘接托槽使用固定多托槽矫治器排齐牙列，可在上第一恒磨牙及下第一前磨牙上设计焊接直丝弓托槽或颊面管的个别带环，在排齐牙列的同时进行下颌前导。

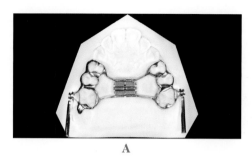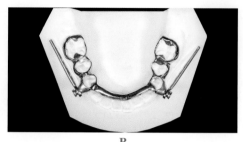

图8-2-48　Herbst矫治器带环、套杆及扩弓装置
A. 上颌殆面观；B. 下颌殆面观

（2）套杆伸缩装置由金属套管、活塞杆、枢轴及螺丝组成。

①金属套管安装于上后牙的带环，其长度取决于下颌前导量，制作时根据前导的量在殆架模型上确定。

②活塞杆安装于下颌带环上，长度取决于前导的量及患儿的张口度。在活塞杆插入金属管后，患儿开闭口时活塞杆不应从金属套管中滑出，闭口时活塞杆不应过长，以免穿出套管刺伤黏膜。

③枢轴焊接在带环上，螺丝用于固定金属套管与活塞杆于带环上的枢轴上，允许下颌开闭口及一定的侧方运动。

2. Herbst矫治器的原理。

通过固定的套杆伸缩装置强迫下颌处于前伸位置进行咬合功能运动，通过咀嚼、吞咽、语言主动产生的功能力促进髁突生长发育及下颌向前的功能移位，从而达到肌肉、骨骼的改建和咬合关系的重建。

3. Herbst矫治器的适应证与非适应证。

（1）适应证。

①上颌矢状向位置基本正常、下颌后缩型的功能性及轻中度骨性Ⅱ类、生长发育期的患儿。

②上颌固位牙高度不足、活动卡环难以固位，不适用活动功能矫治器的替牙列期Ⅱ类错殆畸形患儿，或佩戴活动矫治器依从性差的患儿。

③恒牙列期，应用固定多托槽矫治器排牙并同时前导下颌的Ⅱ类错殆畸形患儿。

（2）非适应证。

无生长潜力或有颞下颌关节病的患儿和重度骨性畸形患儿、骨性上颌发育过度患儿、双颌前突患儿。

第一乳磨牙松动或即将替换、第一前磨牙未完全萌出或松动者，也不可使用Herbst矫治器。

4. Herbst矫治器的临床应用。

（1）咬合重建。

咬合重建时一般前伸为前牙切对切关系，后牙垂直向打开3-4mm。注意上下中线的位置，避免由于两侧伸缩装置长度不协调、双侧前伸不对称造成医源下颌偏斜。覆盖过大无法一次前导到位者，应分次前导，或在活塞杆前端增加一小截套管，分步增大前导距离。

（2）初戴矫治器。

首先安装上颌矫治器带环、螺丝及金属套管，接着安装下颌带环、活塞杆及螺丝。装配好左右两侧的金属套管及活塞杆后，将其戴入患儿口中，检查患儿开闭口运动是否自如，且应给予一定侧方运动的空间，如侧方运动受限，可将金属套管或活塞杆连接于枢轴的孔扩大。再次检查，确保患儿开闭口时活塞杆不会脱出或过长刺伤黏膜后，分别将上颌和下颌装置粘接于患儿口内。

（3）每1-2个月复诊一次，一般佩戴6-8个月。复诊时检查带环是否松动，螺丝是否有松脱情况。每3个月可将矫治器从口内取下，检查磨牙是否达到Ⅰ类关系，上下颌矢状向关系是否得到调整，如Ⅱ类关系已纠正，可继续使用Herbst矫治器3个月，保持疗效，或换用FR功能矫治器保持半年。

（彭怡然）

# 附录1　儿童正畸Ⅱ类错殆畸形功能矫治器特殊设计

### 1. 固定前牙斜面导板矫治器

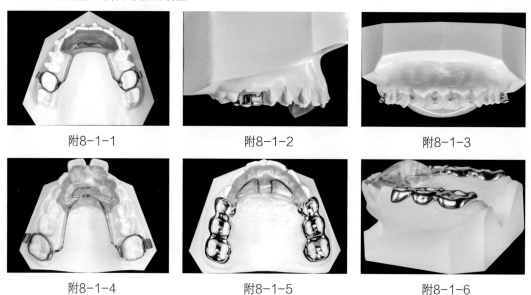

附8-1-1　　　　　　　　　　附8-1-2　　　　　　　　　　附8-1-3

附8-1-4　　　　　　　　　　附8-1-5　　　　　　　　　　附8-1-6

　　该矫治器将前牙斜面导板装置设计为固定式，通过双侧磨牙的带环与连接体钢丝连接到前牙斜面导板并就位于上颌。后牙固位装置也可设计为多颗牙的金属铸造连接体。患儿不可自行取下，需全天佩戴，下颌前导效果好。但应注意佩戴时间不宜过长，每月复诊一次，佩戴3-6个月。

### 2. 固定上前牙斜面导板＋双曲舌簧矫治器

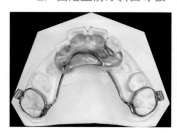 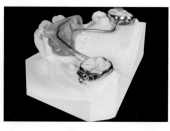

　　在前牙斜面导板矫治器内增加双曲舌簧，前导下颌的同时，打开双曲舌簧纠正舌向错位的前牙，去除咬合干扰。

附8-1-7　　　　　　　　　　附8-1-8

儿童牙颌面矢状向不调矫形治疗Ⅰ：Ⅱ类错𬌗畸形矫治原理及矫治器临床应用

### 3. 上颌活动前牙斜面导板矫治器

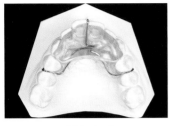

附8-1-9

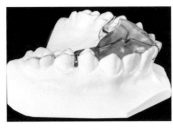

附8-1-10

活动前牙斜面导板矫治器，常配合局部固定/固定多托槽矫治器应用。在排齐整平上下牙列的同时，导下颌向前。可将马蹄形的斜面导板基托减小，通过前牙的邻间钩固位。

### 4. 上颌活动斜面导板矫治器

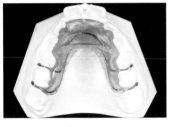

附8-1-11

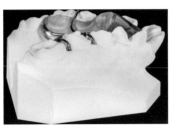

附8-1-12

该矫治器利用后牙邻间钩固位，前导下颌。其可配合固定多托槽矫治器，排齐整平上下牙列的同时，导下颌向前。

### 5. 肌激动器（下前牙切端无基托包裹）

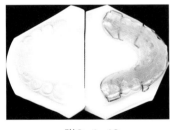

附8-1-13

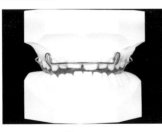

附8-1-14

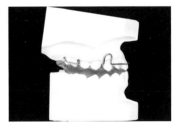

附8-1-15

下前牙切端无基托包裹，下前牙受肌激动器的反作用力唇向倾斜。该矫治器适用于下前牙直立、轻度拥挤的下颌前导患儿。

### 6. 肌激动器（腭部扩大基托）

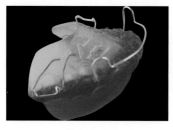

附8-1-16

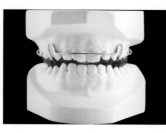

附8-1-17

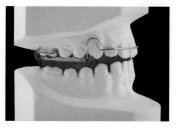

附8-1-18

肌激动器设计腭部覆盖面较大的基托覆盖，相对基托面积小的设计，其在上颌腭部的支持更大，下前牙无基托包裹，适用于下前牙直立、轻度拥挤的下颌前导患儿。

### 7. 带上下唇弓的改良肌激动器

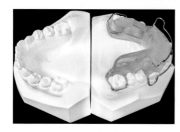

附8-1-19

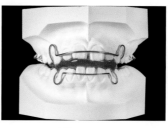

附8-1-20

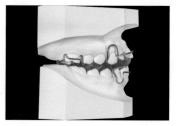

附8-1-21

该矫治器增加下切牙唇弓，可一定程度增强前牙支抗，限制下前牙的唇向倾斜。

### 8. 带扩弓簧+分裂基托的改良肌激动器

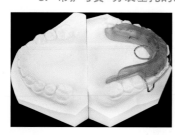

附8-1-22

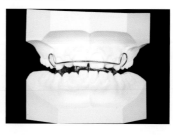

附8-1-23

改良肌激动器＋分裂基托＋扩弓簧，前导下颌的同时，扩大上下牙弓。后牙无基托设计，引导上下后牙伸长，增加下颌顺时针旋转，打开前牙深覆𬌗。

### 9. 带邻间钩的改良肌激动器

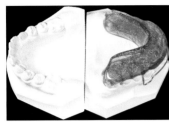
附8-1-24

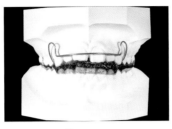
附8-1-25

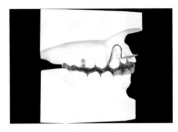
附8-1-26

该改良肌激动器增加后牙邻间钩，增强固位，上下后牙基托覆盖，控制后牙伸长。

### 10. 改良肌激动器

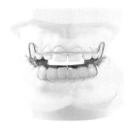
附8-1-27

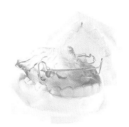
附8-1-28

在肌激动器的基础上增加固位卡环、弹簧，调整基托覆盖面积的矫治器均可称为改良肌激动器，如：基托覆盖下牙牙冠，在磨牙上加箭头卡环、单臂卡环、邻间钩等固位装置，下前牙加唇弓防止下切牙唇向倾斜，以及上前牙舌侧加舌簧、基托上增加扩弓簧等装置辅助扩弓及个别牙移动等。

### 11. 头帽式口外弓肌激动器

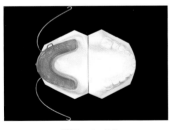
附8-1-29

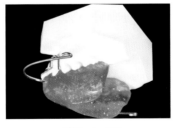
附8-1-30

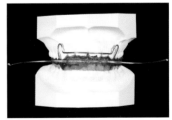
附8-1-31

在肌激动器尖牙部分基托包埋口外弓装置，配合头帽牵引，在前导下颌的同时对上颌生长有一定抑制作用。注意应根据患儿的面部生长型确定牵引钩长度及角度。与对上前牙有转矩控制作用的Van Beek矫治器相比，该矫治器对上前牙的转矩控制作用较小，因此在使用时应随时关注前牙的直立程度，勿过度内倾上前牙。

### 12. Teuscher型头帽式肌激动器

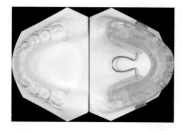

附8-1-32

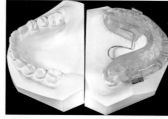

附8-1-33

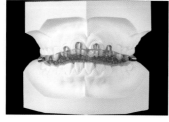

附8-1-34

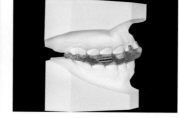

附8-1-35

该矫治器为1980年Teuscher对肌激动器的改良设计：①前牙转矩簧放置于上切牙唇侧，控制上前牙转矩，防止上前牙在头帽牵引后过于直立，有利于下颌前导；②口外牵引改为高位牵引；③将颊面管包埋于肌激动器的颊侧基托内，使用口外弓进行头帽牵引，抑制上颌向前生长。Van Beek将该矫治器的口外弓装置直接包埋于基托内，临床应用时更加便捷，得到了更为广泛的应用。

### 13. 头帽式口外弓肌激动器（Van Beek矫治器）

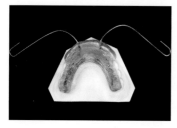

附8-1-36

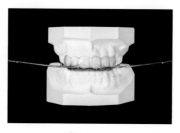

附8-1-37

肌激动器口外弓在上颌侧切牙、尖牙间埋入基托，基托全包裹上前牙牙冠。后牙基托未全部覆盖，基托不包裹下前牙。该矫治器适用于上前牙直立、无（或轻度）拥挤的上颌前突骨性Ⅱ类错𬌗畸形的矫形治疗，可同时前导下颌位置。

### 14. 改良Witzig Ⅰ型功能矫治器

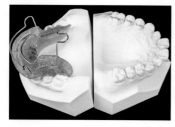

附8-1-38

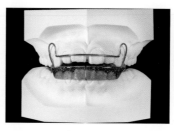

附8-1-39

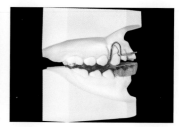

附8-1-40

Witzig矫治器由John Witzig在Bionator矫治器的基础上改良而来，为一种美式生物调节器，其构造比Bionator矫治器更简单，体积更小。该矫治器设计包括：①矫治器正中螺旋扩弓簧；②后牙无基托覆盖；③下前牙基托覆盖；④上前牙唇弓；⑤上颌前后腭弓。该矫治器适用于覆盖不大的深覆𬌗患儿。下前牙基托控制前牙萌出，后牙无基托引导后牙萌出。前后腭弓用于训练舌体位置，并可纠正前牙扭转。螺旋扩弓簧及分裂基托可纠正上下牙弓宽度不足。

### 15. 改良Witzig II型功能矫治器

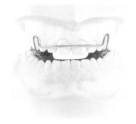
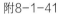

附8-1-41

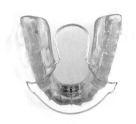

附8-1-42

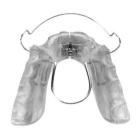

附8-1-43

改良Witzig II型矫治器适用于安氏II类1分类伴前牙开𬌗的下颌前导矫形治疗。其设计特点：①螺旋扩弓簧可纠正上下牙弓宽度不足，有助于下颌前导；②下前牙没有塑胶基托覆盖而后牙必定有塑胶基托覆盖，在前导下颌时，下前牙可𬌗向萌出，减轻开𬌗畸形；③U形腭弓可用于训练舌体上抬，调节舌位置，促进上下前牙建立咬合接触，关闭前牙间隙。

### 16. 带螺旋扩弓簧及前后腭弓的改良Witzig矫治器

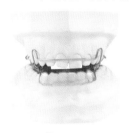

附8-1-44

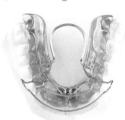

附8-1-45

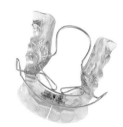

附8-1-46

该矫治器属于Witzig矫治器，适用于安氏II类1分类前牙深覆𬌗畸形的下颌前导矫形治疗。其设计特点：①下前牙有塑胶基托覆盖，阻止下前牙继续萌出。②后牙𬌗垫仅覆盖后牙腭尖，通过咬合力就位，激活肌肉促进下颌前导。在治疗中可调磨磨牙𬌗垫，诱导相应磨牙𬌗向伸长，从而打开咬合。③唇弓传递向内的反作用力抑制上牙槽的矢状向生长，带双U形曲的前腭弓弹性更大，可用于纠正上前牙扭转；后腭弓可用于调节舌体位置，促进口周肌肉与舌肌的平衡。④螺旋扩弓簧可纠正上下牙弓宽度不足，有助于下颌前导。

### 17. 改良Witzig矫治器

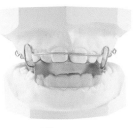
附8-1-47

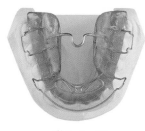
附8-1-48

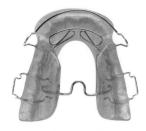
附8-1-49

这是改良Witzig Ⅱ型矫治器设计：①上唇弓在增强固位的同时可内收唇向倾斜的上前牙；②增加后牙箭头卡环以增强固位；③上颌前腭弓可辅助排齐上前牙，后牙腭弓可用于训练舌体位置。

### 18. 头帽口外牵引改良Witzig矫治器

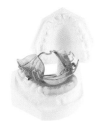
附8-1-50

这是改良Witzig矫治器的一种，在美式改良生物调节器基础上增加口外牵引装置，口外弓管包埋于前磨牙区的基托内，通过口外弓插入颊面管可做高位牵引，达到抑制上颌骨生长的目的，从而改善上颌发育过度的上下颌骨不调。

### 19. 带上下唇弓及前后腭弓的改良Witzig矫治器

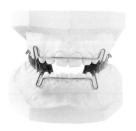
附8-1-51

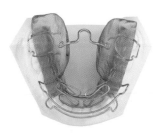
附8-1-52

这是改良Witzig矫治器的一种，上下唇弓增强固位的同时，可内收唇向倾斜的上下前牙，防止下切牙唇向倾斜。前腭弓结合上下唇弓可纠正轻度前牙不齐；后腭弓可用于训练舌体位置，也可用于少量的扩弓。后牙使用箭头卡环固位。

20. 带前后腭弓的改良Witzig矫治器

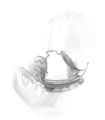

这是改良Witzig矫治器的一种，为一种美式改良生物调节器设计：上唇弓增强固位，可内收唇向倾斜的上前牙；前后腭弓可训练舌体位置；前牙通过咬合重建，就位于前导位置，并由基托包裹，防止下前牙过度唇向倾斜；后牙无殆垫，引导上下磨牙伸长，从而打开咬合。

附8-1-53

21. 带下后牙箭头卡环及螺旋扩弓簧的双板矫治器（Twin Block矫治器）

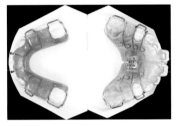

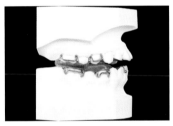

该矫治器在下后牙增加箭头卡环，增强固位。上颌增加螺旋扩弓簧，纠正上牙弓宽度不足。

附8-1-54　　　　　　　　附8-1-55

22. 带上下唇弓及上颌双曲舌簧扩弓簧式双板矫治器

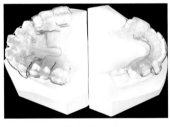
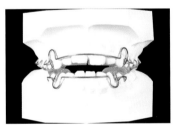
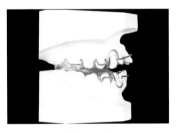

附8-1-56　　　　　　附8-1-57　　　　　　附8-1-58

上下唇弓增强固位，并可内收唇向倾斜的前牙；扩弓簧扩大上牙弓；双曲舌簧唇向移动舌向错位的上侧切牙。

### 23. 上前牙唇弓下前牙基托螺旋扩弓簧式双板矫治器

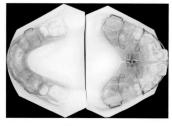

附8-1-59

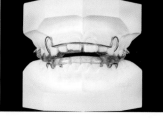

附8-1-60

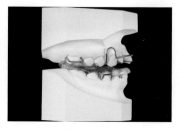

附8-1-61

上前牙唇弓增强固位，并可内收上前牙。下前牙基托包裹增强固位。上颌螺旋扩弓纠正上牙弓宽度不足。

### 24. 带下唇挡的双板矫治器

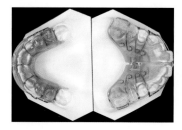

附8-1-62

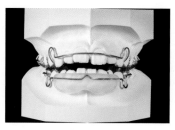

附8-1-63

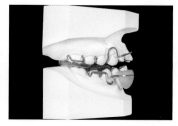

附8-1-64

在双板矫治器的下颌增加下唇挡装置，可在前导下颌的同时阻断咬下唇习惯，促进正常口周肌功能的建立。

### 25. 上颌铸造固定扩弓簧双板矫治器

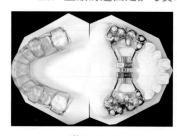

附8-1-65

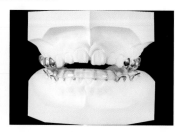

附8-1-66

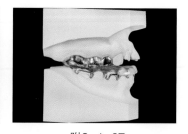

附8-1-67

将双板矫治器上颌部分用铸造固定扩弓簧替代，增强扩弓支抗，增加扩弓效果。

## 26. 上颌卡环𬌗垫粘接式扩弓簧双板矫治器

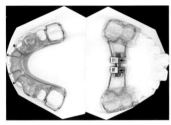

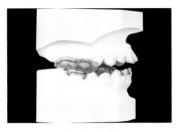

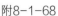
附8-1-68

附8-1-69

不锈钢丝弯制卡环固位，树脂基托覆盖上后牙𬌗面，利用粘接剂将树脂𬌗垫及带扩弓簧的矫治器粘接于牙弓上，全包式基托有利于后牙转矩的控制。患儿佩戴该矫治器时需全天佩戴，如此可达到快速扩弓及良好的前导效果。

## 27. 头帽牵引半固定式双板矫治器

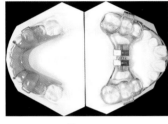

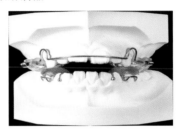

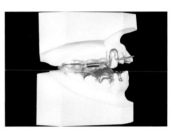

附8-1-70

附8-1-71

附8-1-72

该矫治器上颌为固定式扩弓加口外弓矫治器，下颌为活动矫治器。口外弓插入上后牙基托内包埋的口外弓颊管。口外弓头帽高位牵引控制上颌向前向下生长。该矫治器适用于上颌前突的Ⅱ类错𬌗畸形的功能矫治，使用时应随时监控前牙，避免前牙过于直立。

## 28. AdvanSync

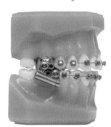

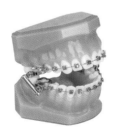

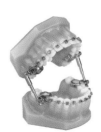

附8-1-73

附8-1-74

附8-1-75

固定多托槽矫治技术辅助前导下颌固定装置，在排齐整平上下牙列的同时前导下颌。

# 附录2　典型病例

1. 肌激动器加螺旋扩弓簧矫治轻度骨性Ⅱ类错𬌗畸形

### 治疗前面像

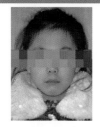

附8-2-1

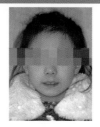

附8-2-2

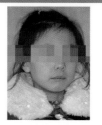

附8-2-3

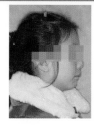

附8-2-4

### 治疗前口内像

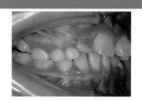

附8-2-5

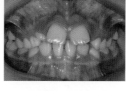

附8-2-6

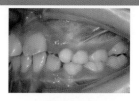

附8-2-7

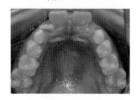

附8-2-8

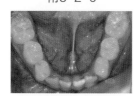

附8-2-9

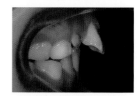

附8-2-10

### 初戴矫治器口内像

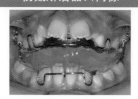

附8-2-11

**治疗后面像**

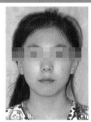

附8-2-12

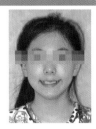

附8-2-13

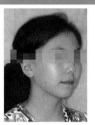

附8-2-14

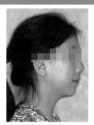

附8-2-15

**治疗后口内像**

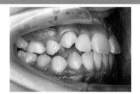

附8-2-16

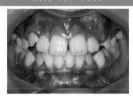

附8-2-17

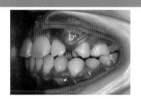

附8-2-18

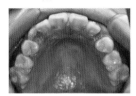

附8-2-19

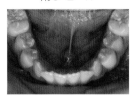

附8-2-20

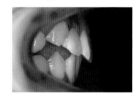

附8-2-21

**治疗前头侧位片**

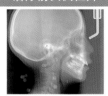

附8-2-22

**治疗后头侧位片**

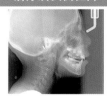

附8-2-23

患儿9岁，以"牙前突"为诉求诊，无全身疾病史及家族遗传史。临床检查为替牙列初期，安氏Ⅱ类，中度深覆𬌗深覆盖，11、21牙唇向倾斜间隙，上牙弓狭窄，73、83牙早失（间隙丧失），伴口呼吸不良习惯；颜貌检查及头侧位片示上颌发育基本正常、下颌后缩，CVMSⅡ期。诊断为轻度下颌后缩的骨性Ⅱ类错𬌗畸形，上牙弓狭窄、上前牙唇向倾斜间隙、下乳尖牙早失（间隙丧失）、前牙中度深覆𬌗深覆盖。Ⅰ期行肌激动器加螺旋扩弓簧功能矫治。矫治器每天佩戴12~14小时，每1~2月复诊一次，矫治过程中配合口周肌功能训练并提醒患儿口唇封闭，疗程为8个月。功能矫治结束后前牙覆𬌗覆盖正常，磨牙轻近中性关系，33、43牙萌出，牙列轻度拥挤、口呼吸不良习惯及侧貌改善。嘱患儿定期复查，在恒牙列初期行Ⅱ期综合矫治，排齐整平上下牙列，调整磨牙关系。

（主诊医生：李小兵）

儿童牙颌面矢状向不调矫形治疗Ⅰ：Ⅱ类错𬌗畸形矫治原理及矫治器临床应用

2. 双板矫治器（Twin Block矫治器）加螺旋扩弓簧矫治轻中度骨性Ⅱ类错𬌗畸形

| 治疗前面像 |
|---|

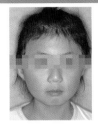 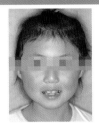 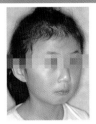 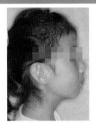

附8-2-24　　　　　　附8-2-25　　　　　　附8-2-26　　　　　　附8-2-27

| 治疗前口内像 |
|---|

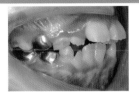 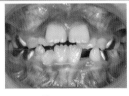 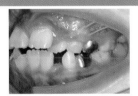

附8-2-28　　　　　　　附8-2-29　　　　　　　附8-2-30

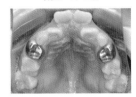 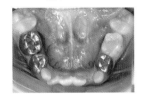 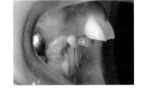

附8-2-31　　　　　　　附8-2-32　　　　　　　附8-2-33

| 初戴矫治器口内像 |
|---|

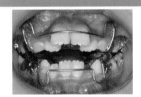 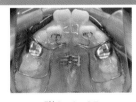 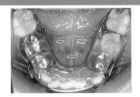

附8-2-34　　　　　　　附8-2-35　　　　　　　附8-2-36

| 治疗后面像 |
|---|

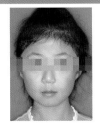 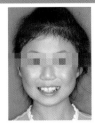 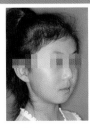 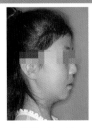

附8-2-37　　　　　　附8-2-38　　　　　　附8-2-39　　　　　　附8-2-40

| 治疗后口内像 | | |
|---|---|---|

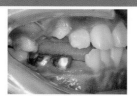 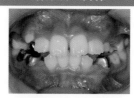 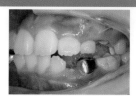

| 附8-2-41 | 附8-2-42 | 附8-2-43 |
|---|---|---|

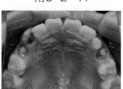 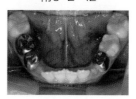 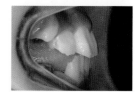

| 附8-2-44 | 附8-2-45 | 附8-2-46 |
|---|---|---|

| 治疗前头侧位片 | 治疗后头侧位片 |
|---|---|

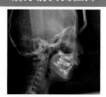 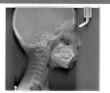

| 附8-2-47 | 附8-2-48 |
|---|---|

　　患儿9岁，以"牙不齐影响美观"为诉求诊，无全身疾病史及家族遗传史。临床检查为替牙列期，安氏Ⅱ类，重度深覆𬌗深覆盖，11、21牙明显唇向倾斜，12、22牙腭向错位；上牙弓狭窄，上下颌牙列中度拥挤；颜貌检查及头侧位片示上颌发育基本正常、下颌后缩，CVMSⅡ期。诊断：骨性Ⅱ类错𬌗畸形，下颌发育不足。方案设计：双板矫治器加螺旋扩弓簧矫治牙弓狭窄及12、22牙扭转。矫治器每天佩戴14-18小时，每1-2月复诊一次，矫治过程中加强患儿口唇封闭训练，疗程为7个月。功能矫治结束后前牙覆𬌗覆盖正常，磨牙纠正至轻近中性关系，牙弓宽度增加，牙列拥挤及侧貌改善。

（主诊医生：彭怡然）

3. Van Beek头帽牵引矫治器矫治骨性 II 类高角错𬌗畸形

### 治疗前面像

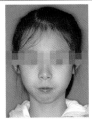

附8-2-49

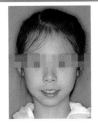

附8-2-50

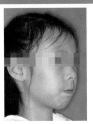

附8-2-51

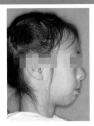

附8-2-52

### 治疗前口内像

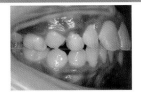

附8-2-53

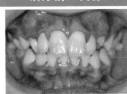

附8-2-54

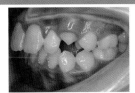

附8-2-55

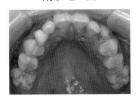

附8-2-56

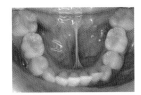

附8-2-57

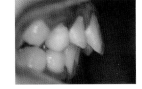

附8-2-58

### 初戴矫治器口内像及面像

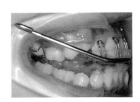

附8-2-59

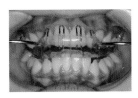

附8-2-60

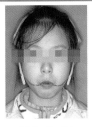

附8-2-61

### 治疗后面像

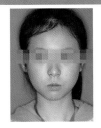

附8-2-62

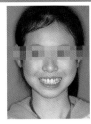

附8-2-63

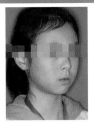

附8-2-64

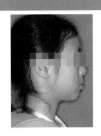

附8-2-65

## 治疗后口内像

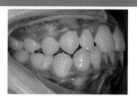

附8-2-66

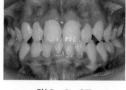

附8-2-67

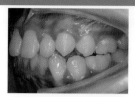

附8-2-68

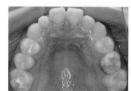

附8-2-69

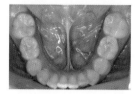

附8-2-70

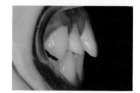

附8-2-71

| 治疗前头侧位片 | 治疗后头侧位片 |
|---|---|

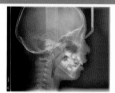

附8-2-72

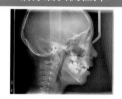

附8-2-73

病例解析　　　患儿10岁，以"牙凸影响美观"为诉求诊，无全身疾病史及家族遗传史。临床检查示凸面型，面下1/3发育较大，颏发育不足，唇闭合困难，替牙列晚期，安氏Ⅱ类，中度深覆殆深覆盖，上牙弓前段狭窄，上牙槽垂直向发育过度。X线头侧位片示上颌发育稍大伴下颌后缩，高角，颏发育不足，CVMSⅡ期。诊断为中度骨性Ⅱ类错殆畸形，上颌前突，高角，颏发育不足。方案设计：Van Beek头帽牵引矫治器。矫治器每天佩戴12-14小时，每1-2月复诊一次，矫治过程中配合口周肌功能训练，疗程为10个月。矫治结束后前牙覆殆覆盖基本正常，磨牙纠正至中性关系，下颌后缩、凸面型、开唇露齿及侧貌改善。

（主诊医生：彭怡然）

## 4. FRⅠ型功能矫治器矫治Ⅱ类错殆畸形

### 治疗前面像

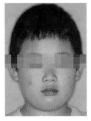

附8-2-74

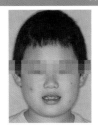

附8-2-75

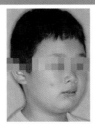

附8-2-76

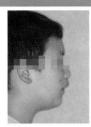

附8-2-77

### 治疗前口内像

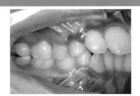

附8-2-78

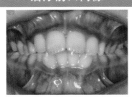

附8-2-79

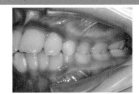

附8-2-80

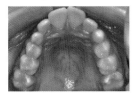

附8-2-81

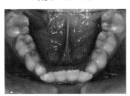

附8-2-82

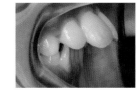

附8-2-83

### 初戴矫治器口内像

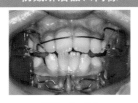

附8-2-84

### 治疗后面像

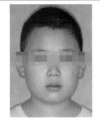

附8-2-85

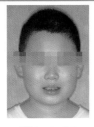

附8-2-86

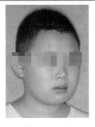

附8-2-87

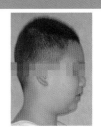

附8-2-88

治疗后口内像

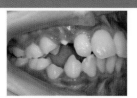

附8-2-89

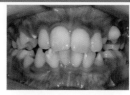

附8-2-90

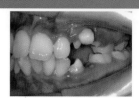

附8-2-91

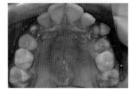

附8-2-92

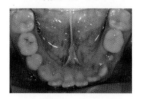

附8-2-93

| 治疗前头侧位片 | 治疗后头侧位片 |
|---|---|

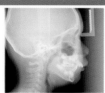

附8-2-94

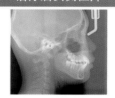

附8-2-95

病例解析

　　患儿9岁，以"嘴突"为诉求诊，无全身疾病史及家族遗传史。临床检查示：替牙列初期，凸面型，下颌后缩，下唇内卷，安氏Ⅱ类1分类，重度深覆𬌗深覆盖，上牙弓狭窄，后牙覆盖不足，存口呼吸、吮拇指、咬下唇不良习惯。X线头侧位片示上颌骨基本正常、上牙槽高度发育过度、下颌后缩，平均生长型，CVMSⅡ期。诊断为下颌后缩骨性Ⅱ类错𬌗畸形。方案设计：FRⅠ型功能矫治器。矫治器每天佩戴12~14小时，每1~2月复诊一次，矫治过程中配合口周肌功能训练，疗程为13个月。矫治结束后前牙覆𬌗覆盖基本正常，后牙覆盖不足，磨牙纠正至中性关系，开唇露齿及侧貌改善，被动咬下唇不良习惯被破除。嘱患儿定期复查，至恒牙列初期行Ⅱ期综合矫治，排齐整平上下牙列，进一步调整咬合关系。

（主诊医生：李小兵）

# 第九章

## 儿童牙颌面矢状向不调矫形治疗Ⅱ：Ⅲ类错殆畸形矫治原理及矫治器临床应用

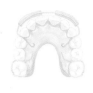

一、儿童牙颌面Ⅲ类错𬌗畸形的病因、临床表现、机制、分型与治疗原则

（一）儿童牙颌面Ⅲ类错𬌗畸形的病因

儿童牙颌面Ⅲ类错𬌗畸形指的是前牙、后牙的反𬌗畸形。儿童牙颌面Ⅲ类错𬌗畸形为一类复杂的牙、牙弓、颌骨的矢状向关系不调，其病因与机制多样，是遗传、先天、环境等多种因素共同作用的结果。它既可能是单纯的上下颌骨、牙弓及咬合关系矢状向的不调（前牙反𬌗错𬌗畸形），也可能合并上下颌骨、牙弓及咬合关系横向的不调（后牙反𬌗错𬌗畸形）。

儿童牙颌面Ⅲ类错𬌗畸形的病因包括：

1. 遗传及先天因素。

儿童牙颌面骨性Ⅲ类错𬌗畸形常具有明显的家族史，表现为儿童父母一方或双方有类似的骨性Ⅲ类错𬌗畸形的表现（图9-1-1）。

儿童全身及先天性疾病如唇腭裂、颅骨-锁骨发育不良综合征等疾病，颅面骨性结构及生长发育受到影响，常导致上颌发育不足及前牙或全牙列的反𬌗畸形的临床表现。

2. 环境因素。

1）全身因素：内分泌疾病等全身疾病可造成颌骨发育异常，如肢端肥大症、佝偻病等可造成下颌前突、前牙开𬌗等。

2）替牙列期乳恒牙替换障碍：上前牙先天缺失、早失造成上牙弓长度缩短，形成前牙反𬌗畸形。多颗乳磨牙早失，儿童代偿性前牙咀嚼可造成下颌习惯性前伸而形成反𬌗。同时乳磨牙早失可能造成下磨牙近中移动，形成安氏Ⅲ类错𬌗畸形（图9-1-2）。

3）局部因素造成的下颌前伸：

（1）不良喂养姿势：婴幼儿时期采取卧位哺乳、躺喂奶瓶或奶瓶位置不佳，婴儿前伸下颌吮吸，使翼外肌功能亢进，下颌前伸，常导致乳前牙反𬌗畸形。

（2）乳尖牙磨耗不足，可造成患儿下颌为避让咬合高点，形成前伸咬合（图9-1-3）。

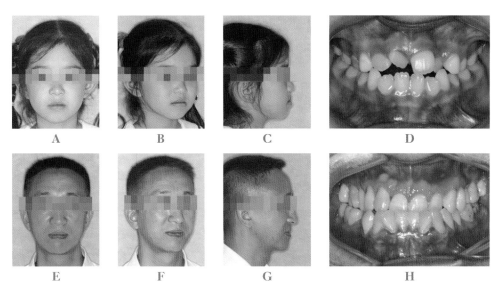

图9-1-1　遗传性儿童骨性Ⅲ类错殆畸形（父亲与患儿表现相似的牙颌面结构）
A-C. 女儿面像；D. 女儿口内像；E-G. 父亲面像；H. 父亲口内像

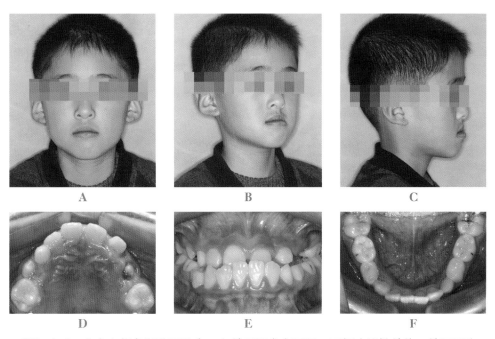

图9-1-2　儿童上颌多颗乳牙早失，上前牙弓发育不足，下颌功能性前伸，前牙反殆
A-C. 面像；D-F. 口内像

（3）不良口腔习惯：①长时间吮咬上唇、吮吸食指等除拇指以外的手指，导致下颌前伸、上下前牙位置改变，形成反殆畸形。②吐舌习惯、舔下前牙习惯导致下前牙唇向倾斜，同时舌肌带动颏舌肌牵拉下颌前伸，形成反殆畸形。

（4）扁桃体肥大造成的上气道狭窄，常促使患儿被迫前伸下颌以通畅气道，也可导致舌前位、下前牙前突、下颌前突及反𬌗畸形（图9-1-4）。

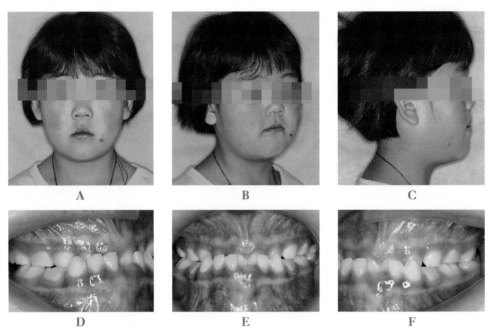

图9-1-3　儿童下颌乳尖牙磨耗不足，下颌前伸，前牙反𬌗
A-C. 面像；D-F. 口内像

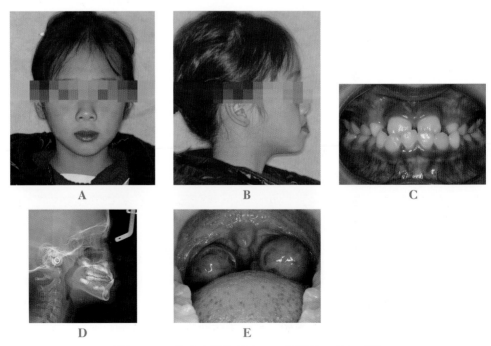

图9-1-4　儿童扁桃体肥大，下颌前伸，前牙反𬌗
A-B. 面像；C. 口内像；D. 头侧位片；E. 扁桃体肥大

# 儿童牙颌面矢状向不调矫形治疗Ⅱ：Ⅲ类错殆畸形矫治原理及矫治器临床应用

## （二）儿童牙颌面Ⅲ类错殆畸形的临床表现、机制与分型

1. 儿童牙颌面Ⅲ类错殆畸形的临床表现及严重程度分级。

（1）儿童牙颌面Ⅲ类错殆畸形的临床表现。

Ⅲ类错殆畸形主要表现为：①前牙咬合关系反覆殆反覆盖，磨牙关系为近中关系，替牙列期上下颌第二乳磨牙终末平面可为近中阶梯。②根据Ⅲ类错殆畸形的类型可表现为正常面型或凹面型。③若为牙性Ⅲ类错殆畸形，临床表现为上前牙直立、下前牙唇向倾斜。而骨性Ⅲ类错殆畸形，临床常表现为上前牙唇向倾斜、下前牙舌向倾斜的牙代偿。④有咬合干扰时，可能存在肌位与最大牙尖交错位不一致，下颌可部分后退。

（2）临床骨性Ⅲ类严重程度分级：

①轻度骨性Ⅲ类，ANB角0-2°；

②中度骨性Ⅲ类，ANB角-4°- -2°；

③重度骨性Ⅲ类，ANB角不超过-4°。

2. 儿童牙颌面Ⅲ类错殆畸形的分型。

儿童牙颌面Ⅲ类错殆畸形多出现矢状向、水平向及垂直向三个方向的不调。矢状向与水平向上可表现为前牙反殆、后牙反殆，而垂直向上可表现为多种前牙覆殆覆盖方式，如浅覆殆浅覆盖、反深覆殆、开殆畸形等。

Moyers分类法根据病因机制将Ⅲ类错殆畸形分为牙性、功能性（肌性）和骨性三类。

（1）牙性Ⅲ类错殆畸形。

牙性Ⅲ类错殆畸形指替牙异常、个别乳牙早失等造成的磨牙Ⅲ类关系，前牙反殆或切殆，上前牙舌向错位或内倾，下前牙唇向错位或唇向倾斜，磨牙关系可为中性。牙性Ⅲ类错殆畸形通常无颌骨的发育异常，面型常为正常骨面型。（图9-1-5）

（2）功能性Ⅲ类错殆畸形。

因个别牙殆干扰、上下前牙唇舌向倾斜异常或神经肌功能异常造成的下颌被迫向前移位而导致的前牙反殆为功能性前牙反殆畸形。下颌因咬合干扰、偏斜而造成的单侧后牙反殆为功能性后牙反殆（图9-1-6）。功能性Ⅲ类错殆畸形磨牙关系为Ⅲ类关系，但颌骨大小基本正常，下颌可功能性后退，存在肌位及牙位的不调。此类患儿最大牙尖交错位（ICP）咬合时，面型为凹面型，而当姿势位（PP）时下颌位置处于后退位，前牙往往为切殆，而侧貌较ICP时可有较大改善。

单纯的功能性Ⅲ类错殆畸形常见于乳牙列期或替牙列期，而长期的功能性Ⅲ类错殆畸形可造成颌骨发育的进一步异常，下颌长期处于前伸位，髁突及下颌支生长区成骨，形成下颌前突的骨性Ⅲ类错殆畸形；长期前牙反殆限制上颌向前方的生长，形成上颌发育不足

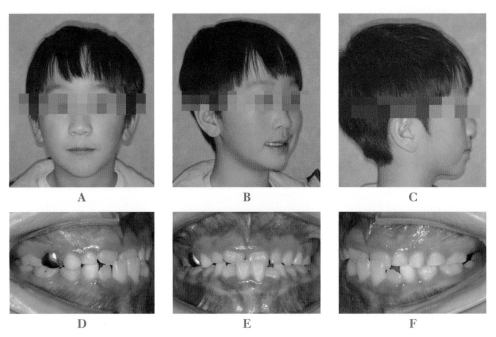

图9-1-5 牙性前牙反𬌗畸形（上前牙内倾直立，下前牙唇向移动，上下中线不齐，磨牙关系近中，面型未见明显异常）

A-C. 面像；D-F. 口内像

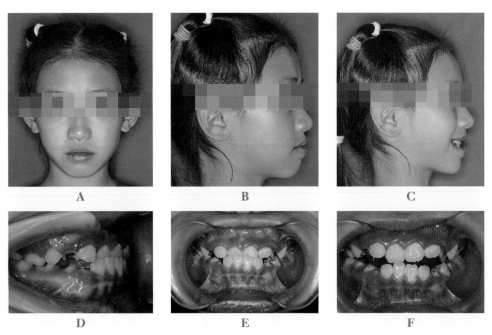

图9-1-6 替牙列早期，患儿前牙反𬌗（下颌可退至切对切，闭口时因前牙存在咬合干扰下颌向前滑动形成反𬌗）

A-C. 面像；D-F. 口内像

的错殆畸形。因此，功能性Ⅲ类错殆畸形应尽早干预。

为判断是功能性还是骨性Ⅲ类错殆畸形，应临床检查有无下颌功能性移位、下颌可否后退、ICP与RCP是否一致以及是否存在咬合干扰等问题（图9-1-7）。

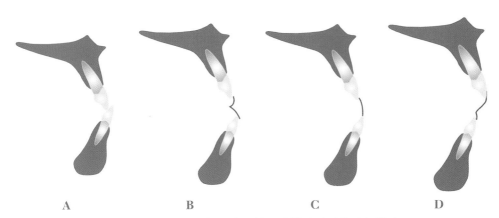

A                    B                    C                    D

图9-1-7　儿童牙颌面功能性Ⅲ类错殆畸形的功能检查

A. 最大咬合状态；B. 下颌闭合运动伴向后滑动：下颌位置靠前，闭合道上存在咬合干扰，为兼有骨性和功能性问题的混合性Ⅲ类错殆畸形；C. 从RCP到习惯性咬合为单纯的转动运动：说明下颌位置靠前，闭合道无咬合干扰，为骨性Ⅲ类错殆畸形；D. 下颌闭合运动伴向前滑动：RCP时下颌位置靠后，闭合道上有咬合干扰引导下颌向前闭合，为功能性Ⅲ类错殆畸形

儿童牙颌面功能性Ⅲ类错殆畸形的头影测量分析常拍摄ICP、RCP 2张侧位片进行诊断分析（图9-1-8）。

（3）骨性Ⅲ类错殆畸形。

骨性Ⅲ类错殆畸形存在颌骨矢状向发育异常，可伴有横向及垂直向发育异常，常为下颌发育过度/前突，或上颌发育不足/后缩，或两者兼有而导致的前牙反殆及磨牙Ⅲ类关系。

骨骼方面，下颌骨可表现为长度增加，或关节窝和髁突靠前，头影测量上可表现为SNB角增大、ANB角减小，下颌体过长、鞍角（∠N-S-Ar）减小等（图9-1-9，图9-1-10）。上颌骨可表现为长度减小或位置靠后，头影测量上可表现为SNA角减小，ANS-PNS长度减小，S-Ptm长度减小（Ptm点靠后），A点靠后等。牙槽骨方面常表现为上牙弓狭窄，和（或）下牙弓宽大（图9-1-9，图9-1-10）。

根据骨性Ⅲ类错殆畸形上下颌骨形态及位置，可将其分为5种亚型：上颌骨正常，下颌骨前位；上颌骨后位，下颌骨正常；上下颌骨在正常范围内，存在矢状向差异，前牙反殆；上颌骨后位，下颌骨前位；上下颌骨均处于前位，而前牙反殆（图9-1-11）。

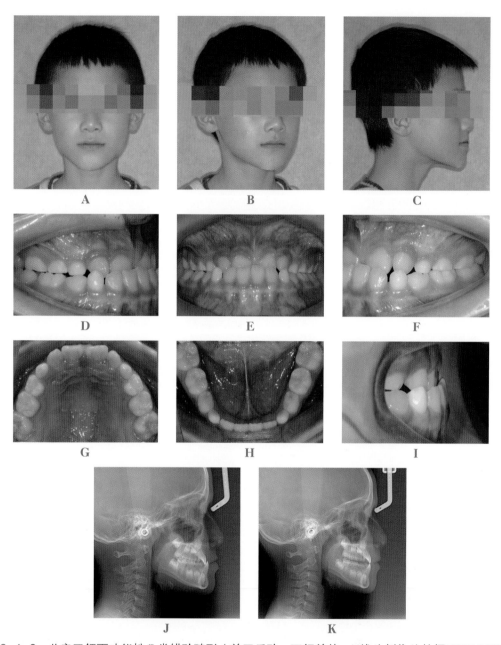

图9-1-8　儿童牙颌面功能性Ⅲ类错𬌗畸形（前牙反𬌗，下颌前伸，X线头侧位片拍摄ICP及RCP进行诊断分析）

A-I. 面像及口内像；J. ICP下颌前伸头侧位片；K. RCP下颌后退头侧位片，前牙关系切对切，侧貌及ANB角改善

### （三）儿童牙颌面Ⅲ类错𬌗畸形的治疗原则

儿童牙颌面Ⅲ类错𬌗畸形的临床治疗要遵循以下几个原则：

1. 早期去除病因，对可能造成反𬌗的口腔不良习惯、𬌗因素、神经肌肉因素进行早

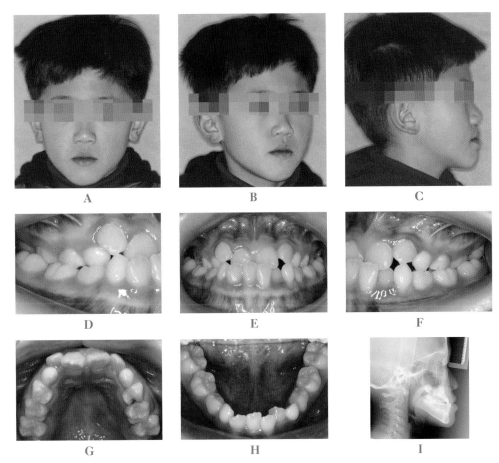

图9-1-9　儿童牙颌面骨性Ⅲ类错拾畸形（前牙反拾，牙列拥挤，上牙弓狭窄，上下牙弓形态不协调，上颌发育不足，下颌发育过大，垂直生长型，面下1/3过长）

A-C. 面像；D-H. 口内像；I. 头侧位片

期阻断，促进口颌肌肉的协调，去除功能因素造成的反拾，促进颌骨的正常发育，促进发育不足的上颌向前生长，协调上下颌骨矢状向关系。尽管下颌生长基本由遗传及个体基因决定，也应尽量去除促进下颌向前生长的影响因素（如被迫前伸等），抑制下颌的过度生长；但单纯性的下颌发育过度早期矫治效果不佳，如颏兜的矫治效果尚存争议，目前除用于纠正下颌前伸习惯外已较少用于抑制下颌生长。因上颌发育时间早于下颌发育高峰，因此前牵引效果往往在矫治初期明显，而随着后期下颌过度发育，患儿可能再次形成前牙切拾或反拾。尽管如此临床上仍建议早期刺激上颌生长，协调上下颌骨大小，尽早改善儿童侧面型，降低后续治疗的难度，甚至降低未来可能的正畸-正颌联合治疗的复杂程度，因此需与家长充分交流可能的预后。

2. 儿童牙颌面Ⅲ类错拾畸形的机制和生长发育阶段的综合诊断对临床治疗非常重要，临床Ⅲ类错拾畸形是牙性、功能性还是骨性的诊断及生长发育评估将决定后续治疗

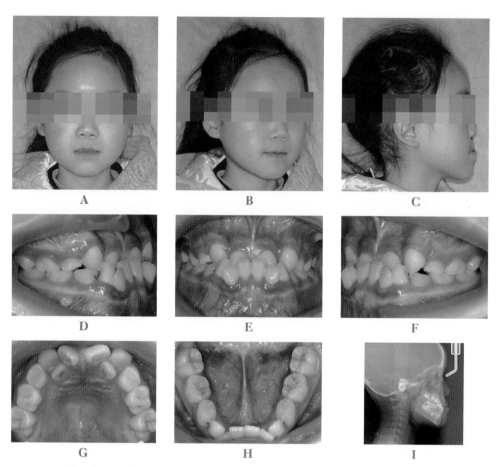

图9-1-10 儿童牙颌面骨性Ⅲ类错𬌗畸形（上颌前段发育不足，下颌过大，上下牙弓宽度发育不足，上牙列严重拥挤，下前牙内倾直立，下牙列拥挤）

A-C. 面像；D-H. 口内像；I. 头侧位片

的方向。

1）牙性、功能性Ⅲ类错𬌗畸形应尽早矫治，建议在乳牙列期或替牙列期尽早矫治，若拖延治疗则可能导致反𬌗牙长期创伤、口颌肌肉不调、上颌发育受限或下颌发育过度等，从牙性、功能性Ⅲ类错𬌗畸形发展转变为骨性Ⅲ类错𬌗畸形。临床设计治疗方案时可针对其病因机制选用双曲舌簧矫治器、功能矫治器（如FRⅢ型功能矫治器）、反式唇弓、反式双板矫治器、反式肌激动器、下颌斜面导板矫治器等进行早期矫治。

2）中度骨性Ⅲ类错𬌗畸形，尤其是上颌发育不足型的骨性Ⅲ类错𬌗畸形，应在替牙列期或恒牙列早期积极治疗，可选择功能矫治器进行早期矫治，在恒牙列期可选择牙列代偿的掩饰治疗。对于这类Ⅲ类错𬌗畸形，需注意充分评估生长潜力，若为下颌生长潜力大的骨性Ⅲ类错𬌗畸形，则应观察上下颌骨的生长，待生长发育基本结束后再评估治疗时机，以免反复治疗加重患儿家庭经济负担。

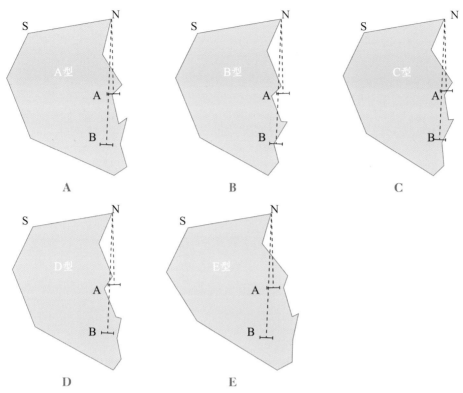

图9-1-11　骨性Ⅲ类错殆畸形5种亚型（根据骨性Ⅲ类错殆畸形上下颌骨形态及位置分类）
A. 上颌骨正常，下颌骨前位；B. 上颌骨后位，下颌骨正常；C. 上下颌骨在正常范围内，存在矢状向差异，前牙反殆；D. 上颌骨后位，下颌骨前位；E. 上下颌骨均处于前位，而前牙反殆

3）严重骨性Ⅲ类错殆畸形，根据骨性发育异常的机制不同，临床治疗有不同的原则：①若是上颌发育不足的严重骨性Ⅲ类错殆畸形，建议早期刺激上颌骨生长，如进行上颌前牵引或上颌牵张成骨，促进颌面部正常发育。②若为下颌严重发育过度的患儿，特别是有遗传因素、高角面型的严重骨性Ⅲ类错殆畸形患儿，早期矫治效果不明显，需待成年后进行正畸-正颌手术联合治疗。

## 二、儿童牙颌面Ⅲ类错殆畸形的治疗：矫治器原理及临床应用

### （一）下颌斜面导板矫治器的矫治原理及临床应用

下颌斜面导板矫治器为简单活动矫治器，多用于解除牙性前牙反殆，尤其是个别牙的反殆，也可用于上切牙舌向倾斜的乳牙反殆（图9-2-1）。

1. 下颌斜面导板矫治器的结构。

（1）基托及树脂斜面：斜面导板主要由树脂基托组成，树脂基托包裹前牙的切缘处，斜向上延伸出基托板，接触上切牙舌面。斜面联冠范围一般包括下颌切牙及双侧尖

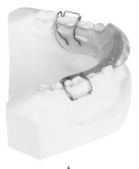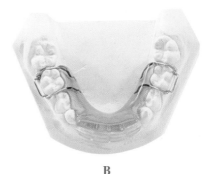

图9-2-1　纠正前牙反𬌗的下颌斜面导板矫治器
A. 侧面观；B. 𬌗面观

牙。如需加强固位，可将基托范围延伸至双侧第一乳磨牙区，以增加矫治器与牙列的接触面积及支抗。

①树脂斜面要求：下颌斜面导板矫治器的斜面与上前牙纵轴成45°~60°，角度过小无引导上前牙唇向倾斜作用，且会造成上前牙压低；而过大则易使上前牙唇向受力太大而松动。斜面的高度应稍大于前牙反覆𬌗的深度。斜面应光滑，与上前牙舌面均匀接触，不应在引导时产生早接触或咬合干扰，且不应接触上前牙舌侧的龈组织。

②下颌斜面导板矫治器打开后牙咬合，不宜太高，常规3~5mm，脱离前牙反𬌗锁结即可（图9-2-2）。

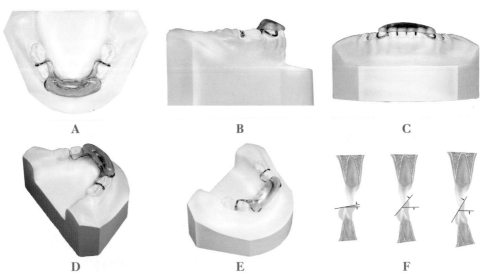

图9-2-2　下颌斜面导板矫治器结构
A-E. 下颌斜面导板矫治器形态；F. 下颌斜面导板矫治器倾斜度

③下颌斜面导板可作为矫治器结构，合并在其他活动矫治器上，如𬌗垫式下颌斜面导

板、带扩弓的下颌斜面导板、带双曲唇
弓或牵引拉钩的𬌗垫式斜面导板等（图
9-2-3）。

双曲唇弓式下颌斜面导板可在下切牙
舌侧磨除基托，双曲唇弓加力后，有一定
内收下切牙的作用。

（2）下颌斜面导板矫治器固位装置
包括单臂卡环、邻间钩或箭头卡环。

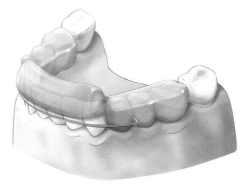

图9-2-3　𬌗垫式下颌斜面导板附唇弓、拉钩

2. 下颌斜面导板矫治器的制作要求。

（1）虽然斜面导板结构简单，但仍建议在简单𬌗架上完成制作，以形成适合的前牙接触斜面角度。如无条件，可在下颌模型前牙区先制成塑料联冠，将其戴于患儿下前牙上，嘱患儿下颌后退咬合，在自凝塑料面团期直接在口内塑形塑料联冠，形成斜面部分，下颌左右移动去除咬合高点，取出基托，待硬化后打磨抛光。

（2）下颌斜面导板矫治器设计时，包裹下前牙及前磨牙作为矫治支抗，作为支抗的下牙数目应大于上颌反𬌗牙数目，上颌牙数：下颌牙数一般为1：4，2：6，3：6或4：8。

（3）基托不应损伤牙间乳突、牙龈及黏膜，必要时进行垫底缓冲。

（4）下颌斜面不宜太高，脱离反𬌗锁结即可。若前牙反覆𬌗过大，患儿无法适应后牙打开过高，可在初次制作打开咬合程度较小的矫治器，在复诊时逐步加高。

3. 下颌斜面导板矫治器的作用原理。

下颌斜面导板矫治器通过矫治器斜面，改变前牙的矢状向及垂直向关系，使前牙脱离反𬌗锁结。当上前牙咬在下颌斜面导板上时，通过咬合力，使上前牙产生沿导板唇向移动的作用；同时斜面导板咬合时，后牙因无咬合接触继续升高，从而减小前牙覆𬌗。同时，下颌斜面导板矫治器通过改变前牙咬合接触，限制下前牙前伸，迫使下颌后退，有一定程度限制下颌向前的作用。

4. 下颌斜面导板矫治器的适应证。

下颌斜面导板矫治器适用于上前牙舌向倾斜、反覆𬌗深、下颌可退至前牙切对切的牙性、功能性反𬌗。对于牙性反𬌗，通过斜面的作用，能有效直立牙齿，打开咬合，解除反𬌗。对于功能性反𬌗，通过直立上前牙，打开锁结，解除下颌被迫前伸的状态，纠正反𬌗。乳牙列期可在3-4岁进行矫治，替牙列期则最好上下前牙牙根发育2/3、基本稳固后开始矫治，以免咬合力过大造成牙周损伤。

5. 下颌斜面导板矫治器的临床应用。

（1）患者初戴。

①初戴时，根据上切牙位置，检查斜面角度、长度及高度，斜面应与上前牙无高点及咬合干扰，斜面不能压迫上前牙牙龈组织，高度适合患儿张闭口无障碍。调整后打磨抛光。

②初戴时如无不适，可让患儿练习轻咬斜面导板，3-7天适应后可让患儿戴用矫治器食用较软的食物。进食时，嘱患儿及家长勿为后牙咬合而前伸下颌，适应阶段进食时可取下下颌斜面导板矫治器。

③由于该矫治器体积较小，有误吸、误吞风险，初戴时应仔细交代家长误吞风险。

（2）下颌斜面导板矫治器的复诊检查。

①每1-2周复诊一次。复诊时检查上前牙唇向移动是否有效，反覆𬌗情况是否改善，是否有上下前牙的𬌗创伤、松动、叩痛发生，颞下颌关节有无不适，以及佩戴下颌斜面导板矫治器时，是否因斜面高度及咬合干扰而影响下颌运动等。

②如有上前牙松动、叩痛等情况，应降低斜面高度。如上前牙已唇向移动，可根据情况适当增加斜面斜度，以保证前牙有足够的力唇向倾斜。一般戴用时间为2-4个月。

③前牙反𬌗解除后，检查前牙覆𬌗情况及患儿口腔伸下颌习惯，若覆𬌗正常、患儿无伸下颌不良习惯，一般不用保持。

## （二）儿童反式肌激动器的矫治原理及临床应用

反式肌激动器为肌激动器的一种，可用于儿童功能性Ⅲ类错𬌗畸形的矫治。该矫治器结构与矫治Ⅱ类错𬌗畸形的肌激动器相似，但矫治机制不同。反式肌激动器重建咬合、确立下颌后退的位置后，激活口周肌肉，利用肌肉张力平衡的改变达到纠正功能性Ⅲ类错𬌗畸形口周肌肉与上下颌骨关系异常的目的（图9-2-4）。

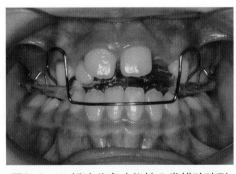

图9-2-4　矫治儿童功能性Ⅲ类错𬌗畸形
的反式肌激动器

1. 反式肌激动器的结构。

（1）基托。

上颌基托呈马蹄形，后牙区两侧基托边缘贴合上下后牙舌面并向下延伸至下后牙舌侧龈缘。下前牙基托不覆盖前牙切缘，以便下前牙的内收。与矫治Ⅱ类错𬌗畸形的肌激动器一样，基托上可设置箭头卡环固位装置及扩弓装置，也可在上前牙区设置舌簧辅助纠正上前牙的内倾/直立。

（2）诱导丝。

反式肌激动器的诱导丝位于下前牙区，也称为颌间诱导丝（图9-2-5）。诱导丝用0.9mm不锈钢丝弯制，从上尖牙远中基托伸出，在双侧上尖牙处各弯制一个U形曲后向下颌伸出，形成下前牙唇侧的唇弓。可将双侧U形曲增加一层圈形曲以增加诱导丝的弹性。

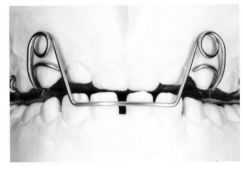

图9-2-5　反式肌激动器前牙区颌间诱导丝置于下前牙区

2. 反式肌激动器的作用原理。

对于儿童功能性Ⅲ类错殆畸形，咬合重建时下颌后退至切对切，前牙打开2-3mm以去除殆干扰因素，制取咬合记录蜡堤，上殆架制作矫治器。患儿戴入矫治器后，下颌将产生向前的回位趋势，此时升下颌肌群紧张、降下颌肌群松弛，肌肉牵张的力量通过矫治器传递至上下牙及颌骨上，则对上牙弓及上前牙产生向前的推力，同时对下前牙产生向后的作用力，从而引导下颌在后退位置就位，从而达到纠正前牙反殆的目的。

3. 反式肌激动器的适应证与非适应证。

反式肌激动器原则上应用于青春快速生长期前及青春期功能性Ⅲ类错殆畸形患儿，或有功能因素存在的混合性Ⅲ类错殆畸形患儿，其临床常表现为前牙反覆盖不大，下颌基本正常，下颌后退可至切对切。

该矫治器不适用于骨性上颌发育不足或下颌发育过度，无功能因素存在的骨性Ⅲ类错殆畸形患儿。

4. 反式肌激动器的临床应用。

（1）咬合重建。

功能性Ⅲ类错殆畸形患儿咬合重建时使用蜡堤记录下颌后退至切对切的颌位，前牙打开2-3mm，转移咬合关系至殆架，在此位置制作矫治器。

（2）初戴：初戴时，调整下唇弓位置使其与下前牙唇面贴合。令患儿先习惯佩戴，从每天3-4小时起缓慢增加佩戴时间至每天至少14小时。戴入后可在1-2周时复诊检查颞下颌关节是否压痛、不适，咬肌、颞肌是否压痛，口腔黏膜及牙龈是否压痛等。

（3）复诊：每4-8周复诊一次。检查患儿牙列咬合关系及面型改善情况。根据不同需要调整矫治器固位、诱导丝位置及固位，以及调磨基托的诱导斜面。

该矫治器一般戴用6-12个月，在覆殆覆盖已正常、磨牙纠正至Ⅰ类关系后，最好继续佩戴3-6个月以保持，或换用FRⅢ型功能矫治器保持，以稳定骨骼与肌肉的改建。

### （三）反式双板矫治器（反式Twin Block矫治器）的矫治原理及临床应用

反式双板矫治器是针对Ⅲ类错𬌗畸形的功能矫治器，其结构与双板矫治器相似，只是将双板的上下咬合斜面做成斜向后上方向（与矫治Ⅱ类错𬌗畸形的双板矫治器相反），重建咬合引导下颌后退，纠正Ⅲ类错𬌗畸形下颌前伸的异常位置（图9-2-6）。

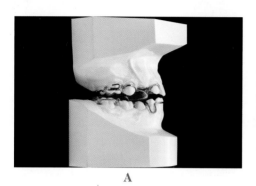
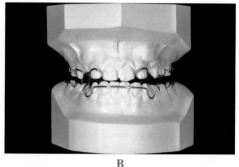

图9-2-6　反式双板矫治器（导上颌向前，控制下颌前伸，纠正Ⅲ类错𬌗畸形）
A. 侧面观；B. 正面观

1. 反式双板矫治器的结构。

（1）导板。

该矫治器分为上下两部分导板，斜面从下颌第一前磨牙区延伸向上颌第一磨牙近中，方向为向后上70°~75°。其与矫治Ⅱ类错𬌗畸形的双板矫治器的区别为上颌导板的𬌗垫靠前，位于第一、二前磨牙区域，下颌导板𬌗垫位于牙弓后段第一恒磨牙区域（图9-2-7）。

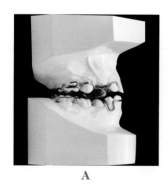
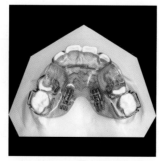
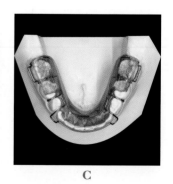

图9-2-7　反式双板矫治器
A. 斜面方向为向后上方；B. 上颌导板𬌗垫位于牙弓前段；C. 下颌导板𬌗垫位于牙弓后段

（2）固位体、辅助装置。

上颌固位体可设置在第一前磨牙和第一恒磨牙上，下颌设置在第一恒磨牙位置。可在上颌增加扩弓装置，改善上牙弓的横向不调。

反式双板矫治器可根据矫治需要在基托上增加附件：①上颌导板增加螺旋扩弓簧，扩大上牙弓；②上颌导板增加纵向螺

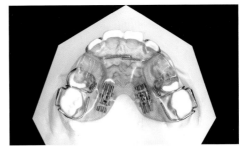

图9-2-8　增加纵向螺旋簧推磨牙向后的同时唇向移动前牙的反式双板矫治器

旋扩大簧，推上磨牙向后（图9-2-8）；③上下颌导板均可设置唇弓，上前牙舌侧可设置舌簧调整上前牙的唇向倾斜度；④增加牵引钩，前牵引上颌等。

2. 反式双板矫治器的作用原理。

反式双板矫治器因设计为上下两部分导板，通过斜面引导下颌位于后退位，并通过咬合力主动咬至斜面位置，咀嚼肌、牙齿及牙槽骨内部感受器将做出相应功能性反应，调整下颌肌群张力，从而达到牙殆与肌肉的平衡状态，以及上下颌骨位置异常的纠正。斜面为光滑斜面，戴用时允许下颌有一定侧方移动，患儿可佩带矫治器说话、进食、吞咽，对口腔正常功能影响较小，因此可全天佩戴，大大增加了矫治效率。

3. 反式双板矫治器的适应证与非适应证。

反式双板矫治器适用于功能性下颌前伸的Ⅲ类错殆畸形，或有功能因素存在的混合性Ⅲ类错殆畸形，尤其适用于上牙弓狭窄需要扩弓、下前牙唇向倾斜的功能性Ⅲ类错殆畸形患儿。对于上颌发育轻中度不足的骨性Ⅲ类错殆畸形，可增加辅助前牵引，刺激上颌向前生长，纠正Ⅲ类错殆畸形。

原则上反式双板矫治器临床上应用于青春快速生长期及青春期前的患儿。不适用于严重上颌发育不足或下颌发育过度、无功能因素存在的骨性Ⅲ类错殆畸形患儿，也不适用于乳磨牙松动即将替换、前磨牙牙根发育较短（<1/2），矫治器无法设计固位的患儿。

4. 反式双板矫治器的临床应用。

（1）咬合重建。

功能性Ⅲ类错殆畸形患儿咬合重建时使用蜡堤记录下颌后退至切对切的颌位，前牙打开2-3mm，转移咬合关系至殆架，在此位置制作矫治器。

（2）初戴。

初戴时，检查咬至斜面时闭口是否自如，双侧殆垫高度打开后牙咬合是否合适，上下颌殆垫是否均匀咬合，并调整下唇弓位置使其与下前牙贴合。令患儿先习惯佩戴，从每天3-4小时起缓慢增加佩戴时间至每天至少14小时。戴入后可在1-2周时复诊检查颞下颌关节

是否压痛、不适，咬肌、颞肌是否压痛，口腔黏膜及牙龈是否压痛等。

（3）复诊。

每4-8周复诊一次。检查患儿牙列咬合关系及面型改善情况。根据不同需要调整矫治器固位、下颌基托前牙舌侧面（以利于内收下前牙）。

复诊时需调磨上下颌𬌗垫高度。根据上后牙高度决定是升高上后牙还是下后牙：①需要下后牙升高时，可调磨下后牙𬌗垫的组织面（即下颌𬌗垫与下磨牙接触面）；②需要上后牙升高时，可调磨下后牙𬌗垫的咬合面，调磨𬌗垫咬合面高度时，每次调磨0.5-1.0mm。

（4）保持。

该矫治器一般戴用6-12个月，在前牙反𬌗矫正、覆𬌗覆盖已正常，磨牙纠正至Ⅰ类关系后，最好继续佩戴3-6个月以保持，或换用FRⅢ型功能矫治器保持，以稳定骨骼与肌肉的改建。

## （四）FRⅢ型功能矫治器（Functional Regulator Ⅲ）的矫治原理及临床应用

FRⅢ型功能矫治器是针对功能性、轻中度骨性Ⅲ类错𬌗畸形的功能矫治器。其结构包括颊屏、唇挡、𬌗支托、腭弓等装置。其可去除异常口周肌张力，帮助建立正常口周功能间隙，通过口周肌肉训练达到肌功能协调与平衡，促进牙槽及颌骨的正常生长发育，从而纠正Ⅲ类错𬌗畸形（图9-2-9）。

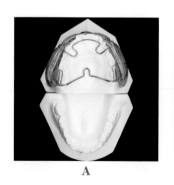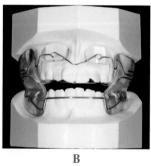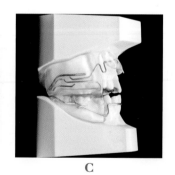

图9-2-9 FR Ⅲ型功能矫治器
A. 𬌗面观；B. 正面观；C. 侧面观

1. FRⅢ型功能矫治器的结构及制作要求。

（1）上唇挡：上唇挡排开亢进的上唇肌阻挡其对上切牙的压力，利用唇肌闭唇将力传导至矫治器其他接触下颌的部分，给予下颌后退力。上唇挡位于上牙槽骨唇侧前庭沟内，避开上唇系带，离开上前牙槽骨黏膜2-3mm（图9-2-10，图9-2-11）。

（2）上颌前腭弓：轻接触上前牙舌侧，有促进上切牙唇向移动的作用。上颌舌弓丝由0.8mm不锈钢丝弯制，从颊屏伸出，沿尖牙远中在不与牙齿接触的情况下跨过牙间隙后，于尖牙舌侧弯制成两个U形曲。注意上颌前腭弓勿放在切牙舌隆突上，以免压低上切牙。（图9-2-12）

（3）横腭弓：使用1.0mm不锈钢丝弯制。FRⅢ型功能矫治器横腭弓沿腭顶形态弯制，在腭中缝处弯制开口朝后的U形曲，其连接体应绕过上磨牙远中进入颊屏（图9-2-13）。

（4）下颌唇弓：使用1.0mm不锈钢丝弯制。下颌唇弓应靠近龈缘（切勿靠近切缘），以免造成下切牙过度内倾（图9-2-14）。

（5）殆支托：殆支托由0.9mm弓丝弯制。上颌殆支托放在最后一颗磨牙

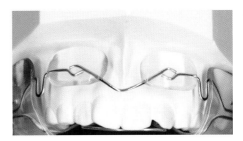

图9-2-10　位于上牙槽骨唇侧的FRⅢ型功能矫治器上唇挡（离开牙槽骨黏膜2-3mm，上缘伸向黏膜转折处）

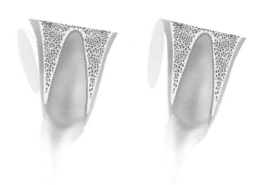

**A**　　　　　　　　**B**

图9-2-11　FRⅢ型功能矫治器上唇挡的位置
A. 上唇挡未延伸至前庭沟底牵拉黏膜，位置低，无刺激黏膜转折处牙槽骨增生改建的作用，方向未与牙槽骨唇侧平行，容易压迫黏膜，不利于就位；B. 上唇挡的正确位置：与牙槽骨唇侧基本平行，唇挡延伸至前庭沟底

上，跨过上磨牙殆面和腭弓之间。下颌殆支托放在下磨牙上，跨过中央沟。上下颌殆支托用于保持咬合打开状态，使反殆牙脱离锁结。如为反覆殆过深，又需要后牙伸长升高咬合

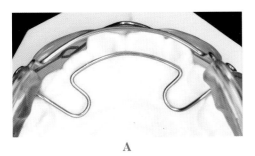

**A**

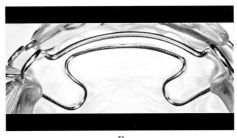

**B**

图9-2-12　FRⅢ型功能矫治器前腭弓
A. 位于上前牙舌侧，在尖牙处弯制U形曲；B. 前腭弓通过邻牙，不与牙接触

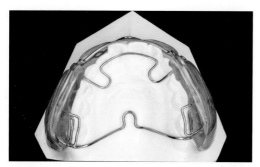

图9-2-13　FRⅢ型功能矫治器前腭弓及横腭弓

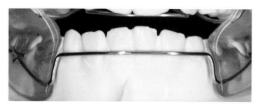

图9-2-14　FRⅢ型功能矫治器下颌唇弓位置（靠近下前牙龈缘）

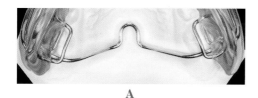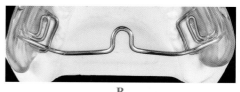

A　　　　　　　　　　　　　　　B

图9-2-15　FRⅢ型功能矫治器上下颌𬌗支托位置
A. 上颌𬌗支托；B. 下颌𬌗支托

的情况，可将需要打开咬合的上颌或下颌𬌗支托省略。对于高角患儿，建议勿省略𬌗支托，以免造成下颌过度顺时针旋转（图9-2-15）。

（6）颊屏：颊屏用于阻挡颊肌、咬肌对上牙弓的压力，其内侧面离开上牙及牙槽骨处2-3mm，而边缘与下牙颊侧及根尖处基骨处黏膜轻接触。

2. FRⅢ型功能矫治器的作用原理。

FRⅢ型功能矫治器通过咬合重建，使患儿佩戴矫治器时，下颌维持于后退位置，通过训练唇、舌、颊肌的功能运动，调节口周肌肉平衡，达到解除功能性反𬌗的目的。各结构的作用原理如下：

（1）颊屏。

颊屏阻挡颊部咀嚼肌的肌肉力量，去除上颌骨颊侧的肌肉压力，同时颊屏深入前庭沟底，牵拉黏膜，促进上颌牙槽骨颊侧的骨沉积。

（2）上唇挡。

上唇挡有抵消上唇对上颌产生的压力的作用，并且上唇的压力可通过唇挡传递至矫治器的下颌唇弓及下颌𬌗支托以维持下颌的后退位置。上唇挡上缘向上伸入前庭沟有刺激上颌前庭区牙槽骨向唇侧沉积生长的作用。

（3）上颌前腭弓及横腭弓。

前腭弓就位于上前牙舌侧，轻接触上前牙。当矫治器就位后，下颌有向前伸的回位趋势，该力量通过矫治器传递至上颌，给予上前牙唇向移动的力量。横腭弓有一定引导矫治器就位的作用，同时下颌后退后作用力可传递至上磨牙，促进牙弓的向前生长。腭弓U形曲开口朝后，有引导功能性Ⅲ类错殆畸形靠前的舌位向后就位于正常位置的作用，同时可作为舌肌训练的标志点。

（4）下颌唇弓丝。

下颌唇弓丝位于下前牙唇侧颈缘，当矫治器就位后，下颌有向前伸的回位趋势，通过唇弓丝施加给下前牙舌向的反作用力，从而直立下前牙，促进反殆的解除。

（5）殆支托。

殆支托具有稳定矫治器、帮助矫治器就位的作用。殆支托可保持上下后牙的垂直向高度，防止后牙伸长，同时在矫治器就位时打开前牙的锁结。当反覆殆较深，需要伸长后牙时，可剪断对应的上颌或下颌殆支托。

3. FRⅢ型功能矫治器的临床适应证与非适应证。

（1）FRⅢ型功能矫治器的临床适应证。

临床上FRⅢ型功能矫治器主要用于下颌可退至切对切的功能性、混合性、轻中度骨性Ⅲ类错殆畸形患儿。高角患儿慎用。FRⅢ型功能矫治器对上颌向前生长的促进作用有限，因此对于上颌明显发育不足的患儿，建议使用前牵引矫治器。

（2）FRⅢ型功能矫治器的非适应证。

FRⅢ型功能矫治器不适用于下颌不可后退或下颌后退后面型无明显改善的骨性Ⅲ类患儿，以及无生长潜力和有颞下颌关节病的患儿。

4. FRⅢ型功能矫治器的临床应用。

1）咬合重建。

FRⅢ型功能矫治器重建咬合时，让患儿将下颌退至最舒适的下颌后退位，一般可退至切对切，以打开反殆锁结为目的。反覆殆较深的患儿，可分步打开咬合，以口唇易闭合为限。将咬合关系转移至殆架上，制作矫治器。

2）初戴。

初戴时，调整矫治器就位及边缘，注意颊屏及唇挡边缘高度及位置，保证颊屏及唇挡离开上牙槽骨，其边缘伸展至上下黏膜转折处，但不能伸展过度，压迫黏膜转折或使黏膜损伤。初戴时令患儿先习惯佩戴，从每天3~4小时起缓慢增加佩戴时间至每天至少14小时。戴入后可在1~2周时复诊检查颞下颌关节是否压痛、不适，咬肌、颞肌是否压痛，口腔黏膜及牙龈是否压痛等。

3）复诊。

每4~8周复诊一次。检查患儿前牙反殆纠正及面型改善情况。根据不同需要，调整矫治器固位、前腭弓、唇挡及殆支托。

（1）当功能矫治过程中，上前牙及牙槽骨向前生长、移位后，上前牙槽骨黏膜和上唇挡接触时，应调节上唇挡离开黏膜。可选择方法：①用裂钻磨除基托，将上唇挡从颊屏取出，调整位置后重新充胶固定；②在可调式唇挡FRⅢ型功能矫治器上，调整唇挡向前（图9-2-16）。

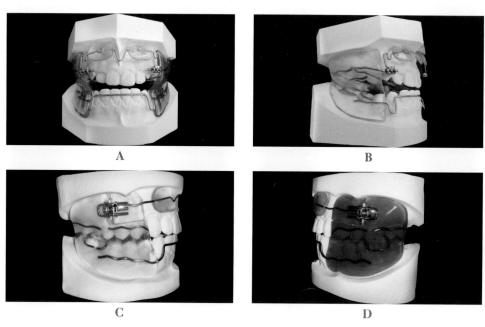

图9-2-16　可调式唇挡FRⅢ型功能矫治器
A. 正面观；B-D. 侧面观

（2）当前牙反𬌗解除、前牙覆𬌗覆盖正常时，可磨除上颌𬌗支托，只保留下颌𬌗支托，在矫治过程中形成的局部后牙开𬌗可逐渐消除。

4）保持。

该矫治器一般戴用6-12个月，在前牙反𬌗得到矫正、覆𬌗覆盖已正常、磨牙纠正至Ⅰ类关系后，最好继续佩戴FRⅢ型功能矫治器保持6-12个月，以稳定骨骼与肌肉的改建。

（五）Ⅲ型生物调节器（Ⅲ型Bionator矫治器）的矫治原理及临床应用

Balters认为Ⅲ类错𬌗畸形患者的舌体靠前，因此设计Ⅲ型Bionator矫治器纠正舌体位置，从而消除异常肌肉张力，建立协调的口周肌肉环境，引导牙颌面的正常生长（图9-2-17）。

1. Ⅲ型Bionator矫治器的结构（图9-2-18）。

（1）基托：同Ⅱ型Bionator矫治器一样为马蹄形，覆盖后牙舌侧1/2牙尖。Ⅲ型Bionator矫治器下前牙舌侧基托应缓冲1mm，上切牙如无唇向倾斜需求则需将舌侧基托延

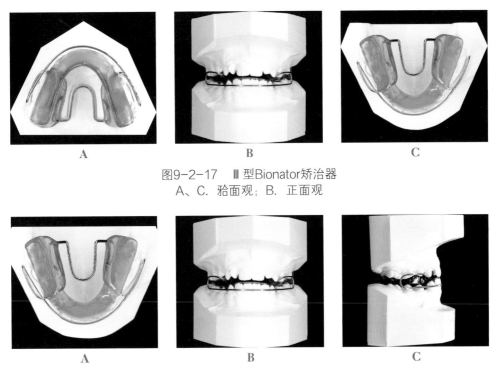

图9-2-17　Ⅲ型Bionator矫治器
A、C. 殆面观；B. 正面观

图9-2-18　Ⅲ型Bionator矫治器的基托、唇弓丝、颊屏丝及腭弓
A. 殆面观；B. 正面观；C. 侧面观

伸覆盖前牙切端1/3，增加前牙控制。

（2）唇弓丝及颊屏丝：由1mm不锈钢丝弯制，在后牙颊侧弯制成矩形，并向前至下前牙唇侧形成唇弓丝。颊屏丝连接体从上颌第一前磨牙近中进入舌侧基托。

（3）腭弓：在腭顶处用1.2mm不锈钢丝弯制开口向后的U形腭弓，U形腭弓应离开腭顶2~3mm。连接体从磨牙基托的远中舌侧进入基托。

（4）改良设计：可增加上唇挡或腭刺，通过唇挡牵拉骨膜促进上牙槽唇侧的骨沉积，通过舌刺进一步限定舌体位置。

2. Ⅲ型Bionator矫治器的原理。

Ⅲ型Bionator矫治器的主要作用机制为调整舌体的位置及功能，达到矫治Ⅲ类错殆畸形的目的。关于Ⅲ类错殆畸形的病理机制，临床认为由于患儿舌的位置靠前带动口周肌肉使下颌前移，同时下切牙受到的舌侧力增大、下前牙唇向倾斜，造成前牙反殆，下颌前突。Ⅲ型Bionator矫治器即在切对切殆重建位置上制作矫治器，通过颊屏丝阻挡颊肌张力，开口向后的U形腭弓纠正舌肌前伸，训练舌肌后退，下唇弓控制下颌前伸，从而消除口周异常肌张力，纠正功能性Ⅲ类错殆畸形的前牙反殆。下唇弓对唇向倾斜的下前牙有直立作用，可促进前牙反殆畸形的解除。

3. Ⅲ型Bionator矫治器的适应证及非适应证。

（1）Ⅲ型Bionator矫治器适用于功能性Ⅲ类错殆畸形，或有功能因素存在的混合性Ⅲ类错殆畸形患儿，尤其适用于有不良舌习惯、下前牙唇向倾斜的功能性Ⅲ类错殆畸形患儿。

Ⅲ型Bionator矫治器原则上应用于青春快速生长期及青春期前的患儿。

（2）Ⅲ型Bionator矫治器不适用于上颌发育不足或下颌发育过度、无功能因素存在的骨性Ⅲ类错殆畸形患儿。

4. Ⅲ型Bionator矫治器的临床应用。

（1）咬合重建。

功能性Ⅲ类错殆畸形患儿咬合重建时，使用蜡堤记录下颌后退至切对切的颌位，因该矫治器主要调节肌肉功能活动，而非激活肌肉，一般不需打开太多咬合，前牙打开咬合2mm，脱离前牙锁结即可。

（2）初戴。

初戴时调整下唇弓位置使其贴合，并指导患儿认识正确的吞咽位置，强调肌肉功能训练。令患儿先习惯佩戴，从每天3-4小时起缓慢增加佩戴时间至每天至少14小时。戴入后可在1-2周时复诊检查颞下颌关节是否压痛、不适，咬肌、颞肌是否压痛，口腔黏膜及牙龈是否压痛等。

（3）复诊。

每4-8周复诊一次。检查患儿牙列咬合关系及面型改善情况。可根据情况进行诱导面的修整。上后牙区域调磨上后牙舌侧近中邻面区，下后牙区域调磨舌侧远中邻面区，方便上后牙近中移动、下后牙远中移动。前牙区域可调磨和缓冲下前牙舌侧基托，如有直立下前牙需要，也可对唇弓进行加力。反深覆殆患儿根据深覆殆的成因分次调磨上后牙基托殆面或下后牙基托殆面。前牙开殆、反浅覆殆患儿应保持后牙牙尖与基托的接触，仅调磨矫治器就位时的咬合干扰点。

该矫治器一般戴用6-12个月，在覆殆覆盖已正常、磨牙纠正至Ⅰ类关系后，最好继续佩戴3-6个月以保持，或换用FRⅢ型功能矫治器保持，以稳定骨骼与肌肉的改建。

## （六）面具式前牵引矫治器的矫治原理及临床应用

面具式前牵引矫治器可用于上颌及牙槽发育不良的患儿，通过口外矫形牵引力，打开上颌骨与颅骨间的骨缝，刺激骨缝内成骨，从而刺激上颌骨的向前下生长，纠正骨性前牙反殆（图9-2-19）。其适用于上颌发育不良，轻中度骨性、混合性Ⅲ类错殆畸形，且有生长潜力的患儿。

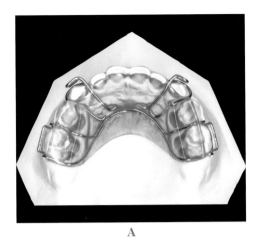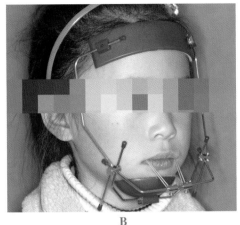

图9-2-19 面具式前牵引矫治器
A. 口内活动矫治器部分；B. 口外前牵引面具

1. 面具式前牵引矫治器的基本结构。

（1）面具式前牵引矫治器的口内部分。

①活动矫治器。

活动矫治器包括矫治器固位卡环、基托、连接体及牵引钩。根据患儿口内情况及临床需要，同时可添加螺旋扩弓簧、舌刺等装置，也可设计后牙𬌗垫打开反𬌗牙锁结（图9-2-20）。

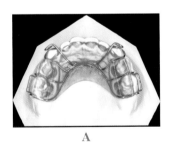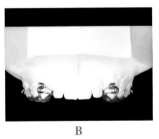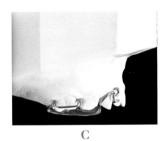

图9-2-20 面具式前牵引矫治器的口内部分活动矫治器设计
A. 𬌗面观；B. 正面观；C. 侧面观

面具式前牵引矫治器口内部分建议设计上颌扩弓装置，在前牵引的同时扩弓可打开骨缝，纠正牙弓宽度的不足，增加前牵引的效率。对于儿童Ⅲ类错𬌗畸形，即使上牙弓宽度足够，也可设计上颌扩弓器反复扩缩上牙弓及腭中缝，有利于松解上颌骨与颅底连接的骨缝，从而更容易达到牵引上颌骨的骨性矫形效果。反复扩缩上颌骨的方法为扩弓器每次扩开90°（一格），每周180°，然后回调至原位，如此反复10次。

②固定支架式矫治器。

面具式前牵引矫治器的口内部分亦可设计为固定支架式矫治器，并增加快速螺旋扩弓簧设计（图9-2-21）。固定支架式矫治器通常将恒磨牙、乳磨牙及乳尖牙作为支抗牙，设计带环或支架包绕，将口内矫治器粘接于牙上，患儿不能自行取戴。对于反覆𬌗较深的前牙反𬌗，也可设计后牙𬌗垫，以打开反𬌗锁结。随着3D打印技术的不断发展，目前也有3D设计的个性化支架可供临床选用。

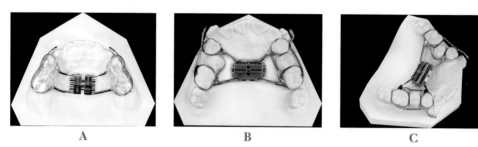

图9-2-21　面具式前牵引矫治器的口内部分固定支架式矫治器设计
A. 固定支架式矫治器带后牙𬌗垫及螺旋扩弓簧；B-C. 固定支架式矫治器带螺旋扩弓簧（无后牙𬌗垫设计）

（2）面具式前牵引矫治器的口外面具。

临床选用成品面具，用1.5mm不锈钢丝作支架，有窄形和方框形两种设计。口外面具在上前牙前方焊接横向连接杆（1.5mm不锈钢丝制作），在横向连接杆上附可调式螺丝螺帽牵引拉钩。口外面具在额部及颏部附额托及颏托（图9-2-22）。

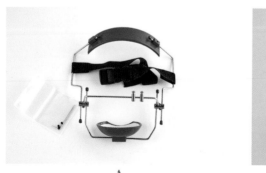
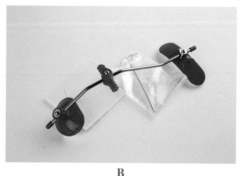

图9-2-22　面具式前牵引矫治器的口外面具（包括面具、额托、颏托及前牵引钩）
A. 方框形面具；B. 窄形面具

2. 面具式前牵引矫治器的矫治原理。

（1）上颌骨生长发育与面具式前牙的矫治机理。

鼻上颌复合体的生长方式包括主动及被动生长。上颌骨表面生长改建和上颌骨骨缝内成骨方向为前下，这是上颌骨的主动生长；上颌骨同时被颅底生长推动向前移位，这是上颌骨的被动生长。上颌骨的被动生长与大脑体积扩大及颅底软骨的生长相关，临床很难被改变。上颌骨的主动生长有：①上颌结节后段沉积新骨，使上颌长度及牙弓长度增加，国内外研究发现上颌结节每年每侧大约生长0.6mm，国内研究发现，上颌结节在13-18岁期间，女性共生长3.29mm，男性共生长5.25mm。②上颌窦扩大，眼眶和鼻腔的生长，使上颌骨长度、宽度、高度增大。③额颌缝、颧颌缝、颧颞缝、翼腭缝的生长使上颌骨向下生长。④腭中缝生长及下降，上颌骨宽度增加。⑤牙槽骨生长，容纳上牙列。⑥上颌骨表面增生改建。

上颌骨的骨缝连接纤维是张力型纤维组织，受张力牵张可促进新骨形成，而骨性Ⅲ类错𬌗畸形中42%-63%的患者存在上颌发育不足，因此在儿童生长发育时期，使用面具式前牵引矫治器给予一定口外牵引力，打开骨缝，促进骨缝内成骨，将促进上颌骨的生长发育，可纠正上颌发育不足的骨性Ⅲ类错𬌗畸形。上颌前牵引的时机目前尚有争议，乳牙列期、替牙列期、恒牙列初期进行上颌前牵引均可获得较好的面型改善效果，但其具体骨效应与远期稳定性尚无大样本研究论证。一般认为在上颌骨骨缝未完全闭合时（CVMSⅡ期左右）牵引为佳，可获得更多的骨效应。

（2）上颌骨阻力中心与面具式前牵引矫治器的施力方向。

面具式前牵引矫治器将合适的矫形力作用于上颌骨周围骨缝，刺激骨缝生长区的新骨形成，使得上颌骨得到改建。前牵引的牵引方向取决于鼻上颌复合体的阻力中心点，其位于正中矢状面上，高度约在梨状孔下缘，前后位置约在第二前磨牙与第一磨牙之间，因此需要上颌复合体水平前移时，需要牵引方向为向前下30°-40°，而水平牵引为鼻上颌复合体向前上旋转。上颌发育不足的患儿，其鼻上颌复合体阻力中心点较正常人靠前，因此以向前下40°为宜，但临床操作中很难达到这样的角度，一般采用向前下20°-30°的牵引方向。牵引点最好靠前，一般位于上尖牙近中，如牵引点靠近磨牙则会发生上颌更大的逆时针旋转。

面具式前牵引矫治器的矫治效应为：上颌骨前移，上磨牙区升高，上前牙受力前移，下颌骨向后下旋转，从而达到解除反𬌗的目的。因此高角患儿使用上颌前牵引矫治器矫治预后较差，可能加重下颌的进一步顺时针旋转。

3. 面具式前牵引矫治器的适应证与非适应证。

面具式前牵引矫治器适用于上颌发育不足且有生长潜力的骨性Ⅲ类错𬌗畸形患儿，生长型以水平生长型或平均生长型者为佳。垂直生长型患儿需谨慎使用。另外，对于下颌发育过度的患儿，应向患儿及家长充分说明生长高峰期带来的覆盖减小、面型恶化问题。

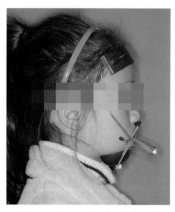

图9-2-23　面具式前牵引矫治器正确的前牵引方向

4. 面具式前牵引矫治器的临床应用。

（1）初戴。

因牵引方向为前下，应调整矫治器箭头卡环使其有充分的固位力，之后调整面框角度及高度以调整前牵引的方向。初戴时，令患儿先习惯佩戴口内及口外矫治器部分，调整矫治力为每侧300-500g，方向为向前下与𬌗平面成20°-30°（图9-2-23）。

初戴时从每天3-4小时起缓慢增加佩戴时间至每天14-16小时。牵引点设置在上尖牙近中，后牙可设置𬌗垫以控制磨牙高度。

（2）复诊。

①每4-8周复诊一次。检查患儿牙列咬合关系及面型改善情况。根据不同需要调整矫治器固位及扩弓辅助装置等。

②反𬌗解除后，可逐步调磨𬌗垫，避免下切牙伸长，以利于后牙咬合调整。

③反𬌗解除后，根据患儿遗传性骨性上颌发育不足的情况，可适当过矫正，增加前牙覆盖。反𬌗矫正后，应观察患儿生长发育潜力，若无遗传性下颌发育过大，可保持 6 个月。

（彭怡然）

# 附录1 儿童正畸Ⅲ类错𬌗畸形矫治器特殊设计

### 1. 带反式唇弓的矫治器

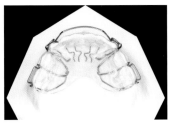

附9-1-1

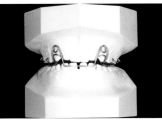

附9-1-2

对于有功能因素存在的Ⅲ类错𬌗畸形患儿，用𬌗垫打开咬合后，其下颌可能回到后退位置，因此可使用𬌗垫打开咬合，并使用反式唇弓阻挡下颌的前伸。

### 2. 全基托式前牵引矫治器（口内装置）

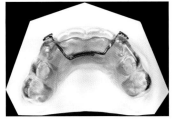

附9-1-3

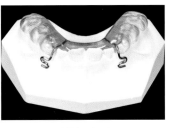

附9-1-4

该矫治器设计后牙𬌗垫使用基托全包绕固位，临床使用时应用粘接剂粘接于口内。其是一种固定式前牵引矫治器。

### 3. 固定式前牵引带Nance托矫治器

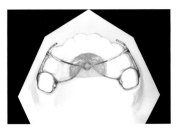

附9-1-5

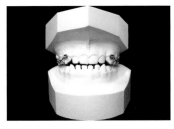

附9-1-6

该矫治器使用磨牙带环将矫治器固位于上颌，利用Nance托将牵引力传递至前腭部，促进上颌生长。其适用于上前牙直立、不唇向倾斜的骨性Ⅲ类、轻度上颌发育不足患儿。使用该矫治器时，注意牵引力对牙弓向前的分力可能导致上前牙唇向倾斜。

### 4. 固定式前牵引矫治器

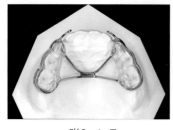

附9-1-7

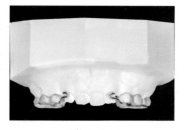

附9-1-8

该矫治器使用树脂殆垫基托作为粘接面，连接体由不锈钢丝弯制，连接两侧的殆垫。

### 5. 铸造带环配合树脂殆垫前牵引矫治器

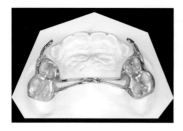

附9-1-9

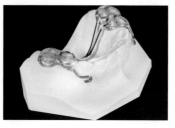

附9-1-10

该矫治器首先在后牙殆面及颊舌面制作铸造带环，之后在带环面上铺设树脂殆垫。

### 6. 铸造带环前牵引矫治器

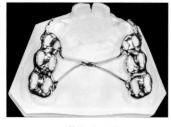

附9-1-11

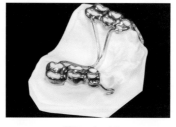

附9-1-12

该矫治器后牙区仅设计铸造带环，临床上使用玻璃离子粘接剂粘接后，可在殆面均匀充填一层粘接剂，以利于后牙均匀咬合。该矫治器后牙殆垫较矮，适用于反覆殆较浅的患儿。

### 7. 铸造带环Nance托前牵引矫治器

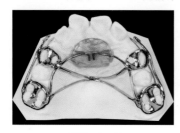

附9-1-13

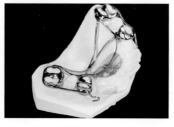

附9-1-14

该矫治器使用铸造带环制作的殆垫粘接固位，上颌前腭部设置Nance托，向前的前牵引力通过Nance托传递至上颌腭侧的黏膜，促进上颌牙槽骨的改建。

8. 个别带环Nance托前牵引矫治器

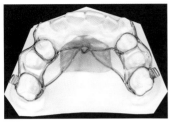

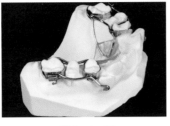

附9-1-15 　　　　　　　附9-1-16

该矫治器在双侧上颌第一恒磨牙和上颌第一前磨牙处制作贴合牙齿的个别带环，使用不锈钢丝弯制连接体并焊接于带环上。

9. 上颌腭弓式固定前牵引矫治器

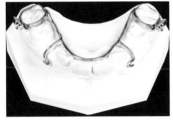

附9-1-17

该矫治器将U形不锈钢丝焊接于双侧第一恒磨牙上的带环上，前段贴于上前牙腭侧，并于侧切牙与尖牙之间焊接牵引钩。该矫治器利用的固位牙较少，且无其他黏膜支持固位，因此用作前牵引时对前牙唇向倾斜的力量较大，需谨慎选择适应证。该矫治器可用于上前牙内倾，同时需要上颌前牵引的患儿。

10. 活动扩弓式前牵引矫治器（在前牵引矫治器上增加上颌扩弓）

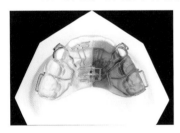

附9-1-18

11. 带腭珠的FRⅢ型功能矫治器

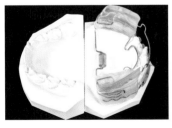
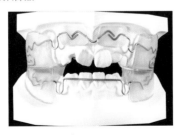

附9-1-19 　　　　　　　附9-1-20

该矫治器在FRⅢ型功能矫治器的横腭弓上增加滚筒型腭珠，训练舌肌向上向后的上抬、后卷能力。

# 附录2 典型病例

1. FRⅢ型功能矫治器矫治替牙列期混合性Ⅲ类错𬌗畸形

| 治疗前面像 |
| --- |

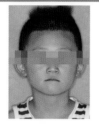 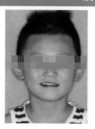 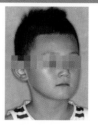 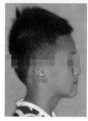

| 附9-2-1 | 附9-2-2 | 附9-2-3 | 附9-2-4 |

| 治疗前口内像 |
| --- |

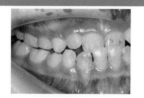 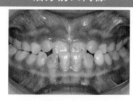 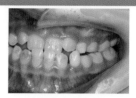

| 附9-2-5 | 附9-2-6 | 附9-2-7 |

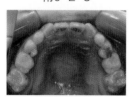 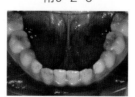 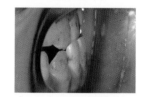

| 附9-2-8 | 附9-2-9 | 附9-2-10 |

| 治疗后面像 |
| --- |

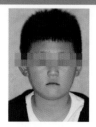 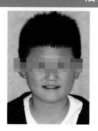 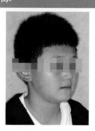 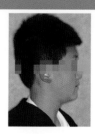

| 附9-2-11 | 附9-2-12 | 附9-2-13 | 附9-2-14 |

治疗后口内像

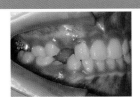

附9-2-15

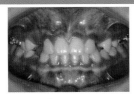

附9-2-16

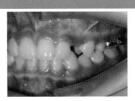

附9-2-17

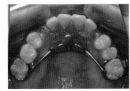

附9-2-18

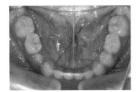

附9-2-19

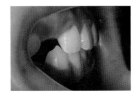

附9-2-20

治疗前头侧位片

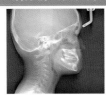

附9-2-21

治疗后头侧位片

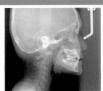

附9-2-22

　　患儿8岁，以"地包天"为诉求诊，无全身疾病史及家族遗传史。临床检查为替牙列初期，前牙轻度反覆𬌗反覆盖，下颌可后退至前牙切对切；双侧磨牙近中关系；口内卫生情况差，色素沉着；颜貌检查示侧貌略凹，下颌后退时侧貌改善。X线头侧位片示下颌发育略过度，轻度骨性Ⅲ类。诊断为混合性Ⅲ类错𬌗畸形（轻度骨性＋功能性）。

　　方案设计：FR Ⅲ型功能矫治器。

　　临床治疗：每天佩戴12-14小时，每1.5个月复诊一次，总疗程为6个月。替牙列后期，上颌设计Nance托维持尖牙间隙，控制磨牙前移，利用替牙间隙改善拥挤，每6个月定期复查。

（主诊医生：彭怡然）

2. 活动式扩弓前牵引矫治器治疗替牙列期中度骨性Ⅲ类错𬌗畸形

**治疗前面像**

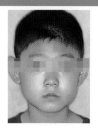 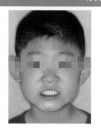 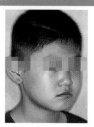 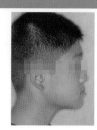

附9-2-23 附9-2-24 附9-2-25 附9-2-26

**治疗前口内像**

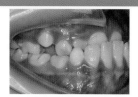 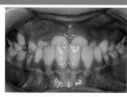 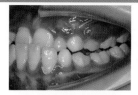

附9-2-27 附9-2-28 附9-2-29

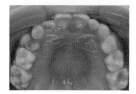 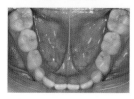 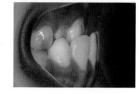

附9-2-30 附9-2-31 附9-2-32

**初戴矫治器口内像**

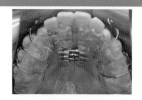 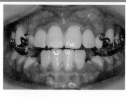 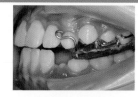

附9-2-33 附9-2-34 附9-2-35

**治疗后面像**

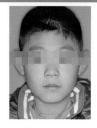 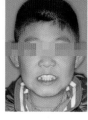 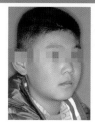 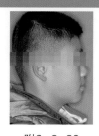

附9-2-36 附9-2-37 附9-2-38 附9-2-39

# 儿童牙颌面矢状向不调矫形治疗Ⅱ：Ⅲ类错𬌗畸形矫治原理及矫治器临床应用

**治疗后口内像**

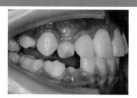

附9-2-40

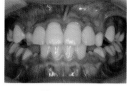

附9-2-41

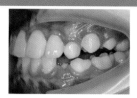

附9-2-42

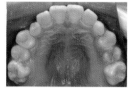

附9-2-43

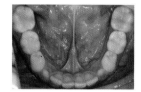

附9-2-44

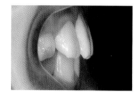

附9-2-45

**治疗前头侧位片**

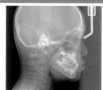

附9-2-46

**治疗后头侧位片**

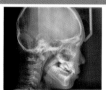

附9-2-47

　　患儿8岁，以"地包天"为诉求诊，无全身疾病史及家族遗传史。临床检查为替牙列期，前牙中度反覆𬌗反覆盖，12牙腭向错位，62牙未替换，上牙列轻度拥挤；双侧磨牙近中关系，下颌不可后退至前牙切对切，腭盖深。颜貌检查示凹面型、面中份发育不足。X线头侧位片示上颌发育不足。诊断为中度骨性Ⅲ类错𬌗畸形。

　　方案设计：因上后牙区固位力尚可，设计活动式扩弓前牵引矫治器，并增加双曲舌簧纠正12牙腭向错位。

　　临床治疗：每天佩戴12-14小时，采用慢速扩弓，1次/周；每1.5个月复诊一次，总疗程为12个月。扩弓增加上牙弓宽度，协调上下牙弓宽度。前牵引促上颌前移及上颌骨生长，建立正常前后咬合关系，改善患儿侧貌。

（主诊医生：彭怡然）

3. 固定式扩弓前牵引矫治器治疗上颌发育不良中度骨性Ⅲ类错拾畸形

治疗前面像

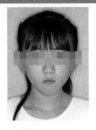 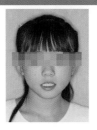 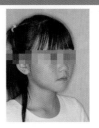 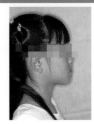

附9-2-48　　　　　　附9-2-49　　　　　　附9-2-50　　　　　　附9-2-51

治疗前口内像

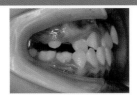 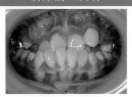 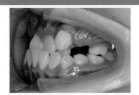

附9-2-52　　　　　　　　　附9-2-53　　　　　　　　　附9-2-54

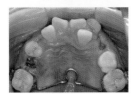 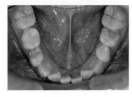 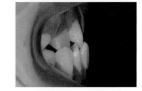

附9-2-55　　　　　　　　　附9-2-56　　　　　　　　　附9-2-57

初戴矫治器口内像

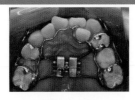 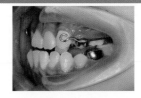

附9-2-58　　　　　　　　　　　　　　　附9-2-59

治疗后面像

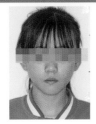 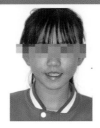 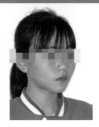 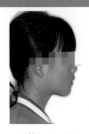

附9-2-60　　　　　　附9-2-61　　　　　　附9-2-62　　　　　　附9-2-63

## 治疗后口内像

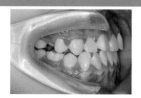

附9-2-64

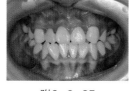

附9-2-65

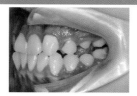

附9-2-66

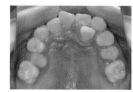

附9-2-67

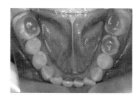

附9-2-68

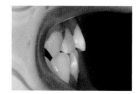

附9-2-69

## 治疗前头侧位片

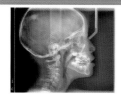

附9-2-70

## 治疗后头侧位片

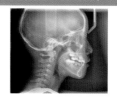

附9-2-71

病例解析

　　患儿10岁，以"地包天"为诉求诊，无全身疾病史及家族遗传史。临床检查为替牙列期，多颗乳磨牙因龋早失，横腭杆维持牙弓宽度及长度。前牙轻度反覆殆反覆盖，12、22牙腭向错位，13牙唇向错位；上牙弓宽度不足，上牙列中度拥挤；双侧磨牙近中移动，中性关系，下颌不可后退至前牙切对切。颜貌检查示凹面型、面中份发育不足。X线头侧位片示上颌发育不足，诊断为中度骨性Ⅲ类错殆畸形。

　　方案设计：待14、24牙萌出后，设计固定式扩弓前牵引矫治器。

　　临床治疗：固定式扩弓前牵引矫治器全天佩戴，前牵引面具每天佩戴12-14小时，慢速扩弓，2次/周；每1.5个月复诊一次，前牵引总疗程为8个月。前牵引上颌，扩大上牙弓，协调上下牙弓宽度，建立正常前牙咬合关系，患儿侧貌改善为直面型。定期复查，待恒牙列牙根发育完成后进入Ⅱ期正畸综合矫治，间隙分析，排齐整平上下牙列，进一步调整咬合关系。

（主诊医生：苏晓霞）

# 第十章

# 儿童个别恒牙位置异常矫治原理及矫治器临床应用

儿童正畸的宗旨就是要密切观察儿童牙面殆生长发育改变情况，尽早发现问题，及时纠正错殆畸形的发生发展。儿童个别恒牙位置异常的矫治是指在儿童颅面形态结构关系正常、上下牙弓形态协调对称、牙弓内间隙足够的情况下，早期矫治影响儿童咬合功能及牙列美观的个别牙的位置异常错殆畸形。儿童个别恒牙位置异常的早期矫治是局部的、只涉及个别恒牙的小范围牙齿移动的矫治。

替牙列期个别恒牙位置异常指的是由环境、先天及遗传因素造成的乳恒牙替换、恒磨牙萌出的异常，包括个别牙位置异常、旋转异常、近远中倾斜异常、颊舌（腭）向倾斜异常，以及萌出角度和高度异常等。例如：①早期纠正由上颌乳侧切牙迟脱造成的恒上侧切牙腭向萌出；②早期纠正由第一前磨牙与尖牙萌出顺序异常（如第一前磨牙早于尖牙萌出）造成的尖牙近中颊向异位，在牙列间隙足够时，早期远中移动第一前磨牙，纠正近中颊向错位的尖牙；③早期纠正先天性的恒磨牙/前磨牙异位萌出；④早期纠正由多生牙压迫造成的恒牙萌出异位；⑤早期纠正先天性前磨牙牙胚舌/腭向异位萌出；⑥破除儿童口腔不良习惯，早期纠正个别恒牙唇舌向倾斜等。

在儿童替牙列期，个别恒牙的异位萌出常会造成咬合干扰、上下牙咬合关系异常等问题，延迟治疗会导致牙列间隙丧失。尽管正畸综合矫治能够在恒牙列期进行有效的三维方向矫正，但儿童替牙列期对个别恒牙位置异常进行早期矫治，采取简单的矫治方法即能在错殆畸形的早期快速有效地纠正异常，有利于正常咬合建立，避免牙弓形态大小改变，为替牙列期其余乳恒牙替换创造有利条件，降低后期综合正畸治疗的复杂程度。

儿童个别恒牙位置异常的临床治疗及矫治器设计要点包括：

1. 矫正个别恒牙位置异常：①牙弓内应有足够间隙容纳被移动的牙齿；②矫治是牙齿小范围移动；③牙齿移动至目标位置的路径中应无咬合障碍；④矫正后的牙必须在基骨、牙弓以及口周软组织和舌允许的范围内。

2. 儿童替牙列期，异位萌出的恒牙牙根尚未发育完全，且牙周骨质密度较低，牙周膜较宽，牙齿移动速度较快。矫治器设计的加力部件产生的矫治力应轻柔，作用时间持续。

3. 矫治器设计需固位良好及具有有效的加力附件，合理选择支抗，可采用颌内支抗、颌间支抗或口外支抗。

4. 儿童早期矫治是阶段性矫治，矫治计划应有"停止目标"，预判及控制个别牙位置异常的矫治移动。

## 一、儿童个别恒牙近/远中移动矫治器原理及临床应用

儿童个别恒牙近/远中移动的早期矫治针对的是恒牙近/远中错位的错𬌗畸形。儿童个别恒牙的近/远中错位会造成牙列间隙异常，影响其他恒牙的萌出：如上颌恒侧切牙远中移动影响恒尖牙萌出；上颌恒中切牙远中倾斜移动造成恒侧切牙萌出异常；上颌第一恒磨牙近中萌出，造成第二乳磨牙早失；第一恒磨牙近中倾斜/移动，占据第二前磨牙萌出间隙，造成其阻生或牙列侧方牙群拥挤等（图10-1-1，图10-1-2）。

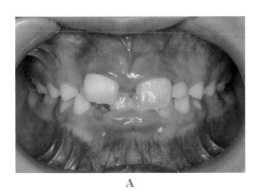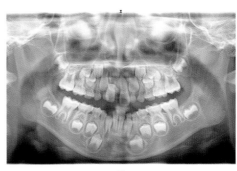

A　　　　　　　　　　　　　B

图10-1-1　替牙列初期11、21牙间4mm间隙
（11牙远中倾斜异位，造成12牙萌出障碍，全景片示11、21牙间及21牙根方多生牙两颗）

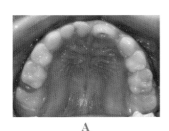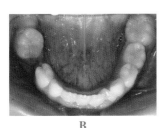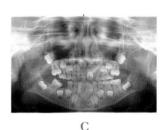

A　　　　　　　　　B　　　　　　　　　C

图10-1-2　替牙列初期上下颌第一恒磨牙异位萌出
A. 16、26牙近中异位萌出，55、65牙远中牙根被压迫吸收；B. 46牙近中异位萌出，85牙早失，46牙近中移动，第二前磨牙萌出间隙丧失；C. 全景片示16、26、46牙异位萌出

儿童个别恒牙的近/远中错位多由乳恒牙替换异常、先天性恒牙萌出异常等造成。通过早期矫治能初步恢复错位牙的位置、恢复替牙间隙、恢复正常后牙邻间接触、阻断由牙萌出异常对邻牙造成的破坏，有利于儿童咬合的正常发育，是临床必要的早期矫治。

（一）个别恒前牙近中或远中移动矫治器原理及临床应用

儿童替牙列期，对于上颌恒前牙萌出时由于乳侧切牙、乳尖牙早失，恒切牙远中倾斜/移动、前牙间隙，临床可早期矫治切牙远中倾斜/移动，关闭前牙间隙。另外，尖牙近中颊向萌出时，若牙弓内间隙足够，可早期移动尖牙向远中。

1. 上前牙单曲纵簧活动矫治器。

1）上前牙单曲纵簧活动矫治器的适应证：上前牙轻度近/远中倾斜/移动，牙列间隙，矫治移动前牙小于2mm。

2）上前牙单曲纵簧活动矫治器的结构及矫治原理。

（1）矫治器结构：①单曲纵簧为纵向弯曲的不锈钢丝，用0.5mm直径（切牙）或0.6mm直径（尖牙）的不锈钢丝弯制，长5~10mm。单曲纵簧位于错位牙远中颈部，卡抱错位牙，其平面与牙长轴垂直，使矫治力方向与移动的方向一致。单曲纵簧连接体沿牙齿舌面颈缘于牙冠近/远中1/3~1/2处折向腭侧进入腭侧基托。②矫治器固位部分，常用后牙箭头卡环和（或）前牙双曲唇弓固位。③矫治器基托紧贴腭部黏膜，呈马蹄状（图10-1-3）。

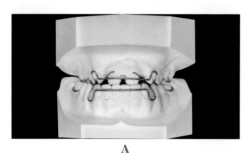 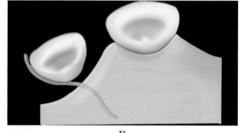

A          B

图10-1-3　上前牙单曲纵簧近中移动前牙活动矫治器
A. 正面观；B. 单曲纵簧示意图

前牙若需向远中移动或复位时，则将纵簧置于倾斜/移位牙的近中颈部。如果移动的牙齿与邻牙有接触，则可让纵簧经前牙切缘进入邻间隙，如邻间钩状卡抱被移动牙。当纵簧加力使牙齿向远中移动、邻牙触点分开后，可剪短纵簧并恢复其在邻面的位置。

（2）矫治原理：向近中/远中弯曲不锈钢丝纵簧，利用弹簧变形后的弹力，近中/远中移动上前牙。

3）上前牙单曲纵簧活动矫治器的临床应用。

佩戴矫治器后即可加力开始矫治，调节纵簧加力臂向近/远中弯曲约1mm，加力约90g，加力后纵簧始终与该牙近中/远中颈部接触，使牙齿向近中/远中移动。复诊每1~2周一次，疗程3个月左右。前牙近中/远中移动到位后，用原矫治器或Hawley保持器保持，直至间隙处恒牙萌出。

2. 上前牙圈形纵簧活动矫治器。

（1）上前牙圈形纵簧活动矫治器的适应证：上前牙近中/远中倾斜/移动，牙列间隙，矫治移动前牙距离在3-4mm。相比上前牙单曲纵簧活动矫治器，上前牙圈形纵簧活动矫治器矫治过度牙倾斜的副作用较小。

（2）上前牙圈形纵簧活动矫治器的结构及矫治原理。

①矫治器结构：将上前牙单曲纵簧活动矫治器的单曲纵簧改成圈形纵簧即是上前牙圈形纵簧活动矫治器。圈形纵簧：在纵簧加力臂与连接体之间，弯成内径约2mm的张开式小圈。圈形纵簧力量更柔和，加力调节范围更大。圈形纵簧用0.5mm直径（切牙）或0.6mm直径（尖牙）的不锈钢丝弯制，长5-10mm。该矫治器其余结构同上前牙单曲纵簧活动矫治器。（图10-1-4）

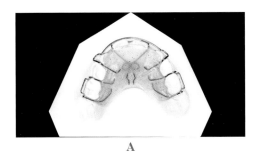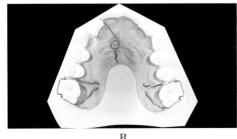

**A**             **B**

图10-1-4　上前牙圈形纵簧活动矫治器
A. 双侧圈形纵簧活动矫治器；B. 单侧圈形纵簧活动矫治器

②矫治原理：矫治器加力原理是打开圈形纵簧，向近/远中加力，利用弹簧变形后的弹力，近/远中移动上前牙。

（3）上前牙圈形纵簧活动矫治器的临床应用。

该矫治器佩戴后即可加力开始矫治，加力时每次打开纵簧约1mm，加力约90g，加力后圈形纵簧始终与该牙近/远中颈部接触，使牙齿向远中/近中移动。复诊每1-2周一次，疗程为3个月左右。前牙近中/远中移动到位后，用原矫治器或Hawley保持器保持，直至间隙处恒牙萌出。

3. 上颌别针簧远中移动尖牙活动矫治器。

1）上颌别针簧远中移动尖牙活动矫治器的适应证：上尖牙近中倾斜颊向萌出，尖牙远中间隙，矫治移动尖牙距离在2mm左右。

2）上颌别针簧远中移动尖牙活动矫治器的结构及矫治原理。

（1）矫治器结构：①上颌别针簧，由0.7mm直径不锈钢丝弯制，高5-7mm。垂直曲顶弯制螺旋，近中臂弯制成弧，卡抱尖牙颈缘及近中邻面，远中臂越过牙槽嵴进入腭侧基托。②固位部分，上颌第一恒磨牙箭头卡环、上前牙邻间钩。③腭侧基托提供固位及支抗，连接体越过牙槽嵴进入基托。（图10-1-5）

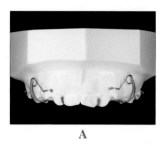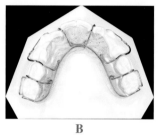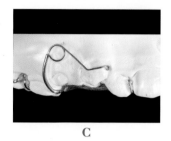

**图10-1-5　上颌别针簧远中移动尖牙活动矫治器**
A. 正面观；B. 𬌗面观；C. 侧面观

（2）矫治原理：矫治器加力原理是收紧别针簧，别针簧近中臂卡抱尖牙向远中移动。若担心别针簧近中臂卡抱尖牙力量不够，可在尖牙表面粘接托槽或舌侧扣，将别针簧近中臂卡抱在托槽或舌侧扣上（或将别针簧近中臂末端弯制成拉钩，将其就位于托槽或舌侧扣上），增加别针簧卡抱力，以便施加矫治力。

3）上颌别针簧远中移动尖牙活动矫治器的临床应用。

该矫治器佩戴后即可加力开始矫治，加力时每次收紧别针簧约1mm，加力约90g，别针簧近中臂弧形末端始终与尖牙颈部及近中邻面贴紧，以便别针簧加力使牙齿向远中移动。复诊每1-2周一次，疗程为3个月左右。尖牙远中移动到位后，用Hawley保持器保持，直至上颌其他恒牙全部萌出。

**（二）个别恒后牙远中移动矫治器原理及临床应用**

1. 上颌单曲/圈形纵簧远中移动前磨牙活动矫治器。

1）上颌单曲/圈形纵簧远中移动前磨牙活动矫治器的适应证：第一、二前磨牙轻度近中移动（2-3mm）挤占上尖牙萌出间隙，侧方牙群牙列存在间隙，上颌第一恒磨牙位置正常。

2）上颌单曲/圈形纵簧远中移动前磨牙活动矫治器的结构及矫治原理。

（1）矫治器结构：①单曲/圈形纵簧，形态结构同前。单曲/圈形纵簧位于错位前磨牙近中颈部，卡抱错位牙，其平面与牙长轴垂直，使矫治力方向与移动的方向一致。单曲/圈形纵簧连接体沿牙齿舌面颈缘的1/3-1/2处折向腭侧进入腭侧基托。②矫治器固位部分常用后牙箭头卡环、前牙双曲唇弓。③矫治器基托紧贴腭部黏膜，呈马蹄状。（图

10-1-6）

如果移动的牙齿与邻牙有接触，则可将纵簧经前磨牙邻面，越过殆面进入颊侧邻间隙，如邻间钩状，当纵簧加力使牙齿向远中移动，触点分开后，可剪短纵簧并恢复其在邻面的位置。

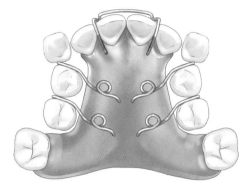

图10-1-6　上颌单曲/圈形纵簧远中移动前磨牙活动矫治器示意图

（2）矫治原理：矫治器加力原理是向远中弯曲不锈钢丝纵簧，或打开圈形纵簧，利用弹簧变形后的弹力，近中/远中移动上前牙。

3）上颌单曲/圈形纵簧远中移动前磨牙活动矫治器的临床应用。

该矫治器佩戴后即可加力开始矫治，调节纵簧加力臂或打开圈形纵簧向远中约1mm，加力约90g，加力后纵簧始终与该牙近中颈部接触，使牙齿向远中移动。复诊每1-2周一次，疗程为3个月左右。前磨牙远中移动到位后，用原矫治器或Hawley保持器保持，直至尖牙萌出。

2. 第一恒磨牙远中牵引活动矫治器。

1）第一恒磨牙远中牵引活动矫治器的适应证：上下颌（单侧/双侧）第一恒磨牙近中异位萌出，牙冠近中倾斜，近中殆面低于第二乳磨牙牙冠颈部、压迫第二乳磨牙远中根吸收。

2）第一恒磨牙远中牵引活动矫治器的结构及矫治原理。

（1）矫治器结构：①固位部分为0.8mm直径不锈钢丝弯制的乳磨牙、第一恒磨牙箭头卡环、前牙双曲唇弓、乳前磨牙或乳尖牙邻间钩。②舌/腭侧基托及连接体，基托延伸至第一恒磨牙远中。③远中拉钩：在异位的第一恒磨牙远中用0.8-0.9mm直径不锈钢丝弯制拉钩，拉钩越过第一恒磨牙远中牙槽嵴进入舌/腭侧基托。④异位第一恒磨牙牙冠颊面上粘贴牵引钩（舌侧扣）。（图10-1-7）

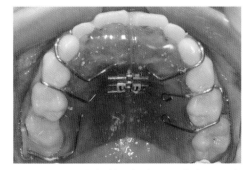

图10-1-7　上颌第一恒磨牙远中牵引活动矫治器

（2）矫治原理：在第一恒磨牙远中牵引活动矫治器上拉钩与异位萌出的第一恒磨牙牙冠颊面粘贴拉钩间戴橡皮圈，弹性牵引近中移动第一恒磨牙，纠正其异常近中萌出道，引导其正常萌出，预防及阻断第一恒磨牙近中萌出造成的第二乳磨牙远中根吸收。

3）第一恒磨牙远中牵引活动矫治器的临床应用。

该矫治器佩戴后即可加力开始矫治，弹性橡皮圈远中牵引异位萌出的第一恒磨牙，橡皮圈长度拉长1倍，矫治力约90g。橡皮圈由患儿或家长每天更换，复诊每1-2周一次，疗程为3个月左右。异位恒磨牙远中移动到位后，原则上无需保持，但如果第二乳磨牙远中根被压迫吸收，第二乳磨牙因此松动而被拔除，则需做第二乳磨牙的间隙保持。（图10-1-8）

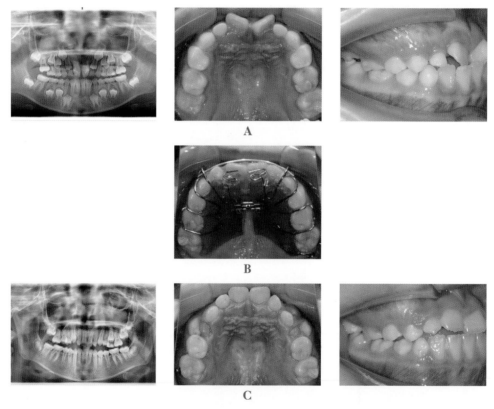

**图10-1-8　右上颌第一恒磨牙异位萌出的牵引活动矫治器矫治**
A. 治疗前；B. 上颌第一恒磨牙远中牵引活动矫治器；C. 治疗后

3. 第二恒磨牙远中移动活动矫治器。

1）第二恒磨牙远中移动活动矫治器的适应证：上下颌（单侧/双侧）第二恒磨牙近中阻生，牙冠近中倾斜部分萌出，近中𬌗面低于第一恒磨牙牙冠颈部。

2）第二恒磨牙远中移动活动矫治器的结构及矫治原理。

（1）矫治器结构：矫治器设计类似第一恒磨牙远中牵引矫治器。①固位部分为0.8mm直径不锈钢丝弯制的第一恒磨牙箭头卡环、前牙双曲唇弓、前磨牙间邻间钩。

②舌/腭侧基托及连接体，基托延伸至第一恒磨牙远中。③单曲/双曲圈形纵簧：在异位的第二恒磨牙𬌗面近中用0.5-0.6mm直径不锈钢丝弯制单曲/双曲圈形纵簧，游离端弯曲成钩，钩住近中萌出第二恒磨牙𬌗面粘贴的舌侧扣。单曲/双曲圈形纵簧连接体埋入舌/腭侧基托。④近中倾斜萌出的第二恒磨牙𬌗面上粘贴舌侧扣。（图10-1-9）

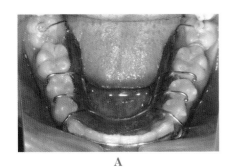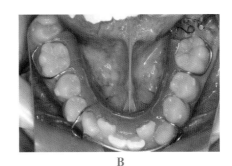

A        B

图10-1-9 下颌第二恒磨牙远中移动活动矫治器
A. 单曲圈形纵簧；B. 双曲圈形纵簧

（2）矫治原理：利用单曲/双曲圈形纵簧远中加力作用在第二恒磨牙𬌗面舌侧扣上，远中移动第二恒磨牙，纠正其异常萌出道，引导其正常萌出。

3）第二恒磨牙远中移动活动矫治器的临床应用。

该矫治器佩戴后即可加力开始矫治，每次打开单曲/双曲圈形纵簧1mm，远中移动近中萌出的第二恒磨牙，矫治力约90g。复诊每2-4周一次，由矫治医生取下活动矫治器加力。疗程3个月左右。异位恒磨牙远中移动到位后，若需进一步排齐牙列，则进行Ⅱ期矫治。当上下牙列综合矫治结束后，保持2年。（图10-1-10）

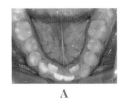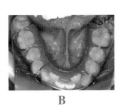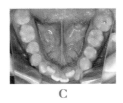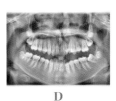

A    B    C    D

图10-1-10 左下颌第二恒磨牙异位萌出的双曲圈形纵簧活动矫治器矫治
A. 治疗前；B. 下颌第二恒磨牙远中移动双曲圈形纵簧活动矫治器；C. 治疗后；D. 治疗前全景片

4. Halterman矫治器。

1）Halterman矫治器的适应证：上下颌（单侧/双侧）第二恒磨牙近中阻生，牙冠近中倾斜部分萌出，近中𬌗面低于第一恒磨牙牙冠颈部。也可用于第一恒磨牙异位萌出，第二乳磨牙稳固的病例。

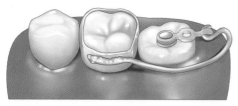

图10-1-11　近中阻生的下颌第二恒磨牙
远中移动的第一恒磨牙带环拉钩式矫治器
示意图

2）Halterman矫治器的结构及矫治原理。

（1）矫治器结构（以牵拉第二恒磨牙为例）：①第一恒磨牙带环。②焊接在带环上、伸向第二恒磨牙牙冠远中的拉钩，拉钩为1.0-1.2mm直径不锈钢丝弯制。③近中倾斜萌出的第二恒磨牙𬌗面上粘贴的舌侧扣。（图10-1-11）

（2）矫治原理：利用链状橡皮圈，在牵引钩与第二恒磨牙𬌗面舌侧扣上加力，远中移动第二恒磨牙，纠正其萌出道，引导其正常萌出。

3）Halterman矫治器的临床应用。

（1）该矫治器佩戴后即可加力开始矫治，链状橡皮圈弹性变形加力远中移动近中萌出的第二恒磨牙，矫治力约90g。每4周复诊一次，由矫治医生取下更换链状橡皮圈加力。疗程3个月左右。异位恒磨牙远中移动到位后，若需进一步排齐牙列，则进行Ⅱ期矫治。当上下牙列综合矫治结束后，保持2年。（图10-1-12）

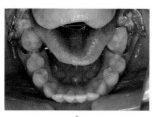
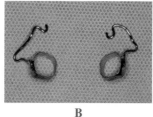
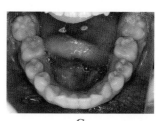

|  A  |  B  |  C  |

图10-1-12　下颌双侧第二恒磨牙异位萌出的第一恒磨牙带环拉钩式矫治器的临床应用
A. 治疗前口内像；B. 矫治器设计；C. 治疗后口内像

（2）该矫治器可做改良型如双侧第一恒磨牙（或乳磨牙）套以带环增加支抗，或利用上颌Nance托等装置加强前牙支抗。

## 二、儿童前牙唇向、后牙颊舌向移动矫治器原理及临床应用

儿童前牙唇向、后牙颊舌向移动的早期矫治针对的是前/后牙颊舌向错位的错𬌗畸形，其是牙性的前/后牙移位，牙列中有足够间隙。儿童前/后牙的颊舌向错位多为由先天性牙长轴直立内倾或牙胚异位以及口腔不良习惯造成的牙颊舌向移动。通过早期矫治能初步纠正错位牙的异常，早期建立基本良好的咬合关系。早期矫治儿童前/后牙颊舌向移动能恢复牙列连续性，恢复正常后牙邻间接触，恢复后牙咬合功能，有利于儿童牙颌面的正

常生长发育，是临床必要的早期矫治。

## （一）个别前牙唇向移动活动矫治器及个别前磨牙颊向移动活动矫治器原理及临床应用

1. 个别前牙唇向移动活动矫治器。

1）个别前牙唇向移动活动矫治器的适应证：个别前牙唇向移动活动矫治器适用于牙性个别前牙（非全部前牙）内倾直立、牙列间隙足够、前牙唇向移动的距离在2-3mm的错位矫治。个别上前牙内倾直立可能造成下颌功能性后退，个别上尖牙内倾直立可能造成下颌后缩或下颌偏斜等咬合功能障碍。

2）个别前牙唇向移动活动矫治器的结构及作用原理。

（1）矫治器结构：①矫治器作用力部分可以为双曲舌簧或小型螺旋簧。双曲舌簧一般切牙用0.5mm直径、尖牙处用0.6mm直径不锈钢丝弯制。小型螺旋簧是长度为3mm、螺距为0.35mm的局部牙齿移动加力装置。②矫治器一般由箭头卡环、邻间钩固位，同时设计唇弓增加固位并防止牙齿过度移动。③矫治器基托：包埋卡环连接体及小型螺旋簧，并形成矫治支抗。基托延伸至磨牙远中，形成马蹄形。④矫治器设计后牙𬌗垫，打开前牙咬合。（图10-2-1）

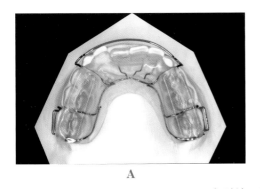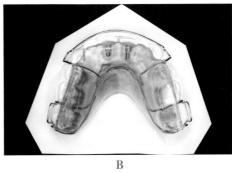

A　　　　　　　　　　　B

图10-2-1　个别前牙唇向移动活动矫治器
A. 上颌双曲舌簧前牙唇向移动活动矫治器；B. 上颌小型螺旋簧前牙唇向移动活动矫治器

（2）矫治原理：利用双曲舌簧/小型螺旋簧的推力，推舌侧直立倾斜的切牙、尖牙向唇/颊侧移动。由于替牙列早期矫治牙齿移动速度较快，所以，在早期移动个别切牙向唇侧时，常规设计双曲唇弓，以减少切牙唇向移动时过度唇向倾斜的副作用。若上前牙舌向错位、前牙反𬌗，矫治器应采用后牙𬌗垫，打开咬合，避免唇向移动上切牙造成的咬合干扰。

3）个别前牙唇向移动活动矫治器的临床应用。

该矫治器佩戴后即可加力开始矫治，每次打开双曲舌簧1mm或旋转小型螺旋簧180°，可将牙齿向唇侧推动，矫治力约90g。每1-2周复诊一次，由矫治医生取下矫治器打开双曲舌簧或旋转小型螺旋簧加力。疗程3个月左右。

双曲舌簧及小型螺旋簧的位置越靠近颈缘，牙根越有可能随牙冠同时向唇侧移动（更倾向整体移动）。双曲舌簧及小型螺旋簧的位置越靠近切方，牙根与牙冠越有可能向相反的方向移动（更倾向牙冠倾斜移动）。

若双曲舌簧位于牙冠的舌隆突之上更接近切方，而双曲舌簧连接体与双曲舌簧平面成直角，打开双曲舌簧加力使牙向唇侧移动的同时，还有使切牙压入移动的作用。反之，如双曲舌簧与牙颈缘贴合，而双曲舌簧连接体与双曲舌簧平面转折成钝角，当打开双曲舌簧使牙向唇侧移动的同时，还有使切牙伸长的作用。

切牙移动到位后，应用Hawley保持器保持2年。

2. 个别前磨牙颊向移动活动矫治器。

1）个别前磨牙颊向移动活动矫治器的适应证：牙性个别前磨牙轻度舌向错位、牙轴直立、牙列间隙足够的错𬌗畸形。

2）个别前磨牙颊向移动活动矫治器的结构及矫治原理。

（1）矫治器结构：①矫治器作用力部分可以设计为T形簧推前磨牙向颊侧，或为弹性橡皮圈加拉钩拉前磨牙向颊侧。T形簧一般用0.5-0.6mm直径不锈钢丝弯制（其结构详见第二章）。②矫治器一般通过箭头卡环、前牙双曲唇弓、邻间钩固位。③若设计弹性牵引舌向错位前磨牙矫治器，需要设计牵引舌侧扣及牵引钩：舌侧扣粘接在错位前磨牙牙冠舌侧，在错位牙相邻的近远中固位卡环或箭头卡环桥体上分别焊接两个牵引钩。④矫治器基托：包埋卡环连接体并形成矫治支抗，基托延伸至磨牙远中，形成马蹄形。（图10-2-2，图10-2-3）

（2）矫治原理：利用T形簧/弹性橡皮圈的推力或拉力，推/拉舌向错位直立的前磨牙向颊侧移动。若舌向错位前磨牙颊向移动形成咬合干扰，后牙增加𬌗垫能打开咬合，避免

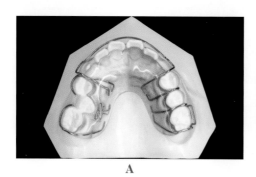
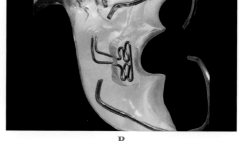

A           B

图10-2-2　个别前磨牙颊向移动活动矫治器
A. 上颌T形簧推前磨牙颊唇向移动活动矫治器；B. T形簧

前磨牙颊向移动造成的咬合干扰。

3）个别前磨牙颊向移动活动矫治器的临床应用。

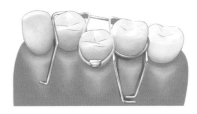

图10-2-3　个别前磨牙颊向弹性牵引移动活动矫治器示意图

该矫治器佩戴后即可加力开始矫治，每次打开T形簧1mm或橡皮圈牵引，可将牙齿向颊侧推动，矫治力约90g。应用T形簧推前磨牙的矫治器设计时，每1-2周复诊一次，由矫治医生取下矫治器，打开T形簧加力。若选用橡皮圈牵引前磨牙的矫治器设计，则需患儿或家长每天自行更换橡皮圈，复诊每月1次。个别前磨牙颊向移动活动矫治器的疗程为3个月左右，矫治后用Hawley保持器保持2年。

## （二）后牙颊/舌向移动的矫治器原理及临床应用

1. 后牙颊簧活动矫治器。

1）后牙颊簧活动矫治器的适应证：上颌单个第一、二前磨牙轻度颊向错位、牙冠颊向倾斜、异位前磨牙处牙列有足够间隙可排入错位牙。

2）后牙颊簧活动矫治器的结构及矫治原理。

（1）矫治器结构：①颊簧。用0.6mm直径不锈钢丝弯制单曲或双曲颊簧，位于第一、二前磨牙颊面颈部。颊簧可以焊接在矫治器双曲唇弓远中，或焊接在第一磨牙固位卡环（单臂卡环或箭头卡环）上。②矫治器固位部分。前牙双曲唇弓、磨牙箭头卡环、错位牙对侧邻间钩。③矫治器基托。包裹卡环连接体并形成矫治支抗。基托延伸至磨牙远中，形成马蹄形，基托在错位牙舌/腭侧缓冲，避免阻挡错位牙移动。（图10-2-4）

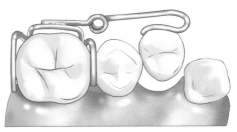

图10-2-4　焊接在第一磨牙箭头卡环桥体上的颊簧活动矫治器示意图

（2）矫治原理：矫治器单曲或双曲颊簧加力，可推颊向错位的第一、二前磨牙向腭侧移动。

3）后牙颊簧活动矫治器的临床应用。

该矫治器佩戴后即可加力开始矫治，每次打开颊簧1mm，推颊侧异位前磨牙向腭侧，矫治力约90g。每1-2周复诊一次，由矫治医生取下矫治器打开颊簧加力。推异位前磨牙向腭侧时，注意前磨牙移动时有无咬合干扰，必要时轻微调磨咬合干扰。疗程为3个月左右。异位前磨牙移动到位后，可改用长唇弓保持器保持2年。

2. 卡环式双曲舌簧活动矫治器。

1）卡环式双曲舌簧活动矫治器的适应证：上颌单个前磨牙或磨牙轻度颊向错位、轻度牙冠颊向倾斜、异位后牙处牙列有足够间隙可排入错位牙。

2）卡环式双曲舌簧活动矫治器的结构及矫治原理。

（1）矫治器结构：①卡环式双曲舌簧。用0.6-0.7mm直径不锈钢丝，先在异位后牙颊侧颈缘弯制单臂卡环，然后连接体越过𬌗面进入基托前再弯制成双曲，形成卡环式双曲舌簧。②矫治器固位部分。前牙双曲唇弓、磨牙箭头卡环、错位牙对侧邻间钩。③矫治器基托。包裹卡环连接体并形成矫治支抗。基托延伸至磨牙远中，形成马蹄形，基托在错位牙舌/腭侧缓冲，避免阻挡错位牙移动。（图10-2-5）

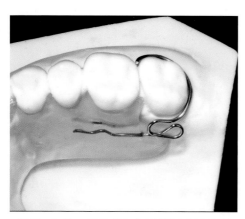

图10-2-5　卡环式双曲舌簧活动矫治器

（2）矫治原理：矫治器双曲舌簧加力，可内收颊向错位的前磨牙/磨牙向腭侧移动。

3）卡环式双曲舌簧活动矫治器的临床应用。

该矫治器佩戴后即可加力开始矫治，收紧双曲舌簧可腭向移动错位前磨牙或磨牙，每次1mm，矫治力约90g。每1-2周复诊一次，由矫治医生取下矫治器，收紧双曲舌簧加力。内收前磨牙/磨牙向腭侧时，注意前磨牙/磨牙移动时有无咬合干扰，必要时轻微调磨咬合干扰。疗程3个月左右。异位牙移动到位后，可改用长唇弓保持器保持2年。

3. 带环拉钩式活动矫治器。

1）带环拉钩式活动矫治器的适应证：上下颌单个前磨牙或磨牙颊向错位明显、牙冠颊向倾斜、异位后牙处牙列有足够间隙可排入错位牙。

2）带环拉钩式活动矫治器的结构及矫治原理。

（1）矫治器结构：①带环拉钩。在错位前磨牙/磨牙上粘接带环，舌侧扣拉钩焊接在带环上（也可以不用带环，将拉钩直接粘贴在错位牙颊面）。在矫治器基托对应错位牙处用0.6mm直径不锈钢丝制作拉钩，连接体埋入基托。②矫治器固位部分。前牙双曲唇弓、磨牙箭头卡环、错位牙对侧邻间钩。③矫治器基托。包裹卡环连接体并形成矫治支抗。基托延伸至磨牙远中，形成马蹄形，基托在错位牙舌/腭侧缓冲，避免阻挡错位牙移动。（图10-2-6）

（2）矫治原理：在带环舌侧扣及舌/腭侧基托内牵引钩间利用弹性橡皮圈加力，内收颊向错位的前磨牙或磨牙向舌/腭侧移动。

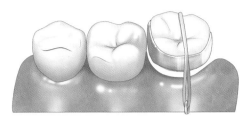

图10-2-6　带环拉钩式活动矫治器示意图

3）带环拉钩式活动矫治器的临床应用。

该矫治器佩戴后即可加力开始矫治，弹性橡皮圈由患儿或家长每天更换，矫治力约90g。每4周复诊一次。内收前磨牙/磨牙向腭侧时，注意前磨牙/磨牙移动时有无咬合干扰，必要时轻微调磨咬合干扰。疗程3个月左右。异位牙移动到位后，可改用长唇弓保持器保持2年。

4. 矫治第二磨牙颊向错位的后牙颊簧活动矫治器。

1）矫治第二磨牙颊向错位的后牙颊簧活动矫治器的适应证：上颌单侧/双侧第二磨牙轻度颊向错位、牙冠颊向倾斜、异位第二磨牙处牙列有足够间隙可排入错位牙。

2）矫治第二磨牙颊向错位的后牙颊簧活动矫治器的结构及矫治原理。

（1）矫治器结构：①颊簧。用0.6mm直径不锈钢丝弯制单曲或双曲颊簧，位于第二磨牙颊面颈部，颊簧近中末端可伸入包绕第一、二磨牙邻面。颊簧焊接在第一磨牙箭头卡环桥体上。②矫治器固位部分。前牙双曲唇弓、磨牙箭头卡环、错位牙对侧邻间钩。③矫治器基托。包裹卡环连接体并形成矫治支抗。基托在异位第一、二磨牙邻间以及第二磨牙舌侧缓冲，避免干扰第二磨牙舌向移动（图10-2-7）。

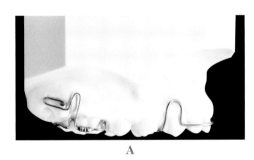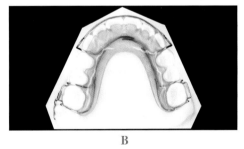

| A | B |

图10-2-7　焊接在第一磨牙箭头卡环桥体上的腭侧远中移动第二磨牙颊簧活动矫治器
A. 颊面观；B. 殆面观

（2）矫治原理：矫治器单曲或双曲颊簧加力，可推颊向错位的第二磨牙向腭侧移动。若第二磨牙轻度近中倾斜，深入包绕第二磨牙牙冠近中的颊簧加力可轻度远中移动第二磨牙，在腭向移动第二磨牙的同时纠正其近中倾斜。

3）矫治第二磨牙颊向错位的后牙颊簧活动矫治器的临床应用。

该矫治器佩戴后即可加力开始矫治，每次打开颊簧垂直曲1mm，内收颊簧水平部的同时加力使第二磨牙向腭侧及远中移动。矫治力约90g。每1-2周复诊一次，由矫治医生取下矫治器打开颊簧加力。推异位磨牙向腭侧时，注意磨牙移动时有无咬合干扰，必要时轻微调磨咬合干扰。疗程3个月左右。异位磨牙移动到位后，可改用长唇弓保持器保持2年。

5. 个别后牙竖直簧活动矫治器。

1）个别后牙竖直簧活动矫治器的适应证：上下颌单侧/双侧个别后牙舌向错位、牙冠舌向倾斜、异位牙处牙列有足够间隙可排入错位牙。

2）个别后牙竖直簧活动矫治器的结构及矫治原理。

（1）矫治器结构：①后牙竖直簧。竖直簧是带水平横向弹簧的螺旋簧（德国非凡竖直簧，FORESTADENT），横向扩展距离为5mm，螺旋簧可调整加力，旋转一周为0.5mm，位于舌向错位牙舌侧颈部，连接体近中埋入基托。②矫治器固位部分。前牙双曲唇弓、错位牙对侧邻间钩。③矫治器基托。包裹竖直簧近中连接体并形成矫治支抗（图10-2-8）。

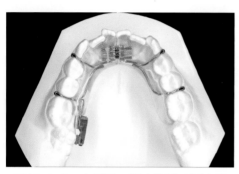

图10-2-8　个别后牙竖直簧活动矫治器
（加前牙螺旋扩弓簧）

（2）矫治原理：矫治器竖直簧横向变形后弹性加力，可推舌向错位的后牙向腭侧移动。

3）个别后牙竖直簧活动矫治器的临床应用。

该矫治器佩戴后，错位后牙使竖直簧变形，竖直簧回弹对错位牙加力。竖直簧横向最大移动距离为5mm，打开竖直簧螺旋一圈为0.5mm。每次打开180°，矫治力约90g。每周复诊加力一次，由矫治医生取下矫治器，收紧竖直簧螺旋加力。竖直舌向倾斜后牙时，注意后牙竖直时有无咬合干扰，必要时轻微调磨咬合干扰。疗程3个月左右。后牙竖直后，检查咬合，调磨咬合高点，改用长唇弓保持器保持2年。

6. 部分后牙同时舌/腭向移动活动矫治器。

1）部分后牙同时舌/腭向移动活动矫治器的适应证：上下颌多颗后牙牙性颊向错位、牙冠颊向倾斜、异位后牙处牙列有足够间隙可排入错位牙。

2）部分后牙同时舌/腭向移动活动矫治器的结构及矫治原理。

（1）矫治器结构：①矫治器加力部分可以是颊面双曲短弓或长颊簧。颊面双曲短弓是颊侧的双曲弓，用0.8mm直径不锈钢丝弯制，双曲高度不超过7mm、宽度2-3mm。短弓水平部位于后牙牙冠中1/3。颊面双曲短弓适用于前磨牙、磨牙颊向错位的矫治。长颊簧由0.6mm直径不锈钢丝弯制，从基托伸出，通过错位后牙牙冠颊面颈1/3，紧贴错位牙。为增加长颊簧的弹性，常在长颊簧弯曲部弯制螺旋，形成带螺旋的长颊簧。长颊簧适用于两颗前磨牙颊向错位的矫治。②矫治器固位部分。前牙双曲唇弓、磨牙箭头卡环、错位牙对侧邻间钩。③矫治器基托。包裹卡环连接体并形成矫治支抗。基托延伸至磨牙远中，形成马蹄形，基托在错位牙舌/腭侧缓冲，避免阻挡错位牙移动。（图10-2-9）

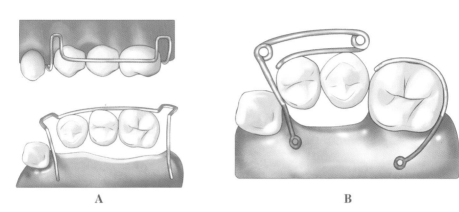

图10-2-9　部分后牙同时舌/腭向移动活动矫治器示意图
A. 短颊弓部分后牙同时舌/腭向移动活动矫治器；B. 长颊簧部分后牙同时舌/腭向移动活动矫治器

（2）矫治原理：收紧颊面双曲短弓或打开长颊簧对错位后牙加力，可使颊向错位的前磨牙、磨牙同时向舌/腭侧移动。

3）部分后牙同时舌/腭向移动活动矫治器的临床应用。

该矫治器佩戴后即可加力开始矫治，收紧颊面双曲短弓或打开长颊簧可腭向移动错位前磨牙、磨牙，每次颊面双曲短弓收紧或长颊簧打开1mm，矫治力约90g。每1-2周复诊一次，由矫治医生取下矫治器加力。内收前磨牙、磨牙向腭侧时，注意前磨牙、磨牙移动时有无咬合干扰，必要时轻微调磨咬合干扰。疗程3个月左右。异位牙移动到位后，可改用长唇弓保持器保持2年。

7. 上下后牙反𬌗/锁𬌗的带环/牵引钩交互牵引矫治器。

1）上下后牙反𬌗/锁𬌗的带环/牵引钩交互牵引矫治器的适应证：单颗后牙反𬌗/锁𬌗、上/下颌单磨牙错位明显、牙冠倾斜、异位后牙处牙列有足够间隙可排入错位牙。

2）上下后牙反𬌗/锁𬌗的带环/牵引钩交互牵引矫治器的结构及矫治原理。

（1）矫治器结构：①带环/拉钩。在反𬌗/锁𬌗的后牙上粘接带拉钩的带环，或直接粘贴牵引钩；反𬌗病例拉钩的位置是上磨牙腭侧、下磨牙颊侧；锁𬌗病例拉钩的位置是上磨牙颊侧、下磨牙舌侧。位于下磨牙舌侧的拉钩，注意不要刺激舌体及舌侧口底黏膜。②弹性橡皮圈，牵挂在错位磨牙间。（图10-2-10）

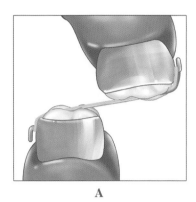
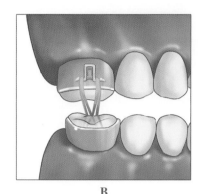

A                           B

图10-2-10　上下后牙锁𬌗的带环/牵引钩交互牵引矫治器示意图
A. 横向观；B. 侧面观

（2）矫治原理：在错位的上下磨牙牵引钩间利用弹性橡皮圈加力，纠正错位的磨牙向舌/颊侧移动。

3）上下后牙反𬌗/锁𬌗的带环/牵引钩交互牵引矫治器的临床应用。

该矫治器佩戴后即可加力开始矫治，弹性橡皮圈由患儿或家长每天更换，矫治力约90g。每4周复诊一次。纠正错位磨牙时，利用反𬌗/锁𬌗的弹性交互牵引纠正错位磨牙，常造成磨牙间的咬合干扰，应特别注意，必要时调磨咬合干扰。疗程3个月左右。异位牙移动到位后，一般是自保持。

## 三、儿童个别恒牙扭转矫治器原理及临床应用

儿童个别恒牙扭转的早期矫治指的是牙性的前/后牙扭转，牙列中有纠正扭转个别牙的空间。早期矫治的目的主要是早期初步纠正个别恒牙扭转、早期去除咬合干扰及咬合创伤、恢复正常咬合功能及牙列美观。应用活动矫治器纠正个别恒牙扭转的基本原理是设计一对方向相反的有效的改扭转的力偶，形成反向旋转矫治力以纠正个别恒牙扭转。矫治器常用的加力方法有弹性结扎、弹簧牵引等。支抗选择可选用萌出的第一恒磨牙、稳定的乳磨牙或活动矫治器基托以及扭转牙间交互支抗。由于活动矫治器对扭转个别恒牙三向控制有限，精确的扭转矫治常需要利用Ⅱ期固定多托槽矫治技术或无托槽隐形矫治技术才能完成。

利用活动矫治器早期纠正个别恒牙扭转的适应证主要为：①个别恒牙严重扭转，局部固定多托槽矫治器无法直接纠正的病例。②儿童咬合发育及口腔健康情况限制局部固定多托槽矫治器或无托槽隐形矫治器的应用。③轻度个别恒牙扭转，应用活动矫治器简化治疗。（图10-3-1，图10-3-2）

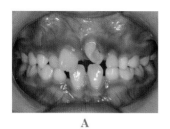 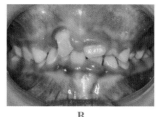 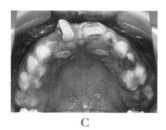

**A**        **B**        **C**

图10-3-1　活动矫治器早期矫治恒前牙扭转适应证
A. 左上恒中切牙严重扭转，局部固定矫治技术无法使之就位；B-C. 因儿童咬合发育及健康情况无法使用局部固定矫治技术或无托槽隐形矫治技术

### （一）个别恒前牙扭转矫治器的原理及临床应用

1. 个别恒前牙扭转双曲舌簧及双曲唇弓矫治器。

1）个别恒前牙扭转双曲舌簧及双曲唇弓矫治器的适应证：儿童个别恒前牙轻度扭转、前牙咬合干扰/障碍的早期矫治。

2）个别恒前牙扭转双曲舌簧及双曲唇弓矫治器的结构及作用原理。

（1）矫治器结构：①作用力部分。双曲舌簧紧贴扭转牙舌侧并偏向扭转侧，使牙冠舌向扭转侧受力更大。双曲舌簧用0.5-0.6mm直径不锈钢丝弯制。双曲唇弓紧贴扭转牙唇侧高点，其余部分紧贴其余前牙。双曲唇弓用0.8-0.9mm直径不锈钢丝弯制。②固位部分。常规箭头卡环、邻间钩、双曲唇弓。③矫治器基托包埋卡环、弹簧连接体，在牙弓舌侧形成马蹄形，提供固位及支抗（图10-3-3）。

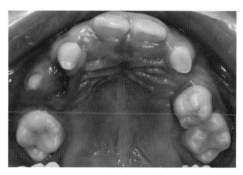

图10-3-2　活动矫治器早期矫治恒磨牙扭转的适应证（右上颌第一、二乳磨牙早失，左上颌第一乳磨牙早失，右上颌第二乳磨牙间隙丧失，左、右上颌第一恒磨牙近中扭转、前移，因乳磨牙早失等限制因素无法粘接局部固定多托槽矫治器，可采用活动矫治器的简化治疗方式）

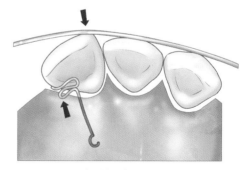

图10-3-3　个别恒前牙扭转双曲舌簧及双曲唇弓矫治器加力示意图

（2）矫治原理：打开双曲舌簧推扭转牙舌侧，使牙冠近/远中向唇向移动（靠近双曲舌簧侧移动更大），同时收紧双曲唇弓垂直曲压扭转牙唇侧向舌侧移动。利用双曲舌簧及双曲唇弓的矫治力形成改正扭转前牙的力偶，纠正个别前牙轻度扭转。

3）个别恒前牙扭转双曲舌簧及双曲唇弓矫治器的临床应用。

该矫治器戴入后即可开始加力，双曲舌簧每次打开1mm，双曲唇弓收紧垂直曲，每侧1mm，矫治器由医生取下加力，每1-2周复诊加力一次。疗程3-6个月。矫治结束后用Hawley保持器或固定舌侧丝保持2年。

2. 个别恒前牙扭转拉钩及橡皮圈牵引矫治器。

1）个别恒前牙扭转拉钩及橡皮圈牵引矫治器的适应证：儿童咬合发育早期、个别恒前牙重度扭转、前牙咬合干扰/障碍、不适于局部固定矫治器治疗的个别恒前牙扭转。

2）个别恒前牙扭转拉钩及橡皮圈牵引矫治器的结构及作用原理。

（1）矫治器结构：①作用力部分。利用弹性橡皮圈，分别与粘贴在扭转牙近远中邻面的舌侧扣及焊接在双曲唇弓的拉钩间牵引产生的反方向的矫治力偶，纠正扭转牙。②舌侧扣及牵引拉钩。在扭转牙近远中邻面分别粘贴舌侧扣。牵引钩可以在矫治器双曲唇弓扭转牙近远中分别焊接或弯制（图10-3-4），或者在扭转牙近远中两侧用0.8-0.9mm直径不锈钢丝制作两个独立的牵引拉钩，其连接体越过殆面包埋入基托（图10-3-5）。③固位部分。常规箭头卡环、邻间钩、双曲唇弓。④矫治器基托包埋卡环、弹簧连接体，在牙弓舌侧形成马蹄形，提供固位及支抗。

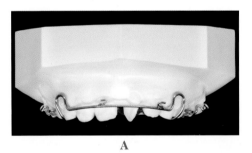
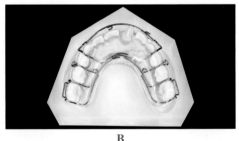

图10-3-4　个别恒前牙扭转拉钩及橡皮圈牵引矫治器（双曲唇弓焊接拉钩设计）
A. 正面观；B. 殆面观

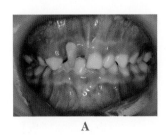
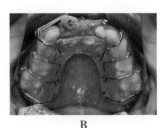
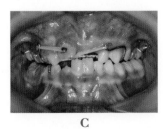

图10-3-5　个别恒前牙扭转拉钩弹性牵引矫治（独立牵引拉钩设计）
A. 治疗前，11牙重度扭转；B. 橡皮圈拉钩牵引矫治器牵引扭转牙；C. 橡皮圈牵引矫治纠正11牙扭转

（2）矫治原理：在粘接在扭转牙上的舌侧扣与拉钩间用链状橡皮圈或弹性橡皮圈牵

引，利用一对反方向力偶纠正牙齿的旋转。

3）个别恒前牙扭转拉钩及橡皮圈牵引矫治器的临床应用。

该矫治器戴入后即可开始加力，链状橡皮圈及牵引橡皮圈加力约90g。根据牵引的距离，选用直径3.18-6.35mm（0.125-0.250英寸）不同尺寸的橡皮圈牵引。链状橡皮圈由矫治器医生复诊更换，每4周复诊一次。橡皮圈由患儿及家长自行更换，1次/天。复诊1次/月。疗程3-6个月。矫治结束后用Hawley保持器或固定舌侧丝保持2年（图10-3-6）。

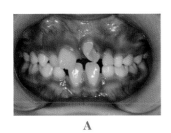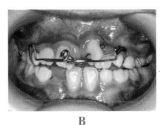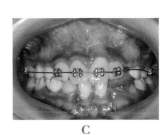

图10-3-6　个别前牙扭转牵引钩弹性牵引矫治（双曲唇弓焊接牵引钩设计）
A. 治疗前，21牙重度扭转，下前牙咬合创伤，牙龈退缩；B. 扭转弹性牵引矫治后；C. Ⅱ期局部固定多托槽矫治技术精准排齐扭转21牙

## （二）个别恒后牙扭转矫治器的原理及临床应用

后牙的解剖形态与前牙的不同，如磨牙多根、前磨牙牙根柱状圆滑的外形，使得儿童活动矫治器用弹簧加力纠正扭转后牙较难。因此，活动矫治器纠正个别后牙扭转多用于简单的前磨牙扭转或轻度的磨牙扭转，并且矫治器设计为拉钩橡皮圈牵引方式。

1. 个别前磨牙/恒磨牙扭转拉钩橡皮圈弹性牵引矫治器的适应证：儿童咬合发育早期、个别前磨牙/恒磨牙扭转、前牙咬合干扰/障碍、牙列中有矫治扭转牙间隙、不适于局部固定矫治器治疗的个别前磨牙/恒磨牙扭转。

2. 个别前磨牙/恒磨牙扭转拉钩橡皮圈弹性牵引矫治器的结构及作用原理。

1）矫治器结构：

（1）个别前磨牙扭转拉钩橡皮圈弹性牵引矫治器结构：①作用力部分。弹性橡皮圈，根据牵引距离的大小，选择不同橡皮圈尺寸，直径3.18-9.53mm（0.125-0.375英寸）。②固位部分。常规箭头卡环、邻间钩、双曲唇弓。③牵引拉钩。在活动矫治器卡环上焊接拉钩，舌/腭侧拉钩包埋在基托中，拉钩用0.8mm直径不锈钢丝弯制，并在扭转前磨牙颊舌面相应部位粘接舌侧扣。④矫治器基托包埋卡环、弹簧连接体、牵引拉钩，在牙弓舌侧形成马蹄形，提供固位及支抗（图10-3-7）。

（2）个别恒磨牙扭转拉钩橡皮圈弹性牵引矫治器结构：①作用力部分：弹性橡皮

圈，根据牵引距离的大小，选择不同橡皮圈尺寸，直径3.18-9.53mm（0.125-0.375英寸）。②固位部分：常规箭头卡环、邻间钩、双曲唇弓。③牵引拉钩：在活动矫治器基托远中用0.9mm不锈钢丝弯制长牵引钩，连接体埋入基托，在扭转磨牙颊面粘接舌侧扣。④矫治器基托包埋卡环、其他矫治器连接体、牵引拉钩，在牙弓舌侧形成马蹄形，提供固位及支抗。（图10-3-8）

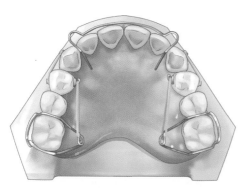

图10-3-7　个别前磨牙扭转拉钩橡皮圈弹性牵引矫治器

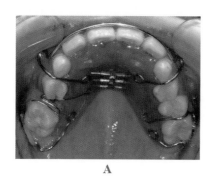
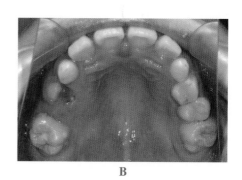

**A**　　　　　　　　　　　　　　　　　**B**

图10-3-8　个别恒磨牙扭转拉钩橡皮圈弹性牵引矫治器
A. 右上颌第一恒磨牙远中拉钩，连接体进入活动矫治器基托；B. 右上颌第一恒磨牙近中扭转纠正后，16牙远中扭转纠正并远中移动，第二乳磨牙间隙扩展

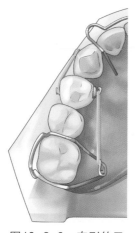

图10-3-9　牵引钩及舌侧扣尽量靠近前磨牙的扭转侧，增加力偶矩

2）矫治原理：利用基托中拉钩与扭转牙上的舌侧扣，橡皮圈弹性牵引的矫治力形成一对力量大小相似、方向相反的力偶（第一恒磨牙轻度近中扭转的矫治力为单一远中牵引力，基托控制第一恒磨牙腭向移动），纠正扭转前磨牙/恒磨牙。矫治器牵引钩及舌侧扣位置选择应注意尽量加大力偶矩，牙冠舌侧扣应尽量靠近颊舌扭转侧（图10-3-9）。

3. 个别前磨牙/恒磨牙扭转拉钩橡皮圈弹性牵引矫治器的临床应用。

该矫治器戴入后即可开始加力，根据牵引距离选择不同尺寸橡皮圈，控制牵引橡皮圈加力约90g。复诊应注意调磨扭转牙近远中舌侧基托，防止基托阻碍牙齿去旋转。橡皮圈由患儿或家长自行更换，1次/天。复诊1次/月。疗程3~6个月。矫治结束后用Hawley保持器保持2年。

## 四、儿童个别/部分恒牙伸长移动矫治器原理及临床应用

儿童个别前牙萌出不足的机制多是牙根固连、相邻多生牙阻挡、乳牙早失而恒牙迟萌，以及牙根发育异常造成的牙萌出动力不足。除牙根固连造成的个别恒牙无法牵引萌出外，其他因素造成的个别恒牙萌出不足，应及时处理。

儿童正畸早期牵引个别恒前牙萌出不足的目的是牵引阻生牙萌出，解除前牙段咀嚼及牙列美观问题。早期牵引个别前牙也有预防相邻牙向萌出不足、牙间隙偏斜的作用。不严重的个别前牙萌出不足，临床应先观察对侧同名牙的萌出情况，对于超出对侧同名牙6个月的萌出不足应牵引治疗。

不同于前牙段，需要及时治疗后牙段个别恒牙（特别是第一恒磨牙）萌出不足，以防止对颌磨牙伸长造成的咬合异常。儿童个别后牙（特别是第一恒磨牙）萌出不足是由于相邻乳牙的牙根吸收造成支抗不足，以及第一恒磨牙位于牙弓末端加力困难等，局部固定矫治器不能有效地牵引矫治，临床多设计活动/固定矫治器牵引萌出不足后牙。

### （一）上颌个别前牙拉钩橡皮圈弹性牵引矫治器原理及临床应用

1. 上颌个别前牙拉钩橡皮圈弹性牵引矫治器的适应证：个别上前牙萌出不足，牙列间隙足够。

2. 上颌个别前牙拉钩橡皮圈弹性牵引矫治器的结构及作用原理。

（1）矫治器结构：①作用力部分。利用弹性橡皮圈在矫治器拉钩与个别萌出不足前牙上牵引拉钩间牵引。②舌侧扣及牵引拉钩。在个别萌出不足前牙唇面粘贴舌侧扣。牵引拉钩可用0.7mm直径不锈钢丝弯制，牵引拉钩朝向𬌗方，分别焊接在矫治器双曲唇弓个别萌出不足前牙近远中。③固位部分。常规箭头卡环、邻间钩、双曲唇弓。④矫治器基托包埋卡环连接体，在牙弓舌侧形成马蹄形，提供固位及支抗。（图10-4-1）

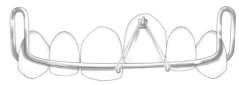

图10-4-1　上颌个别前牙拉钩橡皮圈弹性牵引矫治器示意图

（2）矫治器作用原理：在粘接在个别萌出不足前牙上的舌侧扣与拉钩间用弹性橡皮圈牵引，逐步牵引个别萌出不足前牙萌出。

3. 上颌个别前牙拉钩橡皮圈弹性牵引矫治器的临床应用。

该矫治器戴入后即可开始加力，牵引橡皮圈加力小于90g。根据牵引的距离，选用直径3.18~9.53mm（0.125~0.375英寸）不同尺寸的橡皮圈牵引。橡皮圈由患儿或家长自行更换，1次/天。复诊1次/月。疗程3~6个月。矫治结束后用Hawley保持器或固定舌侧丝保持2年。

## （二）个别后牙伸长移动矫治器原理及临床应用

1. 个别后牙拉钩橡皮圈弹性牵引矫治器。

1）个别后牙拉钩橡皮圈弹性牵引矫治器的适应证：个别后牙萌出不足，牙列间隙足够。

2）个别后牙拉钩橡皮圈弹性牵引矫治器的结构及作用原理。

（1）矫治器结构：①作用力部分。利用弹性橡皮圈在矫治器拉钩与个别萌出不足后牙上牵引拉钩间牵引。②舌侧扣及牵引拉钩。在个别萌出不足后牙颊面颈部粘贴舌侧扣。

牵引拉钩可用0.7mm直径不锈钢丝弯制，牵引拉钩朝向𬌗方，分别焊接在矫治器双曲唇弓个别萌出不足前牙近远中。③固位部分。常规箭头卡环、邻间钩、双曲唇弓。④矫治器基托包埋卡环连接体，在牙弓舌侧形成马蹄形，提供固位及支抗。（图10-4-2）

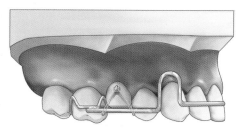

图10-4-2　个别后牙拉钩橡皮圈弹性牵引矫治器示意图

（2）矫治原理：在粘接于个别萌出不足后牙上的舌侧扣与牵引拉钩间用弹性橡皮圈牵引，逐步牵引个别萌出不足后牙萌出。

3）个别后牙拉钩橡皮圈弹性牵引矫治器的临床应用。

该矫治器戴入后即可开始加力，牵引橡皮圈加力小于90g。根据牵引的距离，选用直径3.18~9.53mm（0.125~0.375英寸）不同尺寸的橡皮圈牵引。橡皮圈由患儿或家长自行更换，1次/天，复诊1次/月。疗程3~6个月。矫治结束后用Hawley保持器保持2年。

2. 个别后牙拉钩橡皮圈颌间牵引矫治器。

1）个别后牙拉钩橡皮圈颌间牵引矫治器的适应证：当萌出不足个别后牙需伸长移动距离较大，而舌侧扣与牵引拉钩之间的距离较小时，牵引矫治器做在对𬌗，牵引个别萌出不足后牙伸长。被伸长后牙处牙列间隙足够。

2）个别后牙拉钩橡皮圈颌间牵引矫治器的结构及作用原理。

（1）矫治器结构：①作用力部分。同个别后牙拉钩橡皮圈弹性牵引矫治器。②舌侧扣及牵引拉钩。在个别萌出不足后牙颊面颈部粘贴舌侧扣。牵引拉钩可用0.7mm直径不锈钢丝弯制，牵引拉钩朝向龈方，焊接在对应萌出不足个别后牙的对𬌗矫治器短颊弓上。③固位部分。常规箭头卡环、邻间钩、双曲唇弓。④矫治器基托包埋卡环连接体，在牙弓舌侧形成马蹄形，提供固位及支抗（图10-4-3）。

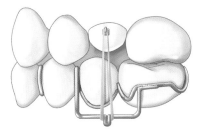

图10-4-3　个别后牙拉钩橡皮圈颌间牵引矫治器示意图

（2）矫治原理：在粘接在个别萌出不足后牙上的舌侧扣与对颌牵引拉钩间用弹性橡皮圈牵引，逐步牵引个别萌出不足后牙萌出。

3）个别后牙拉钩橡皮圈颌间牵引矫治器的临床应用。

该矫治器戴入后即可开始加力，牵引橡皮圈加力小于90g。根据牵引的距离，选用直径3.18-9.53mm（0.125-0.375英寸）不同尺寸的橡皮圈牵引。橡皮圈由患儿或家长自行更换，1次/天。复诊1次/月。疗程3-6个月。矫治结束后用Hawley保持器保持2年。

3. 部分后牙拉钩橡皮圈颌间牵引矫治器。

1）部分后牙拉钩橡皮圈颌间牵引矫治器的适应证：部分后牙萌出不足，需伸长移动距离较大，而舌侧扣与牵引钩之间的距离较小时，牵引矫治器做在对𬌗，牵引部分萌出不足后牙伸长。被伸长后牙处牙列间隙足够。

2）部分后牙拉钩橡皮圈颌间牵引矫治器的结构及作用原理。

（1）矫治器结构：①作用力部分。同个别后牙拉钩橡皮圈弹性牵引矫治器。②舌侧扣及牵引拉钩。在部分萌出不足后牙颊面颈部粘贴舌侧扣。牵引拉钩可用0.7mm直径不锈钢丝弯制，多个牵引拉钩朝向龈方，焊接在对应萌出不足部分后牙的对颌矫治器短颊弓上。③固位部分。常规箭头卡环、邻间钩、双曲唇弓。④矫治器基托包埋卡环连接体，在牙弓舌侧形成马蹄形，提供固位及支抗。（图10-4-4）

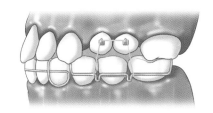

图10-4-4　部分后牙拉钩橡皮圈颌间牵引矫治器示意图

（2）矫治器作用原理：在粘接在部分萌出不足后牙上的舌侧扣与对颌牵引拉钩间用弹性橡皮圈牵引，逐步牵引部分萌出不足后牙萌出。

3）部分后牙拉钩橡皮圈颌间牵引矫治器的临床应用。

该矫治器戴入后即可开始加力，牵引橡皮圈加力小于90g。根据牵引的距离，选用直径3.18-9.53mm（0.125-0.375英寸）不同尺寸的橡皮圈牵引。橡皮圈由患儿或家长自行每日更换，复诊1次/月。疗程3-6个月。矫治结束后用Hawley保持器保持。

## 五、儿童个别恒牙压入移动活动矫治器原理及临床应用

活动矫治器是简单加力矫治器，对牙齿移动时的控制力较差，产生的矫治力多为单向。随着正畸矫治技术的发展与矫治器的更新，临床逐渐较少应用传统活动矫治器压入个别恒牙。本节介绍的个别恒牙压入移动活动矫治器仅适用于轻度牙性个别恒牙伸长的简单压入矫治。复杂的恒牙压入移动，需要固定多托槽矫治器或无托槽隐形矫治器才能完成。

理想的恒牙压入移动中，矫治力要沿牙长轴施加在伸长的个别恒牙上，否则因矫治力与牙长轴存在角度产生的分力在压入伸长牙的同时，会使该牙唇/舌向倾斜，这种情况在个别前牙的压入移动中最容易发生（图10-5-1）。因此，应用活动矫治器矫治个别恒牙伸长（特别是使用个别前牙压入矫治器）时，要避免过度唇/舌向倾斜的前牙。

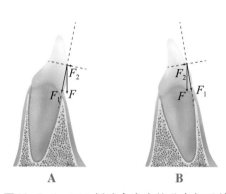

图10-5-1 压入矫治力产生的分力加重前牙的唇/舌向倾斜
A. 唇向倾斜前牙的压入分力，加重前牙唇向倾斜；B. 舌向倾斜前牙的压入分力，加重前牙舌向倾斜

### （一）个别上前牙压入移动矫治器原理及临床应用

1. 个别上前牙唇弓拉钩橡皮圈弹性压入前牙矫治器。

1）个别上前牙唇弓拉钩弹性压入前牙矫治器的适应证：个别上前牙牙性轻度伸长，被压入的个别上前牙处牙列间隙足够。

2）个别上前牙唇弓拉钩弹性压入前牙矫治器的结构及作用原理。

（1）矫治器结构：①作用力部分。弹性橡皮圈，牵挂在唇弓及基托拉钩间，弹性橡皮圈越过个别伸长前牙切缘。②牵引拉钩。在中高位唇弓正对错位牙上弯制或焊接向龈方的拉钩，并在伸长牙舌面中份的基托处，再埋一个向龈方的拉钩。埋入基托及焊接在唇弓上的牵引拉钩，可用0.7mm直径不锈钢丝弯制。③固位部分。常规箭头卡环、邻间钩、双曲唇弓。④矫治器基托包埋卡环连接体，在牙弓舌侧形成马蹄形，提供固位及支抗（图10-5-2）。

（2）矫治原理：弹性橡皮圈在个别伸长前牙处唇弓拉钩及舌侧基托拉钩间越过切缘，弹性牵拉压入伸长前牙。

# 儿童个别恒牙位置异常矫治原理及矫治器临床应用

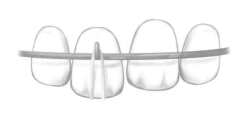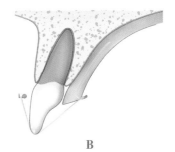

图10-5-2　个别上前牙唇弓拉钩弹性压入前牙矫治器示意图
A. 正面观；B. 侧面观

3）个别上前牙唇弓拉钩弹性压入前牙矫治器的临床应用。

该矫治器戴入后即可开始加力，牵引橡皮圈加力小于90g。根据牵引的距离，选用直径3.18-9.53mm（0.125-0.375英寸）不同尺寸的橡皮圈牵引。橡皮圈由患儿或家长自行每日更换，复诊1次/月。疗程3-6个月。矫治结束后用Hawley保持器或固定舌侧丝保持。

2. 个别上前牙唇弓切端钩弹性压入前牙矫治器。

1）个别上前牙唇弓切端钩弹性压入前牙矫治器的适应证：个别上前牙牙性轻度伸长，被压入的个别上前牙处牙列间隙足够。

2）个别上前牙唇弓切端钩弹性压入前牙矫治器的结构及作用原理。

（1）矫治器结构：①作用力部分分两种。A. 在中位双曲唇弓伸长切牙处焊接张开式双曲切端钩，游离端成钩并挂于高位错位切缘。双曲切端钩用0.5mm直径不锈钢丝弯制。B. 将双曲唇弓的垂直曲改为垂直曲加横曲，中位唇弓改为低位唇弓，并在唇弓上焊接切端钩，使切端钩挂在伸长上切牙切缘近远中的中分。（图10-5-3，图10-5-4）②固位部分。常规箭头卡环、邻间钩、双曲唇弓。③矫治器基托包埋卡环连接体，在牙弓舌侧形成马蹄形，提供固位及支抗。

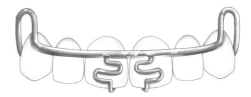

图10-5-3　个别上前牙唇弓双曲切端钩弹性压入前牙矫治器示意图

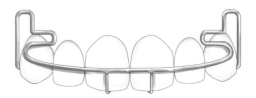

图10-5-4　个别上前牙唇弓垂直曲加横曲切端钩弹性压入前牙矫治器示意图

（2）矫治原理：①设计双曲切端钩中的切端钩压入前牙矫治器，收紧切端钩的双曲可加力使切牙压入移动。②设计垂直曲加横曲的切端钩压入前牙矫治器，当缩小双曲唇弓的横曲时，即可通过切端钩加力于错位牙，压入前牙。

3）个别上前牙唇弓切端钩弹性压入前牙矫治器的临床应用。

该矫治器戴入后即可开始加力，双曲切端钩及横曲每次收紧1mm，伸长切牙受力小于90g。矫治器由医生取下加力，每1-2周复诊一次。疗程3个月。矫治结束后用Hawley保持器或固定舌侧丝保持。

3. 上颌平面导板及切端钩弹性压入前牙矫治器。

1）上颌平面导板及切端钩弹性压入前牙矫治器的适应证：个别上前牙牙性轻度伸长，同时下前牙过高，Spee曲线陡的错𬌗畸形，被压入的个别上前牙处牙列间隙足够。

2）上颌平面导板及切端钩弹性压入前牙矫治器的结构及作用原理。

（1）矫治器结构：①作用力部分。切端钩，用0.5mm直径不锈钢丝弯制，从舌侧基托伸出，挂在伸长切牙的切缘中份1/3处。②固位部分。常规箭头卡环、邻间钩。③矫治器基托包埋切端钩、卡环连接体，在牙弓舌侧形成马蹄形，提供固位及支抗。（图10-5-5）

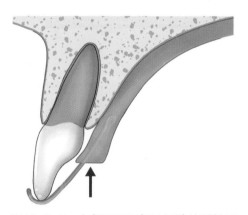

图10-5-5　上颌平面导板及切端钩弹性压入前牙矫治器示意图

（2）矫治器作用原理：上前牙舌侧平面导板与下前牙切缘接触，利用提下颌肌收缩产生的力可抑制下前牙槽过长，平整下牙弓。同时从上颌平面导板基托伸出的切端钩向龈方弯曲加力，可以压入轻度伸长的上切牙。

3）上颌平面导板及切端钩弹性压入前牙矫治器的临床应用。

该矫治器戴入后即可开始加力，切端钩向龈方弯曲轻压伸长切牙，伸长切牙受力小于90g。矫治器由医生取下加力，每1-2周复诊一次。疗程3个月。矫治结束后用Hawley保持器或固定舌侧丝保持。

### （二）个别后牙拉钩弹性橡皮圈压入后牙矫治器原理及临床应用

1. 个别后牙拉钩弹性橡皮圈压入后牙矫治器的适应证：轻度牙性个别磨牙伸长的压入，伸长后牙处牙列有间隙。

2. 个别后牙拉钩弹性橡皮圈压入后牙矫治器的结构及矫治原理。

1）矫治器结构：①作用力部分：弹性橡皮圈，牵挂在唇侧后牙龈方拉钩及舌侧基托拉钩间，弹性橡皮圈越过个别伸长后牙𬌗面。②牵引拉钩：在正对错位后牙的舌侧基托内埋一向龈方的拉钩（0.6-0.7mm直径不锈钢丝弯制）。颊侧用1.2mm直径不锈钢丝末端附弯向龈方的拉钩，正对伸长后牙，近中埋入矫治器颊侧基托，或近中焊接在矫治器固位卡环颊侧。③固位部分：常规箭头卡环、邻间钩、双曲唇弓。④矫治器基托包埋卡环连接体，在牙弓舌侧形成马蹄形，提供固位及支抗。（图10-5-6）

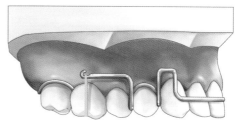

图10-5-6　个别上后牙拉钩弹性橡皮圈压入后牙矫治器示意图

2）矫治器作用原理：弹性橡皮圈在个别伸长后牙处颊侧拉钩及舌侧基托拉钩间越过后牙𬌗面，弹性牵拉压入伸长后牙。矫治器中必须设计良好的固位，避免压入后牙时支抗丧失。

3. 个别后牙拉钩弹性橡皮圈压入后牙矫治器的临床应用。

该矫治器戴入后即可开始加力，牵引橡皮圈加力小于90g。根据牵引的距离，选用直径3.18-9.53mm（0.125-0.375英寸）不同尺寸的橡皮圈牵引。橡皮圈由患儿或家长自行更换，1次/天，复诊1次/月。疗程3-6个月。矫治结束后用Hawley保持器保持。

另外，对于个别后牙伸长的矫治，设计矫治器时可在升高的后牙上制作后牙𬌗垫。后牙𬌗垫可使咬合力集中在升高的后牙上，利用提下颌肌收缩的压力，降低升高后牙的牙槽高度，达到辅助压低后牙的目的。

（王娅婷　李小兵）

# 附录1 儿童正畸个别牙移动矫治器的特殊设计

### 1. 上颌固定纵簧矫治器

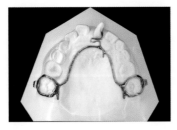

将纵簧焊接于固定腭弓矫治器的钢丝上，加力后戴入，可对前牙有唇向推力。

附10-1-1

### 2. 圈型纵簧𬌗垫式矫治器

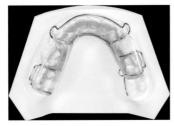

该矫治器使用设置于后牙的纵簧来直立或唇向移动后牙，可用于纠正后牙锁𬌗。𬌗垫有利于打开咬合，帮助锁𬌗的解除。

附10-1-2

### 3. 改良双曲唇弓矫治器

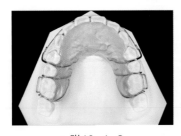

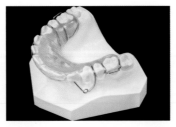

该矫治器在双曲唇弓上弯制圈形曲以增加唇弓弹力，双曲唇弓从第一前磨牙远中进入基托，可用于轻力内收前牙。

附10-1-3　　　　　附10-1-4

### 4. 下颌带圈形纵簧的Hawley保持器

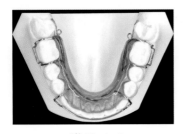

该矫治器适用于保持阶段第二恒磨牙舌向萌出的患儿，通过圈形纵簧加力纠正舌向倾斜的后牙。

附10-1-5

### 5. 磨牙竖直簧矫治器

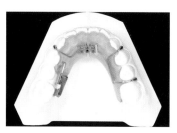

附10-1-6

该矫治器通过位于后牙的竖直簧加力。戴入后错位的后牙使竖直簧变形，竖直簧通过回弹力对错位后牙加力。

### 6. 圈形双曲舌簧矫治器

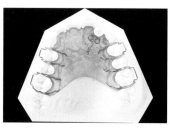

附10-1-7

通过圈形曲增加钢丝长度，从而增加双曲舌簧的弹力。

### 7. 阻生前牙牵引矫治器

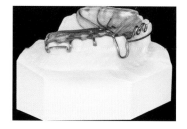

附10-1-8

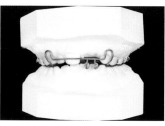

附10-1-9

该矫治器通过设置牵引钩，利用牵引橡皮筋对阻生前牙进行牵引加力。

### 8. 阻生尖牙牵引矫治器

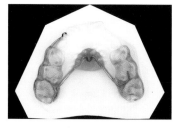

附10-1-10

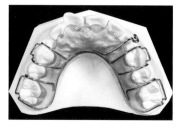

附10-1-11

该矫治器通过在固定矫治器或者活动矫治器上设置牵引拉钩，达到牵引阻生尖牙的目的，使用不同型号的牵引橡皮筋。

### 9. 改个别前牙扭转带环牵引钩矫治器

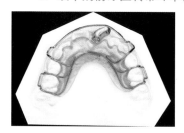

附10-1-12

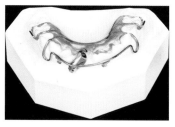

附10-1-13

该矫治器通过在扭转牙舌侧粘接牵引钩，双曲唇弓上焊接牵引钩，通过挂牵引橡皮筋达到纠正前牙扭转的作用，同时还可利用双曲唇弓限制前牙唇向倾斜。

# 附录2　典型病例

1. 改良Halterman矫治器矫治第一恒磨牙异位萌出

| 治疗前面像 |
| --- |

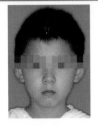 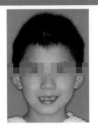 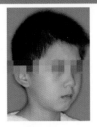 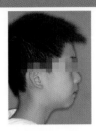

附10-2-1　　　　　附10-2-2　　　　　附10-2-3　　　　　附10-2-4

| 治疗前口内像 |
| --- |

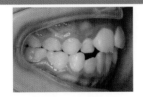 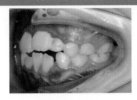 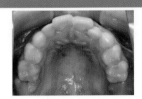

附10-2-5　　　　　　　附10-2-6　　　　　　　附10-2-7

| 治疗中口内像 |
| --- |

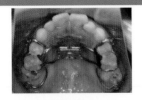 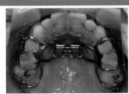 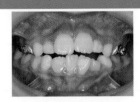

附10-2-8　　　　　　　附10-2-9　　　　　　　附10-2-10

| 治疗后面像 |
| --- |

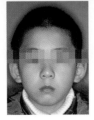 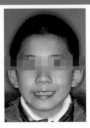 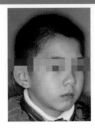 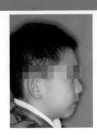

附10-2-11　　　　　附10-2-12　　　　　附10-2-13　　　　　附10-2-14

治疗后口内像

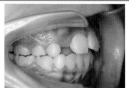

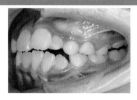

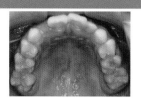

附10-2-15 附10-2-16 附10-2-17

　　患儿7岁，以"牙不齐"为诉求诊，无全身疾病史及家族遗传史。临床检查为替牙列期，前牙浅覆𬌗浅覆盖，右侧后牙切𬌗，上牙弓略狭窄，16牙近中阻萌，26牙未见。颜貌检查示直面型，患儿存吐舌吞咽不良习惯。结合X线检查诊断为上颌第一恒磨牙异位萌出，开𬌗，牙列拥挤。

　　方案设计：改良Halterman矫治器。

　　临床治疗：对16、26牙外科开窗暴露𬌗面，粘接舌侧扣并以链状弹性橡皮圈施加远中向牵引力，矫治力约90g；打开扩弓螺旋簧2次/周，每次90°。矫治过程中配合舌上抬肌功能训练。每月复诊1次，总疗程为3个月。16、26牙异位萌出纠正后更换纳入第一恒磨牙的上颌扩弓加舌刺矫治器进一步矫治开𬌗及牙列拥挤。

（主诊医生：彭怡然）

2. 活动基托式远中牵引导萌矫治器矫治第一恒磨牙异位萌出

治疗前面像

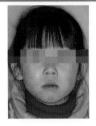 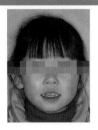 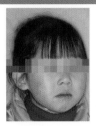 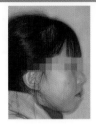

附10-2-18　　　　　　附10-2-19　　　　　　附10-2-20　　　　　　附10-2-21

治疗前口内像

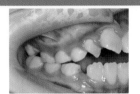 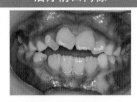 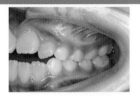

附10-2-22　　　　　　　　附10-2-23　　　　　　　　附10-2-24

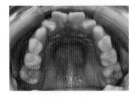 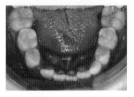 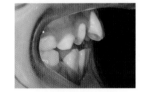

附10-2-25　　　　　　　　附10-2-26　　　　　　　　附10-2-27

初戴矫治器口内像

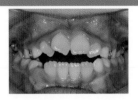 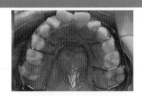

附10-2-28　　　　　　　　　　　　　附10-2-29

治疗后面像

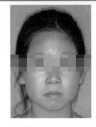 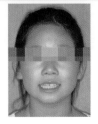 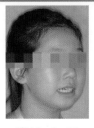 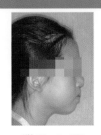

附10-2-30　　　　　　附10-2-31　　　　　　附10-2-32　　　　　　附10-2-33

**治疗后口内像**

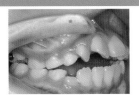

附10-2-34

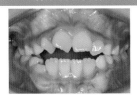

附10-2-35

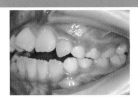

附10-2-36

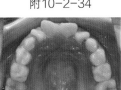

附10-2-37

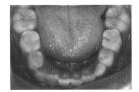

附10-2-38

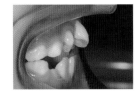

附10-2-39

　　患儿8岁，以"牙不齐"为诉求诊，无全身疾病史及家族遗传史。临床检查为替牙列期，前牙中度开𬌗，上牙列中度拥挤。患儿存吐舌吞咽不良习惯。口内检查及全景片示16牙近中异位萌出。

　　方案设计：活动基托式远中牵引导萌矫治器。因患儿配合度不佳，先行设计活动基托式远中牵引导萌矫治器纠正16牙异位萌出，再设计活动式舌刺矫治器纠正吐舌吞咽不良习惯。

　　临床治疗：16牙𬌗面粘接舌侧扣并以弹性橡皮圈施加远中向牵引力，矫治力约90g，橡皮圈由家长每天更换。每月复诊一次，至16牙顺利萌出。再设计舌刺进一步矫治吐舌吞咽不良习惯。

（主诊医生：李小兵）

3. 带舌刺FRⅢ型功能矫治器矫治替牙列期功能性前牙反殆

**治疗前面像**

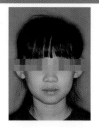
附10-2-40

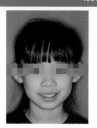
附10-2-41

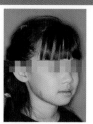
附10-2-42

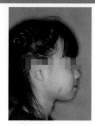
附10-2-43

**治疗前口内像**

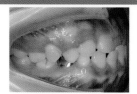
附10-2-44

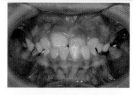
附10-2-45

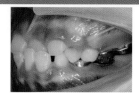
附10-2-46

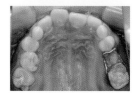
附10-2-47

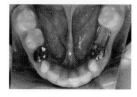
附10-2-48

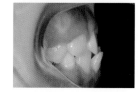
附10-2-49

**佩戴矫治器像**

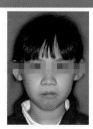
附10-2-50

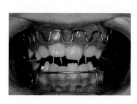
附10-2-51

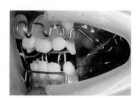
附10-2-52

治疗后面像

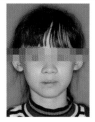

附10-2-53

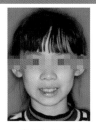

附10-2-54

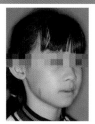

附10-2-55

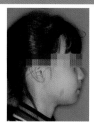

附10-2-56

治疗后口内像

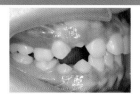

附10-2-57

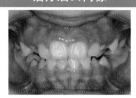

附10-2-58

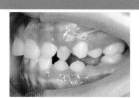

附10-2-59

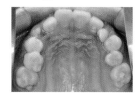

附10-2-60

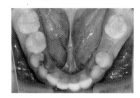

附10-2-61

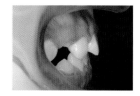

附10-2-62

病例解析

患儿8岁，以"门牙反𬌗"为诉求求诊，无全身疾病史及家族遗传史。临床检查为替牙列期，前牙反𬌗，下颌可后退至前牙切对切；21、31牙咬合创伤，Ⅱ度松动；患儿存吐舌吞咽习惯。颜貌检查示微凹面型。X线头侧位片示上、下颌骨无明显异常。诊断为功能性前牙反𬌗及吐舌吞咽不良习惯。

方案设计：带舌刺FRⅢ型功能矫治器。

临床治疗：每天佩戴12-14小时，每1.5个月复诊一次，总疗程为6个月，解除咬合干扰，建立前牙正常咬合关系，纠正患儿吐舌吞咽不良习惯，改善面型。功能矫形结束后，查见63牙牙根吸收完全、Ⅲ度松动且与33牙咬合干扰，转诊拔除63牙，定期复查，至恒牙列期行正畸综合矫治。

（主诊医生：彭怡然）

4. 活动式拉钩及牵引矫治器治疗个别恒前牙扭转

**治疗前面像**

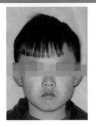

附10-2-63

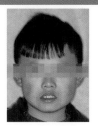

附10-2-64

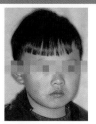

附10-2-65

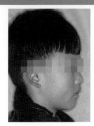

附10-2-66

**治疗前口内像**

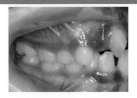

附10-2-67

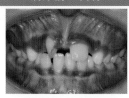

附10-2-68

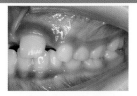

附10-2-69

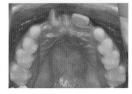

附10-2-70

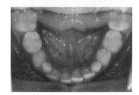

附10-2-71

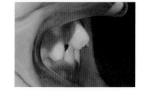

附10-2-72

**佩戴矫治器口内像**

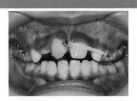

附10-2-73

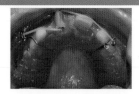

附10-2-74

**治疗后面像**

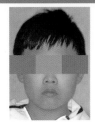

附10-2-75

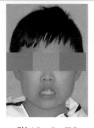

附10-2-76

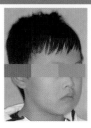

附10-2-77

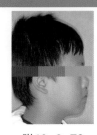

附10-2-78

## 治疗后利用"2×4"局部固定矫治技术进一步排齐上前牙口内像

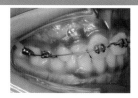 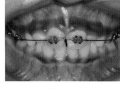 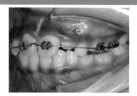

附10-2-79　　　　　　　　附10-2-80　　　　　　　　附10-2-81

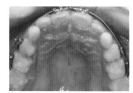 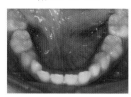 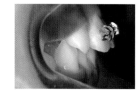

附10-2-82　　　　　　　　附10-2-83　　　　　　　　附10-2-84

　　患儿7岁，以"牙不齐"为诉求诊，无全身疾病史及家族遗传史。临床检查示替牙列初期，11牙近90°远中扭转，11、41、42牙咬合干扰。

　　方案设计：活动式拉钩及牵引矫治器。

　　临床治疗：在11牙近远中邻面粘接舌侧扣，使用橡皮圈施加90g方向相反的力偶，由患儿或家长每日自行更换橡皮圈，复诊1次/月。疗程6个月，至11牙扭转基本纠正，再利用"2×4"局部固定矫治技术进一步排齐上前牙，达正常覆𬌗覆盖后用固定舌侧丝保持至Ⅱ期正畸综合矫治阶段。

（主诊医生：李小兵）

5. 活动基托式双曲螺旋纵簧远中移动矫治器治疗下颌第二恒磨牙近中阻萌

| 治疗前 | 佩戴矫治器 | 远中移动矫治后 |
|---|---|---|
| 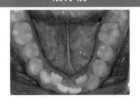 | 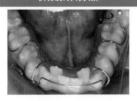 | 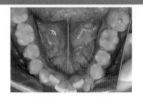 |
| 附10-2-85 | 附10-2-86 | 附10-2-87 |

　　患儿12岁，以"左下后牙区咬合不适"为诉求诊，无全身疾病史及家族遗传史。临床检查示恒牙列期，下颌牙列拥挤，37牙近中阻萌、牙冠抵于36牙颈部。

　　方案设计：因患儿及家长要求择期进行全口正畸综合矫治，故选择活动基托式双曲螺旋纵簧远中移动矫治器先行治疗近中阻萌37牙。

　　临床治疗：37牙殆面粘接舌侧扣，带圈双曲纵簧加力，矫治力约100g；矫治器全天佩戴，每2周复诊一次，疗程为3个月。第二恒磨牙远中移动到位后，择期进行正畸综合矫治。

（主诊医生：李小兵）

# 第十一章

# 儿童口腔不良习惯阻断性矫治原理及矫治器临床应用

习惯，就是指在一定时间内有意识或无意识地一直重复一个相同动作，并不断持续。儿童口腔不良习惯是错𬌗畸形形成的主要原因之一，口腔不良习惯造成的错𬌗畸形约占各类错𬌗畸形的1/4。儿童错𬌗畸形的发生发展及其严重程度与口腔不良习惯的作用频率、持续时间和强度等皆相关。临床诊断、破除口腔不良习惯，应该从患儿牙齿的发育状况、口腔生理功能的改变、疾病的侵扰、生活环境的变化以及心理状态的变化等诸多方面来考虑。只有这样，才能了解口腔不良习惯形成的原因，并适时地给予引导和破除，从而达到防止错𬌗畸形发生、阻断畸形进一步发展以及及时纠正已经存在的错𬌗畸形的目的。

  口腔不良习惯可由疲倦、饥饿、不安全感、扁桃体肥大、鼻气道阻塞等复杂的生理、心理因素引起，是一种无意识行为。口腔不良习惯可导致口颌系统在生长发育过程中受到异常的压力，破坏正常口腔功能、口周肌肉张力及咬合力的平衡，进而造成牙弓、牙槽骨及颌骨发育及形态异常。口腔不良习惯持续时间越长，错𬌗畸形发生的可能性和严重程度就越大。因此，尽早破除不良的口腔习惯、阻断错𬌗畸形的发展十分必要。

  儿童早期矫治医生在临床诊疗过程中，应特别注意发现、识别患儿已经存在的口腔不良习惯，如果已存在的口腔不良习惯影响到了颌面部骨骼生长或咬合功能，则应尽早采取措施进行纠正。多数口腔不良习惯都能通过适当的矫治方法破除。但是，口腔不良习惯的纠正有赖于患儿的合作，医生和家长需要做好患儿的思想工作，使患儿从主观意愿上积极配合。

## 一、儿童不良吮吸习惯的临床治疗

  吮吸是婴儿出生以后获取营养的必要条件之一。婴儿刚出生时，下颌骨处于上颌的远中，正常的母乳喂养能给下颌带来适当的功能刺激，使下颌生长并逐渐调整到中性位置。人工喂养时，则很可能因奶瓶位置不当，奶头孔大小不适及喂养姿势不良等造成婴儿下颌前伸不足或前伸过度，出现下颌后缩或下颌前突畸形。由此可见，吮吸活动与下颌发育密切相关。

  常见的儿童不良吮吸习惯包括吮指和吮颊习惯。

儿童口腔不良习惯阻断性矫治原理及矫治器临床应用

（一）儿童不良吮吸习惯的病因

1. 儿童吮指习惯的病因。

吮指活动的发生与口腔肌肉活动密切相关，是婴幼儿早期学会的神经反射行为之一（图11-1-1）。婴儿在3-4月龄时通常就会出现吮指习惯。吮吸活动不足、过早断奶、无意识动作或缺乏与家人情感交流，都可导致婴儿在哺乳时间之外或睡眠时吮指、吮唇、吮颊等。一般情况下，3岁前的吮指习惯可视为正常的生理活动，多数情况下随年龄增大，吮指活动可被其他活动取代，一般不会产生不良影响。但是，吮指习惯如持续到3岁以后，则属于口腔不良习惯，将会对牙齿及颌面部正常生长发育造成不良影响。吮指习惯的发病率较高，Foster在对2岁半儿童进行的调查研究中发现，33%的儿童存在吮指习惯。Buttner调查研究发现，55.4%的6岁儿童和16.6%的11岁儿童有吮指习惯，有些儿童吮指习惯甚至可持续到12-15岁。

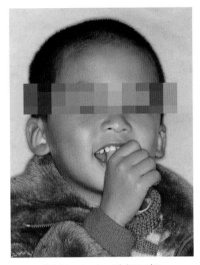

图11-1-1　吮指习惯

2. 儿童吮颊习惯的病因。

有学者认为吮颊习惯的形成可能与患儿牙齿排列不齐、精神紧张、焦虑、缺乏安全感等因素有关。另有学者认为，吮颊习惯可能与患儿之间互相模仿吮颊动作，或模仿卡通片中动画形象有关。（图11-1-2）

（二）儿童不良吮吸习惯的临床表现

吮指习惯造成的错𬌗畸形的类型与吮指的部位、颊肌收缩力及吮吸时的姿势有关，其严重程度与吮吸的强度、持续时间、频率等因素有关。

1. 儿童吮拇指习惯的临床表现。

如果吮拇指时将拇指置于正在萌出的上下前牙之间，则会阻止前牙的正常萌出，造成前牙梭形开𬌗畸形（图11-1-3）。

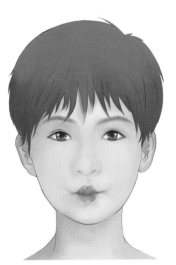

图11-1-2　吮颊习惯

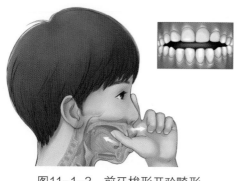

图11-1-3　前牙梭形开𬌗畸形

吮拇指时，舌体处于较低位置，舌肌施加在上牙弓舌侧向外的力量减弱，唇颊肌施加在牙弓唇颊侧向内的力量增大，使牙弓内外侧肌力失衡。同时，吮指的强大力量可造成口腔内气压降低，最终易导致上牙弓狭窄、腭盖高拱、上前牙前突、开唇露齿，并可伴有后牙反𬌗、后牙伸长、下颌顺时针旋转、长面型等情况（图11-1-4）。

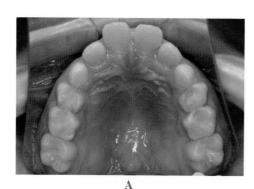
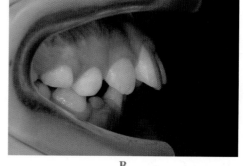

图11-1-4　儿童吮拇指造成的上牙弓狭窄，腭盖高拱
A. 𬌗面观；B. 侧面观

此外，吮拇指时拇指会压迫硬腭组织，长期作用下可造成局部组织凹陷，妨碍鼻腔向下发育。

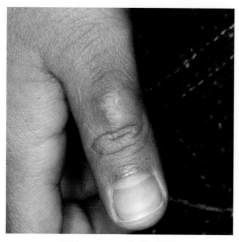

图11-1-5　拇指胼胝

2. 儿童吮指习惯的其他临床表现。

吮食指或多个指头，常推挤下前牙唇向移动，造成切𬌗或反𬌗。吮小指一般可造成局部小开𬌗，若在此基础上同时存在伸舌习惯，则会使开𬌗程度进一步加重。吮其他指多将引导下颌向前而使下颌过度前伸。

有长期吮指习惯的儿童手指上常常可见胼胝（图11-1-5），手指亦会出现脱皮、弯曲等现象。这也是判断存在吮指习惯的一个重要指征。

3. 儿童吮颊的临床表现。

吮颊可使施加在牙弓颊侧向内的力过大，妨碍牙弓宽度发育，造成上下牙弓狭窄、前磨牙及磨牙的牙轴舌向倾斜、后牙开𬌗等畸形，且颌骨宽度生长受限还可造成前牙前突、颜面狭窄。

## （三）儿童不良吮吸习惯的行为引导、矫治器治疗原理及临床应用

1. 不良吮吸习惯的临床治疗：行为引导。

儿童不良吮吸习惯的行为引导目的在于阻断不良习惯的形成和发展。在婴儿期，一方面可采用母乳喂养的方式和亲密的母婴交流，消除婴儿心理上的不安全感和孤独感，引导其形成正确的吮咬习惯。另一方面，对于婴儿期儿童，国外常在儿童口中放入奶嘴形橡皮乳头以安抚其焦虑情绪。不过，长期使用这种方法也会对患儿牙颌发育造成一定的不利影响，但损害较吮吸习惯小，可持续使用到儿童自发停止吮吸习惯（3岁半前）。对于超过3岁半儿童的吮吸习惯，可通过在患儿手指或被咬物上涂抹苦味药水或戴护指套的方法，阻断异常的条件反射（图11-1-6）。

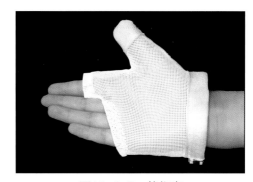

图11-1-6　护指套

对于儿童期及青少年期患儿，可利用其自身逐渐增强的自我意识，通过教育讲清道理，调动其自身积极性，促使其自行改正不良习惯。家长的监督和提醒也是强化自我意识的重要方法。但不能采用责备和打骂的方法，否则会增加患儿的不安全感和孤独感，不仅达不到效果，反而会对患儿的心理健康不利。

2. 不良吮吸习惯的临床治疗：儿童破除口腔不良习惯矫治器治疗。

对于难以单纯通过行为引导纠正的口腔不良习惯，或已造成某些明显错𬌗畸形的不良吮吸习惯，在乳牙列期或替牙列期患儿即可戴用一些破除口腔不良习惯的矫治器。在阻断不良习惯的同时，辅助心理治疗，阻断异常的条件反射，可达到破除不良吮吸习惯的目的。

破除儿童不良吮吸习惯可采用：①附有腭刺、腭网、腭屏、带刺唇弓、水平曲唇弓的破除不良吮吸习惯活动矫治器矫治。②附有颊屏的破除不良吮颊习惯矫治器矫治。③对于口腔不良习惯造成前牙前突伴有散在间隙的患儿，可在儿童咬合发育早期，用双曲唇弓或改良唇弓活动矫治器破除不良习惯，通过唇弓加力关闭由于口腔不良习惯造成的牙列间隙。④对于口腔不良习惯伴有牙列散在间隙的患儿，可采用附单曲纵簧、圈簧或弓簧等的

活动矫治器矫治，在破除口腔不良习惯的同时，活动矫治器温和的力量可关闭牙列间隙。⑤对于口腔不良习惯伴有深覆𬌗深覆盖的患儿，可在破除口腔不良习惯活动矫治器的基托上附平面导板或斜面导板。

1）儿童腭刺/腭网矫治器。

活动矫治器基托加腭刺/腭网等装置，可用于破除吮拇指或吐舌习惯。患儿佩戴矫治器后，若发生吮拇指动作，则腭刺/腭网等装置会阻挡或刺激患儿手指，使其感到不适，从而阻断吮拇指习惯。腭刺/腭网矫治器还可阻断舌肌对前牙唇向的作用力，使唇颊肌力作用于前牙使其恢复到正常位置。腭刺可能会给患儿造成损伤，通常为其他装置无效时采用的最终手段。

（1）活动腭刺矫治器原理及临床应用。

活动腭刺矫治器适用于纠正吮指、吮咬下唇及伸舌的儿童口腔不良习惯。

矫治器结构：上颌带基托的活动矫治器，在上前牙腭侧基托处用0.7-0.8mm不锈钢丝制作4-6个腭刺。腭刺排列成与前牙弓相似的弧形，分为短腭刺和长腭刺，不接触牙齿及牙龈。短腭刺长度为5-7mm，高度不超过前牙牙冠，长腭刺长度为10-20mm。短腭刺可纠正吮指习惯，长腭刺同时具有阻挡舌前伸的功能。矫治器固位部分为箭头卡环。（图11-1-7，图11-1-8）

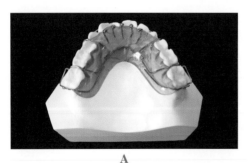

图11-1-7　儿童活动短腭刺矫治器
A. 𬌗面观；B. 斜侧面观

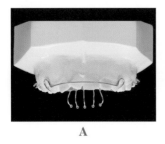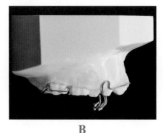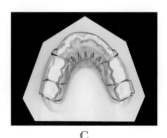

图11-1-8　儿童活动长腭刺矫治器
A. 正面观；B. 侧面观；C. 𬌗面观

（2）固定腭刺矫治器原理及临床应用。

固定腭刺矫治器适用于纠正吮指、吮咬下唇及伸舌的儿童口腔不良习惯。

矫治器结构：上颌带环加腭弓固定矫治器，在上前牙腭侧焊接用0.7-0.8mm不锈钢丝制作的腭刺4-6个。腭刺排列成与前牙弓相似的弧形，分为短腭刺和长腭刺，不接触牙齿及牙龈。短腭刺长度为5-7mm，高度不超过前牙牙冠，长腭刺长度为10-20mm。短腭刺可纠正吮指习惯，长腭刺同时具有阻挡舌前伸的功能。矫治器在磨牙上粘接固位。（图11-1-9）

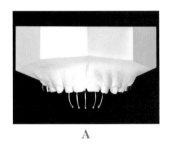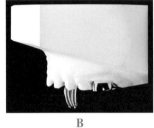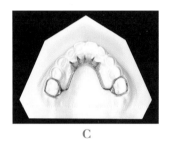

图11-1-9　儿童固定长腭刺矫治器
A. 正面观；B. 侧面观；C. 𬌗面观

患儿吮吸手指/下唇时，腭刺的提醒作用可阻断儿童不良吮吸习惯。疗程1-3个月。

（3）活动腭网矫治器原理及临床应用。

活动腭网矫治器适用于纠正吮指、吮咬下唇及伸舌的儿童口腔不良习惯。

矫治器结构：上颌带基托的活动矫治器，腭网由上前牙腭侧基托处用0.7-0.8mm不锈钢丝制作的4-6个垂直曲组成。腭网排列成与前牙弓相似的弧形，分为短腭网和长腭网，不接触牙齿及牙龈。短腭网长度为5-7mm，高度不超过前牙牙冠，长腭网长度为10-20mm。短腭网可纠正吮指习惯，长腭网同时具有阻挡舌前伸的功能。矫治器固位部分为箭头卡环。（图11-1-10）

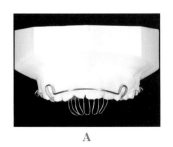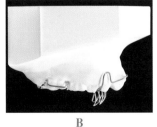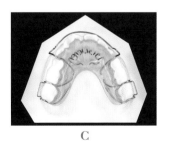

图11-1-10　儿童活动腭网矫治器
A. 正面观；B. 侧面观；C. 𬌗面观

腭网较腭刺圆滑，比腭刺更舒适，在患儿吮手指/下唇时，其可阻断儿童不良吮吸习惯。矫治器除了进食或运动时都应佩戴。疗程1-3个月。

（4）固定腭网矫治器原理及临床应用。

固定腭网矫治器适用于纠正吮指、吮咬下唇及伸舌的儿童口腔不良习惯。

矫治器结构：上颌带环加腭弓矫治器，在上前牙腭侧焊接腭网。腭网由用0.7-0.8mm不锈钢丝制作的4-6个垂直曲组成。腭网排列成与前牙弓相似的弧形，分为短腭网和长腭网，不接触牙齿及牙龈。短腭网长度为5-7mm，高度不超过前牙牙冠，长腭网长度为10-20mm。短腭网可纠正吮指习惯，长腭网同时具有阻挡舌前伸的功能。活动腭网矫治器固位部分为箭头卡环。（图11-1-11）固定腭网带环在上磨牙上粘接固位。

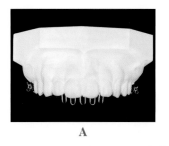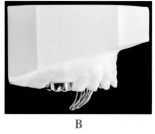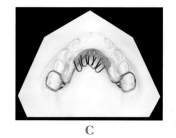

A　　　　　　　　B　　　　　　　　C

图11-1-11　儿童固定长腭网矫治器
A. 正面观；B. 侧面观；C. 殆面观

腭网较腭刺圆滑，比腭刺更舒适，在患儿吮手指/下唇时，可阻断儿童不良吮吸习惯。活动腭网矫治器除了进食或运动时都应佩戴。疗程1-3个月。

（5）儿童Blue Grass固定矫治器原理及临床应用。

该矫治器利用对抗性条件反射作用破除吮指习惯，腭网可矫治伸舌习惯。

矫治器结构：与固定腭网矫治器相似，不过该矫治器上增加了横腭杆，在横腭杆中份制作树脂滚珠，直径5-10mm（图11-1-12）。矫治器戴入后，树脂滚珠在腭顶，作为一

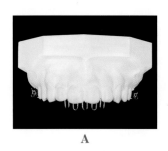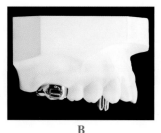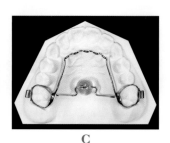

A　　　　　　　　B　　　　　　　　C

图11-1-12　固定腭网加滚珠的Blue Grass矫治器
A. 正面观；B. 侧面观；C. 殆面观

种功能提醒装置。一旦患儿将手指放入口中，触碰到树脂滚珠时，可提示患儿停止吮指动作。位于腭顶的树脂滚珠有舌肌训练功能，患儿会尝试使用舌头旋转滚珠，将注意力转移到"新玩具"上，从而放弃吮指习惯。该矫治器尤其适用于替牙列期儿童。

腭侧滚珠可以在腭顶的不同位置（图11-1-13）。一般来说，越往前部，滚珠异物感越明显，儿童可用其训练舌上抬；越往后部，则异物感越弱，儿童可用其训练舌后卷。

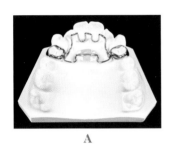 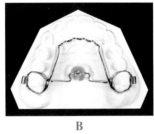 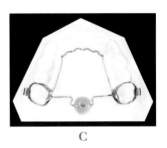

图11 1 13 Blue Grass固定矫治器的滚珠位置
A. 位于前段；B. 位于中后段；C. 位于后段

患儿吮手指/下唇时，固定腭网加滚珠的Blue Grass矫治器可阻断儿童不良吮吸习惯，并有舌肌训练功能。根据患儿依从性及吮吸、吐舌习惯严重性，矫治器佩戴时间从1-2小时/天，逐渐延长，直至除了进食、运动时均佩戴。疗程1-3个月。

2）儿童颊屏活动矫治器。

儿童颊屏活动矫治器可阻断吮颊习惯。患儿长期吮颊，可造成颊部黏膜组织发白、肿胀、充血，甚至发生糜烂、溃疡等，颊屏可阻断患儿吮颊习惯，且有利于颊部黏膜创伤的愈合。

矫治器结构：类似上颌基托式活动矫治器，颊屏可为单侧或双侧，撑开颊肌1-2mm，长度从尖牙到第一磨牙，高度从上颌前庭沟到下侧方牙冠1/3（图11-1-14）。

根据患儿依从性及吮颊习惯严重性，上颌活动颊屏矫治器佩戴时间从1-2小时/天，逐

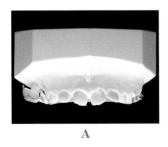 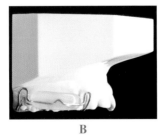 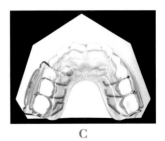

图11-1-14 上颌活动单侧颊屏矫治器
A. 正面观；B. 侧面观；C. 殆面观

渐延长，直至除了进食、运动时均佩戴。疗程1-3个月。

3）儿童唇挡矫治器。

儿童唇挡矫治器适用于儿童吮吸上下唇口腔不良习惯的矫治。上下唇挡撑开上下唇，纠正患儿吮吸上/下唇不良口腔习惯。

儿童唇挡矫治器分为活动唇挡矫治器和固定唇挡矫治器。活动唇挡矫治器基本结构与活动基托矫治器相同，固位用箭头卡环、前牙段附上下唇挡（图11-1-15）。上颌唇挡面积增加，覆盖上下前牙及牙槽骨区，则称为改良唇挡，其优点是制作一个矫治器，就可以同时矫治吮吸上下唇及咬上下唇口腔不良习惯。

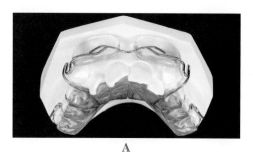
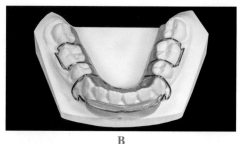

图11-1-15　活动上下唇挡矫治器
A. 上颌活动唇挡；B. 下颌活动唇挡

固定唇挡矫治器将上下唇挡焊接或插入磨牙带环颊面管中，带环粘接于磨牙上固位（图11-1-16）。

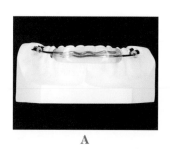
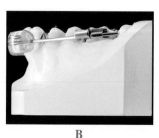
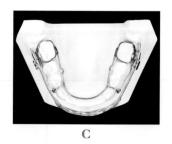

图11-1-16　固定下唇挡矫治器
A. 正面观；B. 侧面观；C. 𬌗面观

根据患儿依从性及吮吸、咬唇习惯严重性，矫治器佩戴时间从1-2小时/天，逐渐延长，直至除了进食、运动时均佩戴。疗程1-3个月。

4）儿童唇弓焊接短刺及唇弓附水平曲矫治器。

儿童唇弓焊接短刺及唇弓附水平曲矫治器适用于儿童顽固性吮吸上下唇及咬上下唇习

惯的矫治。

该矫治器在双曲唇弓水平桥体上焊接直径0.6mm、长2-3mm、向前的短刺4-5个，末端打磨圆滑，避免刺伤唇黏膜。上下唇弓均可应用。临床担心短刺刺激较大时，可在双曲唇弓水平部用0.7mm不锈钢丝弯制向前的小曲，代替焊接的唇刺。小曲长3mm，4-5个，上下唇弓均可应用（图11-1-17）。

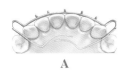 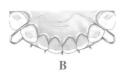 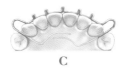 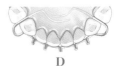

图11-1-17　上下唇弓附短刺/小曲矫治器
A-B. 唇弓附短刺；C-D. 唇弓附小曲

儿童唇弓焊接短刺或唇弓附小曲矫治器戴入后，患儿吮吸或咬上下唇时，短刺/小曲刺激提醒患儿停止吮吸或咬上下唇不良习惯。

根据患儿依从性及吮吸、咬唇习惯严重性，矫治器佩戴时间从1-2小时/天，逐渐延长，直至除了进食、运动时均佩戴。疗程1-3个月。

5）儿童唇弓附唇挡丝矫治器。

儿童唇弓附唇挡丝矫治器适用于儿童吮吸上下唇或咬上下唇的不良习惯的矫治。

矫治器结构：在上颌唇弓矫治器上焊接4-5个直径0.7mm的不锈钢丝作唇挡丝。唇挡丝延伸至下前牙唇侧前庭沟，长度达下前牙龈缘至黏膜转折中份，钢丝内弯，不接触下前牙，末端弯成小圈，避免刺激口腔黏膜（图11-1-18）。

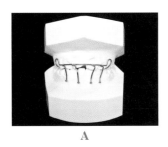 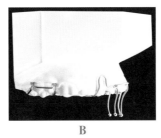 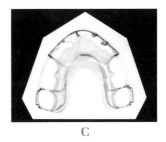

图11-1-18　儿童唇弓附唇挡丝矫治器
A. 正面观；B. 侧面观；C. 殆面观

## 二、儿童不良舌习惯的临床治疗

### （一）儿童不良舌习惯的病因

儿童常见的不良舌习惯包括异常吐舌吞咽、伸舌和舔牙等习惯，其主要病因有口腔功能发育异常、继发性舌习惯等。

1. 异常吐舌吞咽。

出生后至乳牙萌出期的吞咽称为婴儿型吞咽，即舌放在上下颌龈垫之间，唇、颊收缩吸奶，进行吞咽。随着乳牙的萌出，1岁半时，婴儿型吞咽逐渐消失。此时乳切牙萌出，下颌运动位逐渐稳定，固有口腔与口腔前庭区分明确，舌位后退，以2-4岁为过渡期形成一种后天性的与牙齿萌出相关的吞咽运动，吞咽瞬间上下牙相互咬合接触，舌尖位于上切牙舌面与腭顶相接触，口唇肌基本上看不到明显收缩活动。吞咽一旦完成，下颌立即恢复到姿势位，此时称为成熟型吞咽。通常从婴儿型吞咽到成熟型吞咽有一个渐变过程，但如果到3岁半后仍保持婴儿型吞咽，即吞咽时舌位于上下牙之间，此时的吞咽就属于异常吐舌吞咽，其可成为开𬌗等错𬌗畸形的重要成因。

2. 儿童乳牙早失（特别是乳磨牙早失）后，舌适应性伸向缺牙处以封闭口腔，可造成相应部位错𬌗畸形，如侧方开𬌗、前牙开𬌗、前牙唇向倾斜、切𬌗等错𬌗畸形。

3. 儿童替牙列期牙萌出或龋齿致牙冠缺损，常导致用舌尖舔舐感觉异常的牙齿，造成异常伸舌舔牙习惯，导致前牙或侧方牙群开𬌗畸形。

4. 儿童呼吸道疾病，如由于扁桃体肥大致呼吸不畅或咽喉炎症等慢性疼痛，儿童会通过舌前伸来使呼吸道通畅或避免吞咽时的疼痛，长时间作用就会形成吐舌或伸舌吞咽习惯，最终导致前牙开𬌗畸形。

值得注意的是，儿童吐舌习惯和开𬌗畸形关系密切。不良舌习惯可导致前牙或侧方牙群的开𬌗。开𬌗也可以导致继发不良舌习惯（图11-2-1）。若两者交互影响，形成恶性循环，将加重开𬌗畸形的发展。

### （二）儿童不良舌习惯的临床表现

1. 儿童不良伸舌及吐舌习惯。

（1）儿童不良伸舌习惯。

①单纯性伸舌吞咽习惯：儿童吞咽时唇颊肌收缩，下颌提起，后牙有咬合接触，只是舌尖前伸突入前牙咬合处，形成前牙梭形开𬌗。此种单纯性伸舌吞咽，大多为正常鼻呼吸，但常伴有吐舌、吮指习惯。

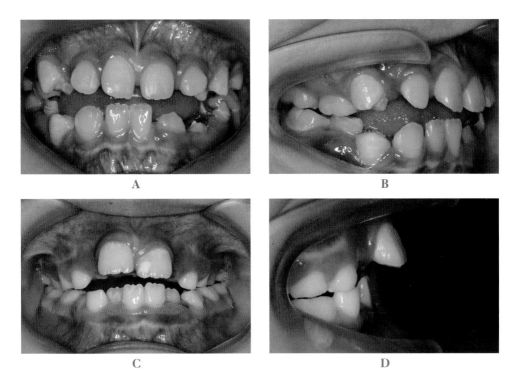

图11-2-1　儿童不良舌习惯与开𬌗的关系
A-B.　儿童吐舌致前牙开𬌗：上下前牙唇向倾斜，上下牙列散在间隙；C-D.　前牙开𬌗、继发性吐舌吞咽：前牙深覆盖、上牙列拥挤、12牙舌向错位、下颌功能性后缩

②复杂性伸舌吞咽习惯：儿童吞咽时舌前伸并施力于前方及侧方牙齿，使前后牙无咬合接触。吞咽时由于无升下颌肌群的收缩，只有唇、面、颏肌的收缩，也无正常必需的牙齿接触，其多表现为前后牙均呈开𬌗或咬合紊乱，此类患儿多有口呼吸及鼻部阻塞疾病。

③滞留性婴儿型吞咽：此类病例比较罕见，系婴儿型吞咽动作延续至替牙列期后（6岁后）。儿童吞咽时表现出强烈的嘴唇及颜面肌收缩，好像在做鬼脸。舌刺入前部及两侧牙间可形成大范围开𬌗。由于颜面及颊肌反射性收缩力大，以致面神经支配的表情肌不能参与表情控制，患儿故多呈无表情面容。

（2）儿童不良吐舌习惯。

与不良伸舌习惯不同，不良吐舌习惯是间断舌习惯。儿童向前或向侧方吐舌可造成前牙或后牙开𬌗。从错𬌗畸形形成机制来讲，轻而持续的力比重而间断的力更易造成咬合及颌骨发育的畸形，故儿童不良伸舌习惯对咬合发育的影响比不良吐舌习惯更大。

儿童有不良伸舌及吐舌习惯时，下颌骨有时会伴随舌前伸而前伸，逐步形成下颌前突或反𬌗。此外，由于舌前伸，颊舌肌张力平衡被破坏，可导致牙弓狭窄、双牙弓前突、牙列间隙、上后牙舌向倾斜伸长、下颌顺时针方向旋转（图11-2-2A、B）。

儿童不良伸舌及吐舌习惯的临床表现还与儿童面部生长型有关：①垂直生长型者常

表现为前牙开殆；②水平生长型者常表现为双牙弓前突，上下前牙均表现为唇向倾斜、扇形张开；③若水平生长型者伴后牙段侧方伸舌及吐舌习惯，还可因舌的压力影响后牙萌出而造成前牙深覆殆。这种情况下，后牙区的息止殆间隙比正常的偏大（图11-2-2C、D）。

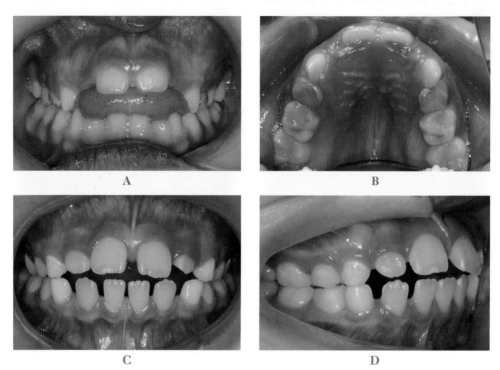

图11-2-2　儿童不良伸舌/吐舌习惯的临床表现
A-B. 儿童吐舌吞咽，前牙局部开殆，上牙弓狭窄；C-D. 儿童不良伸舌/吐舌习惯

2. 儿童不良舔牙习惯。

儿童常用舌舔牙弓中的间隙、残冠、残根，造成唇颊肌与舌肌的肌力不平衡。儿童不良舔牙习惯引起的错殆畸形因所舔部位而异：①舔上前牙，使上前牙唇向倾斜，形成深覆殆深覆盖；②舔下前牙，使下前牙前突，造成反殆；③同时舔上下前牙时，可导致双牙弓前突，牙弓前段还可出现广泛性间隙或局限性开殆。

（三）儿童不良舌习惯阻断矫治器的矫治原理及临床应用

1. 儿童不良舌习惯的临床治疗原则。

（1）首先应尽可能去除病因：①治愈呼吸道及咽喉部疾病；②选择长度合适的人工哺乳乳胶奶头，避免乳胶奶头过长导致婴儿过度前伸下颌以含住奶头；③适时给婴儿喂食固体食物，避免长期使用奶瓶。

（2）改变幼儿的进食方式，添加半固体/固体食物使幼儿从婴儿型吞咽顺利过渡到正常吞咽方式。

（3）对儿童进行行为引导，及时阻断异常舌习惯。

（4）通过健康宣教使家长了解正确的口腔健康知识，教育儿童及时改正不良吞咽习惯和舌习惯。

（5）如果伸舌习惯继发于口颌系统异常形态，通常在口颌系统异常形态得到矫治后儿童能自动恢复正常舌习惯。

（6）口腔不良舌习惯矫治应辅以舌肌功能训练，以建立正常吞咽动作。如，嘱患儿在口内含一点水，面对镜子将牙齿正常咬合，用舌尖抵在上切牙腭乳头处，然后将水吞下。可在每餐后练习此方法10次以上。

（7）对可能造成儿童错𬌗畸形的不良舌习惯应早期进行矫治，常使用带长腭刺、腭网或腭屏的活动矫治器进行矫治。

2. 儿童不良舌习惯常见矫治器矫治原理及临床应用。

（1）儿童腭网、长腭刺矫治器。

活动矫治器上焊接腭网、长腭刺等装置，可用于破除吐舌习惯。儿童长腭刺、腭网矫治器还可阻断舌肌对前牙唇向的作用力，使唇颊肌张力作用于前牙使其恢复到正常位置。该矫治器结构及应用同前（图11-1-8至图11-1-11）。

（2）改良活动舌栅矫治器。

①改良活动舌栅矫治器的适应证。

舌体自然姿势位不良，低位于口底或者抵在上下前牙间的前牙反𬌗，可伴有或不伴有开𬌗。

②改良活动舌栅矫治器的矫治原理。

舌体低位将破坏口腔唇舌肌内外侧肌力平衡，使上颌骨及上牙弓失去舌肌的作用，宽度、长度发育不足。舌体低位导致下颌向前下生长，舌前置造成上下牙局部开𬌗畸形。舌前伸可导致下颌功能性前下移位，严重时造成骨性前牙反𬌗/开𬌗。应用改良活动舌栅矫治器可迫使舌体上抬后退于改良弧形栅栏后方，纠正舌体前伸低位，舌栅可将舌肌的肌力通过舌栅传递至上颌骨，促进上颌向前生长发育，同时消除舌肌对下牙弓的异常前伸作用力，预防阻断前牙反𬌗及局部开𬌗畸形的发生发展。

③改良活动舌栅矫治器的结构（图11-2-3）。

舌栅用0.8mm不锈钢丝弯制，舌栅位于上尖牙连线处，弯制成向内的弧形，向下伸长于下切牙舌侧，长度依据口底深度确定，一般15-25mm，不压迫口底黏膜，并避开舌

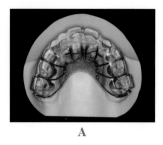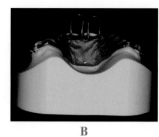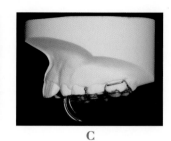

图11-2-3　改良活动舌栅矫治器
A. 𬌗面观；B. 后前面观；C. 侧面观

系带。选用磨牙箭头卡环或单臂卡环固位，𬌗垫有无及厚薄依据前牙反覆𬌗情况灵活掌握。

根据患儿错𬌗畸形具体情况，矫治器亦可附加舌簧、前方牵引钩或螺旋扩弓簧，以增加矫治范围；也可与固定矫治器联合应用破除舌不良姿势位，高效矫治恒牙列期前牙反𬌗畸形和局部开𬌗畸形。

④改良活动舌栅矫治器（图11-2-4）的临床应用。

矫治器全天佩戴，医生向患儿及家长宣教舌肌功能训练，以帮助患儿锻炼舌体自主上抬。每3-4周复诊一次，若患儿有下颌前伸习惯，可配合头帽颏兜限制下颌习惯性前伸。疗程3-6个月，需要观察下颌前伸及舌习惯改正情况，保持6-12个月。

（3）儿童腭屏矫治器。

腭屏（舌屏）矫治器结构：在活动上颌基托式矫治器的基础上，从舌侧顺上前牙牙弓弧度向下延伸制作腭屏，高度伸长到下前牙舌侧龈缘下方，不接触牙龈；厚度从基托处逐步减薄至2mm；长度覆盖上下前牙段牙弓（图11-2-5A）。

对于侧方伸舌不良习惯患儿，从上后牙基托处制作腭屏，向下延伸至下颌相应舌侧（图11-2-5B）。侧方腭屏可以为单侧或为双侧。

（4）儿童活动舌位矫治器。

儿童活动舌位矫治器适用于舌肌位置异常的不良吞咽习惯患儿。

该矫治器结构类似于上前牙唇弓基托矫治器。该矫治器切牙舌侧腭部基托上有直径5mm的开孔，医生可嘱患儿在吞咽时将舌尖上抬，抵在腭侧开孔处，训练舌肌位置，逐渐养成正常吞咽习惯。双曲唇弓可内收上前牙，纠正上前牙唇向倾斜，关闭上前牙间隙。（图11-2-6）

该矫治器除了进食时全天佩戴，双曲唇弓每2周加力1次，收紧垂直曲，每侧1mm，每2周复诊一次。视舌习惯纠正情况，疗程3-6个月。

# 儿童口腔不良习惯阻断性矫治原理及矫治器临床应用

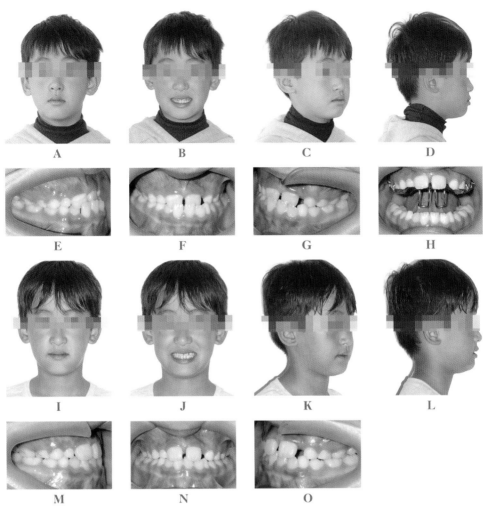

图11-2-4　改良活动舌栅矫治器矫治替牙列期前牙开𬌗/反𬌗畸形
A-D. 治疗前面像；E-G. 治疗前口内像；H. 佩戴矫治器后口内像；I-L. 治疗后面像；
M-O. 治疗后口内像

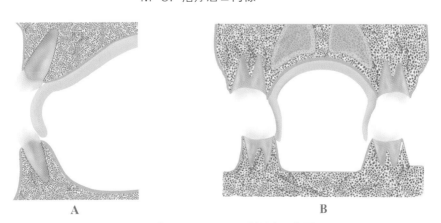

图11-2-5　前牙区/后牙区腭屏设计示意图
A. 前牙区腭屏；B. 后牙区腭屏

（5）儿童侧方腭网（舌挡）矫治器。

儿童侧方腭网（舌挡）矫治器可纠正侧方吐舌习惯，辅助有侧方吐舌习惯的后牙萌出受阻、侧方开𬌗、牙弓不对称等错𬌗畸形的矫治。

矫治器结构：上颌活动基托双曲唇弓矫治器，在后牙基托上用0.7-0.8mm不锈钢丝弯制高度3-4mm腭网（舌挡），可单侧，可双侧。腭网垂直曲改形为"Ω"时，可作牵引圈，𬌗间牵引促进受阻后牙萌出建𬌗（图11-2-7）。

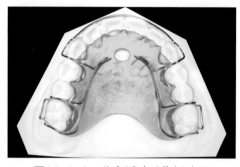

图11-2-6　儿童活动舌位矫治器

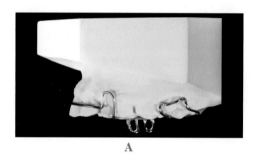
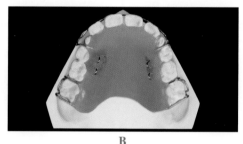

图11-2-7　儿童侧方腭网矫治器
A. 侧面观；B. 𬌗面观

该矫治器除了进食时全天佩戴，配合后牙颌间牵引时，牵引橡皮圈尺寸为3.18-7.90mm（0.125-0.311英寸），牵引力为60-90g，每月复诊一次。视颌间牵引及舌习惯纠正情况，疗程3-6个月。

（6）儿童下颌舌刺矫治器。

下颌舌刺矫治器适用于有用舌舔舐下前牙习惯或吞咽时将舌置于下前牙舌侧的患儿。此类患儿常伴有前牙唇向倾斜及开𬌗。

该矫治器结构：活动下颌舌刺矫治器可将不锈钢丝弯制的舌刺置于下颌Hawley保持器下前牙舌侧基托上，或直接将其焊接在下颌固定舌弓下前牙舌侧。（图11-2-8）舌刺由0.7-0.8mm不锈钢丝制作，高3-4mm，一般4-5个，高度不超过下前牙牙冠，舌刺不接触下前牙。

该矫治器除了进食时应全天佩戴。患儿用舌舔舐下前牙时，舌刺会刺激患儿舌体组织，阻断不良舌习惯，且双曲唇弓可内收唇向倾斜的下前牙，从而改善前牙浅覆𬌗及开𬌗。待患儿前牙浅覆𬌗及开𬌗关闭后可将舌刺磨短，但应持续佩戴该矫治器直至患儿放

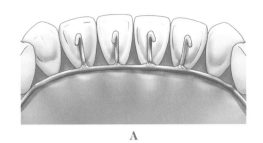
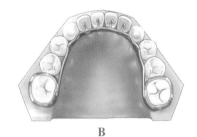

图11-2-8 儿童下颌固定舌刺矫治器
A. 局部观；B. 整体观

松状态时上下唇能闭合完全。对于舔舌致严重开𬌗患儿，可在正畸治疗结束后在保持器上添加舌刺。

（7）儿童Blue Grass矫治器。

Blue Grass矫治器可用于阻断不良舌习惯，训练舌肌功能，促使患儿将舌置于正确位置。患儿佩戴该矫治器后，会自发用舌旋转滚珠，同时将舌背紧贴软腭。该矫治器可与腭网、腭刺等装置联用。

该矫治器结构及临床应用同前（图11-1-12，图11-1-13）。

## 三、儿童口呼吸不良习惯的临床治疗

### （一）儿童口呼吸不良习惯的病因

儿童口呼吸是造成某些儿童牙颌面错𬌗畸形的重要病因，口呼吸的病因大致可分为三类：

1. 阻塞性口呼吸：多由于呼吸系统疾病，如咽淋巴增生、扁桃体和腺样体肥大、扁桃体炎症、鼻中隔不正以及过敏性萎缩性鼻炎等所致的鼻甲肥大等，患儿鼻道不畅、鼻塞、上呼吸道狭窄阻塞，不能通过鼻正常呼吸而被迫用口呼吸。

2. 习惯性口呼吸：多因患儿长期用口呼吸而形成，此类患儿有时也存在鼻阻塞，但即使将其阻塞原因除去，其口呼吸也依然无法自行纠正。

3. 解剖式口呼吸：此类口呼吸多见于上唇短或缺损的唇腭裂患儿，如果不使用较大肌力，上下唇无法完全闭合。

儿童长期口呼吸不良习惯常造成高角长面生长、腭盖高拱、上牙严重前倾/前突、牙列不齐、前牙唇向倾斜、前牙开𬌗、下颌后缩或下颌前突等错𬌗畸形。儿童口呼吸不良习惯可导致严重颅面形态异常，是临床常见儿童口腔不良习惯。

## （二）儿童口呼吸不良习惯的临床表现和诊断要点

1. 儿童口呼吸不良习惯的临床表现。

口呼吸不良习惯患儿由于长期习惯张口呼吸：①下颌及舌下降、唇肌松弛、开唇露齿、唇外翻、上前牙前倾/前突；②由于气流从口腔通过，妨碍硬腭的正常下降，腭穹隆高拱，上牙弓狭窄甚至形成V形牙弓；③由于张口时后牙持续萌出而使下颌向下向后旋转，形成开𬌗和高角长面畸形；④由于口呼吸时空气长期刺激牙龈黏膜，患儿可出现牙龈肿胀、增生等情况。由口呼吸不良习惯造成的高角面型称口呼吸面容，又称腺样体面容。（图11-3-1，图11-3-2）

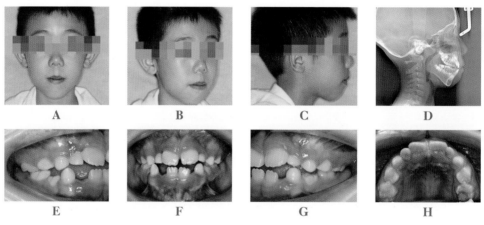

图11-3-1 儿童口呼吸不良习惯造成的高角长面型（前牙开𬌗，上牙弓狭窄）
A-C. 面像；D. 头侧位片；E-H. 口内像

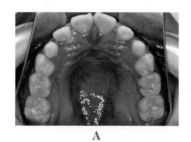

图11-3-2 儿童口呼吸不良习惯造成的V形牙弓
A. V形上牙弓；B. 垂直高角面型

儿童口呼吸不良习惯不仅影响牙颌面发育，由于呼吸道狭窄阻塞，血氧浓度较低，脑部供氧不足，夜间睡眠质量差，其还可对儿童全身生长发育及智力发育造成一定影响。患儿与同龄人相比显得身材矮小、黑眼圈明显、日常生活精力不足、精神涣散、暴躁易怒、学习注意力不集中、多动、学习成绩差，有时甚至被误诊为注意力缺陷多动症。

## 儿童口腔不良习惯阻断性矫治原理及矫治器临床应用

2. 儿童口呼吸不良习惯的诊断要点。

（1）面型检查：明显的口呼吸不良习惯患儿的面型多瘦窄，显示出垂直生长型的趋势，唇闭合不全，张口呼吸。

（2）X线头侧位片检查：常见增生腺样体、扁桃体阻塞口鼻咽腔气道（图11-3-3）。

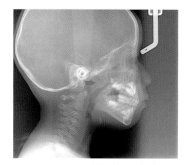

图11-3-3　腺样体肥大患儿
典型头侧位片

（3）儿童口呼吸功能检查：可通过气动试验、口镜试验及鼻孔动度观察进行。气动试验：取一小束棉花或小纤维放置于两鼻孔前，观察呼吸时其震动情况，以判断鼻通气情况。口镜试验：将口镜平放在患儿两鼻孔前，观察镜面上是否因通气而出现雾状潮湿面，对于口呼吸患儿，口镜无雾状潮湿面。鼻孔动度观察：嘱患儿闭口呼气及吸气，观察其鼻孔径的变化。通常鼻咽呼吸道阻塞患儿在呼气和吸气时鼻孔大小、形态有明显改变，而如果发现其改变不明显或无改变，则提示为部分口呼吸或完全口呼吸。

（4）口呼吸患儿的舌姿势检查：①舌扁平前伸，舌尖位于下切牙后，处于下前位，常见于口呼吸前牙反𬌗患儿；②舌扁平后缩，常见于Ⅱ类错𬌗畸形口呼吸患儿。

### （三）儿童口呼吸不良习惯阻断矫治器的治疗原理及临床应用

儿童口呼吸不良习惯的临床治疗中，首先应检查患儿有无呼吸道阻塞情况，若有鼻炎等慢性或急性鼻呼吸道疾病，需请耳鼻喉科医生会诊，及时治疗。若扁桃体或腺样体肿大，则根据具体情况进行相应治疗，必要时应切除过大的扁桃体和腺样体。

针对儿童口呼吸不良习惯进行阻断性治疗，矫治器使用的主要目的是纠正儿童的口呼吸不良习惯，其是一种辅助性治疗。因此，待儿童鼻咽腔呼吸道完全通畅后，才能开始利用矫治器治疗口呼吸不良习惯。

1. 不透气口罩纠正儿童口呼吸不良习惯。

对于年幼的口呼吸不良习惯患儿，在畸形尚不严重时，除教育其不用口呼吸外，在鼻通气正常的情况下可用不透气的特制口罩纠正其口呼吸不良习惯。在口罩中放置一层塑料薄膜，使口罩不能透气。口罩只遮盖患儿口部，露出鼻部，迫使其用鼻呼吸，纠正口呼吸不良习惯。

儿童除了进食及运动时，全天可佩戴不透气口罩。持续时间越长，效果越好。疗程1-3个月。

2. 前庭盾矫治器纠正儿童口呼吸不良习惯。

前庭盾制作方法：由2~3mm厚的塑料制成，其形状、大小与患儿前庭一致，两端止于第一磨牙远中，上下缘伸展至距黏膜转折2~3mm处，左右两端应略宽于第一磨牙，仅其前份与上前牙唇面接触，当唇颊肌收缩时有压上前牙向舌侧的作用。为了取戴方便并加强唇肌训练，在前庭盾的前方可放置圈形不锈钢丝拉钩。（图11-3-4）

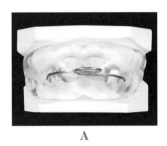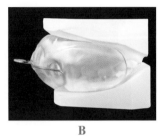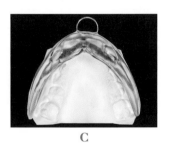

图11-3-4　带拉钩的前庭盾
A. 正面观；B. 侧面观；C. 拾面观

前庭盾可封闭口腔的通道，使患儿停止口呼吸而改用鼻呼吸。此外，夜间睡觉时可在上下唇闭合后粘贴胶布或佩戴弹力绷带辅助唇闭合，避免患儿入睡后口呼吸。

3. 儿童口呼吸不良习惯的唇肌训练。

患儿还应加强唇肌训练，针对口呼吸所引起的各种畸形，采用相应方法进行矫治。

（1）抿纸唇肌训练：对口呼吸唇闭合不全的口呼吸患儿，可在上下唇间抿纸以训练唇肌张力。上下唇自然接触，含住纸片，唾液张力有助于上下唇保持闭合，不用刻意闭唇。抿纸训练，1小时/天，疗程3~6个月。对于上唇过短或唇肌张力过大患儿，治疗可延长到1年。（图11-3-5A）

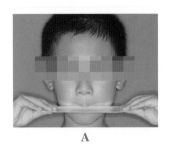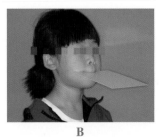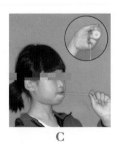

图11-3-5　口呼吸不良习惯患儿唇肌训练
A. 抿纸唇肌训练；B. 含金属片唇肌训练；C. 含纽扣唇肌训练

（2）含塑料/金属片唇肌训练：口呼吸唇闭合不全患儿，可在学习时间在上下唇间夹持有一定重量、光滑的硬塑料片或金属片，当上下唇张开时，所夹持的硬塑料片或金属片便会掉落，以提示患儿闭唇呼吸。含塑料/金属片唇肌训练，1小时/天，疗程3-6个月。（图11-3-5B）

（3）含纽扣唇肌训练：口呼吸唇闭合不全患儿，还可用弹力线拴一纽扣，将纽扣放置于切牙唇面前庭部，用唇将纽扣含住，以牵拉纽扣不脱出为宜，训练上下唇闭合。纽扣训练，每次含纽扣弹力牵拉20下，每天3次，疗程3-6个月。（图11-3-5C）

口呼吸不良习惯的唇肌训练的其他方法：吹口哨训练、吹笛训练、吹喇叭训练等，均可达到训练唇肌的目的。

## 四、儿童下颌前伸习惯的临床治疗

### （一）儿童下颌前伸习惯的病因

儿童下颌前伸习惯在幼儿中比较多见，但不一定导致儿童错𬌗畸形。

下颌前伸动作的完成，主要是下颌前伸肌（翼外肌）收缩的结果。长期前伸下颌，则翼外肌的前伸肌群张力增强，使下颌处于前伸的位置，形成前牙反𬌗及下颌前突畸形（图11-4-1）。前牙反𬌗形成以后，上下前牙的锁结关系又使下颌不能后退，导致下颌过度生长，抑制上颌生长，产生上下颌骨关系异常的生长发育恶性循环，长期作用下会造成反𬌗畸形甚至骨性反𬌗畸形。

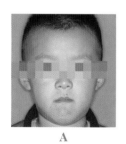 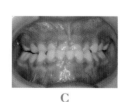 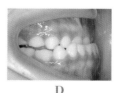

图11-4-1　儿童下颌前伸习惯（乳前牙反𬌗）
A-B. 面像；C-D. 口内像

### （二）儿童下颌前伸习惯的临床表现

儿童下颌前伸习惯可导致患儿前牙反𬌗、后牙反𬌗、偏𬌗、上颌发育不足、下颌发育过度、凹面型、颞下颌关节病等牙颌面异常。

临床上多见不良喂养姿势造成的习惯性下颌前伸，因患儿吮吸奶瓶或母乳时多采用仰卧位，患儿必须前伸下颌才能完成吮吸动作，久而久之就形成了习惯性下颌前伸（图

11-4-2）。

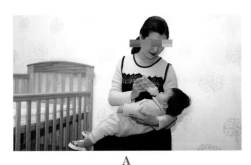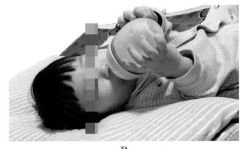

图11-4-2　喂养姿势

A. 正确母乳喂养姿势；B. 儿童不良奶瓶姿势

乳尖牙磨耗不足也可造成下颌功能性前伸。部分患儿因严重龋坏或外伤而多数后牙疼痛或缺失，无法用后牙咀嚼进食，需前伸下颌用前牙切咬食物，这也可造成习惯性下颌前伸。

有的患儿因呼吸道疾病而通气不畅，需前伸下颌进行呼吸。有的患儿哭泣时会前伸下颌。还有的患儿因模仿他人动作而形成下颌前伸习惯。

### （三）儿童下颌前伸习惯阻断矫治器的治疗原理及临床应用

首先，在早期应杜绝不正确喂养姿势。其次，医生和患儿家长应引导、劝说患儿纠正下颌前伸习惯。最后，加强儿童口腔健康维护，及早去除可引起儿童各种口腔不良习惯的口腔疾病。

对于有顽固的下颌前伸习惯、经说服教育仍不能自行改正者，可用矫治器纠正。

1. 儿童头帽颏兜矫治器。

儿童头帽颏兜矫治器组成详见第四章。

头帽颏兜矫治器应每天佩戴4小时以上，强调在儿童清醒时佩戴，以阻断儿童下颌前伸习惯（图4-1-16）。

2. 反式唇弓粭垫双曲舌簧矫治器。

反式唇弓粭垫双曲舌簧矫治器结构详见第四章。

对于下颌前伸的乳牙反粭畸形患儿，反向唇弓可控制下颌前伸（图4-2-15）。

当乳牙反粭矫治结束后，调磨后牙粭垫，继续延长反式唇弓粭垫双曲舌簧矫治器佩戴时间，保持下颌位置不前伸。疗程3-6个月。

该矫治器在阻断儿童下颌前伸的同时，应检查咬合情况，调磨去除粭干扰。

3. 儿童下颌前伸习惯的肌功能训练。

儿童做下颌后退的肌功能训练，以辅助及保持下颌前伸矫治器治疗效果的稳定。患儿家长/医生协助患儿强迫下颌后退：支撑患儿头部，使患儿放松下颌肌群，家长或医生手扶患儿下颌后退，慎重用力，400-500g，每次后退练习20次左右，至肌肉和颞颌关节酸胀为止，3次/天。训练2-3个月常可取得良好的效果。

## 五、儿童偏侧咀嚼习惯的临床治疗

### （一）儿童偏侧咀嚼习惯的病因

一侧后牙区存在严重龋坏、牙周病、多颗牙缺失、乳恒牙替换异常（如乳磨牙早失）或严重错𬌗畸形（锁𬌗、侧方开𬌗、上下牙弓形态大小不调等）而导致单侧后牙不能正常咬合，无法行使正常咀嚼功能，只能由健侧后牙来承担所有咀嚼功能，久而久之就形成了偏侧咀嚼习惯。

### （二）儿童偏侧咀嚼习惯的临床表现

1. 儿童偏侧咀嚼对颅面颌骨发育的影响。

（1）儿童长期单侧咀嚼可使颌面下部咀嚼侧发育过度、非咀嚼侧发育不足，咀嚼侧咀嚼肌、翼内肌发达，非咀嚼侧咀嚼肌、翼内肌张力不足。咀嚼侧下颌升支及下颌骨体发育过大、非咀嚼侧下颌升支及下颌骨体发育不足，下颌骨向非咀嚼侧偏斜，下颌中线及颏点也偏向非咀嚼侧。由于下颌骨向非咀嚼侧偏斜，面下1/3大小不对称，废用侧小而显得较咀嚼侧丰满（图11-5-1）。

（2）由于后牙龋坏、牙周炎、替牙障碍、严重骨性错𬌗畸形造成的上下咬合障碍，下颌只能向一侧偏斜以获得咬合功能的情况称偏侧咀嚼。不同于单侧咀嚼，它更多的是患儿功能的被动选择。下颌偏斜侧咀嚼肌及翼内肌发达，非咀嚼侧由于下颌偏斜的刺激，下颌骨及升支更大，下颌中线及颏点偏向咀嚼侧，面下1/3咀嚼侧更丰满（与单侧咀嚼不同）（图11-5-2）。

2. 儿童偏侧咀嚼对咬合关系的影响。

由于下颌骨的偏斜，咀嚼侧与非咀嚼侧咬合关系不对称：①偏侧咀嚼患儿的咀嚼侧后牙趋于近中关系，而非咀嚼侧的后牙趋于远中关系（图11-5-1）；②偏侧咀嚼患儿的咀嚼侧后牙趋于远中关系，而非咀嚼侧的后牙趋于近中关系。长期偏侧咀嚼习惯可能导致上下中线不齐、偏侧后牙反𬌗。长期单侧咀嚼可造成偏颌畸形。

由于偏侧咀嚼儿童咀嚼侧具有正常的生理功能，故该侧的牙齿具有良好的自洁作用；

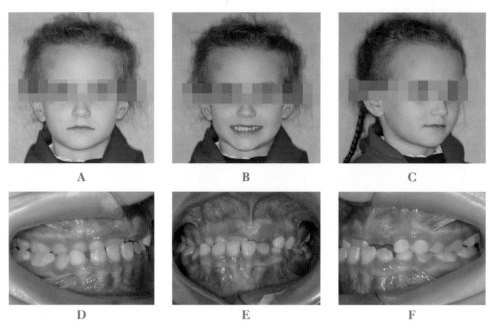

图11-5-1　儿童单侧咀嚼（左侧为咀嚼侧，下颌右偏，右侧为非咀嚼侧，面部丰满）
A-C. 面像；D-F. 口内像

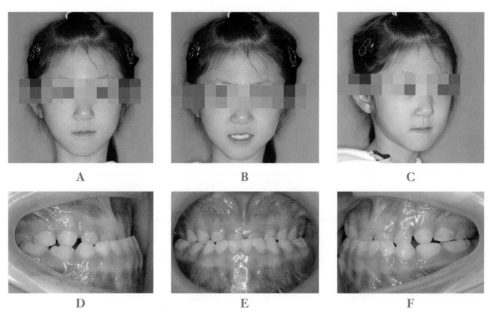

图11-5-2　儿童偏侧咀嚼（左侧废用，下颌右偏，右侧为咀嚼侧，面部更丰满）
A-C. 面像；D-F. 口内像

而非咀嚼侧由于咀嚼功能低下，故牙齿缺乏良好的自洁作用，常常可见牙垢以及牙结石的堆积，易导致龋病和牙周病的发生。

（三）儿童偏侧咀嚼习惯阻断矫治器的治疗原理及临床应用

对于儿童偏侧咀嚼习惯，首先，应尽早治疗乳牙列的龋齿，拔除残冠残根，去除殆干扰，修复缺失牙等，并嘱患儿必须双侧咀嚼，改正单侧咀嚼习惯。其次，应及时采用矫治器纠正不良习惯、矫治错殆畸形，保持患儿口腔功能、形态、结构的稳定。

1. 儿童功能性间隙保持器。

儿童功能性间隙保持器适用于乳牙早失、单侧后牙咬合功能缺失的儿童，如存在偏侧咀嚼习惯，可选用活动或固定义齿性功能间隙保持器（图11-5-3）。

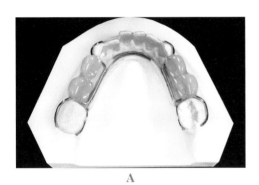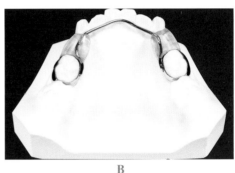

A        B

图11-5-3　儿童功能性间隙保持器
A. 活动功能性间隙保持器；B. 固定功能性间隙保持器

儿童功能性间隙保持器的应用详见第十二章。

2. 儿童后牙斜面导板矫治器。

儿童后牙斜面导板矫治器适用于功能性下颌偏斜导致的儿童偏侧咀嚼，可作为下颌位置纠正的辅助治疗。

矫治器的结构：儿童后牙斜面导板矫治器分上颌后牙斜面导板矫治器和下颌后牙斜面导板矫治器。该矫治器为活动基托式矫治器，后牙斜面导板位置：①上颌后牙斜面导板在非偏斜方向侧做引导下颌位置的斜面导板；②下颌后牙舌侧导板做在偏斜方向舌侧，利用偏斜方向侧后牙舌侧牙弓阻挡下颌偏斜；③下颌后牙颊侧导板做在非偏斜方向颊侧，利用非偏斜方向侧上颌后牙颊侧牙弓阻挡下颌偏斜（图11-5-4）。

矫治器的临床应用：在儿童错殆畸形矫治的前提下，配合后牙斜面导板矫治器治疗。该矫治器不影响错殆畸形的矫治，除了进食时应全天佩戴，复诊检查下颌偏斜纠正情况，做适当斜面调节。根据下颌偏斜发育及面部肌肉功能不对称情况，疗程为6-12个月。

3. 从儿童单侧咀嚼的机制上看，除了下颌单侧咀嚼初期不需要进行错殆畸形矫治，对于多数严重错殆畸形造成的偏侧咀嚼，不能单纯使用偏侧咀嚼矫治器治疗，而应利用儿

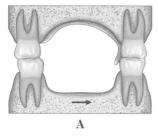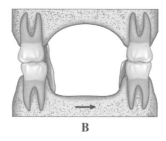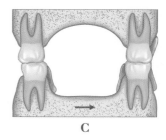

图11-5-4　后牙斜面导板位置（下颌向右偏斜）

A. 上颌后牙斜面导板置于左侧；B. 下颌后牙舌侧导板置于右侧上下牙弓舌侧；C. 下颌后牙颊侧
导板置于左侧后牙上下牙弓颊侧

童偏侧咀嚼矫治器与错𬌗畸形矫治器同时治疗，如：

①单侧上颌扩弓矫治器联合下颌后牙斜面导板矫治器治疗；

②功能矫治器联合扩弓矫治器治疗；

③上颌单侧扩弓矫治器联合下前牙交互牵引矫治器治疗；

④上下后牙交互牵引矫治器联合治疗；

⑤扩弓矫治器联合局部固定矫治器治疗；

⑥口内矫治器联合口外牵引治疗。

另外，儿童咀嚼功能引导及训练也非常必要，可加强非咀嚼侧肌力训练和保持两侧咀嚼的良好习惯。

## 六、儿童不良唇习惯的临床治疗

### （一）儿童不良唇习惯的病因

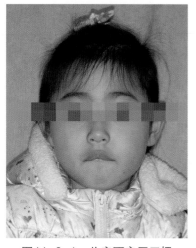

图11-6-1　儿童不良唇习惯

儿童不良唇习惯多发生在6~15岁，在女孩中较多见，且以吮下唇最为常见。

起初儿童可能是因为情绪原因而出现咬唇动作，但如果长期存在即可形成咬唇习惯。不良唇习惯可单独存在，也可伴有吮指习惯等其他口腔不良习惯（图11-6-1）。

### （二）儿童不良唇习惯的临床表现

1. 医生可通过视诊及问诊，观察患儿唇状态及不自主唇动作，以及通过病史了解其在平常唇运动时表现出的不良唇习惯。

2. 儿童吮咬上唇或下唇时，因异常压力不同，造成的错𬌗畸形也不一样。

（1）吮咬下唇时：①上前牙受向前的唇向压力而前突，下前牙受向后的舌向压力而内倾，上牙列出现间隙，前牙深覆𬌗深覆盖；②下牙弓前段发育不足，下牙列拥挤；③下颌后缩（图11-6-2）。

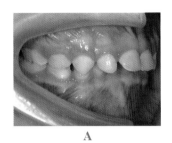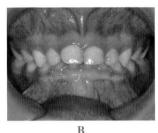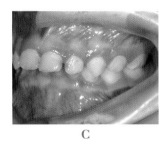

A           B           C

图11-6-2　儿童吮咬下唇习惯临床表现（前牙深覆𬌗深覆盖，上前牙间隙，下颌后缩）
A. 右侧观；B. 正面观；C. 左侧观

（2）吮咬上唇时：①上前牙受向后的力而内倾、拥挤；②下前牙受向前的力而前突；③吮咬上唇时下颌常前伸，易导致前牙反𬌗、下颌前突，近中错𬌗畸形。

### （三）儿童不良唇习惯阻断矫治器的治疗原理及临床应用

对患儿除应进行说服教育外，常需辅以破除不良习惯的矫治装置，存在咬上唇习惯时可用上唇挡矫治器；存在咬下唇习惯时，可用下唇挡矫治器或腭网/腭刺矫治器。矫治器结构及应用详见本章儿童不良吮吸习惯部分。

若咬唇不良习惯导致下颌后缩、下颌前伸、下颌偏斜，则应在唇挡矫治器之外合并使用相应矫治器。白天佩戴唇挡矫治器，晚上佩戴相应功能矫治器。

## 七、儿童夜磨牙习惯的临床治疗

### （一）儿童夜磨牙习惯的病因

大约15%的儿童和青年人有一定程度的夜磨牙习惯。目前对夜磨牙的病因学争论较多，主要集中在牙源性的𬌗因素及精神因素两个因素上。此外，有研究表明夜磨牙与睡眠姿势有一定关系，特别是俯卧位时，下颌受到头部的压力，而此时全身肌肉处于放松状态，下颌为了摆脱受到的压力，即产生磨合，从而形成夜磨牙。

（二）儿童夜磨牙习惯的临床表现

儿童夜磨牙习惯可造成咬合关系紊乱、牙列过度磨耗及牙颌畸形。

1. 儿童牙齿过度磨损，可能出现牙尖消失、咬合面变平、窝沟变浅甚至消失、牙本质暴露、牙髓暴露等情况。夜磨牙严重致牙本质暴露者表现为牙齿对机械刺激或冷、热、酸、甜等物理、化学刺激敏感，更甚者会出现牙髓或根尖周炎症。磨牙严重可导致前牙深覆𬌗。

2. 夜磨牙患儿咀嚼肌长期处于紧张状态，其可能出现咀嚼肌疲劳、疼痛等症状。夜磨牙致严重口周肌肉疲劳、痉挛也会影响颞下颌关节健康，严重时甚至引发头痛、颈部肌肉疼痛。

3. 夜磨牙患儿可同时伴有睡眠质量差、记忆力减退、精神恍惚等症状，甚至出现焦虑、抑郁等心理问题。

（三）儿童夜磨牙习惯阻断的治疗原理与临床应用

1. 儿童夜磨牙临床𬌗重建治疗。

按照儿童夜磨牙病因，临床去除不良咬合能阻断夜磨牙。

（1）儿童夜磨牙保护𬌗垫矫治器。

儿童夜磨牙保护𬌗垫矫治器适用于儿童夜磨牙导致的前/后牙过度磨耗。

该矫治器用2.5-3.0mm合成透明膜片压制，可做成上/下颌后牙𬌗垫或全牙列𬌗垫（图11-7-1，图11-7-2）。

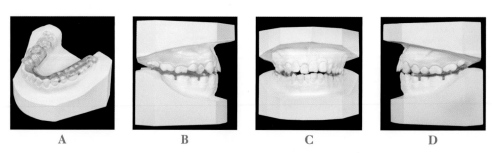

**A**　　　　**B**　　　　**C**　　　　**D**

图11-7-1　儿童下颌夜磨牙后牙保护𬌗垫
A. 𬌗面观；B. 右侧观；C. 正面观；D. 左侧观

儿童夜磨牙保护𬌗垫矫治器晚上佩戴。

（2）上/下颌前牙平面导板矫治器。

上/下颌前牙平面导板矫治器适用于儿童上下紧咬牙及夜磨牙病例。前牙平面导板使后牙脱离接触，咬合时上下前牙接触前牙平面导板，松弛咀嚼肌，缓解肌肉及颞下颌关

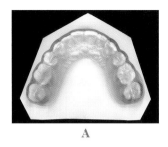 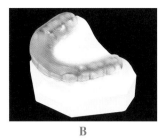 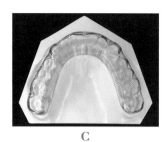

图11-7-2　儿童上颌夜磨牙全牙列保护𬌗垫
A. 软胶型；B. 软硬胶合成型；C. 硬胶型

节症状。

该矫治器结构详见第七章（图11-7-3）。

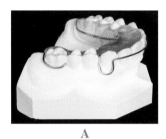 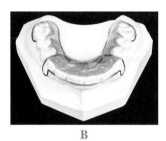 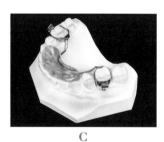

图11-7-3　上颌活动/固定前牙平面导板矫治器
A-B. 上颌活动前牙平面导板矫治器；C. 上颌固定前牙平面导板矫治器

该矫治器除进食外可全天佩戴，也可只在晚上佩戴。

（3）缺损牙修复、咬合障碍调磨和错𬌗畸形正畸治疗等手段，也是解除𬌗干扰、建立良好的𬌗平衡、减轻或消除夜磨牙的方法，疗效因人而异。

2. 儿童夜磨牙的心理和行为学治疗途径。

嘱患儿消除精神紧张、缓解情绪压力对夜磨牙的治疗有正面效应；心理方面的自我暗示和催眠对夜磨牙也均有一定的疗效。

3. 儿童夜磨牙治疗的其他方法。

改善睡眠姿势，特别是注意避免俯卧位和侧卧位的睡眠姿势，对儿童夜磨牙有明显的改善作用。

按摩咀嚼肌对儿童夜磨牙有一定的疗效，每次患儿夜磨牙发作时，家长可使用拇指和中指卡在患儿的双侧咀嚼肌上轻轻按摩，可旋转或上下左右移动按摩，直至患儿停止磨牙，再轻轻按摩1分钟左右，注意尽量不要惊醒患儿。

另外，加强儿童全身健康、营养均衡等对儿童夜磨牙的治疗也有帮助。

## 八、儿童运动护齿套原理及临床应用

### （一）儿童运动护齿套的原理

运动护齿套是一种佩戴于口腔内覆盖牙及其周围软组织表面，用于防止或减轻外力对牙、口腔软组织、唇及颌骨等结构损伤的保护装置（图11-8-1）。通常情况下，运动护齿套由软弹性材料制成，如乙烯-醋酸乙烯酯共聚物（Ethylene-vinyl Acetate，EVA）、丙烯树脂、乳胶橡胶、聚氨酯、聚氯乙烯或硅橡胶，对外力具有一定的削减或缓冲作用，常佩戴于上牙弓，也有少部分运动护齿套佩戴于下牙弓或上下牙弓。

儿童活泼好动、喜好各种运动，但是运动平衡力较差，常在运动时发生摔倒等意外。

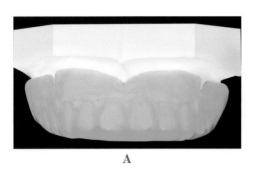
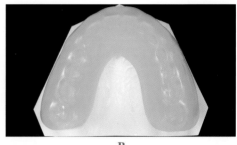

图11-8-1　运动护齿套
A. 正面观；B. 㛇面观

特别是7~9岁儿童运动外伤频发，造成乳恒牙外伤及牙槽骨骨折，甚至造成严重上下颌骨骨折。使用儿童运动护齿套可显著减少运动过程中外力对牙、颌骨、牙龈及唇部软组织造成的损伤，并降低运动致牙颌面外伤的严重程度。

英国牙科学会（The British Dental Association）及国际运动牙科学会（International Academy of Sports Dentistry）均建议所有参与接触性体育运动的人都佩戴运动护齿套。

### （二）儿童运动护齿套的临床应用

1. 运动护齿套的分类。

运动护齿套通常分为以下三种类型：

（1）成品运动护齿套：运动用品商店或网络平台售卖的成品运动护齿套，通常有不同大小型号可供选择。成品运动护齿套是提供保护能力最弱的运动护齿套。

（2）热塑形运动护齿套：英文中也被称为"Boil and Bite"运动护齿套，即将热塑护齿套材料在热水中加热以后，放入口内，通过牙齿上下咬合及吮吸动作使护齿套塑形。多数使用者表明此类运动护齿套无法很好地覆盖所有磨牙。

（3）个性化运动护齿套：需要口腔医生制取患儿牙列模型，再通过真空热塑加工制作。个性化运动护齿套贴合牙列，佩戴较舒适，且可最大程度为口腔颌面部组织提供保护，因此为大多数口腔医生所推荐。

2. 运动护齿套的作用。

运动护齿套可从多个方面防止或者减轻运动时外力造成的意外损伤，主要包括以下几个方面的作用。

（1）防止牙脱位及牙折：运动护齿套佩戴于口腔内以后，上下牙弓脱离咬合接触，其软弹性材料可在口腔颌面部组织受到外力冲击时起到缓冲作用，吸收外力或改变外力传导方向，防止或减轻损伤。

（2）防止软组织撕裂伤及穿通伤：运动护齿套覆盖于牙列表面，具有一定的弹性，外力作用下其可起到一定的缓冲作用，防止牙齿对口腔软组织造成损伤。

（3）防止颌骨骨折：运动护齿套可吸收外力或改变外力传导方向，稳定下颌骨，避免外力作用时下颌突然关闭产生过重撞击造成颌骨骨折。

（4）防止脑震荡：运动护齿套可吸收外力或改变外力传导方向，稳定下颌骨，避免外力直接传导至颅骨组织造成脑震荡。

3. 佩戴运动护齿套的注意事项。

（1）初戴运动护齿套时患儿可能稍有不适，出现黏膜红肿、溃疡等现象。

（2）运动护齿套可能对部分患儿的语言功能造成一定影响。

（3）鼻通气不畅的患儿可能发生呼吸受阻，应慎重使用运动护齿套。

（4）患有颞下颌关节疾病的患儿佩戴运动护齿套后其关节症状可能加重。

（5）运动护齿套表面可能易附着菌斑，且阻碍唾液发挥防龋作用。饮用含糖饮料后佩戴运动护齿套，可能增加患龋风险，因此建议儿童在佩戴运动护齿套前后对口腔及护齿套进行清洁。

（刘人恺　尹星　田玉楼）

# 附录1 儿童正畸口腔不良习惯矫治器特殊设计

### 1. 活动基托式唇挡矫治器

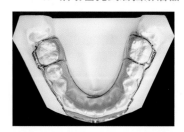

附11-1-1

该矫治器使用后牙箭头卡环固位，下颌唇挡焊接于箭头卡环上。

### 2. 下颌𬌗垫式活动唇挡矫治器

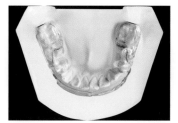

附11-1-2

该矫治器在活动唇挡矫治器的基础上，增加了下颌后牙𬌗垫，用于在使用其他矫治器同时需要打开前牙咬合的情况。

### 3. 上颌固定腭栅矫治器

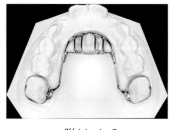　　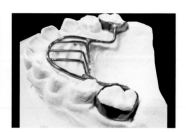

附11-1-3　　　　　　　　　附11-1-4

该矫治器从固位的双侧带环延伸出不锈钢丝连接位于前腭部的腭栅，腭栅由前后两根横向连接钢丝及垂直于连接丝的钢丝组成，其共同组成突向口腔约6mm高度的矫治器腭顶结构。该矫治器适用于儿童舌肌训练及伸舌不良习惯的纠正；也可用于有吮指习惯的患儿，当患儿手指无意识伸入口腔内接触腭栅时，腭栅可提示患儿将手指拿出。

4. 下颌固定插销式唇挡矫治器

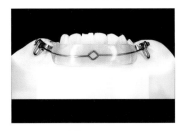

该矫治器下后牙带环处设置方形颊管，唇挡可通过弯制的钢丝插入颊管内，下唇挡带可调节的垂直曲，适用于有咬下唇不良习惯的儿童，除此之外，也可用于需要增强后牙支抗、推下磨牙向后的治疗。该矫治器排开了下唇肌，有助于下前牙唇向倾斜。

附11-1-5

5. 上颌活动式单侧颊屏扩弓矫治器

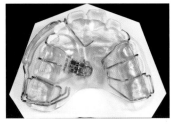

当一侧颊肌力量过强时，可使用单侧颊屏排开该侧颊肌，促进该侧牙弓的扩大。该矫治器在单侧后牙扩弓矫治器的基础上增加了单侧颊屏。

附11-1-6

# 附录2　典型病例

1. 活动扩弓式腭刺矫治器矫治乳牙列期不良舌习惯及吮指习惯

**治疗前面像**

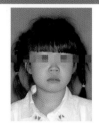
附11-2-1

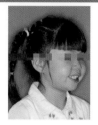
附11-2-2

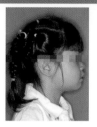
附11-2-3

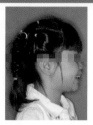
附11-2-4

**治疗前口内像**

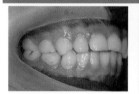
附11-2-5

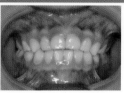
附11-2-6

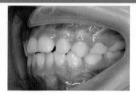
附11-2-7

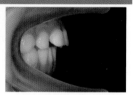
附11-2-8

**佩戴矫治器口内像**

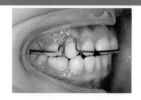
附11-2-9

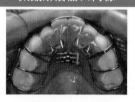
附11-2-10

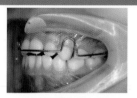
附11-2-11

**治疗后面像**

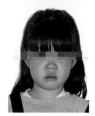
附11-2-12

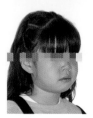
附11-2-13

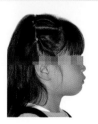
附11-2-14

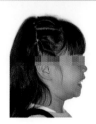
附11-2-15

**治疗后口内像**

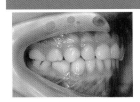 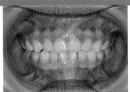 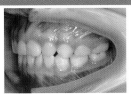 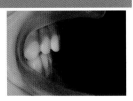

附11-2-16　　　　　　附11-2-17　　　　　　附11-2-18　　　　　　附11-2-19

　　患儿4岁，以"检查牙齿咬合情况"为诉求诊，无全身疾病史及家族遗传史。家长诉患儿奶瓶及奶嘴使用时间较长，1.5年前戒断奶瓶。临床检查为乳牙列期，乳前牙轻度开𬌗，上牙弓狭窄，患儿存在吐舌及吮拇指不良习惯。

　　方案设计：活动扩弓式腭刺矫治器。

　　临床治疗：矫治器除进食外全天佩戴，采用慢速扩弓，旋转螺旋扩弓簧1次/2周，复诊1次/月，复诊时缓冲舌侧基托，同时每次收紧双曲唇弓2mm。矫治过程中辅以舌肌功能训练，帮助建立正常吞咽动作。疗程为4个月，患儿建立前牙正常咬合接触，吐舌及吮拇指习惯改善。

（主诊医生：苏晓霞）

2. 固定式腭刺矫治器矫治乳牙列期不良舌习惯

| 治疗前面像 |
| --- |

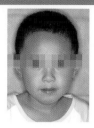 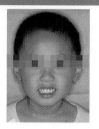 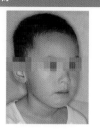 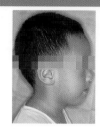

附11-2-20　　　　　附11-2-21　　　　　附11-2-22　　　　　附11-2-23

| 治疗前口内像 |
| --- |

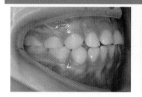 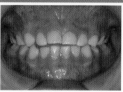 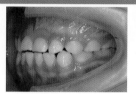 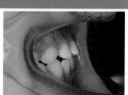

附11-2-24　　　　　附11-2-25　　　　　附11-2-26　　　　　附11-2-27

| 佩戴矫治器及治疗中口内像 |
| --- |

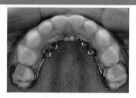

附11-2-28

| 治疗后面像 |
| --- |

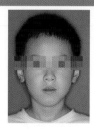 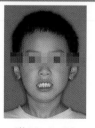 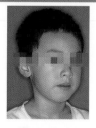 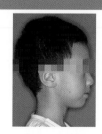

附11-2-29　　　　　附11-2-30　　　　　附11-2-31　　　　　附11-2-32

**治疗后口内像**

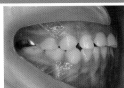
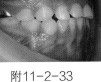

附11-2-33

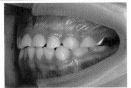

附11-2-34

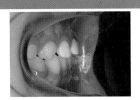

附11-2-35

　　患儿3.5岁，以"检查牙齿咬合情况"为诉求诊，无全身疾病史及家族遗传史。临床检查为乳牙列期，乳前牙轻度开𬌗，患儿存在吐舌习惯。

　　方案设计：固定式腭刺矫治器。

　　临床治疗：矫治器全天佩戴，矫治过程中辅以舌肌功能训练，帮助建立正常吞咽动作。疗程为6个月，患儿吐舌习惯改善，建立正常前牙咬合接触。不良习惯解除后，拆除固定式腭刺矫治器。

（主诊医生：苏晓霞）

3. 固定唇挡矫治器矫治乳牙列期咬下唇不良习惯

**治疗前面像**

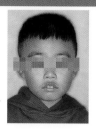
附11-2-36

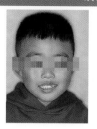
附11-2-37

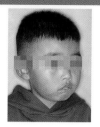
附11-2-38

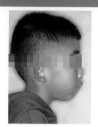
附11-2-39

**治疗前口内像**

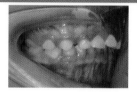
附11-2-40

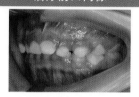
附11-2-41

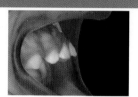
附11-2-42

**佩戴矫治器口内像**

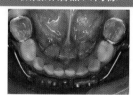
附11-2-43

**治疗后面像**

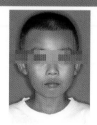
附11-2-44

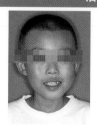
附11-2-45

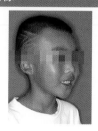
附11-2-46

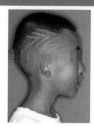
附11-2-47

**治疗后口内像**

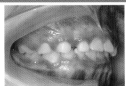 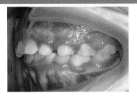 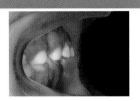

| 附11-2-48 | 附11-2-49 | 附11-2-50 |

　　患儿4岁，以"咬下唇习惯"为诉求诊，无全身疾病史，其母亲有上颌前突畸形。临床检查为乳牙列期，重度前牙深覆盖，上前牙唇向倾斜、下前牙舌向倾斜，存在咬下唇和口呼吸不良习惯。

　　方案设计：Ⅰ期纠正咬下唇不良习惯，Ⅱ期7~9岁纠正前牙深覆𬌗深覆盖。固定式下颌唇挡矫治器纠正咬下唇习惯。

　　临床治疗：矫治器全天佩戴，复诊1次/月，可通过双侧U形曲加力进一步打开唇挡，以利于舌肌作用下下前牙唇向移动。疗程为8个月。患儿咬下唇不良习惯得到纠正，上前牙在唇肌作用下少量内收，前牙覆𬌗覆盖及患儿侧貌改善。去除固定下唇挡，继续进行口周肌功能训练，改善口呼吸不良习惯，定期复查至替牙列初期，择期纠正前牙深覆𬌗深覆盖。

（主诊医生：苏晓霞）

4. 前庭盾矫治器矫治替牙列期口呼吸不良习惯

**治疗前面像**

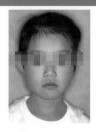
附11-2-51

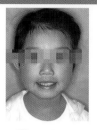
附11-2-52

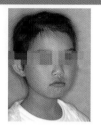
附11-2-53

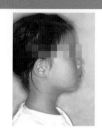
附11-2-54

**治疗前口内像**

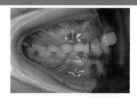
附11-2-55

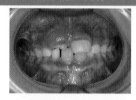
附11-2-56

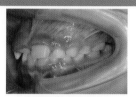
附11-2-57

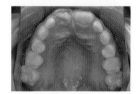
附11-2-58

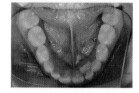
附11-2-59

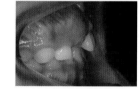
附11-2-60

**佩戴矫治器口内像**

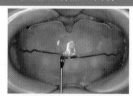
附11-2-61

**治疗后面像**

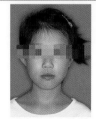
附11-2-62

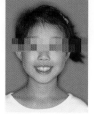
附11-2-63

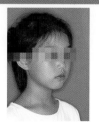
附11-2-64

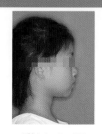
附11-2-65

## 治疗后口内像

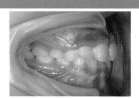

附11-2-66

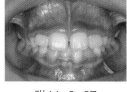

附11-2-67

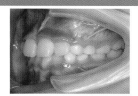

附11-2-68

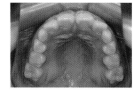

附11-2-69

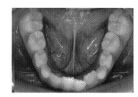

附11-2-70

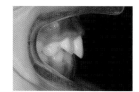

附11-2-71

　　患儿6.5岁，以"张口呼吸"为诉求诊，曾有"过敏性鼻炎"病史2年，药物治疗中，无全身疾病史。临床检查为替牙列期，轻度深覆盖，上颌腭盖高拱，下牙弓狭窄，32牙舌向错位萌出，72牙滞留，下牙列拥挤。扁桃体Ⅱ度肿大，存口呼吸不良习惯；微凸面型，轻微唇闭合不全。X线头侧位片未见明显腺样体肥大。

　　方案设计：拔除滞留72牙，制作带拉环训练式前庭盾矫治器，并建议患儿于耳鼻喉科进一步诊疗扁桃体肿大。

　　临床治疗：前庭盾矫治器辅助口唇肌功能训练，20-30分钟/天，夜间睡觉时佩戴矫治器，上下唇闭合后粘贴胶布辅助唇闭合，复诊1次/月，疗程为6个月。前庭盾矫治器治疗后可见牙弓宽度增加、口周肌张力增强，牙列拥挤及患儿侧貌改善，口呼吸不良习惯纠正。

（主诊医生：苏晓霞）

# 第十二章

# 间隙管理Ⅰ：间隙保持

乳牙列的完整和正常形态是保持乳牙弓的长度、宽度或牙弓弧形长度的基本条件，也是恒牙正常萌出和正常排列的重要保证。如果乳牙过早脱落，相邻的牙齿便会向间隙处移位或倾斜，使间隙变窄进而使牙弓长度减小，致使没有足够的位置供继承恒牙萌出，造成继承恒牙错位或阻生。乳磨牙早失也会破坏儿童咬合高度，造成对殆牙伸长，或咬合高度下降。不同部位的乳牙早失可能导致各种不同的错位或错殆。其中以乳磨牙早失，尤其是第二乳磨牙早失所引起的后果最为严重，其常引起第一恒磨牙前移或倾斜，使前磨牙错位或阻生。下颌乳尖牙缺失会造成下前牙内倾，挤占下尖牙萌出间隙，以及造成前牙深覆殆。第一恒磨牙萌出较早也常因龋病而早失，所造成的后果不亚于第二乳磨牙早失，其常使前磨牙向远中移位及第二恒磨牙向近中倾斜移位。因此，除特殊情况外，应及时保持或恢复缺失牙的间隙及其功能，使牙殆继续正常生长发育，以预防某些错殆畸形的发生。

## 一、儿童间隙保持的适应证

虽然间隙的保持非常重要，但并非所有乳牙早失间隙都需要保持。牙弓上因缺失乳牙而产生的不良后果，对恒牙的排列、正常殆关系的建立、颌骨的生长等都会产生一定的影响。但由于牙缺失的部位和时间不同，其影响也各有差异。因此在决定是否需要保持间隙时，必须拍摄X线片进行仔细检查和分析，凡有以下情况者，应当保持间隙。

（1）间隙内有继承恒牙而根尚未形成，不论有无骨质覆盖，都需要间隙保持。

（2）间隙内恒牙胚的牙根虽已形成1/3~1/2，但牙冠的殆面尚有骨质覆盖，表明还需一定时间才会萌出（超过6个月），此时需要间隙保持（图12-1-1）。

（3）间隙内恒牙的根已大部分形成，殆面虽无骨质覆盖，但间隙已明显缩小，恒牙将会或已经开始错位萌出或阻生，此时需要间隙保持或扩大。

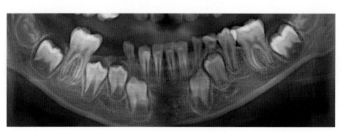

图12-1-1　44、45牙表面尚有骨质覆盖，牙萌出尚需6个月以上的时间（需要间隙保持）

（4）间隙内恒牙的根尚未形成或只小部分形成，但牙冠已开始过早萌出，此时需要间隙保持。

（5）从乳牙缺失部位上看，上下颌第二乳磨牙早失、上颌第一乳磨牙早失、下颌乳尖牙早失对继承恒牙萌出及正常咬合发育的影响最大，此时应该及时做间隙保持。

## 二、儿童间隙保持的非适应证

经X线片证实有以下情况者，可不必保持间隙。

（1）间隙区的继承恒牙胚牙根已形成1/2以上，殆面已无骨质覆盖，牙萌出时间预计在6个月以内，无须间隙保持。

（2）间隙区无继承恒牙胚存在，例如第二乳磨牙因龋病早失，而第二前磨牙先天缺失，如早失在第二恒磨牙萌出以前，可让第一恒磨牙向近中移动以关闭其间隙或供拥挤的恒前牙排齐。

（3）乳牙间隙大于继承恒牙的牙冠宽度，经定期观察间隙无缩小趋势者（图12-2-1）。

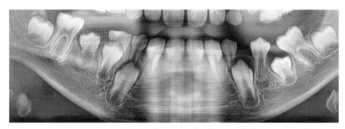

图12-2-1　45牙有足够间隙萌出（无须间隙维持）

（4）从乳牙早失部位上看，上颌乳前牙早失、下颌第一乳磨牙早失对牙弓长度、宽度的影响较小，可以先观察，暂不做间隙保持。若上颌乳前牙早失，造成相邻前牙近远中倾斜萌出，中线偏斜、上下中线不齐，影响前牙美观，则应做间隙保持。

## 三、儿童间隙保持器的作用和要求

保持间隙所用的装置称为间隙保持器，其应具有以下作用和达到一定要求。

①能保持间隙的一定宽度，即应保持间隙一定的近远中距离。如果间隙已经缩小，则应恢复间隙至一定宽度并保持。

②能保持间隙的一定高度，即防止对殆牙过度萌出。

③不妨碍间隙内恒牙萌出及牙槽高度的增长。

④不妨碍恒牙萌出时颌骨长度及宽度的正常生长。

⑤不妨碍对殆恒牙的正常萌出。

⑥不损伤口腔软硬组织的健康。

⑦不影响咀嚼时个别牙的功能运动。

⑧尽可能恢复缺失牙的正常功能，如发音及咀嚼功能等。

## 四、儿童间隙保持器的类型和应用

间隙保持器的类型很多，根据不同的设计原则，有如下分类形式：

①根据间隙保持器的作用，可分为：既可保持间隙又可恢复语言及咀嚼功能者称为功能性间隙保持器；只可保持间隙者称为非功能性间隙保持器。

②根据间隙保持器的固位方式，可分为：活动（或可摘式）间隙保持器及固定（或半固定）间隙保持器。活动（或可摘式）间隙保持器用树脂基托和不锈钢丝固位装置制作而成。固定（或半固定）间隙保持器由磨牙带环、不锈钢丝连接体、树脂基托制作而成。

活动（或可摘式）间隙保持器适用于单侧个别或多数乳牙早失以及双侧乳牙早失后间隙的保持。临床上常采用功能性间隙保持器设计，因它既能保持间隙的近远中距离，又能恢复早失牙或缺失牙的咀嚼功能，并能阻止对𬌗牙伸长，促进牙颌的生长。其既可用于保持乳前牙早失的间隙，还可恢复面部的形态和美观。功能性活动间隙保持器，实际上是一种小儿的"活动部分修复义齿"。其与成人活动修复义齿不同的是它没有支托设计，一般也可不用唇颊侧基托，以免妨碍恒牙胚、牙弓、牙槽及颌骨的正常生长发育。

固定（或半固定）间隙保持器比活动（或可摘式）间隙保持器佩戴方便，但修复口腔功能不易，其也是临床常用的间隙保持器。

### （一）儿童功能性活动间隙保持器

1. 儿童功能性活动间隙保持器的适应证和结构。

（1）儿童功能性活动间隙保持器的适应证。

此种保持器适用于替牙列期上下牙列各部位间隙的保持。一般在牙弓同一象限内有超过2颗乳牙缺失时选择这种保持器。

（2）儿童功能性活动间隙保持器的结构。

固位体设计：在选定的支抗牙上弯制箭头卡环或单臂卡环，连接体基托和后牙间隙部分均可用自凝塑料完成。带后牙修复体的间隙保持器能部分恢复口腔咀嚼功能。要特别强调的是，不同于成人活动修复义齿，功能性活动间隙保持器上不设计𬌗支托及颊侧基托。咀嚼时下沉的基托对患儿牙槽骨的生长有刺激作用。

前牙的间隙保持器可由白色塑料做成前牙外形，或选用成品人造牙冠修复，以保持牙列完整和美观。

2. 儿童功能性活动间隙保持器的优缺点。

（1）儿童功能性活动间隙保持器的优点。

①制作简单，取戴方便，有利于患儿口腔健康的维护。

②适用于单/双侧多颗乳牙早失的间隙保持，并有部分恢复口腔功能及美观的作用。

（2）儿童功能性活动间隙保持器的缺点。

①间隙保持器易损坏，需要患儿配合。

②固位力较小、过多乳牙缺失时，保持器固位不佳。

③活动保持器需要保持良好的清洁，否则易造成牙周刺激。

3. 儿童功能性活动间隙保持器的临床设计。

（1）个别乳磨牙（如第二乳磨牙）早失。

若第一乳磨牙正常或第一恒磨牙已萌出并有足够长度的临床牙冠，则可选用第一乳磨牙或第一恒磨牙为基牙安放固位卡环，间隙部位做义齿，以保持间隙（图12-4-1）。

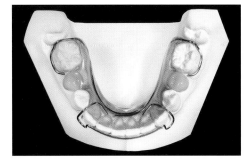

图12-4-1　单臂卡环式儿童功能性活动间隙保持器（保持下颌第二乳磨牙早失间隙）

（2）乳前牙早失时一般可在双侧后牙区设计固位卡环，或在前牙区设计双曲唇弓，并选用白色塑料做成前牙外形，或选用成品人造牙冠调磨成乳前牙形态以恢复前牙美观，保持间隙（图12-4-2）。

（3）多数乳磨牙（如第一、二乳磨牙）单侧或双侧早失。

临床间隙保持器设计：固位基牙选择双侧乳尖牙及双侧第一恒磨牙、第一恒磨牙、双侧乳尖牙及缺隙侧第一恒磨

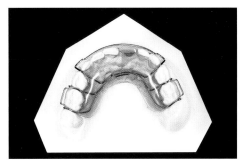

图12-4-2　第二乳磨牙箭头卡环、前牙双曲唇弓，成品人造牙冠修复前牙早失，保持乳前牙间隙

牙。固位卡环多选择第一恒磨牙箭头卡环、单臂卡环或球拍状卡环。缺隙区用成品或白色树脂进行义齿修复，无𬌗支托及颊侧基托。（图12-4-3）

（4）乳尖牙及乳磨牙（如乳尖牙、第一乳磨牙、第二乳磨牙）单侧或双侧早失。

临床间隙保持器设计：固位基牙选择恒前牙及单侧/双侧第一恒磨牙。固位卡环多选择第一恒磨牙箭头卡环、单臂卡环、球拍状卡环，前牙区设计双曲唇弓。缺隙区用成品或

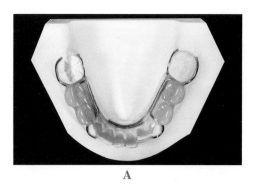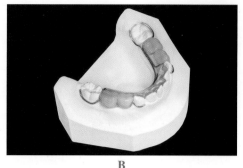

图12-4-3　儿童功能性活动间隙保持器（保持下颌双侧多数乳磨牙早失后间隙）
A. 𬌗面观；B. 斜侧面观

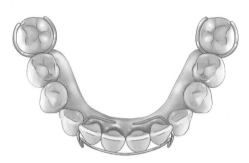

图12-4-4　乳尖牙及乳磨牙早失后临床功能性活动间隙保持器

白色树脂进行义齿修复，无𬌗支托及颊侧基托。（图12-4-4）

以上功能性活动间隙保持器设计简单，制作方便，但对牙弓及牙槽骨宽度和长度的生长有一定的限制作用。为了尽量减少这种限制，一般每半年观察一次，确定是否需要更换间隙保持器。

## （二）儿童简单基托式间隙保持器

儿童简单基托式间隙保持器是一种非功能性间隙保持器，可用于需要保持间隙的时间较短、恒牙即将萌出，或个别牙早失、间隙较小、不需要恢复咀嚼功能的乳牙早失患儿。儿童简单基托式间隙保持器可在间隙两端的邻牙上放置单臂卡环或纵簧，以保持其近远中距离

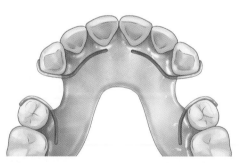

图12-4-5　儿童简单基托式间隙保持器
（保持乳牙早失后间隙）

（图12-4-5）。

## （三）儿童非功能性固定间隙保持器

对于非功能性固定间隙保持器，临床常设计为带环/全冠丝圈式间隙保持器，可单侧/双侧使用（图12-4-6）。非功能性固定间隙保持器通常用于单颗或两颗乳磨牙早失的间隙保持。其优点是设计制作简便、容易调节、对牙周创伤小、舒适、价格低廉，基本不

影响继承恒牙萌出。

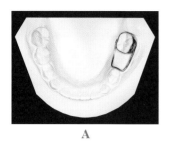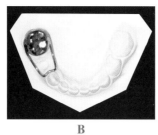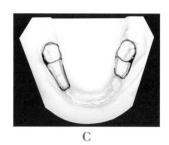

图12-4-6　带环/全冠丝圈式间隙保持器
A. 单侧带环丝圈式间隙保持器；B. 单侧全冠丝圈式间隙保持器；C. 双侧带环丝圈式间隙保持器

## （四）儿童非功能性舌弓间隙保持器

儿童非功能性舌弓间隙保持器是连接牙列双侧后牙的间隙保持器，用于上下颌双侧乳磨牙早失的间隙保持。舌弓用0.9~1.0mm不锈钢丝弯制，舌弓紧贴牙弓后牙牙冠非倒凹区及上下前牙舌隆突，与上下牙弓形态协调，末端焊接/插入在上下颌第一恒磨牙（或下颌第二乳磨牙）带环舌面或带环舌侧管中。舌弓远中于磨牙带环前各弯制一个U形曲。调节该曲，可少量推磨牙向远中及唇向倾斜上下前牙。若上下颌第一乳磨牙缺失，舌弓间隙保持器需在上下乳尖牙远中制作指簧，防止上下乳尖牙远中移动。另外，对于插销式舌弓，可调整其宽度及末端与磨牙牙冠关系，可纠正轻度的磨牙间宽度不足、磨牙近中倾斜或扭转（图12-4-7）。

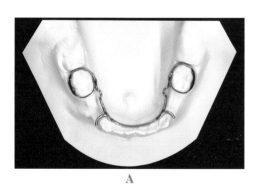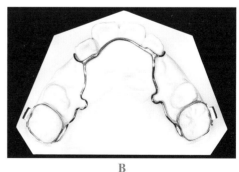

图12-4-7　儿童非功能性舌弓间隙保持器
A. 儿童下颌舌弓指簧焊接式间隙保持器；B. 儿童上颌舌弓指簧焊接式间隙保持器

## （五）儿童固定功能性舌弓间隙保持器

儿童功能性舌弓间隙保持器又叫儿童前牙义齿式间隙保持器，在保持上下前牙间隙的同时可恢复儿童前牙语言、咀嚼功能及美观，维持颌间高度。临床儿童乳切牙的残冠残根已不能占据牙弓中该牙的近远中宽度时，当拔除儿童乳前牙残冠/残根后，邻牙可能向该处倾斜移动并造成中线偏斜，上下中线不齐，并且前牙咀嚼功能丧失也会影响颌骨的发育，易继发错殆畸形。临床设计固定功能性舌弓间隙保持

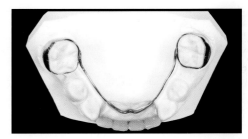

图12-4-8　儿童下颌功能性焊接式舌弓前牙间隙保持器

器，以保持儿童上下前牙间隙，恢复前牙咀嚼、语言功能及上下前牙美观（图12-4-8）。

### （六）儿童上颌Nance弓间隙保持器

儿童上颌Nance弓间隙保持器是矢状向控制磨牙前移的间隙保持装置。Nance弓通过腭杆连接双侧磨牙带环，按与磨牙带环连接方式的不同，上颌Nance弓间隙保持器分为固定焊接式上颌Nance弓间隙保持器和半固定插销式Nance弓间隙保持器。上颌Nance弓间隙保持器由带环、腭管（插销式Nance弓）、腭杆、Nance托组成。腭杆用0.9-1.0mm不锈钢丝弯制，离开腭侧黏膜，沿上颌牙槽嵴腭侧前至腭前部，进入树脂制Nance托。Nance托与腭前部接触，利用腭前部骨/黏膜提供支抗，控制磨牙前移，保持间隙。Nance托大小、形状可调整，一般为椭圆形/圆形，直径为15mm左右（图12-4-9）。

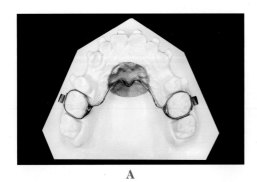
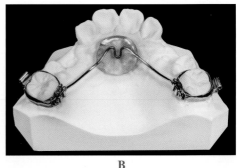

图12-4-9　儿童上颌Nance弓间隙保持器
A. 焊接式Nance弓间隙保持器；B. 插销式Nance弓间隙保持器

调节插销式Nance弓间隙保持器腭杆末端与磨牙带环、腭管的关系，可少量调整上磨牙扭转、倾斜。调整Nance弓宽度，可少量调整上磨牙间宽度。在腭杆远中增加U形曲，可少量推磨牙向远中，纠正轻度磨牙近中移动。

## （七）儿童上颌横腭杆间隙保持器

儿童上颌横腭杆是横向连接上颌第一磨牙的间隙保持及增强支抗的辅助正畸装置。横腭杆横向连接双侧磨牙带环，临床分为固定焊接式上颌横腭杆及插销式横腭杆。上颌横腭杆间隙保持器由带环、横腭杆组成。横腭杆用0.9-1.0mm不锈钢丝弯制，在腭中缝弯制"Ω"曲，开口向前（图12-4-10）。相比Nance弓，横腭杆缺乏腭前部的树脂Nance托，对于控制磨牙前移的效果不如前者。

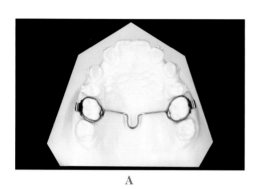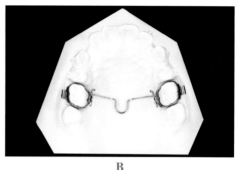

图12-4-10　儿童上颌横腭杆间隙保持器
A. 焊接式横腭杆间隙保持器；B. 插销式横腭杆间隙保持器

上颌横腭杆不仅可控制磨牙前移，保持间隙，临床也常用于控制磨牙高度。横腭杆制作时根据具体情况离开黏膜1-2mm，横腭杆离开黏膜距离越大，对磨牙垂直向控制越好。一般需要控制上磨牙伸长或压低上磨牙的正畸治疗时，横腭杆离开黏膜2mm。

插销式横腭杆，可调节磨牙间宽度、磨牙扭转及少量纠正磨牙倾斜。

## （八）儿童间隙扩展式保持器

乳牙早失后未及时保持间隙时，邻牙多向间隙侧倾斜或移位，临床最常见的为第二乳磨牙早失后，第一恒磨牙常向近中倾斜移动而使间隙缩小。此时若仅保持间隙，仍不能有足够间隙供继承恒牙萌出，则必须先将间隙扩展恢复至原有间隙的宽度后再保持，才能达到保持间隙的目的。

恢复间隙可采用辅助螺旋推簧（图12-4-11）或弯制带垂直曲的间隙保持器（图12-4-12）矫正倾斜的邻牙或将已向间隙侧移动的邻牙推向原来的位置以保持足够的间隙。对于单侧乳磨牙早失，磨牙近中移动，可采用带环丝圈式间隙恢复式保持器扩展间隙。对于双侧乳磨牙早失，磨牙近中移动，可以采用带曲舌弓、带螺旋推簧舌弓间隙扩展式保持器，以前牙作为支抗，推近中移动的磨牙向远中。

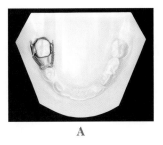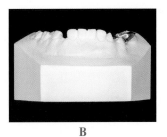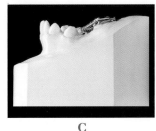

图12-4-11　带环丝圈螺旋推簧式间隙扩展式保持器
A. 𬌗面观；B. 正面观；C. 侧面观

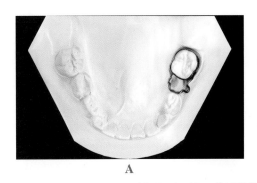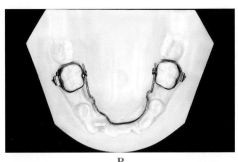

图12-4-12　带U形曲的间隙扩展式保持器
A. 单侧乳磨牙早失，带U形曲的带环丝圈式间隙扩展器；B. 双侧乳磨牙早失，下颌带U形曲焊接
式舌弓间隙恢复式扩展器，调节U形曲可扩大后牙间隙

### （九）儿童导萌式间隙保持器

儿童导萌式间隙保持器是第二乳磨牙早失，利用第一乳磨牙上制作的远中斜面引导第一恒磨牙萌出，纠正其近中倾斜萌出道的间隙保持器。导萌式间隙保持器引导间隙后段的第一恒磨牙沿正常萌出道萌出，以达到保持乳磨牙早失间隙的目的。儿童第一恒磨牙异位萌出，常造成第二乳磨牙因第一恒磨牙近中萌出，远中冠根吸收而过早脱落，若不及时处理势必造成第一恒磨牙牙胚近中倾斜移动，第二乳磨牙间隙丧失，进而会导致第二前磨牙错位萌出或阻生。因此，儿童导萌式间隙保持器是临床引导第一恒磨牙正常萌出以预防错𬌗畸形发生的常用装置。

在制作间隙保持器之前，若未萌出的第一恒磨牙完全被龈组织覆盖，则应先切除第一恒磨牙近中𬌗面覆盖的牙龈，尽量暴露其近中面边缘嵴，方便放置保持器引导斜面。

1. 活动义齿性磨牙导萌式间隙保持器在间隙保持器的基托内，包埋一条成斜面的扁形钢片，此钢片末端插入第一恒磨牙近中面与牙面接触。这样，第一恒磨牙便会沿着斜面萌出（图12-4-13）。

2. 固定磨牙导萌式间隙保持器采用第一乳磨牙带环加远中导板的保持器设计。带环置于第一乳磨牙上，远中导板水平部不高于咬合平面，横跨缺失第二乳磨牙𬌗面后转折进入第一恒磨牙近中牙冠龈沟，引导第一恒磨牙萌出（图12-4-14）。

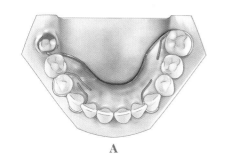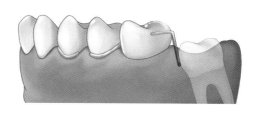

A        B

图12-4-13   活动义齿性磨牙导萌式间隙保持器示意图
A. 𬌗面观；B. 侧面观

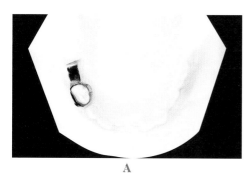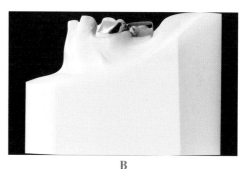

A        B

图12-4-14   固定磨牙导萌式间隙保持器
A. 𬌗面观；B. 侧面观

注意，导萌式间隙保持器导板插入第一恒磨牙近中龈沟位置时不能过深，避免造成牙周损伤。

## 五、佩戴间隙保持器的注意事项

1. 嘱患儿注意不咬过硬食物，以免用力过大使保持器下沉或破损，并注意口腔卫生。

2. 每2-3月或半年复查一次，观察有无刺激软组织、妨碍恒牙萌出情况及间隙保持的效果。

3. 每半年或1年通过X线片检查，了解恒牙发育及萌出情况。

4. 除滑动关节间隙保持器外，一般每半年或1年更换一次保持器，以适应生长发育的需要。

5. 保持间隙的期限：自戴入间隙保持器后，待间隙内恒牙萌出即可停戴，当恒牙即将萌出骨面前，应逐渐缓冲基托组织面，以免阻碍恒牙萌出。

（王娅婷   李小兵   周陈晨）

# 附录1　儿童正畸间隙保持器特殊设计

### 1. 带树脂的功能性带环丝圈式间隙保持器（阻萌保持器）

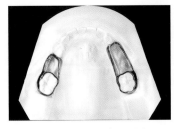 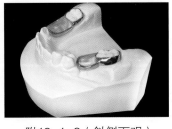

附12-1-1（殆面观）　　　　附12-1-2（斜侧面观）

带树脂的功能性带环丝圈式间隙保持器（阻萌器）为带环丝圈设计，树脂填充，在保持间隙同时部分恢复口腔咀嚼功能，并有阻萌的效果。

### 2. 带环阻挡丝圈式阻萌保持器

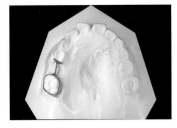

附12-1-3

带环阻挡丝圈式阻萌保持器的阻挡丝可阻止继承恒牙萌出。其适用于乳磨牙早失，继承恒牙牙根发育不足、继承恒牙早萌超过1年的患儿。

### 3. 焊接式缺隙阻萌保持器

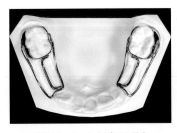 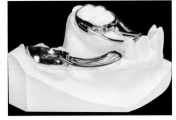

附12-1-4（殆面观）　　　　附12-1-5（侧面观）

焊接式缺隙阻萌保持器为带环丝圈式间隙保持器，焊接的阻挡丝可阻止继承恒牙萌出，保持间隙。

4. 带树脂𬌗垫固定舌弓式间隙保持器

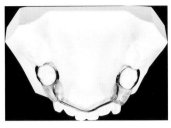

附12-1-6（𬌗面观）

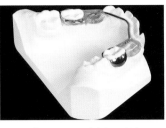

附12-1-7（侧面观）

带树脂𬌗垫固定舌弓式间隙保持器适用于乳牙早失，继承恒牙牙根未发育、继承恒牙早萌超过1年的间隙保持。充填树脂可恢复部分咀嚼功能，阻止继承恒牙早萌。

5. 单侧恒磨牙𬌗垫活动间隙保持器

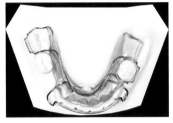

附12-1-8

单侧恒磨牙𬌗垫活动间隙保持器适用于恒磨牙缺失（龋坏拔除、先天缺失、粘连）等情况下的间隙保持。鞍形𬌗垫可恢复部分咀嚼功能，维持咬合高度和咬合平衡。

6. 下颌前牙功能性基托式间隙保持器

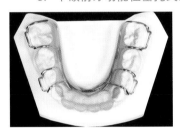

附12-1-9

7. 上颌横腭杆＋Nance弓间隙保持器

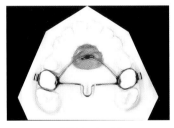

附12-1-10

该间隙保持器设计包括横腭杆和Nance弓，对牙弓宽度、长度及高度的保持都有帮助，适用于需要保持磨牙横向、矢状向及垂直向位置的间隙保持。

### 8. 带颊/腭侧牵引拉钩的横腭杆间隙保持器

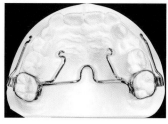
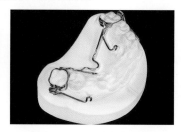

附12-1-11（殆面观） 附12-1-12（斜前面观）

可根据具体错殆畸形矫治需求确定拉钩位置。腭侧拉钩辅助纠正前磨牙位置异常，如牵引前磨牙萌出、倾斜移动颊向错位萌出的前磨牙等。颊侧拉钩可前牵引上牙弓，解除前牙反殆；配合腭侧拉钩，橡皮圈从颊侧拉钩横跨过殆面到腭侧拉钩，也可压低伸长的前磨牙。

### 9. 别针簧式下颌舌弓间隙扩展保持器

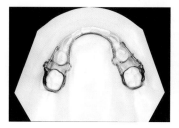
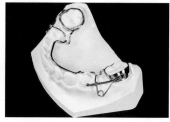

下颌舌弓焊接在第一磨牙带环上，别针簧加力远中移动磨牙，同时推第一前磨牙向近中，恢复第二前磨牙萌出间隙。

附12-1-13（殆面观） 附12-1-14（斜侧面观）

### 10. 下颌可调节唇挡＋舌弓间隙扩展式保持器

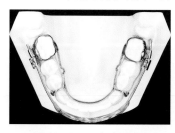
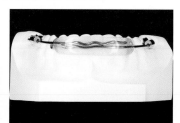
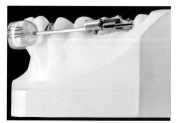

附12-1-15（殆面观） 附12-1-16（前面观） 附12-1-17（侧面观）

该间隙扩展式保持器包括颊侧可调节唇挡及舌侧舌弓。颊侧可调节唇挡加力推磨牙向远中，舌弓相应调整U形曲。该矫治器设计可更好地预防磨牙远中移动时发生扭转。由于舌弓U形曲调整幅度有限，该间隙扩展式保持器适用于轻度磨牙前移的间隙恢复病例。

# 附录2 典型病例

1. 活动功能性义齿基托式间隙保持器

| 治疗前面像 |
|---|

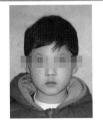 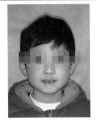 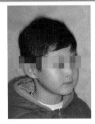 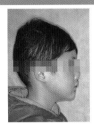

附12-2-1　　　　　　附12-2-2　　　　　　附12-2-3　　　　　　附12-2-4

| 治疗前口内像 |
|---|

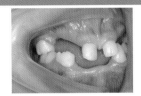 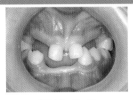 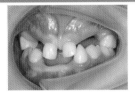

附12-2-5　　　　　　　　附12-2-6　　　　　　　　附12-2-7

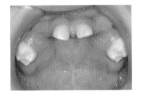 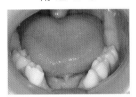 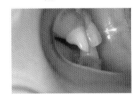

附12-2-8　　　　　　　　附12-2-9　　　　　　　　附12-2-10

| 佩戴活动功能性义齿基托式间隙保持器口内像 |
|---|

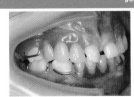 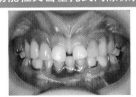 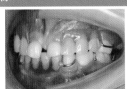

附12-2-11　　　　　　　附12-2-12　　　　　　　附12-2-13

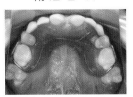 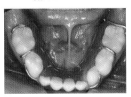 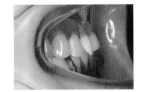

附12-2-14　　　　　　　附12-2-15　　　　　　　附12-2-16

1年后，上颌第一恒磨牙萌出，更换相同设计的功能性义齿基托式间隙保持器口内像

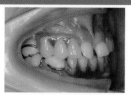
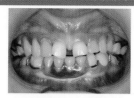
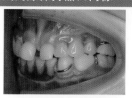

附12-2-17　　　　　　　　附12-2-18　　　　　　　　附12-2-19

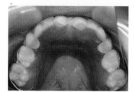
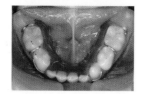
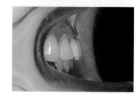

附12-2-20　　　　　　　　附12-2-21　　　　　　　　附12-2-22

　　患儿6岁，以"缺牙影响口腔功能及美观"为诉求诊，有家族遗传史，其母亲有类似"先天缺牙"畸形。临床检查为替牙列初期，口内检查：52、53、54、62、63、64、74、72、71、81、82、83、84牙缺失；全景片示12、14、22、23、34、32、31、41、42、44牙胚未见。

　　方案设计：活动功能性义齿基托式间隙保持器，恢复咬合功能、美观及咬合高度。

　　临床治疗：临床可依据患儿适应情况确定是否进食时佩戴。每半年复诊一次，根据颌骨、牙弓及牙齿替换变化情况确定是否需要更换间隙保持器。

（主诊医生：李小兵）

2. 下颌舌弓式间隙保持器（上颌横腭杆，TPA）

| 治疗前面像 |
| --- |

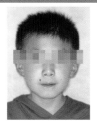 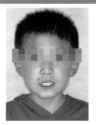 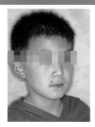 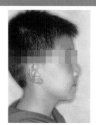

附12-2-23　　　　　附12-2-24　　　　　附12-2-25　　　　　附12-2-26

| 治疗前口内像 |
| --- |

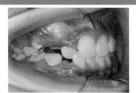 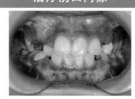 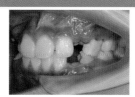

附12-2-27　　　　　　　附12-2-28　　　　　　　附12-2-29

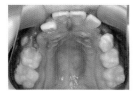 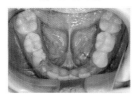 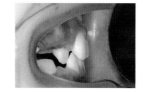

附12-2-30　　　　　　　附12-2-31　　　　　　　附12-2-32

| 佩戴下颌舌弓式间隙保持器（上颌局部固定矫治器+TPA）口内像 |
| --- |

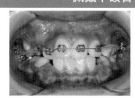 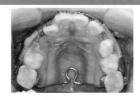 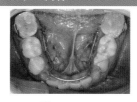

附12-2-33　　　　　　　附12-2-34　　　　　　　附12-2-35

| 治疗后面像 |
| --- |

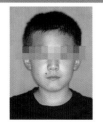 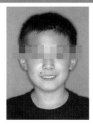 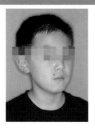 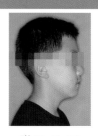

附12-2-36　　　　　附12-2-37　　　　　附12-2-38　　　　　附12-2-39

| 治疗后口内像 |
|---|

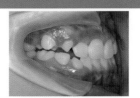

附12-2-40

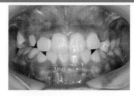

附12-2-41

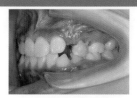

附12-2-42

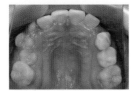

附12-2-43

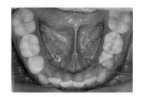

附12-2-44

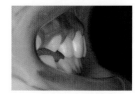

附12-2-45

患儿8岁，以"牙不齐影响美观"为诉求诊，无全身疾病史及家族遗传史。临床检查为替牙列期，12、42牙反𬌗，存咬合干扰；53、63、73、83牙因龋早失，上下牙列轻度拥挤，颜面检查示直面型，颏点右偏0.5mm。全景片示13、23、24、33、43牙根发育不足1/2。

方案设计：上颌横腭杆结合"2×4"局部固定矫治技术，维持上颌宽度的同时排齐、纠正个别牙反𬌗；下颌舌弓式间隙保持器维持33、43牙间隙。

临床治疗：上颌局部固定矫治加力，复诊1次/月，排齐前牙，纠正咬合干扰，疗程为6个月。待13、23、24、33、43牙根发育近1/2且萌出间隙足够时拆除上颌横腭杆及下颌舌弓式间隙保持器，转诊拔除乳牙根暴露的滞留64牙。定期复查至恒牙列期，择期进入正畸综合矫治阶段。

（主诊医生：苏晓霞）

3. 带环丝圈式间隙保持器

| 治疗前面像 |
| --- |

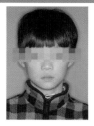 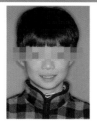 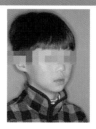 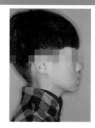

附12-2-46　　　　附12-2-47　　　　附12-2-48　　　　附12-2-49

| 治疗前口内像 |
| --- |

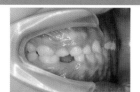 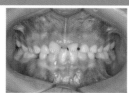 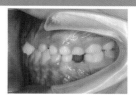

附12-2-50　　　　　　附12-2-51　　　　　　附12-2-52

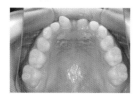 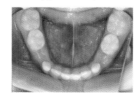 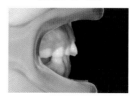

附12-2-53　　　　　　附12-2-54　　　　　　附12-2-55

| 佩戴带环丝圈式间隙保持器口内像 |
| --- |

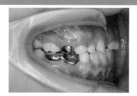 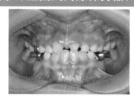 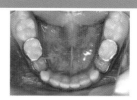

附12-2-56　　　　　　附12-2-57　　　　　　附12-2-58

| 治疗后面像 |
| --- |

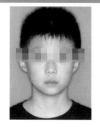 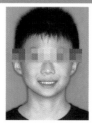 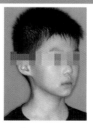 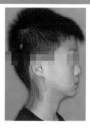

附12-2-59　　　　附12-2-60　　　　附12-2-61　　　　附12-2-62

**治疗后口内像**

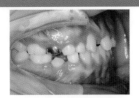
附12-2-63

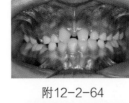
附12-2-64

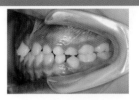
附12-2-65

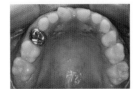
附12-2-66

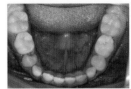
附12-2-67

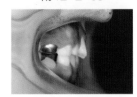
附12-2-68

病例解析

　　患儿6岁，以"牙不齐影响美观"为诉求诊，无全身疾病史及家族遗传史。临床检查示替牙列初期，11、21牙体积较小且远中倾斜萌出，近中扭转，中切牙间4mm间隙，上唇系带附着较低，74、84牙因龋早失；颜面检查示微凸面型；全景片示34、44牙根发育不足1/2，11、21牙间未见多生牙影像。

　　方案设计：建议择期纠正11、21牙扭转，关闭上中切牙间间隙；74、84牙固定带环丝圈式间隙保持器保持34、44牙萌出间隙。

　　临床治疗：每半年复诊一次，观察34、44牙根发育及萌出情况，待34、44牙萌出且牙根发育超1/2后拆除保持器。

（主诊医生：苏晓霞）

# 第十三章

# 间隙管理 II：间隙关闭和间隙扩展

## 一、儿童牙列必需间隙和可用间隙

在讨论儿童牙列间隙关闭及扩展前，首先需要复习一下口腔正畸学中"可用间隙"和"必需间隙"的概念。

儿童牙弓内牙齿的排列整齐与否与牙弓的大小、形态及牙齿的数量相关，牙弓与牙齿形态、大小关系共同决定了有多少牙可以整齐地排列在牙弓之中。

在口腔正畸学中，牙弓弧形的长度决定了有多少间隙可以用来排列牙齿。因此，牙弓弧形的长度又称为可用间隙。所有牙的宽度之和代表了当所有牙齿都整齐排列时需要的间隙宽度，称为必需间隙。

当可用间隙大于必需间隙时，即牙弓弧形长度大于所有牙宽度之和时，牙与牙之间无法紧密接触，牙列中产生间隙。而当可用间隙小于必需间隙时，牙无法整齐排列在牙弓之内，牙列中出现拥挤，牙齿排列不齐。

## 二、儿童牙列间隙过量的病因、正畸间隙关闭适应证和矫治器原理及临床应用

### （一）儿童牙列间隙过量的病因

牙列间隙过量是指上下牙列中可用间隙大于必需间隙，即上下颌骨基骨量大于牙量，使牙与牙之间无法紧密接触，牙列中产生多余间隙。儿童吐舌习惯导致的前牙唇向倾斜、上下颌牙齿大小比例失调、牙齿缺失以及后牙咬合紊乱等多种因素，均可造成患儿牙列出现间隙（图13-2-1）。

在关闭儿童牙列间隙之前，应首先正确辨别间隙产生的病因，从而根据病因选择适宜的矫治器关闭间隙，并保持间隙关闭的效果，避免复发。

1. 儿童吐舌习惯容易造成前牙唇向倾斜、开𬌗及牙列间隙，咬下唇习惯也可导致上前牙散在间隙。在关闭吐舌习惯造成的牙列间隙时，应在矫治器上设计纠正吐舌习惯的装置，否则舌肌的力量会持续推挤上下前牙向唇侧，造成牙列间隙复发。

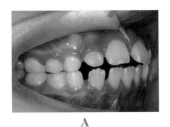 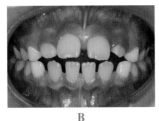 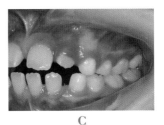

图13-2-1　儿童吐舌习惯致上下前牙唇向倾斜，牙列间隙
A. 口内右侧像；B. 口内正面像；C. 口内左侧像

2. 替牙列期，乳恒牙替换异常造成邻面接触丧失，牙列间隙。

（1）乳牙早失或继承恒牙迟萌，相邻牙向缺隙侧倾斜移动，相邻牙无接触，造成牙列间隙。这类由于乳牙早失而相邻牙移动造成的牙列间隙，其必需间隙未变，可用间隙可能变小，与先天缺牙、小牙造成的必需间隙小于可用间隙的情况不同。

如上侧切牙萌出时过于向远中倾斜导致乳尖牙早失，相邻牙向缺隙侧移动，前牙出现散在间隙。单侧恒中切牙迟萌，相邻侧切牙及对侧中切牙近中倾斜移动，而阻生牙处牙齿不能萌出，造成前牙间隙（图13-2-2）。第二乳磨牙缺失（或第二前磨牙迟萌），第一前

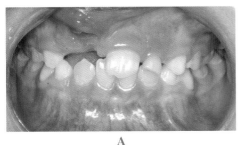 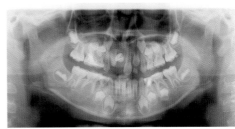

图13-2-2　11、12牙阻生，21牙近中倾斜，21、62牙邻面接触丧失，造成上前牙间隙
A. 口内像；B. 全景片

磨牙向远中移动，造成第一前磨牙与尖牙间间隙（图13-2-3）。

（2）儿童乳侧切牙早失或萌出异常、中切牙间多生牙等导致中切牙牙冠远中倾斜，形成中切牙间间隙（图13-2-4A）。

3. 儿童上唇系带过粗、附着过低也可造成中切牙邻面无接触而出现间隙（图13-2-4B）。儿童上唇系带过粗、附着过低造成的间隙关闭前/后应切除中切牙间

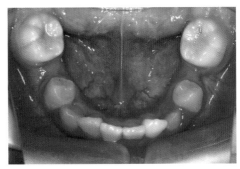

图13-2-3　左下颌第二乳磨牙早失，左下颌第一前磨牙向远中移动，33、34牙邻面接触丧失，下牙列间隙

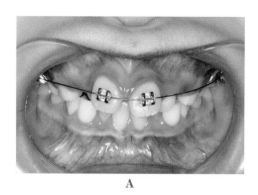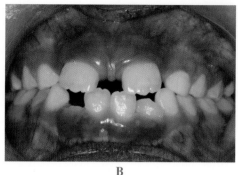

图13-2-4　上中切牙间间隙

A. 儿童乳侧切牙早失或萌出异常造成上中切牙间间隙；B. 儿童唇系带过粗或附着过低造成上中切牙间间隙

唇系带、剥离过低附着，以免间隙复发。该类间隙应与中切牙初萌时因侧切牙牙胚位于中切牙牙根远中导致的中切牙暂时性间隙相鉴别。

4. 牙齿先天缺牙（或上下颌大小比例失调）可造成牙列间隙，可通过小范围牙齿移动及美容修复手段关闭间隙（图13-2-5）。

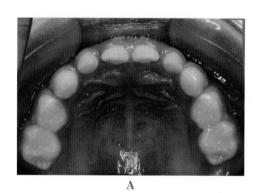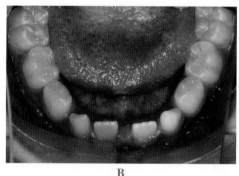

图13-2-5　儿童替牙列初期，下前牙先天缺失致牙列间隙

A. 上颌乳牙列期，乳前牙列生长发育间隙及灵长类间隙；B. 下颌恒侧切牙先天缺失，形成牙列间隙

5. 夜磨牙可能破坏后牙咬合保护机制，后牙高度下降，前牙重咬合造成前牙唇向倾斜，牙列间隙（儿童少见）。对于夜磨牙患者，应在恢复牙齿垂直高度以后再进行间隙关闭治疗。

6. 牙周病如牙龈退缩、牙槽骨吸收、牙齿松动，可造成牙列间隙（儿童少见）。治疗牙周病应在间隙关闭前进行，并注意牙周健康维护，防止间隙复发。治疗结束后保持时间也应相应延长。

（二）儿童正畸间隙关闭的适应证

1. 牙列间隙过大，破坏牙列连续性及完整性，影响上下牙列咬合关系及咀嚼功能者。

2. 前牙牙列间隙严重影响颜面美观、言语发音或心理健康者。

3. 牙列间隙造成严重食物嵌塞，发生牙龈炎症或严重龋坏者。

4. 存在夜磨牙/紧咬牙，后牙磨耗严重，垂直高度降低，后牙保护𬌗被破坏，前牙间隙者。

5. 合并其他错𬌗畸形的牙列间隙者。

### （三）儿童正畸间隙关闭矫治器原理及临床应用

1. 儿童前牙双曲唇弓间隙关闭矫治器。

儿童前牙双曲唇弓间隙关闭矫治器适用于前牙轻度散在间隙，上/下前牙唇向倾斜，浅覆𬌗深覆盖患儿。

矫治器结构：上下颌活动双曲唇弓间隙关闭矫治器的前牙双曲唇弓为低位双曲唇弓，通常用0.7~0.8mm的不锈钢丝弯制，唇弓从前牙牙冠紧贴牙面包绕六颗前牙，垂直曲在尖牙或第一前磨牙远中越过𬌗面，包埋于活动矫治器的树脂基托内，通常后牙配合使用单臂卡环或箭头卡环以增强矫治器固位。矫治器通常为无𬌗垫式矫治器（图13-2-6）。双曲唇弓间隙关闭矫治器的上颌腭侧前牙基托/下颌舌侧前牙基托缓冲调磨，避免基托紧贴前牙舌侧，妨碍内收前牙及间隙关闭。

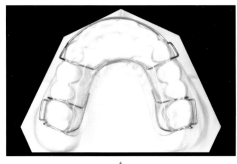

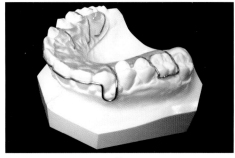

图13-2-6　上颌活动双曲唇弓间隙关闭矫治器
A. 常规双曲唇弓间隙关闭矫治器；B. 前牙紧贴式双曲唇弓间隙关闭矫治器

带有双曲唇弓的活动矫治器可用于内收唇向倾斜的前牙，关闭间隙。收紧双曲可内收唇向倾斜的前牙，关闭间隙。每侧垂直曲每次内收1mm，1次/月。疗程3个月。

双曲唇弓在唇面的位置不同，前牙舌向移动的方式也不同。一般而言，唇弓的位置越靠近龈方，切牙冠根发生整体移动的可能性越大，且牙有伸长的趋势。唇弓的位置越靠近切端，切牙冠根发生反向移动的可能性越大，且牙有压低的趋势。可在传统双曲唇弓上增加两个螺旋，使内收力量更加柔和（图13-2-7）。

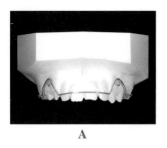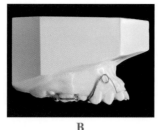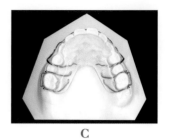

图13-2-7 带螺旋的双曲唇弓间隙关闭矫治器
A. 正面观；B. 侧面观；C. 殆面观

2. 儿童双曲唇弓带拉钩间隙关闭矫治器。

儿童双曲唇弓带拉钩间隙关闭矫治器适用于上/下前牙唇向倾斜明显的牙列间隙关闭。前牙严重唇向倾斜的患儿戴用双曲唇弓矫治器加力后，由于唇弓前牙段长度变短，唇弓容易滑向龈方，故选用双曲唇弓带拉钩间隙关闭矫治器关闭间隙。

矫治器结构：粘接在切牙唇面切1/3处的弹性牵引滑动阻挡扣、尖牙处带拉钩垂直曲，其余固位及连接体部分同双曲唇弓矫治器。带拉钩的垂直曲近中部分游离，其末端弯制/焊接朝向远中的牵引钩，矫治时弹力橡皮圈挂在双侧垂直曲游离牵引钩之间，弹性牵引关闭前牙间隙并内收压上切牙向舌侧。

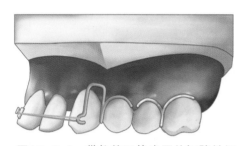

图13-2-8 带拉钩及橡皮圈的间隙关闭
矫治器示意图

可用流体树脂在中切牙唇面切1/3制作阻挡扣或粘接正畸预成附件（如舌侧扣）形成阻挡扣。阻挡扣的作用是关闭间隙时防止橡皮圈向龈方滑动。弹性牵引橡皮圈根据前段牙弓长短，选用7.94-9.53mm（5/16-3/8英寸）直径，内收前牙的力为90g左右（图13-2-8）。

矫治器加力：全天戴橡皮圈，橡皮圈每天一换。复诊1次/月，疗程3-6个月。这种橡皮圈关闭间隙的方法中，橡皮圈容易滑脱，造成牙龈损伤，临床应用应特别注意。

3. 儿童上颌颌间牵引活动矫治器。

儿童上颌颌间牵引活动矫治器适用于上前牙唇向倾斜、上牙列散在间隙、上前牙弓轻度变长的错殆畸形病例。

儿童上颌颌间牵引活动矫治器结构包括：①双侧第一磨牙带颊管箭头卡环；②腭侧基托；③直径0.8-1.0mm不锈钢丝弯制的滑动弓，滑动弓在尖牙处焊接/弯制牵引钩。滑动弓前端紧贴前牙唇面，位于前牙牙冠切1/3。下颌矫治结构设计为下颌双曲唇弓矫治器，与上颌不同的是在后牙卡环上焊接/弯制用于牵引的拉钩（图13-2-9）。

根据前段牙弓长短，选用7.94-9.53mm（5/16-3/8英寸）直径橡皮圈颌间牵引。

矫治器加力：全天戴橡皮圈，前牙受力90g左右，橡皮圈每天一换。复诊1次/月。疗程3-6个月。

4. 儿童间隙关闭螺旋矫治器。

儿童间隙关闭螺旋矫治器适用于儿童拔牙矫治间隙关闭后复发的病例。儿童正畸治疗后，保持不好则关闭的拔牙间隙容易复发，出现后牙邻面间隙或邻面接触不良，容易导致食物嵌塞，严重者甚至造成

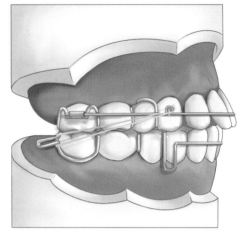

图13-2-9　上前牙间隙颌间牵引活动矫治器示意图

牙龈炎症及龋坏等。轻度间隙复发时可用间隙关闭螺旋矫治器关闭间隙。

矫治器结构：活动基托式矫治器可在间隙复发处，安置关闭螺旋。关闭螺旋位置设计：若上颌双侧对称关闭间隙，关闭螺旋位于腭中缝、双侧间隙连线中点（图13-2-10A）。关闭螺旋也可置于后牙颊/舌侧，单侧设计或双侧对称放置（图13-2-10B）。矫治器固位使用前牙双曲唇弓，后牙单臂卡环或箭头卡环。间隙关闭螺旋矫治器使用分裂基托。

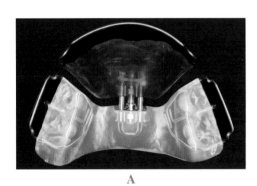
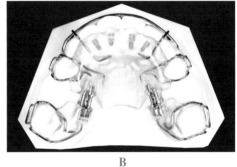

**A**　　　　　　　　　　　**B**

图13-2-10　后牙间隙关闭螺旋矫治器
A. 关闭螺旋位于腭中缝的间隙关闭螺旋矫治器；B. 关闭螺旋位于双侧后牙的间隙关闭螺旋矫治器

若要应用间隙关闭螺旋矫治器近中移动后牙关闭后牙间隙时，需要特别注意前牙的支抗，防止前牙舌向倾斜。通常前牙处增加前牙箭头卡环、前牙邻间钩等加强固位，后牙处增加邻间钩加强固位。

矫治器加力方式：通过旋转关闭螺旋器，将前后段牙弓之间的间隙逐渐关闭。每次加力90°，2次/周。复诊1次/月，疗程3-6个月。

5. 儿童上前牙带指簧的间隙关闭矫治器。

儿童上前牙带指簧的间隙关闭矫治器可用于纠正个别上前牙远中倾斜造成的轻度前牙散在间隙。

矫治器结构：上颌基托式矫治器，后牙无𬌗垫，在倾斜的前牙远中用0.7mm不锈钢丝弯制指簧。矫治器设计通常还包括唇弓、单臂卡环、箭头卡环及邻间钩等固位装置，以加强矫治器固位（图13-2-11）。

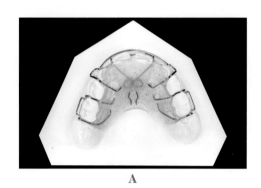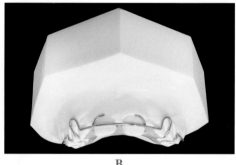

**A**　　　　　　　　　　　　**B**

图13-2-11　上前牙带指簧的间隙关闭矫治器
A. 𬌗面观；B. 正面观

矫治器加力：指簧向前牙倾斜的反方向加力竖直远中倾斜的前牙，指簧每次竖直1mm。每1-2周复诊1次，疗程3个月。

6. 儿童滑动杆间隙关闭矫治器。

（1）儿童活动滑动杆前牙间隙关闭矫治器。

儿童活动滑动杆前牙间隙关闭矫治器适用于前牙散在间隙的关闭。此种矫治器内收前牙的力量较柔和，适用于前牙轻度唇向倾斜的患儿。

矫治器结构：活动基托式矫治器，磨牙箭头卡环横梁上焊接圆管，将焊接有牵引钩的唇弓插入圆管/颊面管，通过调节牵引钩和颊面管之间弹力橡皮圈加力，关闭前牙间隙。滑动杆用0.8-1.0mm不锈钢丝制作。缓冲前牙舌侧基托，避免基托阻挡前牙内收。无后牙𬌗垫（图13-2-12）。

选择不同型号的橡皮圈，可调整加力大小，一般前牙受力为90g。

矫治器加力：全天戴橡皮圈，橡皮圈每天一换。复诊1次/月。疗程3-6个月。

（2）儿童固定滑动杆后牙间隙关闭矫治器。

带滑动杆的矫治器也可用于关闭后牙间隙。

矫治器结构：前磨牙带环，磨牙带颊管带环，用0.8-1.0mm不锈钢丝制作的滑动杆。前磨牙/磨牙带环粘接在牙冠上，将滑动杆前端焊接在前磨牙带环上，后端插入磨牙带环

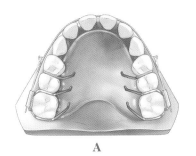 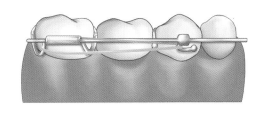

图13-2-12 活动滑动杆前牙间隙关闭矫治器示意图
A. 𬌗面观；B. 侧面观

颊面管。

矫治器加力：前磨牙、磨牙间用牵引橡皮圈牵引，磨牙和前磨牙为交互支抗，在牵引橡皮圈的作用下相对移动。调节牵引橡皮圈的力值及长度，控制牙齿移动作用力的大小在90g左右。若治疗仅需移动某一颗牙，而另一颗牙尽量少移动甚至不移动，则可采

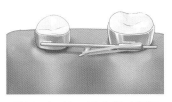

图13-2-13 固定滑动杆后牙间隙关闭矫治器示意图

用支抗牙与其余牙连扎、种植支抗等方法增强支抗（图13-2-13）。

该矫治器为固定粘接，患儿不能自行取戴。全天戴橡皮圈，橡皮圈每天一换。复诊1次/月。疗程3-6个月。

## 三、儿童牙列间隙不足的病因、正畸间隙扩展适应证和矫治器原理及临床应用

### （一）儿童牙列间隙不足的病因

儿童牙列间隙不足的病因包括遗传和环境两大类因素。

1. 儿童牙列间隙不足的遗传因素。

儿童牙列间隙不足的遗传因素为牙量、骨量的不调，骨量小于牙量。上下颌骨发育过小，牙槽骨不能容纳上下牙列，牙排列拥挤不齐（图13-3-1）。通常正畸学把上下颌骨容纳牙列的骨量不足的遗传因素归咎于上下颌骨发育退化程度与牙发育退化程度不一致，即牙发育退化的量小于颌骨发育退化的量，认为遗传性牙列间隙不足是人类进化造成的，这也是第三磨牙常常阻生需拔除的原因。还有一种遗传因素观点是牙列拥挤间隙不足与基因有关，不同人种的牙列拥挤的发病率不同。另外，儿童先天性疾病，如先天性多生牙、先天性唇腭裂等也会造成儿童牙列间隙不足（图13-3-2）。

儿童遗传性/先天性牙列间隙不足是不能通过早期矫治的方法预防与阻断的，必须在

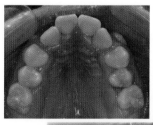
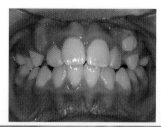
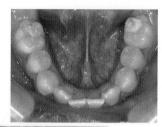

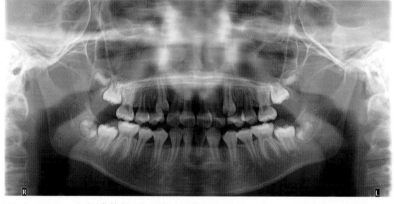

图13-3-1　儿童遗传性/先天性牙列间隙不足，上下牙弓大小、形态不调
（上牙列重度拥挤，13牙阻生，23牙颊侧高位萌出，32、42牙先天缺失）

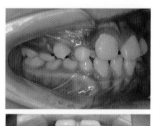
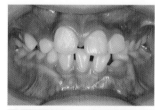
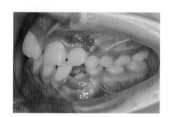
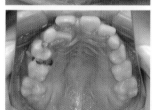
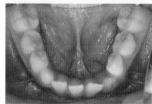
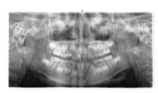

图13-3-2　儿童上颌先天性多生牙，上中切牙间隙、54牙残根，磨牙前移，上牙列间隙不足；下牙列73牙早失，31、32牙远中移动，下前牙散在间隙，牙排列异常

恒牙列期通过正畸拔牙减数的方法进行矫治，这类问题不在本章进行讨论。

2. 儿童牙列间隙不足的环境因素。

牙列间隙不足的环境因素指的是除遗传因素外任何影响上下颌骨发育、乳恒牙替换，造成上下牙弓形态大小异常、牙列间隙不足的因素。环境因素包括儿童口腔功能因素、儿童口腔健康因素等。环境因素是后天因素，是可以早期预防与阻断的错𬌗畸形发生因素。环境因素造成牙列间隙不足的常见机制有三种：乳恒牙替换异常，磨牙异位萌出和牙弓宽度、长度发育不足。

（1）儿童乳恒牙替换异常致牙列间隙不足。

正常的乳恒牙发育及替换有利于正常咬合的形成。第一恒磨牙的正常萌出依赖于第二乳磨牙远中面的引导。由于儿童第二乳磨牙患龋率较高，儿童常发生第二乳磨牙早失。若第二乳磨牙间隙未得到保持，则第一恒磨牙会近中异位萌出，导致第二前磨牙萌出间隙不足（图13-3-3）。恒侧切牙的正常萌出依赖于乳尖牙近中面的引导。若乳尖牙早失且间隙未得到保持，恒侧切牙会发生远中移位，前磨牙及磨牙发生近中移位，导致继承恒尖牙萌出间隙不足，且可伴发牙弓长度缩短、中线偏移等现象。此外，牙萌出顺序异常也可导致牙弓长度缩短，牙列间隙不足。

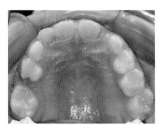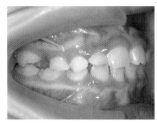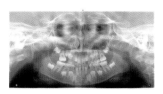

图13-3-3　儿童第二乳磨牙早失，第一恒磨牙近中移动，间隙丧失，第二前磨牙萌出间隙不足

（2）儿童磨牙异位萌出致牙列间隙不足。

儿童上/下颌第一恒磨牙因萌出道近中倾斜，萌出时被第二乳磨牙阻挡。第二乳磨牙常因恒磨牙异位萌出而发生远中牙根吸收，常导致第二乳磨牙早失，侧方牙群间隙丧失，常需早期矫治（图13-3-4A，B）。儿童下颌第二恒磨牙也会出现萌出道异常情况，造成第二恒磨牙阻生（图13-3-4C，D）

（3）儿童牙弓宽度、长度发育不足致牙列间隙不足。

牙弓宽度、长度发育不足造成牙列间隙不足，牙列拥挤不齐（图13-3-5）。常见的造成牙弓宽度、长度发育不足的环境因素包括儿童口腔不良习惯，如口呼吸、吮指、咬唇等。这类牙列间隙不足的矫治策略是早期阻断儿童口腔不良习惯，恢复牙弓宽度、长度的正常发育。

## （二）儿童正畸间隙扩展的适应证

关于儿童正畸间隙扩展的临床治疗，本章节只讨论利用儿童正畸活动/支架式矫治器在替牙列期对环境因素造成的儿童牙列间隙不足病例的临床治疗与应用。

本章节讨论的儿童正畸间隙扩展的适应证包括：①乳尖牙/磨牙早失致后牙前移、牙列间隙不足的早期矫治；②磨牙异位萌出的早期矫治；③牙弓宽度、长度发育不足致牙列间隙不足的早期矫治。

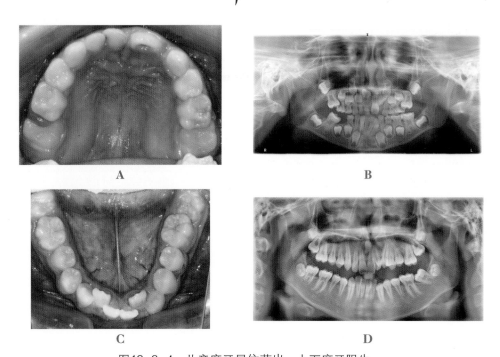

**图13-3-4　儿童磨牙异位萌出，上下磨牙阻生**

A. 儿童上颌第一恒磨牙异位萌出，上颌第二乳磨牙牙冠远中受压吸收；B. 全景片示右侧上下颌第一恒磨牙近中异位萌出；C-D. 口内及全景片示儿童左下颌第二恒磨牙近中萌出阻生

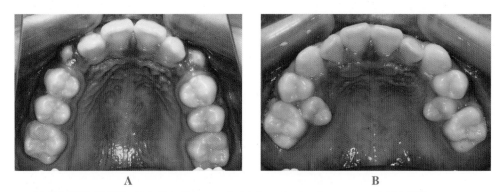

**图13-3-5　儿童恒牙列初期，牙弓长度不足，牙列拥挤**
A. 前牙段牙列拥挤；B. 后牙段牙列拥挤

## （三）儿童正畸间隙扩展矫治器原理及临床应用

1. 儿童乳牙早失间隙扩展矫治器原理及临床应用。

儿童替牙列期，乳牙早失后，间隙未及时保持，会导致邻牙向缺隙侧倾斜、移动，造成牙列间隙缩小，临床应用活动/支架式矫治器早期扩展间隙，以利于继承恒牙正常萌出。这是儿童早期错𬌗畸形预防与阻断矫治的常用方法。

（1）儿童活动弹簧式间隙扩展矫治器。

儿童活动弹簧式间隙扩展矫治器适用于乳牙早失，邻牙向缺隙侧倾斜或轻度邻牙移动的间隙不足病例。

矫治器结构：活动基托式矫治器的间隙扩展弹簧可采用0.6-0.7mm不锈钢丝弯制的单曲/双曲纵簧，或带圈的单曲/双曲纵簧，加力移动倾斜或轻度移动缺隙侧邻牙，扩展恢复缺牙间隙；固位部分采用箭头卡环、单臂卡环、邻间钩以及双曲唇弓；可采用无后牙殆垫、单侧后牙殆垫或前牙平面导板（图13-3-6，图13-3-7）。

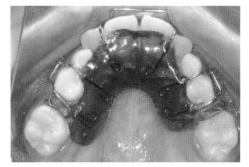

图13-3-6　上颌活动双侧双曲纵簧间隙扩展矫治器

矫治器的临床应用：打开纵簧（单曲/双曲纵簧，或带圈的单曲/双曲纵簧）1mm，弹性扩大缺牙间隙。每1-2周复诊1次，疗程3个月左右。

（2）儿童分裂簧式间隙扩展矫治器。

儿童分裂簧式间隙扩展矫治器适用于乳牙早失，邻牙向缺隙侧倾斜或轻度邻牙移动的间隙不足病例。

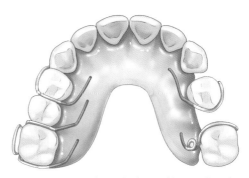

图13-3-7　上颌活动带圈纵簧和单曲纵簧间隙扩展矫治器（扩大24、26牙间间隙：第一磨牙为带圈纵簧，第一前磨牙为单曲纵簧）

矫治器结构：采用0.7-0.8mm不锈钢丝弯制分裂簧，分裂簧较扩弓矫治用的分裂簧小，分裂簧开口正对间隙扩展处，单/双侧分裂簧适用于单/双侧间隙扩展；固位采用箭头卡环、单臂卡环、邻间钩及双曲唇弓；分裂基托，后牙选择双侧后牙殆垫、单侧后牙殆垫或无殆垫（图13-3-8）。

矫治器的临床应用：加力时，使用长臂钳打开菱形分裂簧，并使用小日月钳调节菱形两侧角，使近远中段基托裂缝平

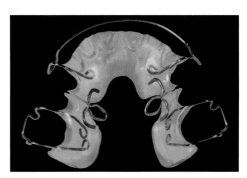

图13-3-8　儿童无殆垫双分裂簧式间隙扩展矫治器

行。应注意的是，制作该矫治器时，末端磨牙的固位卡环连接体应包埋于远中段基托内。

（3）儿童活动螺旋簧式间隙扩展矫治器。

儿童活动螺旋簧式间隙扩展矫治器适用于乳牙早失，邻牙向缺隙侧倾斜或轻度邻牙移动的间隙不足病例。

矫治器结构：活动基托式矫治器的螺旋扩弓簧加力移动倾斜或轻度移动缺隙侧邻牙，

扩展恢复缺牙间隙；固位部分采用箭头卡环、单臂卡环、邻间钩以及双曲唇弓；分裂基托可采用无后牙𬌗垫、单/双侧后牙𬌗垫或前牙平面导板等不同设计（图13-3-9）。

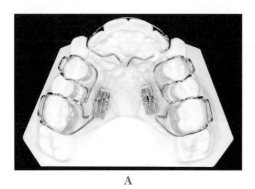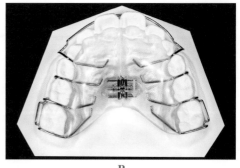

A           B

图13-3-9　儿童活动螺旋簧式间隙扩展矫治器
A. 上颌活动螺旋簧式双侧后牙间隙扩展矫治器；B. 螺旋簧牙弓宽度扩展矫治器

矫治器的临床应用：慢速扩大螺旋簧，每次90°，2次/周。每月复诊1次。疗程3-6个月。（图13-3-10）

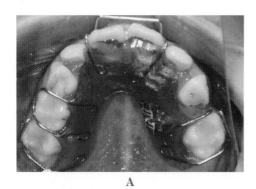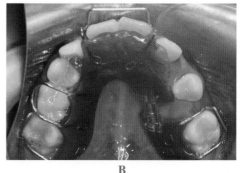

A           B

图13-3-10　上颌无𬌗垫单侧活动螺旋簧式间隙扩展矫治器的临床应用
A. 矫治器加力前；B. 矫治器加力后

（4）儿童上下唇挡间隙扩展矫治器。

唇挡可阻挡唇肌的张力，通过连接杆将唇肌的力量传递至双侧磨牙，使双侧磨牙向远中移动，纠正磨牙前移。上下唇挡间隙扩展矫治器适用于第二乳磨牙早失，第一恒磨牙轻度前移的病例。

矫治器结构：唇挡插入磨牙带环颊面管，唇挡连接杆用1.0-1.2mm不锈钢丝制作，并在磨牙前做3-4mm U形阻挡曲。唇挡离开前牙及牙槽骨2mm，撑开唇肌。唇挡连接杆上的U形曲可调节唇挡与切牙唇面之间的距离。双侧带环可用舌弓连接，也可不用舌弓。矫治器通过磨牙带环粘接固位。（图13-3-11）

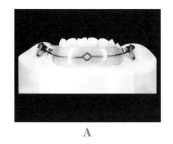 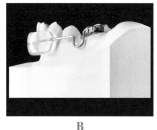 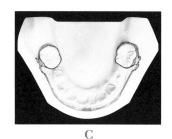

图13-3-11　下唇挡间隙扩展矫治器
A. 正面观；B. 侧面观；C. 殆面观

矫治器的临床应用：唇挡戴入后唇肌张力作用在双侧磨牙上，使近中移动/倾斜的磨牙向远中移动/竖直。加力时可每次打开唇挡连接杆上的U形曲1mm。复诊1次/月，疗程3~6个月。（图13-3-12）

（5）儿童固定上颌腭弓指簧间隙扩展矫治器。

儿童固定上颌腭弓指簧间隙扩展矫治器适用于上前牙向缺牙间隙倾斜的邻牙复位或轻度移动。

矫治器结构：在上腭弓缺隙侧近/远中焊接0.7mm不锈钢丝指簧，腭弓插入或焊接在双侧后牙带环上（图13-3-13）。

矫治器的临床应用：在矫治器粘接前，将指簧近/远中加力1mm，粘接后指簧弹性移动倾斜缺隙侧恒牙。每月复诊一次，取下固定腭弓，调节指簧。疗程3~6个月。

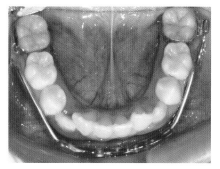

图13-3-12　唇挡间隙扩展矫治器的临床应用

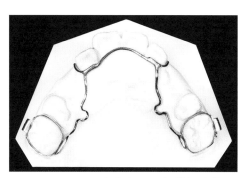

图13-3-13　固定上颌腭弓指簧间隙扩展矫治器纠正上前牙远中倾斜/移动

（6）儿童固定带环丝圈式NiTi螺旋簧间隙扩展矫治器。

儿童固定带环丝圈式NiTi螺旋簧间隙扩展矫治器适用于第二乳磨牙早失，第一乳磨牙/第一前磨牙远中移动/倾斜的病例。

矫治器结构：第一磨牙带环附颊舌管，1.0mm不锈钢丝弯制丝圈近中抵住第一乳磨牙或第一前磨牙邻面中份，远中插入带环颊舌管。NiTi螺旋簧可加力扩展缺牙间隙。（图13-3-14）

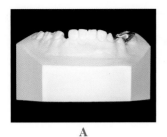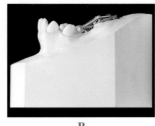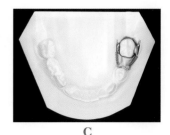

图13-3-14　固定带环丝圈式NiTi螺旋簧间隙扩展矫治器
A. 正面观；B. 侧面观；C. 𬌗面观

矫治器的临床应用：压缩NiTi螺旋簧可扩展缺牙间隙，NiTi螺旋簧每次压缩1mm，复诊1次/月，疗程6个月。

（7）儿童固定带环丝圈式别针簧间隙扩展矫治器。

儿童固定带环丝圈式别针簧间隙扩展矫治器适用于第二乳磨牙早失，第一乳磨牙/第一前磨牙远中移动/倾斜的病例。

矫治器结构：第一磨牙带环，0.8-1.0mm不锈钢丝弯制带U形曲的舌弓。别针簧结构包括颊侧支撑臂和加力簧两部分：①颊侧支撑臂可用0.8-0.9mm不锈钢丝弯制，末端焊接在磨牙带环上，近中向前伸至第一乳磨牙/第一前磨牙牙冠颊侧；②加力簧用0.7mm不锈钢丝弯制，远中端带圈，焊接在磨牙带环上，近中端弯制带圈垂直曲，环绕支撑臂，末端紧贴卡抱第一乳磨牙/第一前磨牙远中邻面。（图13-3-15）

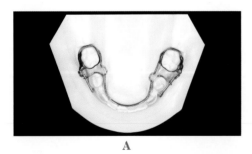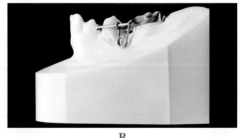

图13-3-15　固定带环丝圈式别针簧间隙扩展矫治器
A. 𬌗面观；B. 侧面观

矫治器的临床应用：别针簧底部有弹簧圈，可打开弹簧1-2mm，扩展缺牙间隙。复诊1次/月，疗程6个月。

（8）儿童固定Jackscrew间隙扩展矫治器。

儿童固定Jackscrew间隙扩展矫治器适用于第二乳磨牙早失，第一磨牙/第一前磨牙近远中移动的病例。矫治器加力可整体移动第一前磨牙及第一磨牙。

矫治器结构：第一前磨牙和第一磨牙带环，双螺帽置于1.2mm螺纹杆上，螺纹杆远中插入第一磨牙带环颊面管中，远中端游离，近中端焊接在第一前磨牙带环上。矫治器颊舌侧可焊接颊舌弓增强支抗（图13-3-16）。

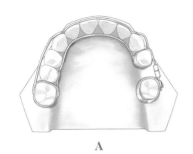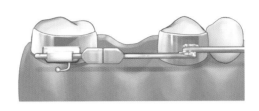

A                                    B

图13-3-16    儿童固定Jackscrew间隙扩展矫治器示意图
A. 𬌗面观；B. 侧面观

矫治器的临床应用：矫治器螺纹杆上的螺帽旋转加力推开乳牙早失间隙，交互近中移动第一前磨牙及远中移动第一磨牙。螺帽弹簧圈每次打开180°-360°，复诊1次/月，疗程3-6个月。

2. 儿童磨牙异位萌出矫治器原理及临床应用。

儿童磨牙异位萌出矫治器适用于第一、二磨牙萌出道近中倾斜的病例。

（1）儿童磨牙异位萌出弹性牵引活动矫治器。

儿童磨牙异位萌出弹性牵引活动矫治器适用于上下颌第一、二磨牙近中倾斜萌出病例。

矫治器结构：上下颌基托式活动矫治器，在异位萌出磨牙远中弯制拉钩，异位磨牙颊面/𬌗面粘接牵引扣。固位可用箭头卡环、单臂卡环、邻间钩及前牙双曲唇弓（图13-3-17）。牵引钩及固位卡环用0.8-0.9mm不锈钢丝弯制。异位牙远中基托缓冲，避免磨牙远中移动受限。

矫治器的临床应用：选用3.17mm（0.125英寸）直径橡皮圈弹性牵引异位萌出磨牙向远中，弹性加力90g左右。矫治器全天佩戴，橡皮圈全天牵引，每天一换。复诊1次/月，疗程3-6个月。

（2）儿童磨牙异位萌出弹簧活动/固定矫治器。

儿童磨牙异位萌出弹簧活动/固定矫治器适用于磨牙（常为下颌第一、二磨

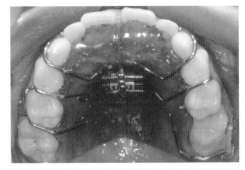

图13-3-17    儿童上颌第一磨牙异位萌出活动螺旋扩弓、牵引钩弹性牵引第一磨牙远中移动的活动矫治器

牙）近中倾斜病例。

①儿童磨牙异位萌出弹簧活动矫治器。

矫治器结构：活动矫治器是基托式矫治器，在异位萌出磨牙舌侧基托处用0.41mm（0.016英寸）直径不锈钢圆丝弯制双曲纵簧。异位磨牙𬌗面粘接舌侧扣。双曲唇弓、邻间钩及磨牙箭头卡环固位。若后牙存在咬合干扰影响牙齿移动，可在对侧后牙𬌗面制作𬌗垫，打开咬合（图13-3-18）。

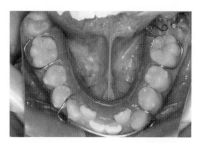

图13-3-18　儿童活动带圈双曲纵簧矫治器纠正下颌第二磨牙异位萌出

矫治器的临床应用：双曲纵簧矫治器远中移动前倾的磨牙十分有效。双曲纵簧或带圈双曲纵簧作用于舌侧扣上，打开纵簧推磨牙向远中以获得间隙，纠正第一、二磨牙近中萌出异常。矫治器打开双曲簧1mm，推近中萌出第一、二磨牙向远中。1-2周复诊一次，疗程3个月。

②儿童磨牙异位萌出带环丝圈弹性牵引固定矫治器。

矫治器结构：矫治器是第二乳磨牙或第一恒磨牙带环丝圈式矫治器，1.0mm不锈钢丝弯制丝圈环绕异位萌出磨牙并于异位牙远中焊接牵引钩。带环粘接固位。异位磨牙𬌗面/颊面粘接舌侧扣。（图13-3-19）

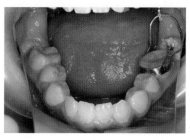

图13-3-19　儿童第二磨牙异位萌出带环丝圈弹性牵引固定矫治器

矫治器的临床应用：选用3.17mm（1/8英寸）直径橡皮圈弹性牵引异位萌出磨牙向远中或用弹力线结扎牵引异位萌出磨牙向远中，矫治力为90g左右。若用橡皮圈加力，则橡皮圈全天牵引，每天一换。若用弹力线牵引，则在复诊时换弹力线重新结扎加力。复诊1次/月，疗程3-6个月。

3. 儿童支架式远中移动磨牙间隙扩展矫治器原理及临床应用。

儿童远中移动磨牙和儿童乳恒牙替牙异常、乳磨牙早失造成的磨牙近中移动的间隙扩展，在临床上的界定比较模糊。我们姑且把前者当成恒牙列期的牙弓长度发育不足、牙列轻中度拥挤的治疗方法，把后者当成替牙列期的矫治。所以这部分内容详见儿童牙弓长度发育不良的治疗（第六章）以及儿童正畸后牙远中移动的治疗（第十章），本章节不再赘述。

（尹星　李小兵）

# 附录1 儿童牙列间隙管理矫治器特殊设计

1. 尖牙段双侧菱形间隙扩展腭杆矫治器

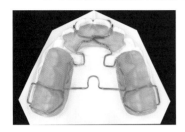

该矫治器适用于尖牙、第一前磨牙间间隙扩展，可同时唇向倾斜前牙。腭杆连接后牙基托，控制磨牙垂直高度。

附13-1-1

2. 上颌螺旋扩弓簧推磨牙向后矫治器（单侧/双侧）

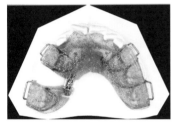 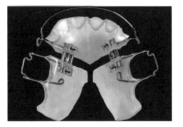

该矫治器适用于前牙反𬌗同时需要扩展侧方牙群间隙的替牙列期错𬌗畸形患儿。

附13-1-2（单侧）　　　　附13-1-3（双侧）

3. 上颌三向螺旋扩弓簧推磨牙向后矫治器

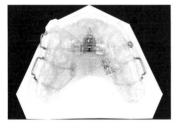

该矫治器适用于需要同时扩弓及推磨牙向远中/唇向倾斜前牙的患儿。

附13-1-4

4. 下颌Dital Jet推磨牙远中矫治器

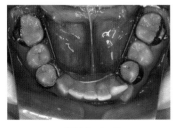

该矫治器适用于磨牙轻中度近中移动，需要推磨牙向远中以扩展间隙的患儿。

附13-1-5

### 5. 口外弓矫治器

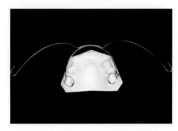

该矫治器适用于替牙列晚期，需要整体远中移动单/双侧磨牙的患儿。

附13-1-6

### 6. 儿童带环丝圈U形曲间隙扩展矫治器

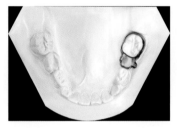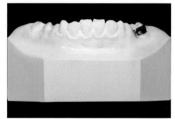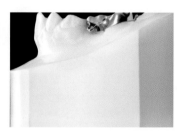

附13-1-7（𬌗面观）　　　附13-1-8（正面观）　　　附13-1-9（侧面观）

该矫治器适用于轻度乳磨牙间隙丧失的患儿，通过对U形曲加力，可少量推磨牙远中移动。

# 附录2 典型病例

1. 上颌𬌗垫式螺旋扩弓带指簧及双曲舌簧矫治器矫治替牙列期个别前牙反𬌗及上中切牙间间隙

治疗前面像

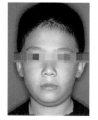
附13-2-1

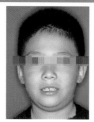
附13-2-2

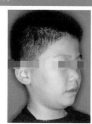
附13-2-3

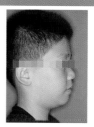
附13-2-4

治疗前口内像

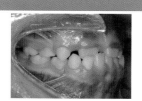
附13-2-5

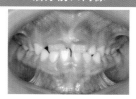
附13-2-6

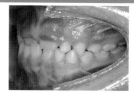
附13-2-7

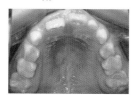
附13-2-8

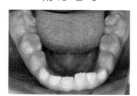
附13-2-9

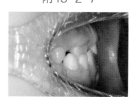
附13-2-10

佩戴矫治器口内像

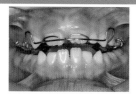
附13-2-11

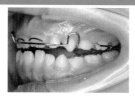
附13-2-12

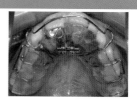
附13-2-13

治疗后面像

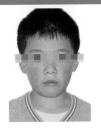
附13-2-14

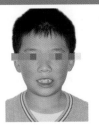
附13-2-15

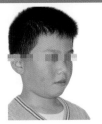
附13-2-16

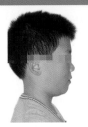
附13-2-17

治疗后口内像

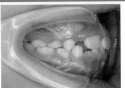
附13-2-18

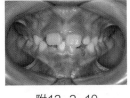
附13-2-19

附13-2-20

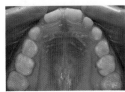
附13-2-21

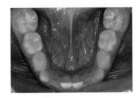
附13-2-22

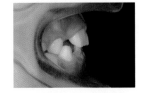
附13-2-23

病例解析

　　患儿7岁，以"牙缝大影响美观"为诉求诊，无全身疾病史及家族遗传史。临床检查为替牙列初期，11、41、82个别牙反𬌗，11、21牙间3mm间隙，唇系带附着较低；上牙弓前段狭窄，12牙萌出间隙不足。患儿左侧上睑提肌无力，其余颜面检查及影像学检查未见明显异常。

　　方案设计：上颌𬌗垫式螺旋扩弓带指簧及双曲舌簧矫治器，扩大狭窄上前牙弓，纠正个别前牙反𬌗，关闭上中切牙间隙。

　　临床治疗：螺旋扩弓簧放置于牙弓前段，慢速扩弓，每次90°，1次/周；双曲唇弓不接触上切牙，双曲舌簧及指簧每2周复诊加力1次；疗程为4个月，保持6个月。治疗后个别前牙反𬌗纠正，上牙弓前段扩大，12牙萌出间隙足够，11、21牙间间隙减小。

（主诊医生：苏晓霞）

2. 上颌活动纵簧间隙扩展矫治器矫治第一恒磨牙异位萌出所致间隙丧失

**治疗前面像**

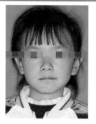

附13-2-24

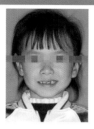

附13-2-25

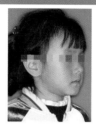

附13-2-26

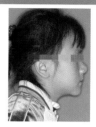

附13-2-27

**治疗前口内像**

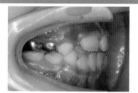

附13-2-28

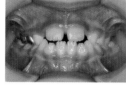

附13-2-29

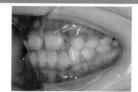

附13-2-30

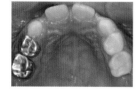

附13-2-31

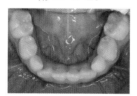

附13-2-32

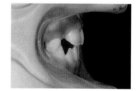

附13-2-33

**佩戴矫治器口内像**

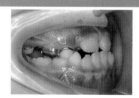

附13-2-34

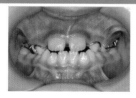

附13-2-35

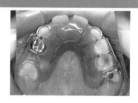

附13-2-36

**治疗后面像**

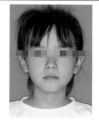

附13-2-37

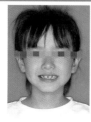

附13-2-38

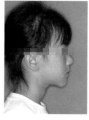

附13-2-39

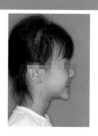

附13-2-40

治疗后口内像

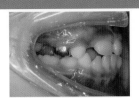

附13-2-41

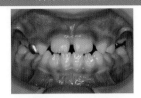

附13-2-42

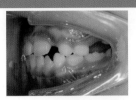

附13-2-43

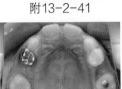

附13-2-44

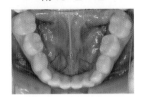

附13-2-45

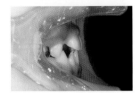

附13-2-46

　　患儿7岁，常规口腔检查发现"16、26牙近中异位阻萌"而求诊，无全身疾病史及家族遗传史。临床检查为替牙列初期，11、21牙正萌，55牙Ⅲ度松动；16、26牙近中阻生。全景片及根尖片示16、26牙近中异位阻萌，55、65牙远中牙根完全吸收。

　　方案设计：拔除55牙，上颌活动纵簧间隙扩展矫治器，远中移动16、26牙，引导16、26牙萌出。26牙𬌗面粘贴舌侧扣，矫治器纵簧右侧位于16牙牙冠近中颈部，左侧卡住26牙𬌗面舌侧扣。

　　临床治疗：每2周复诊1次，向远中打开纵簧1mm，推16、26牙向远中，纠正其近中萌出道，引导其萌出，并扩展55、65牙处间隙。疗程3个月，矫治过程中65牙松动脱落，远中移动16、26牙至双侧磨牙达尖对尖远中关系后（替牙列期磨牙终末平面平齐），设计上颌Nance托进行间隙保持。

（主诊医生：苏晓霞）

3. 上颌活动螺旋簧远中移动磨牙＋扩弓间隙扩展矫治器矫治牙列拥挤

| 治疗前面像 |
|---|

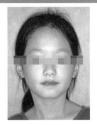 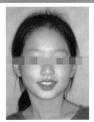 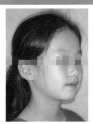 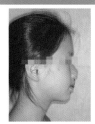

附13-2-47　　　　　附13-2-48　　　　　附13-2-49　　　　　附13-2-50

| 治疗前口内像 |
|---|

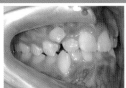 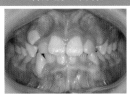 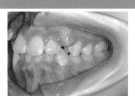

附13-2-51　　　　　　　附13-2-52　　　　　　　附13-2-53

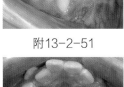 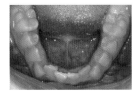 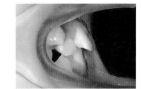

附13-2-54　　　　　　　附13-2-55　　　　　　　附13-2-56

| 佩戴矫治器口内像 |
|---|

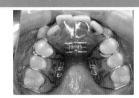 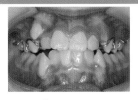 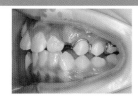

附13-2-57　　　　　　　附13-2-58　　　　　　　附13-2-59

| 治疗后面像 |
|---|

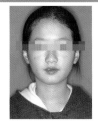 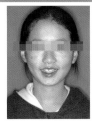 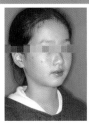 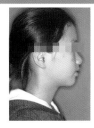

附13-2-60　　　　　附13-2-61　　　　　附13-2-62　　　　　附13-2-63

| 治疗后口内像 | | |
|---|---|---|

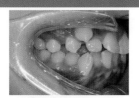

附13-2-64

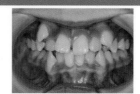

附13-2-65

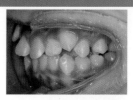

附13-2-66

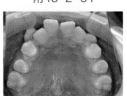

附13-2-67

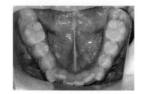

附13-2-68

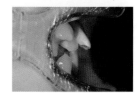

附13-2-69

　　患儿11岁，以"牙齿不齐"为诉求诊，无全身疾病史及家族遗传史。临床检查示恒牙列初期，双侧上磨牙前移，上下磨牙远中尖对尖关系，上牙弓宽度不足，上下牙弓弓形不匹配；上牙列重度拥挤，下牙列轻度拥挤。颜貌检查示直面型，影像学检查示骨性Ⅰ类，均角，四颗第二恒磨牙及第三恒磨牙牙胚存在。

　　方案设计：上颌活动螺旋簧远中移动磨牙+扩弓间隙扩展矫治器，慢速扩弓并推上颌第一恒磨牙远中移动，解除牙列拥挤，Ⅱ期正畸综合矫治排齐整平上下牙列。

　　临床治疗：打开螺旋1次/周，每次90°，每月复诊1次，Ⅰ期扩弓及推磨牙向后，总疗程为6个月。扩弓及推磨牙向后矫治结束后双侧磨牙达中性关系，上前牙无明显唇倾，患儿侧貌基本维持；上牙弓宽度改善，上牙列产生间隙。利用上颌Nance托进行间隙保持并作为支抗，进入Ⅱ期非拔牙正畸综合矫治阶段。

（主诊医生：苏晓霞）

4. 上颌活动扩弓带单侧螺旋簧式间隙扩展矫治器，矫治替牙列期上牙弓狭窄及第一恒磨牙近中前移

治疗前面像

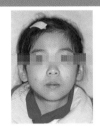

附13-2-70

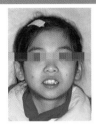

附13-2-71

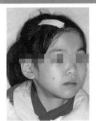

附13-2-72

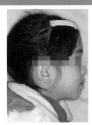

附13-2-73

治疗前口内像

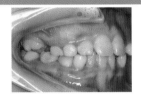

附13-2-74

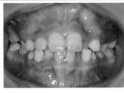

附13-2-75

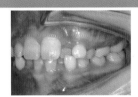

附13-2-76

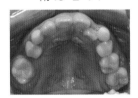

附13-2-77

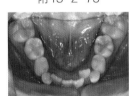

附13-2-78

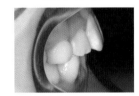

附13-2-79

佩戴矫治器及矫治过程中口内像

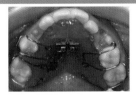

附13-2-80

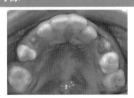

附13-2-81

治疗后面像

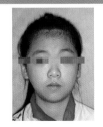

附13-2-82

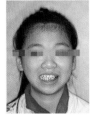

附13-2-83

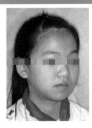

附13-2-84

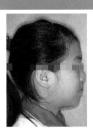

附13-2-85

| 治疗后口内像 |
|---|

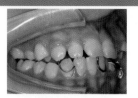
附13-2-86

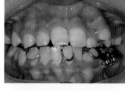
附13-2-87

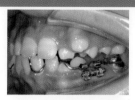
附13-2-88

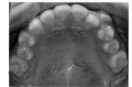
附13-2-89

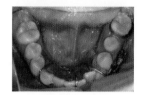
附13-2-90

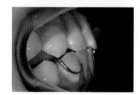
附13-2-91

患儿8岁，以"牙齿不齐"为诉求诊，无全身疾病史及家族遗传史。临床检查示替牙列期，55牙因龋早失，16牙近中前移，右侧磨牙完全远中关系，左侧磨牙中性关系，22、73牙反殆；上下牙弓宽度不足，上牙列重度拥挤，下牙列中度拥挤。颜貌检查示凸面型，唇闭合不全，颏肌紧张；影像学检查示骨性Ⅰ类，垂直骨面型，4颗第二恒磨牙牙胚存在。

方案设计：上颌活动扩弓带单侧螺旋簧式间隙扩展矫治器推16牙向远中，慢速扩弓纠正上牙弓狭窄。

临床治疗：打开螺旋2次/周，每次90°，每月复诊1次，推磨牙向后及扩弓，总疗程为6个月。矫治过程中配合闭唇"拉纽扣"，进行口周肌功能训练。扩弓及推上磨牙远中移动矫治结束后，右侧磨牙达偏近中关系，上牙弓宽度及牙列拥挤改善，唇闭合不全及侧貌改善，进行间隙保持至15牙萌出。定期复查期间患儿74、75牙因龋早失，36牙发生近中前移，采用下颌固定扩大螺旋推磨牙向后矫治器，推36牙向远中。待恒牙列初期，正畸综合矫治排齐整平上下牙列，调整前后牙咬合关系。

（主诊医生：李小兵）

# 第十四章

# 儿童弹性功能矫治器矫治原理及临床应用

当今快速发展的正畸矫治理论与临床技术，不仅向着更多样的错𬌗畸形矫治手段、更生理性矫治力以及更舒适、更方便、更美观和个性化的矫治器设计的方向发展，而且更强调错𬌗畸形对牙颌面发育的影响、咬合与口腔功能的协调、咬合及牙颌面发育异常的早期预防阻断。儿童错𬌗畸形矫治在强调牙齿移动的高效和生理性的同时，对口周软组织功能发育、口腔功能发育、口腔软硬组织协调和平衡、牙周组织健康在错𬌗畸形矫治及矫治后稳定中的作用及影响给予了高度的重视。儿童错𬌗畸形的正畸治疗不再是单纯的牙齿移动，而更多的是考虑整个口颌系统生长发育管理对儿童牙颌面形态及咬合的影响。

如今，国内外出现了多种弹性活动矫治器设计，并在儿童牙颌面发育的早期用于儿童错𬌗畸形的预防与阻断。其特点是有别于传统活动矫治器应用硬的丙烯酸树脂而采用弹性、柔软的硅胶或高分子材料，预成矫治器进行错𬌗畸形的预防与阻断。所以，该类矫治器可以称为弹性活动矫治器，可以看作对传统儿童硬质的矫治器在矫治材料上的改良。从矫治器材料上说，软的矫治器更易被患儿接受，但矫治力更弱。

这类矫治器设计应用了传统活动及功能矫形原理，并基于牙弓/牙槽骨弓生长发育特点、牙萌出规律，口腔肌肉功能训练理论，意在引导颌骨/牙槽骨弓/牙弓生长和牙萌出、阻断异常口腔功能/口腔肌肉功能对咬合及牙颌面发育的影响，以降低儿童错𬌗畸形发生率、减轻错𬌗严重程度。目前，对于该类矫治器的矫治机理、临床矫治适应证以及矫治疗效在正畸界存在较大的争议，本章目的是根据临床应用该类矫治器的初步总结，分析其预防阻断矫治的基本特点及临床机制，以期辨别真伪，规范临床矫治。

## 一、儿童早期牙弓/牙槽骨弓塑形及口腔功能管理概念

### （一）儿童早期牙弓/牙槽骨弓塑形概念

儿童早期牙弓/牙槽骨弓的"塑形"矫治（Dental Alveolar Bone Orthopedics）的基本概念是：在儿童生长发育过程中，去除影响牙弓/牙槽骨弓发育不良病因中的环境因素，恢复正常的牙弓/牙槽骨弓的生长发育，并通过建立良好的口腔功能及口面颌肌功能环境，及早阻断牙弓/牙槽骨弓异常的生长，促进与恢复牙弓/牙槽骨弓的正常生长（及协调的形

态），达到协调稳定的牙弓形态及咬合关系，预防阻断儿童错聆畸形发生发展。早期牙弓/牙槽骨弓的"塑形"治疗，从错聆畸形矫治的机制上来看是介于正牙（Orthodontics）与矫形（Orthopedics）之间的牙弓关系异常的矫治，有利于临床更准确地对错聆畸形进行诊断分析和提高临床错聆畸形的矫治效率。

## （二）儿童早期口腔功能管理概念

传统的口腔正畸"矫形"治疗指的是在儿童青春发育高峰前期及高峰期，利用儿童上下颌骨的发育潜力，促进或抑制发育异常的上下颌骨生长，训练口周肌肉功能，减轻错聆畸形的严重程度，促进儿童牙颌面协调发育，同时降低恒牙列期错聆畸形矫治难度以及由于严重的上下颌骨发育不调而不得不采取正颌手术的概率。口腔正畸"矫形"治疗技术强调神经肌肉的平衡稳定对牙齿及颌骨的位置的决定性作用，在矫正上下颌骨位置关系时不仅要纠正上下牙齿关系异常，同时也要训练口周肌肉功能，达到咬合与口周神经肌肉功能的平衡。随着其临床理论及技术的发展，形成了牙颌面功能矫形治疗理论与临床体系。

儿童早期口腔功能管理包括儿童口腔功能发育引导及儿童口腔肌功能训练两个部分。儿童口腔功能发育引导指的是在婴幼儿期对儿童的呼吸、咀嚼、吞咽、唇闭合等功能发育进行的早期预防干预，其目的是避免早期儿童口腔功能发育异常导致的儿童错聆畸形的产生，这是儿童错聆畸形早期预防阻断矫治的最新概念。儿童口腔肌功能训练应用"Muscle Win"概念，是在咬合发育早期儿童错聆畸形矫治中的新尝试。

总之，临床儿童早期牙弓/牙槽骨弓塑形及口腔功能管理指从乳牙萌出的婴幼儿期就要开始预防错聆畸形的发生发展，在婴幼儿期管理口腔功能发育、在儿童发育各阶段阻断矫治异常口腔功能及口周肌肉功能异常。相比于传统的青春发育高峰前期及高峰期的口腔正畸"矫形"治疗，儿童早期牙弓/牙槽骨弓塑形及口腔功能管理理论有以下特点：①早期功能管理及肌功能训练的治疗开始得更早，于乳牙列早期开始训练口腔功能并矫治儿童不良口腔习惯；②更重视在咬合发育的最重要阶段——替牙列早期的阻断性治疗：诱导上下切牙萌出、建立正常口腔功能、协调上下牙弓形态与关系；③应用预成/个性化的矫治器纠正牙弓/牙槽骨弓的形态大小，协调上下牙弓形态大小，预防阻断由于牙弓/牙槽骨弓形态大小异常造成的咬合错乱；④在儿童青春发育期前及青春期进行上下颌骨功能矫形治疗。这种新的矫形治疗概念不再局限于发育高峰前期的上下颌骨生长的控制，而更注重整个儿童生长发育阶段口腔功能、口颌系统功能的发育与协调，使错聆畸形的预防与阻断在建立正常口颌系统功能与上下颌骨（包括牙槽骨）协调发育的情况下共同实现。

## 二、儿童弹性功能矫治器的结构与临床适应证

### （一）儿童弹性功能矫治器的结构

1. 儿童弹性功能矫治器概述。

（1）矫治器制作材料选择：此类矫治器多选用医用硅胶或其他医用高分子弹性材料，矫治器材料柔软且有延展性。其弹性的结构对儿童口腔黏膜及软硬组织无损伤，并能在变形的情况下对异位牙及牙槽骨产生矫治轻力。同时，由于医用硅胶性能的稳定性与安全性，矫治器在使用过程中容易清洁，并对儿童身体无害。

（2）儿童弹性功能矫治器是一种预成的功能矫治器：它在训练口周肌肉功能的同时，结合了正畸功能矫治的设计，可以看作一种矫治力不大的早期功能矫治器。此类矫治器基本结构包括颊屏、唇挡、唇珠、腭托、舌挡等结构，训练舌肌、唇颊肌及颏肌的功能和矫正异常口腔肌肉功能：①舌挡可防止吐舌，迫使儿童用鼻呼吸，类似前庭盾；②唇珠可减缓过于活跃的唇肌运动，矫治异常口腔不良习惯；③矫治器结合口周肌肉训练可进行错𬌗畸形的早期矫治，如针对舌体训练卷舌，使舌尖到正常位置。（图14-2-1，图14-2-2）

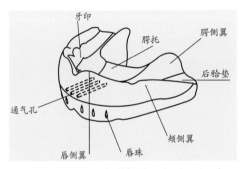

图14-2-1　儿童弹性功能矫治器设计

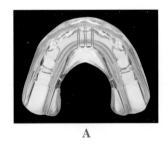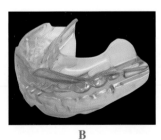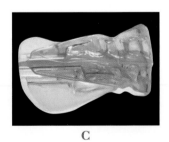

图14-2-2　儿童弹性功能矫治器基本结构
A. 𬌗面观；B. 斜侧面观；C. 侧面观

（3）该类矫治器对恒牙萌出有轻度诱导作用，并可矫治牙弓形态大小异常及上下牙弓不协调：①矫治器预成牙弓形态大小，矫治器硅胶变形的弹性轻力能部分恢复上下牙弓的形态与宽度。②预成上下牙萌出位置及咬合面，旨在诱导恒牙正常萌出。③上下磨牙后𬌗垫打开咬合。

2. 儿童吞咽功能训练器。

在儿童口腔功能的训练上，除常规口
颌肌功能训练外，还可使用儿童吞咽功能
训练器等装置进行口腔功能训练（图14-
2-3）。其设计的原理是利用高分子弹性
材料控制儿童吞咽时的上下唇闭合，通过
神经肌肉反射，引导儿童舌体上抬接触上
腭以封闭口腔进行吞咽，从而训练舌肌位
置及功能，促进儿童从婴儿型吞咽向正常吞咽转变。

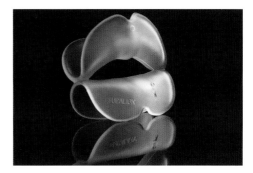

图14-2-3　儿童吞咽功能训练器

儿童吞咽功能训练器基本结构包括上唇板和下唇板，上唇板与下唇板相连，上下唇板
卡抱上下唇，分开上下唇。

## （二）儿童弹性功能矫治器的临床适应证

儿童弹性功能矫治器的临床适应证包括：①轻度上下牙弓形态大小发育不良，包括上
下牙弓形态不协调、上下牙弓大小发育不足、上下牙弓形态发育左右不对称等。②儿童口
腔功能发育异常及口腔不良习惯，包括舌体位置过低、异常吐舌吞咽、咀嚼功能发育不
足、口呼吸、颏肌紧张、唇闭合不全、异常吮吸习惯等。③轻度儿童功能性下颌后缩。
④轻中度儿童前牙深覆𬌗深覆盖，平均生长型或水平生长型。⑤儿童牙萌出不正，如轻中
度牙扭转、错位等。（图14-2-4）

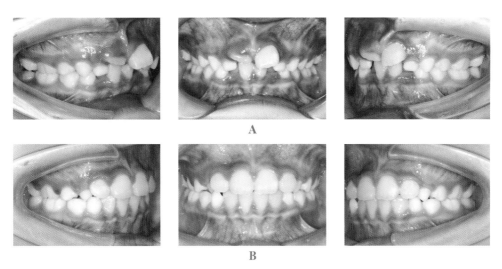

图14-2-4　儿童弹性功能矫治器临床适应证（牙弓发育不良，轻度牙列拥挤，塑形治疗2年后，上
下前牙基本排齐）
A. 治疗前；B. 治疗后

## 三、儿童弹性功能矫治器的临床应用

传统的正畸矫形治疗是在儿童青春发育高峰期前进行上下颌骨发育不良的矫正，而早期牙弓/牙槽骨弓塑形及口腔功能训练矫治把这一概念扩展，应用弹性功能矫治器不仅从儿童乳牙列期就开始正常口腔功能训练、预防与纠正口腔不良习惯，还强调从恒牙萌出的替牙列早期开始进行牙萌出诱导、牙槽骨塑形以及上下颌骨生长调控，通过早期预防与阻断，达到阻断矫治儿童错𬌗畸形的效果。其临床治疗可归纳为以下几个方面。

### （一）儿童乳牙列发育期吞咽、咀嚼功能的训练

治疗可从幼儿2岁时开始，主要是训练管理儿童的咀嚼、吞咽功能，纠正婴儿式舌体位置过低。婴幼儿因食物固化、乳牙萌出，舌体逐渐后缩上抬，吞咽功能逐步发育成熟。婴幼儿早期佩戴吞咽功能训练器，改变伸舌习惯，抬高舌体，促进牙弓、腭顶及牙槽骨发育，并引导乳前牙建𬌗，可预防婴儿型吞咽导致的乳牙错𬌗畸形的发生发展。

适应证：儿童婴儿型吞咽、儿童不良舌习惯伴前牙开𬌗。

训练器每日佩戴15分钟。佩戴时将幼儿用训练器放入患儿上下唇间，上下牙齿闭合，通过鼻呼吸，培养正确的吞咽和呼吸习惯。注意，使用训练器训练时要在家长的监督下进行，要求患儿在阅读或看电视时佩戴，佩戴时坐姿端正，头颈直立，视线平视，让患儿在愉悦环境中纠正异常吞咽，建立正常口腔唇舌功能。治疗时间3-6个月左右。（图14-3-1）

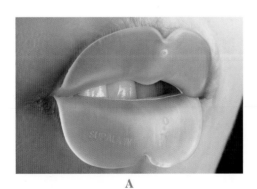 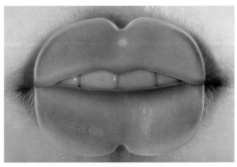

图14-3-1 儿童乳牙列发育期吞咽功能训练
A. 侧面观；B. 正面观

### （二）儿童早期口腔不良习惯的阻断治疗

儿童口腔不良习惯，如异常吮吸（手指、颊等）、口呼吸、吐舌等，会严重影响口腔

肌肉功能平衡，并影响面颌骨的正常发育。儿童弹性功能矫治器特别设计的颊屏、唇挡、唇珠、舌挡能去除口腔异常肌功能，训练正确的颊、唇、舌位置，恢复儿童鼻呼吸、正常吞咽及舌位等正常口腔功能，创造良好的儿童咬合发育环境，从而减少环境因素造成的错𬌗畸形的发生。

矫治器佩戴每天10个小时，训练开始阶段以白天佩戴为主，待儿童习惯后，以晚上睡觉时佩戴为主。佩戴时要求儿童鼻呼吸、闭唇。治疗持续一年。（图14-3-2）

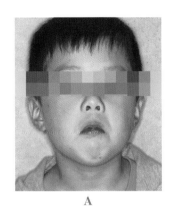 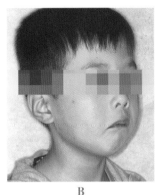 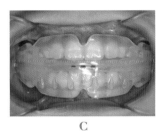

图14-3-2　利用弹性功能矫治器矫正儿童不良咬下唇习惯
A-B. 儿童咬下唇习惯；C. 佩戴矫治器，阻断咬下唇不良习惯

（三）恒牙萌出时的牙萌出诱导

利用弹性功能矫治器的牙槽窝结构，引导恒牙萌出。弹性医用硅胶变形后产生的轻柔的矫治力可矫正恒牙萌出时轻中度牙齿扭转、位置不正。

矫治器每天佩戴10个小时，训练开始阶段以白天佩戴为主，待儿童习惯后，以晚上睡觉时佩戴为主。矫治复诊，第一次一个月后复诊，以后每三个月复诊一次，检查矫治器佩戴情况以及上下牙弓形态。佩戴时要求儿童鼻呼吸、闭唇。矫治持续1-2年。（图14-3-3）

（四）儿童牙弓/牙槽骨弓发育异常的塑形矫治

早期牙弓/牙槽骨弓的塑形治疗，重点在于尽早消除牙弓形态大小发育异常的环境因素，利用弹性功能矫治器变形产生的弹性矫治力及口周肌肉功能训练，恢复和促进牙弓的发育，利用生长潜力，协调上下牙弓的形态与大小，早期矫治上下牙弓形态异常导致的错𬌗畸形。临床表明，对于轻中度的牙弓/牙槽骨弓形态异常，通过牙弓/牙槽骨弓的早期塑形治疗，能初步恢复患儿牙弓的生长，减轻错𬌗畸形严重程度，有利于Ⅱ期正畸综合矫治。

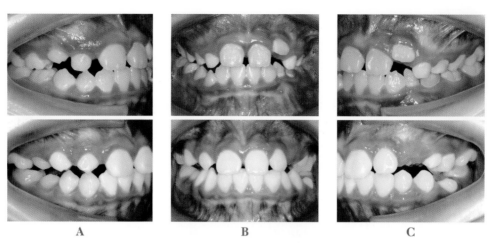

图14-3-3　弹性功能矫治器的牙槽窝结构引导恒牙萌出
A．22牙唇向高位萌出，24牙未替换；B-C．弹性功能矫治器纠正22牙唇向高位萌出

矫治器每天佩戴10个小时，训练开始阶段以白天佩戴为主，待儿童习惯后，以晚上睡觉时佩戴为主。矫治复诊，第一次一个月后复诊，以后每三个月复诊一次，检查矫治器佩戴情况以及上下牙弓形态。佩戴时要求儿童鼻呼吸、闭唇。矫治持续1-2年。（图14-3-4）

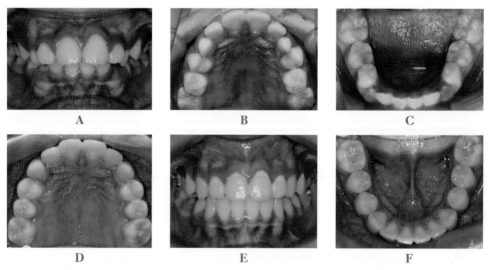

图14-3-4　儿童牙弓/牙槽骨弓宽度发育轻度不良的塑形矫治
A-F．9岁女孩，牙列轻度不齐，上下牙弓狭窄，轻度深覆𬌗深覆盖，经过矫治，错𬌗畸形得到良好治疗

## （五）儿童轻中度功能性错𬌗畸形的早期矫治

弹性功能矫治器在预成时，已将咬合重建至下颌前伸位置，并利用其特有的颊屏、唇珠、舌挡起到训练与协调口周肌肉功能的作用，从而去除上下牙弓形态不调造成的功能性下颌后缩，纠正Ⅱ类咬合关系。矫治器前导下颌也可能产生一定的促进/恢复下颌骨生长的矫形作用，达到矫正异常前牙关系（轻中度深覆𬌗深覆盖）、恢复美观平衡的面部发育的矫形效果。（图14-3-5）

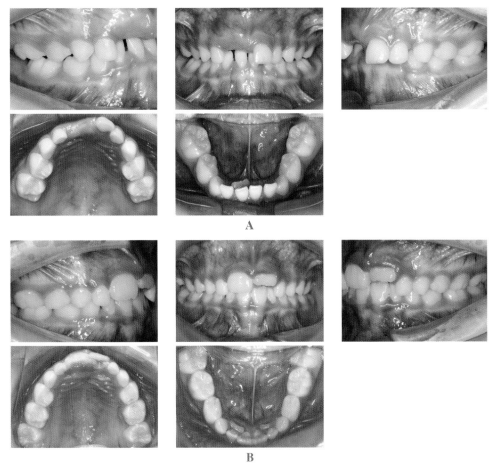

图14-3-5　儿童轻中度功能性错𬌗畸形的早期矫治[8岁女孩，前牙深覆𬌗深覆盖（Ⅱ度），早期肌功能及牙槽骨塑形矫治3年后，前牙覆𬌗覆盖正常，牙弓形态恢复]
A. 治疗前；B. 治疗后

矫治方法与复诊的原则同上，治疗从7岁开始，到牙弓宽度基本发育完成的10岁左右结束。针对早期使用弹性矫治器治疗是否延长了整体治疗时间、是否有早期佩戴弹性功能矫治器的必要等问题，临床目前争议较大，临床应用还应谨慎。

## 四、儿童弹性功能矫治器临床应用的局限性

尽管弹性功能矫治器在临床上展现了对轻度错𬌗畸形良好的预防、阻断效果，预成的弹性矫治器对儿童的损伤小，临床儿童依从性好，儿童及家长接受度高。但其在矫治原理及临床治疗的选择上还有许多局限性及临床禁忌。

（1）早期牙弓/牙槽骨弓塑形及口腔功能训练旨在管理儿童口腔功能发育。但错𬌗畸形的病因有很多，除了环境因素还有遗传、先天、全身疾病等多重因素。况且，错𬌗畸形的发生与发展是多因素交互作用的结果，口腔功能环境管理并不能完全阻断错𬌗畸形的发生与发展。

（2）早期错𬌗畸形的预防与矫治是阶段性的治疗，咬合发育的最终完成是以上下颌恒牙的完全萌出（甚至包括第三恒磨牙的萌出）为准，早期矫治并不能取代恒牙列期的正畸综合矫治。

（3）弹性功能矫治器的功能训练及对错𬌗畸形预防矫治的效果不佳：弹性的儿童矫治器虽然力量更柔和，患儿及家长更易接受，但矫治作用不免偏弱。而且其对于严重的牙量与骨量不调、牙发育异常（牙异位萌出、多生牙、先天缺牙等）、骨性Ⅱ类/Ⅲ类畸形（生长型异常）、开𬌗、牙弓骨性发育异常等畸形的矫治作用是有限的。复杂和严重的错𬌗畸形还需要在恒牙列期做正畸综合矫治。正畸临床不能夸大早期肌功能训练与错𬌗畸形预防矫治的作用。

（4）弹性功能矫治器的矫治特别注重治疗时机的选择，婴幼儿口腔功能管理在2岁时开始，需要家长协同。弹性功能矫治器矫治一般从儿童六岁半恒牙萌出时开始，持续2~3年。选择这样的时间段，是希望早期为儿童建立良好的口腔功能习惯、诱导恒牙（特别是前牙）的萌出。当前磨牙萌出、儿童咬合发育基本完成时，正畸治疗应选用更高效的方法。

（5）弹性功能矫治器是有禁忌证的：①虽然目前的研究不多，但由于其对儿童颌面高度缺乏控制，所以面部顺时针生长的高角病例为其禁忌证。②由于矫治器矫治力较弱，严重的牙性错位矫治疗效较差。③对于儿童牙性反𬌗畸形，其治疗效果不佳。④下颌过度发育的儿童骨性反𬌗畸形，弹性矫治器不足以控制下颌生长，其为这类矫治器的禁忌证。⑤弹性功能矫治器的咬合重建对儿童颞下颌关节发育的影响还不明确，临床应用时对儿童颞下颌关节的检查是必需的，对于颞下颌关节发育异常的儿童治疗是禁忌的。⑥弹性功能矫治器的作用力对儿童牙发育、牙根形成的影响尚不清楚。⑦弹性功能矫治器的生物力学研究不足，应用该类矫治器是否会因错𬌗畸形严重而造成局部矫治力过大、矫治后牙槽骨开窗开裂、牙根吸收等问题尚不明确，临床存在应用风险，需临床医生谨慎观察。

总之，作为一种新型材料矫治器，弹性功能矫治器从儿童口腔肌功能的训练入手，旨在建立良好的儿童口腔功能环境，破除影响咬合及面部发育的口腔不良习惯，展现了一定的对错𬌗畸形的预防、阻断性治疗效果。但由于临床治疗尚无权威评价及指南，目前正畸界对其争议较大。依据正畸治疗理论正确地选择临床适应证、分析其矫治机理、客观科学评价临床治疗作用是开展这一新型矫治器应用的前提，任何临床夸大与滥用都是不可取的。

（李小兵）

# 第十五章

# 儿童 "2×4" 局部固定矫治技术

## 一、儿童"2×4"局部固定矫治技术的组成及生物力学原理

### （一）"2×4"局部固定矫治技术概述

"2×4"局部固定矫治技术是1982年由Malligan医生提出的一种局部方丝弓矫治技术，它由两个支抗第一恒磨牙（或第二乳磨牙）带环/颊面管和四个切牙上的0.022英寸×0.025英寸（0.56mm×0.64mm）系统标准方丝弓托槽组成，主要采用镍钛圆丝、不锈钢圆丝或不锈钢方丝提供矫治力，利用第一恒磨牙（或第二乳磨牙）提供支抗进行前牙畸形的初步矫正。它是标准方丝弓矫治技术的一个衍生技术，并充分利用了Begg矫治技术的"细丝、轻力"原则，在替牙列期矫治影响咬合功能、咬合关系及咬合健康的错𬌗畸形，有着其自身的生物力学、矫治技术及临床治疗特点。

由于仅需简单粘接少量托槽，"2×4"局部固定矫治技术较全口固定矫治技术更舒适且患儿依从性相对较好。相比传统活动矫治器，"2×4"局部固定矫治技术对牙齿的矫治有三维方向控制移动的优势，矫治时能维持牙弓形态，并且不影响口颌功能。因此相对于活动及固定支架式矫治器，儿童正畸临床上主要利用"2×4"局部固定矫治技术可三向控制牙位的特点，对替牙列期咬合功能异常的错𬌗畸形进行阻断性治疗，也可作为儿童错𬌗畸形综合性矫治计划的组成部分，结合功能或活动矫治器矫治错𬌗畸形。

### （二）"2×4"局部固定矫治技术矫治器的基本结构组成

1. 固定多托槽矫治器的托槽及带环。

（1）标准方丝弓托槽：选用0.022英寸×0.025英寸（0.56mm×0.64mm）托槽系统，托槽粘接在四个切牙唇面。

（2）标准方丝弓系统带环/颊面管：在左右第一恒磨牙（或第二乳磨牙）上粘接两个带环/颊面管。两个第一恒磨牙（或第二乳磨牙）带环/颊面管与四个切牙托槽组成了"2×4"局部固定矫治技术的矫治系统。"2"表示两个第一恒磨牙（或第二乳磨牙）带环/颊面管，"4"代表4个切牙上粘接托槽（图15-1-1，图15-1-2）。

# 儿童"2×4"局部固定矫治技术

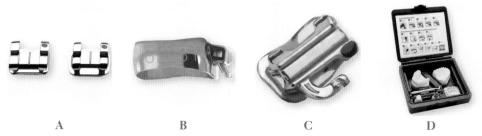

图15-1-1 "2×4"局部固定矫治技术的矫治系统
A. 金属托槽；B. 金属带环；C. 金属颊面管；D. 釉质粘接剂

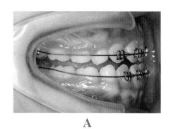 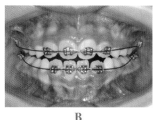 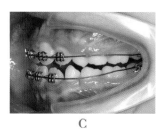

图15-1-2 "2×4"局部固定矫治技术的临床应用
A. 右侧面观；B. 正面观；C. 左侧面观

多数儿童错𬌗畸形使用"2×4"局部固定矫治系统可完成全部治疗，但若矫治需要增加后牙粘接托槽，如在第一乳磨牙、第二恒磨牙或其他牙齿上增加托槽，"2×4"局部固定矫治系统又可演变为"2×6""2×8"矫治系统。

2. 固定矫治弓丝：常规使用0.012-0.016英寸（0.30-0.41mm）的镍钛圆丝或澳丝作为矫治弓丝，需要时可在磨牙颊面管近中弯制后倾曲，或在弓丝上弯制各类垂直曲、水平曲或后牙阻挡曲。

3. "2×4"局部固定矫治采用"细丝、轻力"矫治理论，在替牙列期初步排齐整平前牙错位，去除影响咬合发育、口腔功能及口腔健康的牙排列异常问题，应用镍钛圆丝、不锈钢圆丝即能达到矫治目的。如无其他要求，较少使用辅助簧。

4. "2×4"局部固定矫治技术相对简单、单一，矫治弓丝多使用较细的圆丝，矫治力较弱，对支抗的要求不高，除非特殊设计，一般可不使用上颌横腭杆、Nance托、下颌舌弓等口内支抗装置，也很少使用口外弓等口外支抗装置增强后牙支抗。

## （三）"2×4"局部固定矫治技术矫治错𬌗畸形的生物力学原理

1. "2×4"局部固定矫治技术中的力学概念。

1）力与力矩概念。

"力"：其作用于一条直线上，可产生"推"或"拉"的作用，当力通过牙齿的阻力中心时没有力矩产生，不发生旋转。

"力矩"：作用力未通过牙齿阻力中心时就会产生力矩，此时牙齿将发生旋转/倾斜，力矩=力×力臂（图15-1-3）。

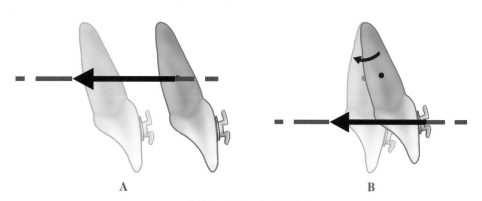

**图15-1-3　力与力矩**
A. 作用力通过阻力中心，产生"推"或"拉"的作用，被矫治牙顺力的方向整体移动；
B. 作用力不通过阻力中心，产生力矩，被矫治牙产生旋转移动

力与力矩对错位牙的矫治效果是不同的，两者有所区别。当矫治弓丝结扎入托槽后发生弹性形变而产生矫治力时，患儿的错位牙能首先体会到这种由于弓丝弹性形变而产生的矫治力的作用。但矫治力的力矩与力的大小以及力与被矫治牙阻力中心间的力臂长短相关，矫治力是否通过被矫治牙的阻力中心、力臂长短决定了力矩的大小。力与力矩的大小对于错位牙的矫治移动均非常重要。

2）球体移动原理。

球体受力运动时，当作用力离开球体中心，就会引起球体沿直线滚动旋转前移；当作用力通过球体中心则平移不会产生旋转；当一对大小相同、方向相反的力作用于球体的同一平面时，球体将只旋转而不发生前移（图15-1-4）。

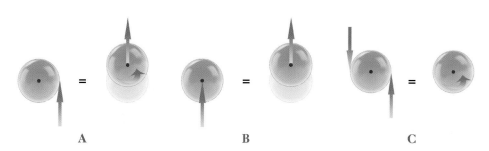

**图15-1-4　球体移动原理**
A. 作用力离开球体中心，球体产生直线滚动；B. 作用力通过球体中心，球体不产生旋转；
C. 大小相同、方向相反的作用力使球体仅产生旋转

3）静态物体受力后的平衡原理。

在一个静态物体的力学系统中，物体所受的力和力矩处于平衡状态。其垂直向、水平向以及前后向的分力总和为零。物体各个部位的每个点上的力矩总和均为零。"2×4"局部固定矫治系统弓丝矢状向两端的牙在矫治受力后的平衡也遵循平衡原理（图15-1-5）。

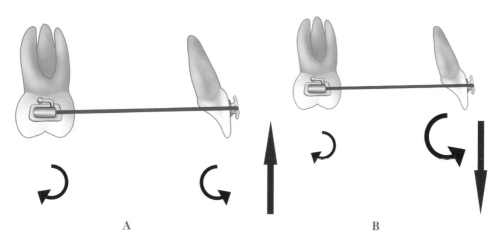

图15-1-5　静态物体受力后的平衡原理
A. 弓丝两端力矩相等时，系统处平衡状态，前后牙保持不动；B. 弓丝两端力矩不等时，若切牙处力矩较大，可对切牙产生伸长力、对后牙产生压低力

4）跳板原理。

若将刚度比作跳板在受到一个重力后发生的弯曲度，那么当跳板的长度增加1倍时，仅需原来力的1/8即可产生相同的跳板弯曲度，或者说相同的力将产生8倍的跳板弯曲度。重力产生的弯曲力矩在附着点处最大，越远离附着点，力矩越小，反之重力点处因力臂为零，故仅有力而无力矩（图15-1-6）。

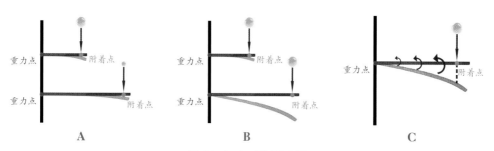

图15-1-6　跳板原理
A. 长度增加1倍时，仅需原来力的1/8即可产生相同弯曲度；B. 相同的力，长度增加1倍时弯曲度可增加8倍；C. 弯曲力矩在附着点处最大，向远端逐渐减小，至重力点处力矩变为零

　　"2×4"局部固定矫治技术利用跳板原理，调整前后牙的相对作用的力矩大小，达到维护支抗牙、轻力移动被矫治牙的目的。

　　5）中心曲与非中心曲原理。

　　临床弯制弓丝曲，如后倾曲（Tip-back）、内/外倾曲（Offset/Inset，Toe-in/out）时，弓丝弯制曲角度大小决定矫治力的大小（角度越大，矫治力越大）。"2×4"局部固定矫治技术中在弓丝上弯制曲时，其前后距托槽及颊面管间长度比例关系也决定了前后牙上矫治力的关系。临床调整弓丝曲在托槽和颊面管之间的长度，从而可应用跳板原理控制前后牙受力大小及力学效应。弓丝曲与前后受力牙齿之间距离长短关系可简单分为两种：一种叫等长臂，弓丝曲前后两边等长；另一种为弓丝曲前后两边不等长的非等长臂，非等长臂分长臂端与短臂端。角度相同的弓丝曲，若处的位置不同，其产生的力学效应会大不相同，根据曲的位置弓丝曲可分为两端等长的中心曲与两端不等长的非中心曲。

　　（1）在弓丝水平面弯制的中心曲与非中心曲的结扎入托槽后的力学效应：

　　①中心曲：仅对前后两端牙产生水平向的旋转力矩。

　　②非中心曲：除产生不同的颊舌向水平力矩外，还有不同大小的水平向力：其长臂端为舌向压入力，短臂端为颊向移出力。

　　（2）在弓丝垂直向弯制的中心曲与非中心曲的结扎入托槽后的力学效应：

　　①中心曲：仅对前后两端牙产生垂直向的近远中倾斜力矩。

　　②非中心曲：除产生不同的近远中倾斜力矩外，还产生不同大小的垂直向力。其长臂端为压入力，短臂端为伸长力（图15-1-7）。

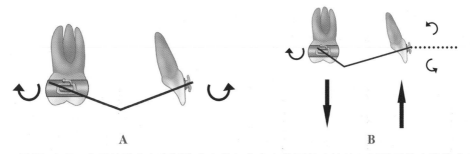

A　　　　　　　　　　　　　　　B

图15-1-7　在弓丝垂直向弯制的中心曲与非中心曲原理（结扎入托槽后的力学效应）
A. 中心曲仅有力矩存在；B. 非中心曲磨牙和前牙会有力和力矩同时存在

　　2. "2×4"局部固定矫治技术的力学解析。

　　1）"2×4"局部固定矫治技术应用不锈钢圆丝弯制垂直向曲的力学效应分析。

　　（1）垂直向磨牙后倾曲（非中心曲，短臂靠近磨牙）：对磨牙将产生伸长力、冠后倾（根近中、冠远中）倾斜力和冠舌向转矩力，可导致磨牙伸长、冠远中倾斜和舌向倾斜；对切牙将产生压入力和唇向倾斜力，可导致切牙压低及冠唇向倾斜（图15-1-8A），整个力系统的力矩为顺时针方向。

"2×4"局部固定矫治技术不锈钢圆丝弯制的后倾曲若位于弓丝中心，磨牙和切牙力矩相等，方向相反，不产生力矩作用。

（2）水平面磨牙内倾曲（非中心曲，短臂靠近磨牙）：对磨牙产生冠颊向移动力和冠远中颊向旋转力矩，可导致磨牙颊向倾斜、冠远中旋转；对切牙产生舌向压入力，冠舌向转矩力，导致切牙舌向倾斜和冠近中旋转（图15-1-8B，C）。

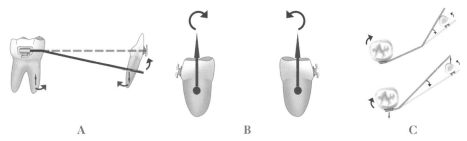

图15-1-8 "2×4"局部固定矫治技术不锈钢圆丝弯制非中心曲力学效应
A. 短臂靠近磨牙的后倾曲升高磨牙、压低切牙；B. 颊侧加力点与牙旋转中心形成力矩，使磨牙舌向倾斜、切牙唇向倾斜；C. 短臂靠近磨牙的内倾曲可造成冠远中颊向倾斜和切牙舌向倾斜

（3）弓丝在磨牙颊面管末端回弯：弓丝末端回弯会在前后牙产生独立力矩，形成差动转矩效应。弓丝末端回弯后，弓丝把前后牙连接成为一体，此时前后牙冠不动，仅弓丝回弯，对前后牙产生控根移动，且后牙转矩大于前牙转矩。（图15-1-9）

2）"2×4"局部固定矫治技术应用不锈钢方丝弯制垂直向曲的力学效应分析。

（1）"2×4"局部固定矫治后期，若使用不

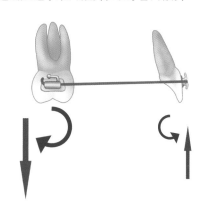

图15-1-9 磨牙末端回弯产生的前后牙差动转矩及控根移动

锈钢方丝在切牙上加根舌向转矩，放入切牙槽沟内，会产生与后倾曲一样的作用力：切牙远中为弓丝曲长臂端，其对磨牙产生压低力；切牙处为弓丝曲短臂端，对切牙产生伸长力。

（2）若弓丝在切牙弯制根舌侧转矩时，在磨牙颊面管前方弯制后倾曲：①若后倾曲角度同切牙转矩角度，则形成的力学效应为前后牙在垂直向上伸长和压低的力相抵，而只

有力矩存在，前后牙只做转矩移动而无高度变化；②若后倾曲和切牙转矩的角度不一致，前后牙在垂直向上的力不能抵消，当切牙根舌向转矩角度大于后倾曲角度，就会出现磨牙压低、切牙伸长（图15-1-10）。所以在临床上如果增加前牙根舌向转矩，就会增加前牙覆𬌗。

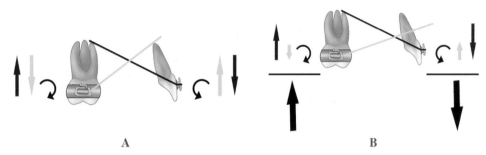

图15-1-10 方丝弓磨牙后倾曲以及切牙根舌向转矩的力学效应
A. 后倾曲角度与切牙转矩角度相等，垂直向伸长力与压低力抵消，前后牙只有转矩效应；
B. 磨牙后倾曲角度小于切牙转矩角度时，后牙压低，切牙伸长，覆𬌗加深

## 二、"2×4"局部固定矫治技术的临床应用

"2×4"局部固定矫治技术可用于矫治替牙列期造成咬合功能异常、口腔功能异常以及口腔健康问题的错𬌗畸形，以牙性错𬌗畸形的矫治为主。相对于活动/支架式矫治器，"2×4"局部固定矫治技术对牙的三向控制更好，但对颌骨形态、大小异常的矫治能力不足。相对于固定多托槽矫治技术，"2×4"局部固定矫治技术粘接托槽少，矫治力更轻，临床矫治技术更简单，对替牙列期（或恒牙列早期）牙性及轻度骨性错𬌗畸形，可以取得良好的矫治效果。

### （一）替牙列期前牙反𬌗的"2×4"局部固定矫治

1. "2×4"局部固定矫治技术矫治替牙列期前牙反𬌗的适应证。

"2×4"局部固定矫治技术适用于上前牙舌向倾斜和（或）下切牙唇向倾斜的替牙列期或恒牙列早期前牙牙性反𬌗和轻度骨性反𬌗。通常患儿的第一磨牙、中切牙及侧切牙均已萌出完全，反覆𬌗Ⅰ-Ⅲ度，反覆盖Ⅰ度，上下牙列拥挤度不超过3mm，下颌可后退或不能完全退至切对切，磨牙关系为基本中性或轻度近中关系，软组织侧貌为直面型或轻度凹面型。前牙反𬌗通常伴有明显的牙体扭转和前牙拥挤，"2×4"局部固定矫治技术对上下颌进行反𬌗纠正的同时排齐牙列，可避免或简化Ⅱ期矫治（图15-2-1）。

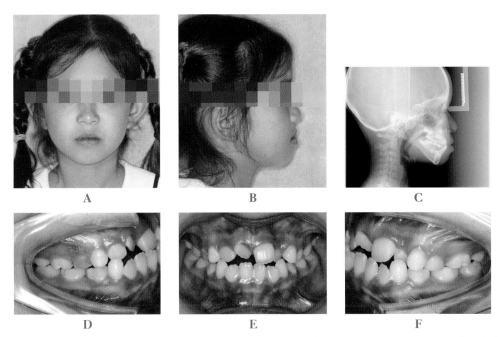

图15-2-1 应用"2×4"局部固定矫治技术,早期排齐上前牙,纠正前牙反𬌗,解除前牙咬合干
扰,恢复口腔功能

A-F. 替牙列早期前牙反𬌗:轻度骨性Ⅲ类(上颌发育不足)、牙列拥挤、前牙咬合干扰、口腔功
能障碍;A-B. 面像;C. 头侧位片;D-F. 口内像

2. "2×4"局部固定矫治技术矫治替牙列期前牙反𬌗的原理。

唇向倾斜上前牙和(或)内收下前牙。通过上颌不锈钢圆丝弯制垂直开大曲唇向倾斜
移动舌向倾斜的上前牙;或在磨牙颊面管近中弯制"Ω"曲,通过加大"Ω"曲开口,唇
向扩大前段弓丝长度,实现唇向倾斜矫治内倾上切牙的目的。下颌可通过弯制垂直关闭曲
或缩小"Ω"曲等方式内收唇向倾斜的下前牙并关闭前牙间隙。

3. "2×4"局部固定矫治技术矫治替牙列期前牙反𬌗的临床应用。

(1)弓丝弯制的特殊设计:①对于前牙反覆𬌗较深患儿,可在磨牙颊面管近中弯制
的"Ω"曲增加15°-30°末端后倾曲,在唇向倾斜上前牙的同时,也伸长上磨牙、压低上
前牙,打开咬合,解除前牙反覆𬌗锁结。②在弓丝靠颊面管近中,可弯制外倾曲及内倾
曲,以抵消前牙冠舌向倾斜、磨牙冠近中扭转的作用。

(2)反覆𬌗Ⅱ度以上且影响上前牙托槽粘接者,可配合使用上颌或下颌后牙𬌗垫,
𬌗垫高度以打开前牙咬合1mm、能够解除反覆𬌗为宜。当错𬌗锁结解除后,逐步降低𬌗垫
至完全磨除𬌗垫。

(3)在替牙列期应用"2×4"局部固定矫治技术纠正前牙反𬌗时,通常尚未萌出的
上颌恒尖牙牙冠近中倾斜,侧切牙牙根近中倾斜。为避免直丝弓托槽将上侧切牙牙根向远

中移动竖直，干扰上颌恒尖牙的萌出，临床常将左右侧切牙直丝弓托槽互换或调整托槽位置，保持上侧切牙牙根近中倾斜的角度，这有利于上尖牙萌出（图15-2-2）。上侧切牙牙根竖直可在上尖牙萌出后再做调整。

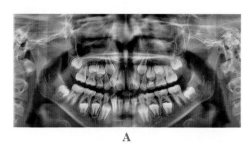 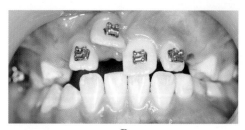

图15-2-2　临床替牙列期直丝弓"2×4"局部固定矫治技术应用

A. 未萌上颌恒尖牙牙冠近中倾斜；B. 上侧切牙托槽左右互换或调整托槽方向，在矫治前牙错殆畸形的时候保持侧切牙牙根近中倾斜角度，避免上侧切牙正轴影响尖牙萌出

4. "2×4"局部固定矫治技术矫治替牙列期前牙反殆畸形的复诊。

（1）排齐上前牙：根据前牙拥挤程度，先用0.012英寸（0.30mm）或0.014英寸（0.36mm）镍钛圆丝作为初始弓丝，每月复诊一次，更换至0.016英寸（0.41mm）镍钛圆丝，排齐上前牙。

（2）矫治前牙反殆：①更换0.016英寸（0.41mm）不锈钢圆丝，弓丝于颊面管前后倾曲，和（或）弯制"Ω"曲，其远中臂紧贴磨牙颊面管，切牙段弓丝离开托槽唇面一段距离，通常为2mm，唇向移动上前牙，每次复诊时通过调整"Ω"曲的大小实现上前牙唇向倾斜加力。②在下颌内收下前牙纠正前牙反殆时，"Ω"曲远中臂与磨牙颊面管需离开一段距离，然后将"Ω"曲向后弹性结扎于颊面管牵引钩上，或从颊面管远中抽开"Ω"曲1-2mm后，紧贴颊面管末端回弯，收紧下颌弓丝，关闭下前牙间隙，纠正前牙反殆。③"Ω"曲弯制的注意事项：唇向倾斜上前牙时，"Ω"曲必须抵住磨牙颊面管近中，在扩展"Ω"曲的同时，在弓丝伸出颊面管后行末端回弯，防止前牙过度唇向倾斜。若无后倾曲设计，则需在每次复诊调整"Ω"曲大小后，调整弓丝近远中臂在同一直线上，避免磨牙压低或伸长。（图15-2-3）

（3）调整磨牙/尖牙关系及上下中线："2×4"局部固定矫治技术多为单颌治疗，以解除前牙反殆造成的咬合障碍、口腔功能异常为主要目的。对于磨牙/尖牙关系及上下中线的调整一般要到上下颌固定多托槽综合矫治时才能完成。

"2×4"局部固定矫治技术在调整前牙反殆的磨牙/尖牙关系时，可使用Ⅲ类弹性牵引，常见设计有：①单颌"2×4"局部固定矫治，在上前牙排齐后，制作下颌带侧切牙远中牵引钩的活动矫治器，在上磨牙颊面管拉钩及下颌活动矫治器拉钩间行Ⅲ类弹性牵引。

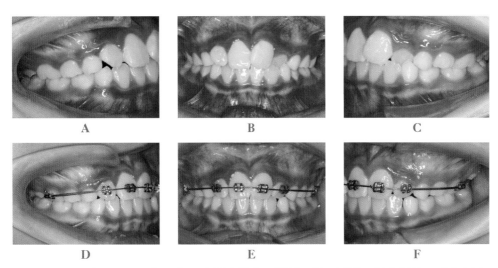

图15-2-3 应用"2×4"局部固定矫治技术早期纠正替牙列期牙性个别前牙反𬌗畸形

A-C. 儿童替牙列期22、32牙反𬌗伴轻度牙列拥挤；D-F. "2×4"局部固定矫治，弓丝弯制过大反补偿曲线唇向倾斜22牙纠正前牙反𬌗畸形，并初步排齐上前牙

②双颌"2×4"局部固定矫治，在上磨牙颊面管拉钩和下尖牙拉钩间或下颌弓丝弯制的小圈曲上行Ⅲ类弹性牵引。

Ⅲ类弹性牵引使用5/16-3/8英寸（7.94-9.53mm）橡皮圈，纠正轻度的Ⅲ类磨牙/尖牙近中咬合关系。此时上下颌弓丝应该为0.016-0.018英寸（0.41-0.46mm）不锈钢圆丝。颌间牵引力为90-100g，橡皮圈全天佩戴，每天更换。

5. "2×4"局部固定矫治技术矫治替牙列期前牙反𬌗的疗效判断及保持。

（1）复诊1次/月，疗程为1年以内。矫治完成时上前牙应基本排齐、覆𬌗覆盖正常（或少量过矫治）、上前牙唇颊向倾斜度基本正常（可稍唇向倾斜）、下前牙间隙关闭、前牙无咬合障碍及干扰。

（2）保持：矫治结束后可不使用保持器，保留前牙托槽弓丝进行维持，观察乳恒牙替换情况，择期开始Ⅱ期正畸综合矫治。有时为前牙美观，也可选择上（下）前牙舌侧粘接0.0175英寸（0.44mm）麻花丝局部固定保持。

## （二）替牙列期前牙开𬌗的"2×4"局部固定矫治

1. "2×4"局部固定矫治技术矫治替牙列期前牙开𬌗的适应证。

"2×4"局部固定矫治技术常用于不良环境因素造成的轻度牙性开𬌗的矫治。不良环境因素造成的开𬌗是指在乳牙列期和替牙列期由口腔不良习惯如舌习惯、吮指习惯、咬物习惯等造成的局部牙性开𬌗，临床表现为个别前牙萌出不足、前牙槽高度发育不足，一般面型、骨骼基本正常（图15-2-4）。

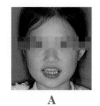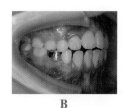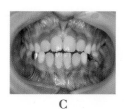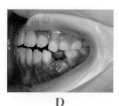

| A | B | C | D |

图15-2-4　替牙列早期，儿童不良舌习惯，牙性前牙开𬌗畸形（上下前牙槽高度不足）
A. 正面微笑像；B-D. 口内咬合像

2.　"2×4"局部固定矫治技术矫治替牙列期前牙开𬌗的原理。

对于不良环境因素造成的牙性前牙开𬌗畸形，"2×4"局部固定矫治技术矫治的原理是伸长萌出不足的前牙、促进前牙槽骨高度的生长来纠正前牙开𬌗。在前牙排齐整平后，在不锈钢圆丝上弯制位置靠前的前倾曲（Tip-forward）和（或）前牙颌间垂直牵引，或利用方丝转矩实现切牙伸长。矫治应同时配合口腔不良习惯的破除，去除病因，以利于开𬌗畸形矫治结果的稳定。

3.　"2×4"局部固定矫治技术矫治替牙列期前牙开𬌗的临床应用。

（1）弓丝前倾曲特殊设计：使用0.016英寸（0.41mm）不锈钢圆丝弯制短臂靠近切牙前倾曲（非中心曲），实现更多的切牙伸长和较少的磨牙压低。

（2）若需前牙区上下颌间垂直橡皮圈牵引矫治开𬌗或关闭散隙，可在圆丝上分别弯制小圈曲或垂直闭合曲进行上下前牙颌间牵引或间隙关闭。

4.　"2×4"局部固定矫治技术矫治替牙列期前牙开𬌗的复诊。

（1）先利用0.012-0.016英寸（0.30-0.41mm）镍钛圆丝基本排齐牙列，每月复诊1次。牙列排齐后用0.016英寸（0.41mm）不锈钢澳丝弯制前倾曲，短臂靠近侧切牙托槽远中，弓丝入颊面管后，切牙段位于切牙托槽方约2mm，配合局部前牙颌间垂直牵引提供30-60g伸长力，关闭上下切牙开𬌗畸形。

（2）若采用双颌"2×4"局部固定矫治技术矫治前牙开𬌗，对于切牙开𬌗畸形，亦可通过由细到粗依次更换镍钛圆丝、镍钛方丝对前牙进行排齐后，利用0.018英寸×0.025英寸（0.46mm×0.64mm）不锈钢方丝弯制切牙根舌向转矩，配合后倾曲（非中心曲），长臂在磨牙端，且切牙根舌向转矩角度大于后倾曲角度，配合切牙间垂直牵引，压低磨牙和伸长切牙，关闭前牙开𬌗。

（3）复诊矫治注意事项：①在双颌矫治中，利用0.018英寸×0.025英寸（0.46mm×0.64mm）不锈钢方丝切牙转矩、后牙后倾曲、切牙垂直牵引时，可佩戴口外弓防止磨牙因为转矩的作用发生近中倾斜。口外弓亦有助于控制后牙萌出过度。②对于伴有舌位置异常、异常伸舌吞咽或口呼吸的患儿，在矫治过程中配合"N"点（正常发

"N"音时舌尖位于腭部的点）舌上抬训练、"摊煎饼"舌肌训练、舌上抬吞咽训练、闭唇训练等辅助口腔不良习惯纠正也是必要的。

5. "2×4"局部固定矫治技术矫治替牙列期前牙开殆的疗效判断与保持。

（1）矫治疗效判断：前牙开殆矫治结束时，应用咬合纸检查切牙是否均恢复了平均咬合接触关系。对于伴有口腔功能异常的患儿，一般需要儿童改正了不良口腔吞咽和唇舌功能后才更换为保持器，或者在开殆矫治后佩戴具备纠正口腔不良习惯功能的活动保持器。

（2）保持：①轻度切牙开殆无口腔不良习惯者，可在上下前牙舌侧粘接麻花丝进行局部固定保持1~2年。②对于伴有不良吐舌、咬物或吮指习惯造成开殆的患儿，可在"2×4"局部固定矫治技术矫治结束后选择带舌刺（舌屏、腭网）的改良式Hawley保持器、前牙粘接式牵引唇弓及后牙殆垫进一步纠正不良习惯、控制磨牙伸长，以免开殆复发。

## （三）替牙列期前牙深覆殆深覆盖的"2×4"局部固定矫治

1. "2×4"局部固定矫治技术矫治替牙列期前牙深覆殆深覆盖的适应证。

①个别或多数上切牙内倾伸长，前牙深覆殆，下颌功能性后缩的患儿。②个别或多数上切牙扭转，上下切牙咬合障碍/创伤，前牙深覆殆深覆盖，下颌功能性后缩患儿（图15-2-5）。

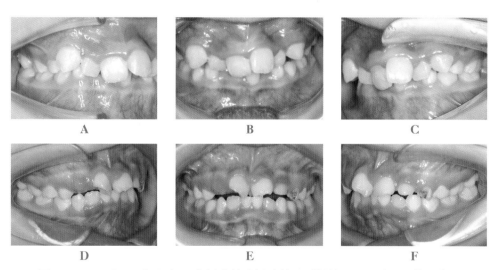

图15-2-5 "2×4"局部固定矫治技术矫治替牙列期前牙深覆殆深覆盖适应证
A-C. 上前牙内倾、牙列拥挤，前牙深覆殆深覆盖，下颌后缩；D-F. 上中切牙近中扭转，前牙咬合干扰

2. "2×4"局部固定矫治技术矫治替牙列期前牙深覆𬌗深覆盖的原理。

替牙列期前牙深覆𬌗深覆盖的矫治有两种途径：一是压低前牙，二是升高磨牙。而对于儿童由咬合干扰造成的前牙深覆盖，应在去除咬合干扰后前导下颌，以纠正前牙深覆盖。固定矫治打开咬合的方法是用0.016英寸（0.41mm）不锈钢圆丝弯制后倾曲以实现前牙压低和磨牙升高。"2×4"局部固定矫治技术由于在尖牙、前磨牙上无托槽，弓丝后倾曲前臂长度增加，使前牙压低的力量更柔和，通常为20~30g或更低。若对前牙施加30g压低力，磨牙会产生1/4压低力大小的伸长力，约7.5g，在咬合的作用下不会造成磨牙的伸长。

对于替牙列期深覆𬌗的咬合打开，可根据患儿纵𬌗曲线的不同而调整：①对于纵𬌗曲线不深，只是上切牙萌出过长的前牙深覆𬌗患儿，可增加后倾曲前臂长度，矫治时只压低上前牙而保持磨牙不动，打开前牙咬合。②对于纵𬌗曲线深、磨牙萌出不足、前牙萌出过长的前牙深覆𬌗患儿，需调整后倾曲前后臂长度比例，增加磨牙伸长的矫治力，升高磨牙、压低切牙，打开前牙咬合。③需要注意的是，后倾曲越大，矫治力越大，若想通过增加后倾曲角度增加切牙的压入效果，则磨牙必受力伸长，临床必要时选用附件如横腭杆、口外弓等装置进行磨牙高度控制。

3. "2×4"局部固定矫治技术矫治替牙列期前牙深覆𬌗深覆盖的临床应用。

（1）弓丝特殊设计：对于安氏Ⅱ类前牙深覆𬌗，可弯制短后臂前长臂的后倾曲，压低切牙、伸长磨牙，打开咬合。对于切牙打开咬合过程中需要进行冠根控制的患儿，可通过方丝弓弯制前牙根唇向负转矩对抗后倾曲造成的切牙压入时的唇向倾斜；或在颊面管末端弓丝预留2mm，末端回弯以控制前牙唇向倾斜。

（2）临床治疗：每月复诊1次，用0.012~0.016英寸（0.30~0.41mm）镍钛圆丝排齐牙列后，更换为0.016英寸（0.41mm）不锈钢圆丝，弯制15°~30°后倾曲，前牙段弓丝位于切牙托槽龈方3~5mm处，提供约30g前牙压低力打开咬合。视临床需要，弓丝可继续更换为0.018英寸×0.025英寸（0.46mm×0.64mm）镍钛方丝及0.018英寸×0.025英寸（0.46mm×0.64mm）不锈钢方丝，弯制15°~20°后倾曲及5°~10°前牙根唇向负转矩，控制压低切牙，继续打开咬合。

（3）前牙深覆盖的矫治：单颌治疗时，在排齐整平上前牙、去除下颌后缩的咬合障碍后，应用活动矫治器斜面导板导下颌向前，纠正前牙深覆盖。双颌治疗时，上下前牙排齐整平后，换上下颌0.018英寸×0.025英寸（0.46mm×0.64mm）不锈钢方丝，Ⅱ类颌间牵引，纠正前牙深覆盖。（图15-2-6，图15-2-7）

（4）矫治注意事项：临床打开前牙咬合时，必要时应用辅助装置，如横腭杆、舌弓、口外弓等能控制磨牙高度，以达到更多前牙压低的临床效果。

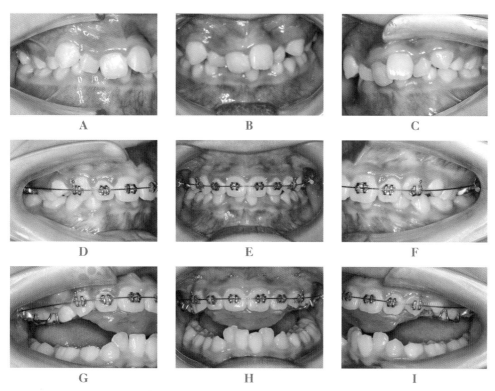

图15-2-6 "2×4"局部固定矫治技术矫治替牙列期上前牙内倾直立、牙列拥挤、前牙深覆𬌗深覆盖、下颌后缩的错𬌗畸形

A-C. 治疗前；D-F. 治疗后上前牙排齐，前牙内倾纠正，深覆𬌗改善；G-I. 上颌斜面导板继续导下颌向前

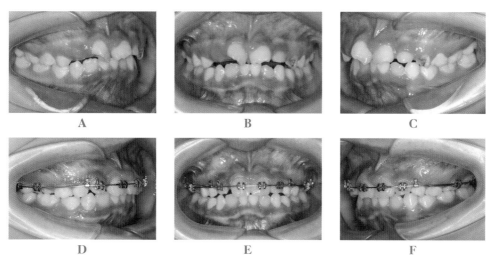

图15-2-7 "2×4"局部固定矫治技术矫治替牙列期，11、21牙近中扭转，咬合干扰，下颌后缩错𬌗畸形

A-C. 治疗前；D-F. 治疗后，11、21牙扭转矫正，咬合干扰去除，下颌前伸

4. "2×4"局部固定矫治技术矫治替牙列期前牙深覆𬌗深覆盖的疗效判断。

前牙覆𬌗覆盖正常且前牙基本排齐，下颌位置前导，上下前牙咬合干扰去除，上下中线基本一致后，即可拆除矫治装置。

5. "2×4"局部固定矫治技术矫治替牙列期前牙深覆𬌗深覆盖的保持。

可在上下前牙舌侧粘接麻花丝进行局部固定保持或使用Hawley保持器保持1~2年。

### （四）替牙列期前牙间隙问题的"2×4"局部固定矫治

1. "2×4"局部固定矫治技术矫治替牙列期前牙间隙问题的适应证。

替牙列期前牙间隙可以是上前牙间隙，也可以是下前牙间隙，其病因机制有上中切牙间唇系带过粗或附着过低、前牙间多生牙、前牙扭转、前牙先天缺失、前牙牙冠远中倾斜萌出等（图15-2-8）。替牙列期前牙间隙造成的美观问题，临床视患儿要求可推迟至恒牙列期综合矫治。但如果替牙列期前牙间隙（上中切牙间唇系带过粗、附着过低，前牙扭转或多生牙，先天缺牙等）造成咬合干扰、乳恒牙替换及间隙问题，则应考虑早期关闭前牙间隙，维护良好的乳恒牙替换，预防错𬌗畸形的发生发展。应该注意的是替牙列期上前牙萌出时牙冠远中倾斜是替牙列期的正常现象，上中切牙间间隙不超过2mm，不造成牙排列不齐或拥挤，临床不做早期矫治，这与恒切牙牙轴远中倾斜移动并造成相邻牙拥挤、不齐、前牙间明显间隙的错𬌗畸形是不同的。

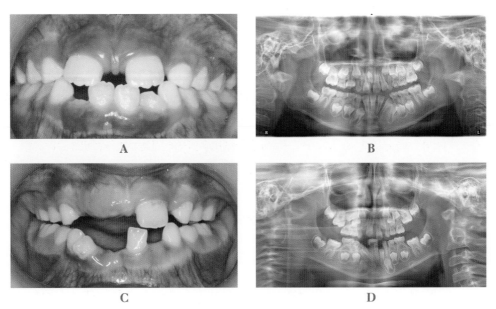

图15-2-8 替牙列期前牙间隙

A-B. 上中切牙间隙，11、21牙远中倾斜，11、21牙间唇系带过短、多生牙；C-D. 11牙迟萌，41牙远中倾斜移动萌出，下切牙先天缺失一个

## 儿童"2×4"局部固定矫治技术

"2×4"局部固定矫治技术矫治替牙列期前牙间隙时关闭前牙间隙，并不涉及儿童颅面颌骨异常问题，是牙性错𬌗畸形的早期矫治。

2. "2×4"局部固定矫治技术矫治替牙列期前牙间隙问题的原理。

少量的托槽粘接将降低固定矫治系统弓丝与托槽槽沟间摩擦力，有利于前牙牙列的快速排齐和前段牙弓形态的改正，从而去除咬合干扰，快速关闭前牙间隙。

3. "2×4"局部固定矫治技术矫治替牙列期前牙间隙问题的临床应用。

（1）弓丝特殊设计：对于前牙间隙伴前牙扭转的矫治，应先纠正前牙扭转，再关闭间隙。矫治弓丝用0.012-0.016英寸（0.30-0.41mm）镍钛圆丝排齐前牙。关闭前牙间隙时在0.017英寸×0.025英寸-0.018英寸×0.025英寸（0.43mm×0.64mm-0.46mm×0.64mm）不锈钢方丝上采用滑动法或关闭曲法关闭间隙。关闭间隙时，如需避免覆𬌗加深，可弯制后倾曲。

（2）临床复诊加力：1次/月，用0.012-0.016英寸（0.30-0.41mm）镍钛圆丝初步排齐整平，再依次更换0.016英寸×0.025英寸至0.018英寸×0.025英寸（0.41mm×0.64mm-0.46mm×0.64mm）镍钛方丝完成牙列排齐，最后用0.018英寸×0.025英寸（0.46mm×0.64mm）不锈钢方丝关闭间隙，并维持2-3个月。

（3）矫治注意事项。

①矫治器期间，弓丝末端应回弯，控制牙弓长度，圆丝末端回弯有轻度内收切牙的作用。关闭间隙期间，磨牙后倾曲打开咬合，磨牙后倾曲配合弓丝末端回弯，对切牙根具有舌向的控根作用。

②选择切牙整体移动关闭间隙，可以在0.018英寸×0.025英寸（0.46mm×0.64mm）不锈钢方丝上弯制关闭曲，末端回弯加力内收前牙，同时方丝控制前牙冠唇向转矩，避免内收形成的前牙内倾直立。

③若因上唇系带附着过低造成中切牙间隙，应在系带修整术前（或手术后立即）排齐牙齿、关闭间隙，以免瘢痕形成，造成间隙关闭困难或间隙复发。

4. "2×4"局部固定矫治技术矫治替牙列期前牙间隙问题的疗效判断及保持。

（1）矫治疗效判断：前牙间隙关闭，牙列基本排齐，咬合干扰去除，且覆𬌗覆盖正常，维持2-3个月，即可拆除局部固定矫治装置，佩戴保持器。

（2）保持：可在上下前牙舌侧粘接麻花丝进行局部固定保持或使用Hawley保持器保持1-2年。

## （五）替牙列期上前牙阻生（弯根）的"2×4"局部固定牵引矫治

1. "2×4"局部固定矫治技术牵引矫治替牙列期上前牙阻生（弯根）的适应证。

替牙列期上前牙阻生（弯根）的"2×4"局部固定牵引矫治适用于上前牙阻生（弯

根）病例。儿童上前牙阻生（弯根）是临床常见错殆畸形，四川大学华西口腔医院儿童口腔早期矫治专科主张在上前牙牙根形成期及时牵引阻生（弯根）牙。

替牙列期上前牙阻生（弯根）的病因：①多见于乳切牙外伤（尤其是嵌入性外伤），外伤导致继承恒牙胚牙冠错位或发育障碍，冠根成角弯曲、牙根长度变短。②乳牙早失或滞留造成恒牙迟萌或阻生，以及多生牙、牙瘤、囊肿等阻挡上前牙萌出道。③乳牙早失、邻牙移位、牙弓长度小于牙量等造成前牙阻生。（图15-2-9）一般上切牙迟萌、双侧前牙不对称、萌出时间相差超过4-6个月即需拍摄X线片和（或）CBCT片以确定是否有前牙阻生（弯根）。依X线片诊断前牙发育时期冠根形态是否异常、有无多生牙阻挡，判断阻生（弯根）牙的位置、方向及邻牙关系等。

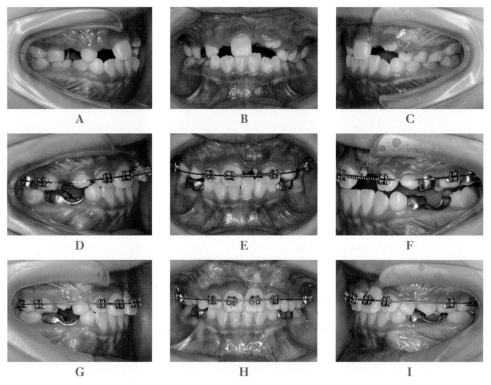

图15-2-9　阻生牙牵引病例
A-C. 治疗前；D-F. 治疗中；G-I. 治疗后

2. "2×4"局部固定矫治技术牵引矫治替牙列期上前牙阻生（弯根）的原理。

利用"2×4"局部固定矫治技术扩大阻生（弯根）牙间隙，利用萌出切牙支抗在阻生（弯根）牙开窗粘接的牵引钩与固定矫治器间弹性牵引其萌出。若阻生（弯根）牙是多生牙阻挡造成，在拔除多生牙后，需观察切牙萌出情况3-6个月。若阻生（弯根）牙无萌出迹象，则应用"2×4"局部固定矫治技术开拓间隙牵引阻生（弯根）牙萌出。

替牙列期上前牙阻生（弯根）矫治需要以下几个步骤：扩展足够的间隙、手术开窗暴露牙齿、在阻生（弯根）牙牙冠上粘接牵引钩、缝合牙龈并进行弹性牵引，利用"2×4"局部固定矫治技术将阻生（弯根）牙导入牙弓并排齐整平。

对于替牙列期阻生（弯根）牙的早期牵引，由于替牙列期恒牙萌出少，常常先用活动矫治器做间隙扩展及萌出牵引，当阻生（弯根）牙萌出后，再用"2×4"局部固定矫治器继续完成前牙伸长及排齐整平。

3. "2×4"局部固定矫治技术牵引矫治替牙列期上前牙阻生（弯根）的临床应用。

（1）弓丝特殊设计：利用"2×4"局部固定矫治技术进行阻生牙牵引时需足够的支抗，可使用0.018英寸×0.025英寸（0.46mm×0.64mm）不锈钢方丝作为主弓丝，在阻生（弯根）牙处弓丝上弯制牵引钩或放置游离牵引钩，在阻生（弯根）牙牵引钩与不锈钢丝上拉钩弹性牵引其萌出。待阻生（弯根）牙萌出后，粘贴托槽，用0.012-0.016英寸（0.30-0.41mm）镍钛圆丝作为辅弓排齐整平萌出后的切牙。

（2）临床复诊加力。

①局部固定矫治复诊1次/月，弓丝更换至0.016英寸×0.025英寸（0.41mm×0.64mm）及以上尺寸的不锈钢方丝后，镍钛螺旋推簧扩展间隙，加力90-120g。

②阻生（弯根）牙开窗，常从唇侧进行，牵引钩粘接在牙冠唇面，有些倒置阻生（弯根）牙也贴于牙冠舌面。用弹性橡皮圈或弹力线结扎牵引，早期矫治时牙根发育未完成，牵引力小于60g。弹性橡皮圈由患儿及家长每天更换，弹力线每月更换一次。

③当阻生（弯根）牙已被牵引出龈，牙冠暴露后，粘贴托槽，用0.012-0.016英寸（0.30-0.41mm）镍钛圆丝辅弓继续引导阻生（弯根）牙入牙弓，最终排齐整平。对于需要进行少量控根的阻生牙，可以在基本排齐后在不锈钢圆丝上设计水平曲、T形曲、匣形曲、靴形曲等进一步调整，或用不锈钢方丝调整转矩。

（3）矫治注意事项。

①弯根牙若冠根夹角严重，牙冠排齐后，牙根会穿破牙槽骨唇/腭侧，导致根髓暴露。应在牵引后做拔髓、截根治疗，成人牵引弯根牙后再做牙冠修复治疗。截根治疗后，弯根牙冠根比异常（牙根变短），应嘱患儿保护该牙。

②牵引过程中常并发阻生（弯根）牙牙根吸收，多由于牵引力过大，也可能由于牵引方向欠佳，上颌骨皮质阻挡。

③对于阻生（弯根）牙牵引排齐后出现的龈缘组织不足（甚至牙槽骨吸收），相邻牙龈缘高度不齐的美观问题，可行龈成形术。

④若阻生牙与邻牙牙根紧密接触，应设计合理的阻生牙移动方向，避免相邻牙根碰撞，消除萌出牙牵引上的障碍，避免牵引造成邻牙根吸收或相邻牙的移位。

4. "2×4"局部固定矫治技术矫治替牙列期上前牙阻生（弯根）的保持。

阻生（弯根）牙完全排入牙列并且前牙基本排齐后，无咬合干扰及创伤，即可完成治疗。由于阻生（弯根）牙牵引会造成牙周吸收及局部炎症，保持期间口内菌斑控制非常重要，故不建议进行舌侧麻花丝固定保持，可使用Hawley保持器保持1年，需要进行恒牙列期Ⅱ期矫治者可保留前牙托槽和前牙段弓丝进行保持。

### （六）替牙列期前牙扭转的"2×4"局部固定矫治

1. "2×4"局部固定矫治技术矫治替牙列期前牙扭转的适应证。

替牙列期前牙扭转包括上前牙扭转和下前牙扭转。前牙扭转常造成上下前牙咬合障碍及咬合创伤、牙列间隙、牙龈及牙槽骨吸收，也影响前牙功能及美观，需要及时矫治。
（图15-2-10）

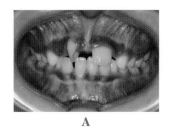 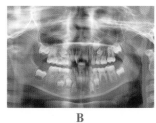 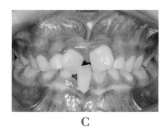

|  A  |  B  |  C  |

图15-2-10　替牙列期前牙扭转
A-B. 11牙冠远中扭转，上前牙间隙，下前牙间隙，咬合创伤（楔形效应）；C. 11、21牙近中扭转，41牙咬合创伤

2. "2×4"局部固定矫治技术矫治替牙列期前牙扭转的原理。

利用0.012-0.016英寸（0.30-0.41mm）镍钛圆丝逐步排齐整平扭转牙，0.014-0.018英寸（0.36-0.46mm）不锈钢圆丝及0.016英寸×0.025英寸至0.019英寸×0.025英寸（0.41mm×0.64mm至0.48mm×0.64mm）不锈钢方丝完成前牙位置调整。

扭转牙的排齐需要一对相反力矩，在替牙列早期，若恒牙支抗不足或前牙扭转大于90°，可先用活动矫治器设计扭转牙近远中成对拉钩，与粘贴在扭转牙近远中边缘嵴上的牵引钩交互牵引，利用活动矫治器支抗初步纠正扭转，Ⅱ期利用"2×4"局部固定矫治，完成扭转矫治（图15-2-11）。

3. "2×4"局部固定矫治技术矫治替牙列期前牙扭转的临床应用。

弓丝特殊设计：扭转前牙的纠正一般用0.012-0.016英寸（0.30-0.41mm）镍钛圆丝矫治，也可在0.016英寸（0.41mm）不锈钢圆丝上设计扭转牙近远中垂直曲，逐步改善扭转后再利用0.012-0.016英寸（0.30-0.41mm）镍钛圆丝进一步排齐扭转牙。

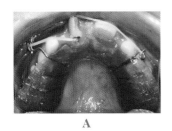 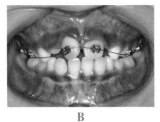 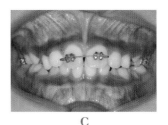

A B C

图15-2-11 严重扭转上前牙

A. 活动矫治器带牵引钩初步纠正前牙扭转；B-C. "2×4"局部固定矫治，完成扭转治疗

4. "2×4"局部固定矫治技术矫治替牙列期前牙扭转的疗效判断及保持。

（1）矫治疗效判断：前牙扭转纠正，牙列基本排齐，咬合干扰去除，且覆𬌗覆盖正常，即可拆除局部固定矫治装置，佩戴保持器。

（2）保持：可在上下前牙舌侧粘接麻花丝进行局部固定保持或使用Hawley保持器保持1-2年。

（3）扭转前牙一般需要过矫治，同时保持时间长（替牙列期矫治后一直保持至恒牙列期Ⅱ期正畸综合矫治），临床建议进行牙周越嵴龈纤维的环形切断术，以保证扭转牙的矫治疗效。

## （七）磨牙近中倾斜的"2×4"局部固定矫治

1. "2×4"局部固定矫治技术矫治磨牙近中倾斜的适应证。

少量因乳磨牙早失所致的第一恒磨牙近中倾斜/移动，第一恒磨牙早失、第二恒磨牙近中移动，第一恒磨牙近中异位萌出的患儿。

2. "2×4"局部固定矫治技术矫治磨牙近中倾斜的原理。

"2×4"局部固定矫治技术包括前磨牙或乳磨牙上托槽及第一磨牙颊面管/带环，通过弓丝后倾曲、T形曲、水平曲使磨牙牙冠向远中倾斜竖直，而牙根向近中移动（图15-2-12）。

3. "2×4"局部固定矫治技术矫治磨牙近中倾斜的临床应用。

（1）临床复诊加力：1次/月，用0.012-0.016英寸（0.30-0.41mm）镍钛圆丝

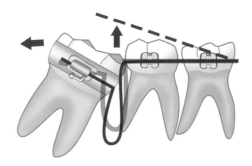

图15-2-12 "2×4"局部固定矫治垂直曲远中后倾曲竖直异位萌出下颌第一磨牙

丝，依次更换至0.016-0.018英寸（0.41-0.46mm）不锈钢圆丝，0.016英寸×0.025英寸至0.019英寸×0.025英寸（0.41mm×0.64mm至0.48mm×0.64mm）不锈钢方丝。不锈钢圆丝

可弯制后倾曲，不锈钢方丝可弯制垂直曲、T形曲或水平曲，竖直近中倾斜的磨牙。

（2）矫治注意事项：后倾曲的中心高度必须与磨牙颊面管的中心高度一致，如果后倾曲的中心偏高，会使下磨牙升高；如果后倾曲的中心偏低，则会压低下磨牙。

4. "2×4"局部固定矫治技术矫治磨牙近中倾斜的疗效判断及保持。

（1）矫治疗效判断：磨牙竖直，近中倾斜/移动造成的间隙变小，甚至恢复，上下后牙恢复咬合接触，即可结束矫治。

（2）保持：对于乳磨牙早失造成的磨牙近中倾斜，矫治结束拆除矫治器后要尽快制作间隙保持器。

（苏晓霞）

# 附录　典型病例

1. "2×4"局部固定矫治技术治疗替牙列期个别前牙反𬌗

## 治疗前面像

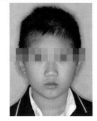

附15-1-1

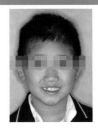

附15-1-2

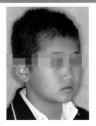

附15-1-3

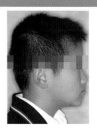

附15-1-4

## 治疗前口内像

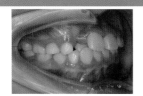

附15-1-5

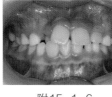

附15-1-6

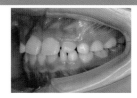

附15-1-7

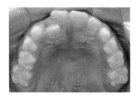

附15-1-8

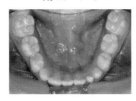

附15-1-9

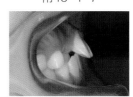

附15-1-10

## 治疗前CBCT影像学检查结果

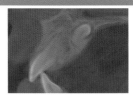

附15-1-11

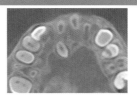

附15-1-12

佩戴矫治器口内像

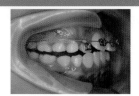

附15-1-13

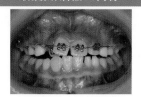

附15-1-14

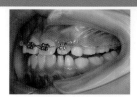

附15-1-15

治疗后面像

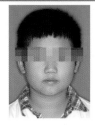

附15-1-16

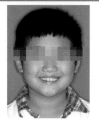

附15-1-17

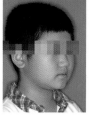

附15-1-18

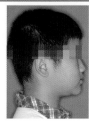

附15-1-19

治疗后口内像

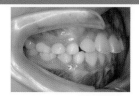

附15-1-20

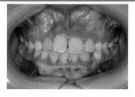

附15-1-21

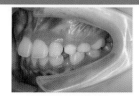

附15-1-22

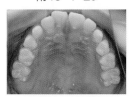

附15-1-23

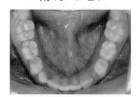

附15-1-24

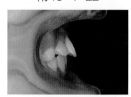

附15-1-25

治疗后CBCT影像学检查结果

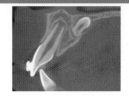

附15-1-26

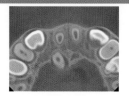

附15-1-27

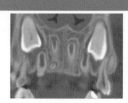

附15-1-28

## 第十五章

# 儿童"2×4"局部固定矫治技术

　　患儿8岁，以"前牙不齐"为诉求诊，无全身疾病史及家族遗传史。临床检查为替牙列期，12、42牙反𬌗，11牙远中倾斜。全景片及CBCT影像学检查示11、12牙牙间根方腭侧1颗锥形倒置多生牙，距11、12牙牙根约5mm。

　　方案设计：上颌"2×4"局部固定矫治技术。

　　临床治疗：复诊1次/月，矫治过程中每3个月定期拍摄X线片观察12牙反𬌗矫治、上切牙牙根及多生牙情况，初期纠正12、42牙反𬌗，预防12、42牙咬合创伤。基本维持中切牙位置，疗程为6个月。择期拔除11、12牙间多生牙，定期复查，至恒牙列期行正畸综合矫治。

（主诊医生：苏晓霞）

2. "2×4" 局部固定矫治技术治疗替牙列期内倾性深覆𬌗

### 治疗前面像

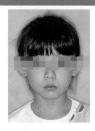

附15-1-29

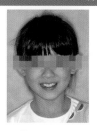

附15-1-30

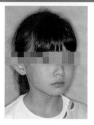

附15-1-31

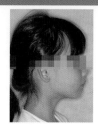

附15-1-32

### 治疗前口内像

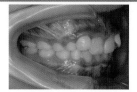

附15-1-33

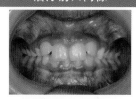

附15-1-34

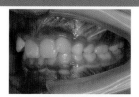

附15-1-35

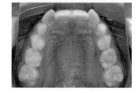

附15-1-36

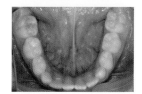

附15-1-37

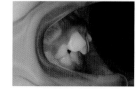

附15-1-38

### 佩戴矫治器口内像

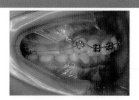

附15-1-39

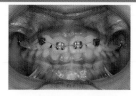

附15-1-40

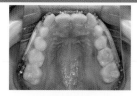

附15-1-41

### 治疗后面像

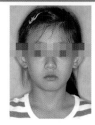

附15-1-42

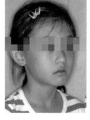

附15-1-43

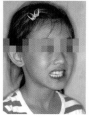

附15-1-44

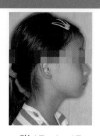

附15-1-45

# 儿童"2×4"局部固定矫治技术

**治疗后口内像**

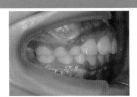
附15-1-46

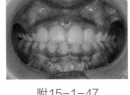
附15-1-47

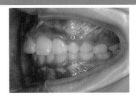
附15-1-48

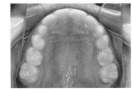
附15-1-49

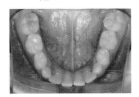
附15-1-50

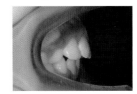
附15-1-51

　　患儿8岁，以"前牙不齐"为诉求诊，无全身疾病史及家族遗传史。临床检查为替牙列期，上前牙内倾性深覆𬌗Ⅱ度，11、21牙直立内倾，12、22牙唇向错位。

　　方案设计：上颌"2×4"局部固定矫治技术，纠正上中切牙内倾直立，打开前牙咬合。

　　临床治疗：复诊1次/月，疗程为6个月，前牙深覆𬌗纠正，牙列排齐。"2×4"局部固定矫治结束后，上切牙腭侧粘接麻花丝行固定保持，定期复查至恒牙列初期。

（主诊医生：苏晓霞）

3. "2×4"局部固定矫治技术治疗替牙列期上前牙唇向倾斜、上前牙牙列间隙

治疗前面像

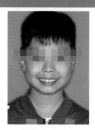

附15-1-52

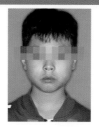

附15-1-53

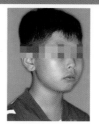

附15-1-54

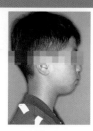

附15-1-55

治疗前口内像

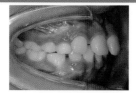

附15-1-56

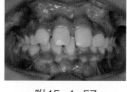

附15-1-57

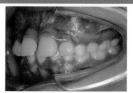

附15-1-58

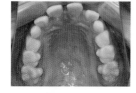

附15-1-59

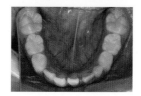

附15-1-60

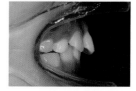

附15-1-61

佩戴矫治器口内像

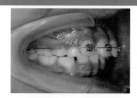

附15-1-62

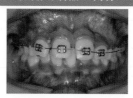

附15-1-63

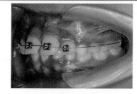

附15-1-64

治疗后面像

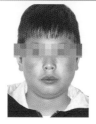

附15-1-65

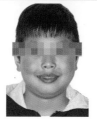

附15-1-66

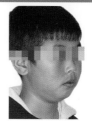

附15-1-67

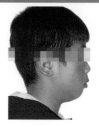

附15-1-68

**治疗后口内像**

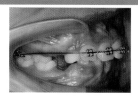 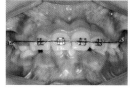 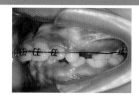

附15-1-69          附15-1-70          附15-1-71

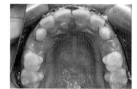 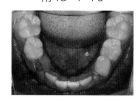

附15-1-72          附15-1-73

　　患儿9岁，以"上前牙前突"为诉求诊。1年前上前牙外伤史，11牙复杂冠根折、21牙冠折露髓，11、21牙曾行前牙活髓切断术及前牙修复术。其母亲有类似"上颌前突、小下巴"畸形，无全身疾病史。临床检查为替牙列期，前牙深覆𬌗深覆盖，上前牙唇向倾斜，上牙列散在间隙；83牙早失，下牙弓间隙，下中线右偏，双侧磨牙中性关系。颜面检查示凸面型，下颌后缩，颏部发育不足。影像学检查示上前牙牙根基本发育完全，未见明显牙根吸收及根尖炎症。

　　方案设计：上颌"2×4"局部固定矫治技术，内收上前牙，关闭上前牙间隙。

　　临床治疗：复诊1次/月，上颌局部固定矫治疗程为6个月，排齐上牙列，关闭上前牙间隙、打开咬合、改善前牙深覆𬌗深覆盖。"2×4"局部固定矫治结束后，73、83、84牙因龋早失，设计下颌固定舌弓间隙保持器，定期复查，择期拆除下颌舌弓以及进行Ⅱ期矫治。

（主诊医生：苏晓霞）

4. 利用"2×4"局部固定矫治技术行阻生前牙牵引

| 治疗前面像 |
| --- |

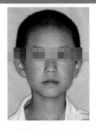 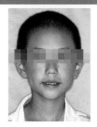 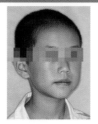 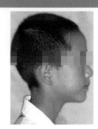

附15-1-74　　　　　附15-1-75　　　　　附15-1-76　　　　　附15-1-77

| 治疗前口内像 |
| --- |

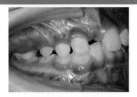 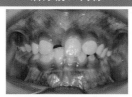 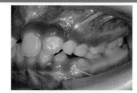

附15-1-78　　　　　　　附15-1-79　　　　　　　附15-1-80

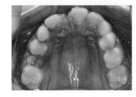 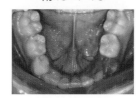 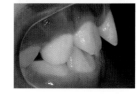

附15-1-81　　　　　　　附15-1-82　　　　　　　附15-1-83

| 治疗前1年全景片 | 治疗前CBCT | 治疗前根尖片 |
| --- | --- | --- |

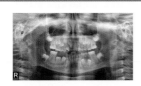 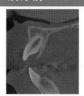 

附15-1-84　　　　　　　附15-1-85　　　　　　　附15-1-86

| 11阻生牙外科开窗后利用"2×4"局部固定矫治器弹性牵引口内像 |
| --- |

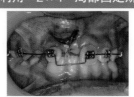

附15-1-87

**治疗后2年面像**

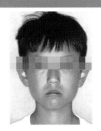
附15-1-88

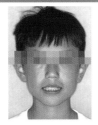
附15-1-89

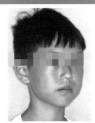
附15-1-90

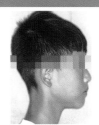
附15-1-91

**治疗后2年口内像**

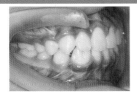
附15-1-92

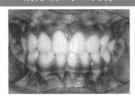
附15-1-93

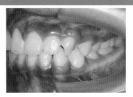
附15-1-94

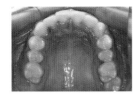
附15-1-95

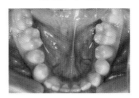
附15-1-96

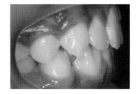
附15-1-97

**治疗后根尖片**

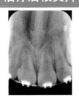
附15-1-98

**治疗后2年全景片**

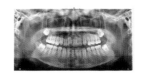
附15-1-99

患儿9岁，以"右上前牙1年未见"为诉求诊，5年前曾有乳前牙外伤史，未行处理，无全身疾病史及家族遗传史。临床检查为替牙列期，11牙迟萌，15、34、35牙早萌，42、43牙融合，双侧磨牙中性关系。颜面检查示直面型，影像学检查示11牙近中扭转阻生、牙根发育超1/2，根尖孔闭合，42、43牙融合。

　　方案设计：上颌粘接"2×4"局部固定矫治技术牵引11牙入牙弓。

　　临床治疗：11牙开窗后粘接牵引扣行闭合式弹性牵引。复诊1次/2周，施加60g轻力，牙冠牵引暴露后进一步排齐，复诊1次/月，疗程为6个月。每3个月定期拍摄X线片观察11牙位置及牙根发育情况。"2×4"局部固定矫治结束后，定期复查至恒牙列期，决定是否需要行Ⅱ期正畸综合矫治。

（主诊医生：彭怡然）

5. 上颌𬌗垫式螺旋扩弓带双曲舌簧矫治器辅助上下颌"2×4"局部固定矫治技术治疗替牙列期前牙反𬌗及前牙扭转

<table>
<tr><td colspan="4" align="center">治疗前面像</td></tr>
</table>

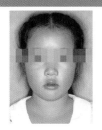 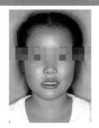 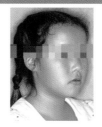 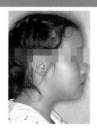

附15-1-100　　　　附15-1-101　　　　附15-1-102　　　　附15-1-103

<table>
<tr><td colspan="3" align="center">治疗前口内像</td></tr>
</table>

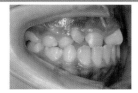 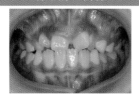 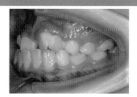

附15-1-104　　　　　　附15-1-105　　　　　　附15-1-106

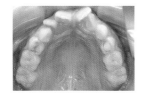 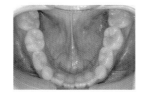 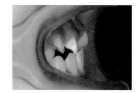

附15-1-107　　　　　　附15-1-108　　　　　　附15-1-109

<table>
<tr><td colspan="3" align="center">佩戴矫治器口内像</td></tr>
</table>

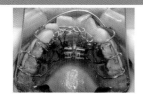 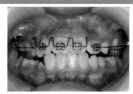 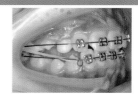

附15-1-110　　　　　　附15-1-111　　　　　　附15-1-112

<table>
<tr><td colspan="4" align="center">治疗后面像</td></tr>
</table>

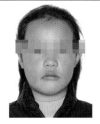 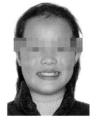 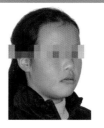 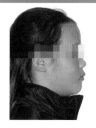

附15-1-113　　　　附15-1-114　　　　附15-1-115　　　　附15-1-116

## 治疗后口内像

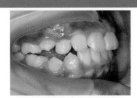
附15-1-117

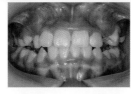
附15-1-118

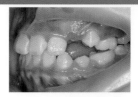
附15-1-119

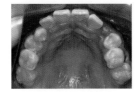
附15-1-120

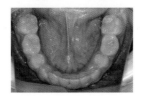
附15-1-121

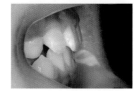
附15-1-122

病例解析

　　患儿8岁，以"前牙不齐、反𬌗"为诉求诊，无全身疾病史及家族遗传史。临床检查为替牙列期，前牙反覆𬌗反覆盖，下颌可后退至切对切；11、12、21牙近中扭转，22牙远中扭转，上牙列中度拥挤。双侧磨牙近中关系；上牙弓前段狭窄，上下牙弓形态不匹配。颜面检查示直面型，影像学检查示骨性Ⅰ类，均角。

　　方案设计：上颌𬌗垫式螺旋扩弓带双曲舌簧矫治器，配合上下颌"2×4"局部固定矫治技术。扩大上牙弓改善牙列拥挤，纠正前牙反𬌗及上前牙扭转。

　　临床治疗：采用慢速扩弓同时双曲舌簧配合加力唇向倾斜上前牙，旋转1次/周，每次90°，至上下牙弓宽度匹配后，上牙弓间隙扩展，粘接上颌"2×4"局部固定矫治器，唇向倾斜排齐上前牙，复诊1次/月。上前牙基本排齐后粘接下颌"2×4"局部固定矫治器，配合Ⅲ类颌间牵引进一步改善前牙咬合关系。"2×4"局部固定矫治结束后，前牙排齐、覆𬌗覆盖正常，双侧磨牙基本中性关系。定期复查至恒牙列期，分析诊断是否行Ⅱ期正畸综合矫治。

（主诊医生：苏晓霞）

# 第十六章

# 结束与保持

## 一、复发的机制及预防

### （一）复发的机制

如何减轻甚至防止错殆畸形矫治结束后的复发一直是正畸医生关注的热点问题。需要明确的是，所有正畸治疗结束后都有复发的风险，绝大多数治疗结束后都需要保持以增加治疗结果稳定性。另外，复发本身往往是一个多因素综合作用的结果，其主要原因有以下几点：

首先，在矫治过程中，除牙齿移动外，牙周膜、牙龈、牙槽骨、颅面骨缝和颞下颌关节等软硬组织也进行了相应的生物学改建。这些组织在牙齿移动至理想位置后还需至少6个月才能完成改建，在完成改建前，这些组织将产生使牙齿向矫治前位置移动的力。其次，不稳定的咬合关系以及口周肌、咀嚼肌和舌肌等肌功能不平衡也是导致错殆畸形复发的重要原因。同时，对于未成年个体，颌面部生长发育本身也可影响牙齿咬合情况。另外，未被纠正的口腔不良习惯和第三磨牙萌出空间不足等因素都可能造成矫治后的复发。

### （二）复发的预防

针对上述复发的影响因素，我们应该有针对性地进行干预，从而减小复发风险和程度。

首先，对于部分并非单纯由生长发育造成的错殆畸形，应明确并消除病因。例如，吐舌及吮指等口腔不良习惯都可造成相应的错殆畸形，对于这部分病例，在矫治过程中需彻底纠正口腔不良习惯。与之相似，对于腺样体肥大等因素造成口呼吸进而导致的错殆畸形，在去除病因的基础上才能获得稳定的治疗效果。

其次，在制订治疗计划时，应充分考虑患儿所处生长发育阶段，评估生长潜力，借助生长发育优化对错殆畸形的矫治方案。例如，对于生长发育高峰前期的轻度骨性错殆畸形患儿，可利用相应的功能矫治器改善骨性畸形，减少后续治疗所需的牙性代偿，提高咬合关系的稳定性。

另外，对于复发风险高的情况应特别关注。例如，由于牙体周围软组织中纤维改建缓慢，扭转牙在矫治后复发风险较高。为减少扭转牙的复发风险，临床应行牙槽嵴上纤维环切术。该术式在局部麻醉条件下将手术刀片插入龈沟内切断牙槽嵴顶上方插入牙根颈部的纤维，从而减少复发风险。

## 二、常见错𬌗畸形矫治后的保持

### （一）个别牙反𬌗矫治后的保持

对于牙性因素造成的前牙反𬌗，常可利用𬌗垫式舌簧矫治器或"2×4"局部固定矫治技术在较短时间内完成矫治。当正常覆𬌗覆盖关系得到建立，尤其是在姿势位仍有足够覆𬌗存在的情况时，患儿并不需要额外的保持，单纯借助颌间关系即可对被纠正的前牙反𬌗进行有效保持。

### （二）安氏Ⅱ类错𬌗畸形矫治后的保持

安氏Ⅱ类错𬌗畸形早期矫治后的复发主要原因：一是牙龈和牙周膜等组织改建尚未完成引起被矫治牙齿的复发；二则是上下颌骨的不协调发育。对于前者，除常规保持外，还应减少牙性代偿，建立稳定的咬合和肌功能平衡，必要时进行一定程度的过矫治。对于后者，则需对患儿生长发育进行全面评估，选择合适的治疗时机和保持措施。现阶段，临床上较为常用的方法为夜间佩戴以肌激动器为代表的类正位器保持器对上下颌骨相对位置进行调整。对于较为严重的病例，建议保持至颌骨发育基本结束。

### （三）安氏Ⅲ类错𬌗畸形矫治后的保持

安氏Ⅲ类错𬌗畸形患儿在经过功能矫治及固定矫治后，年龄通常在14~15岁，还处于生长发育中后期，其下颌骨向前的生长量通常来说大于上颌骨，这是安氏Ⅲ类错𬌗畸形复发的主要原因之一。另外，部分患儿在矫治结束后仍然有前伸下颌等口腔不良习惯，这亦可造成安氏Ⅲ类错𬌗畸形的复发。对于青少年安氏Ⅲ类患儿，首先，应延长保持周期，密切关注下颌骨生长发育，有条件者可保持至生长发育基本停止。其次，可使用正位器等具有协调颌间关系功能的保持器。另外，还应关注如前伸下颌等口腔不良习惯的破除。

### （四）深覆𬌗矫治后的保持

深覆𬌗的复发通常与其矫治策略有关，不同的矫治策略应有不同的保持方法。对于低角深覆𬌗患儿，我们需通过升高后牙来打开咬合。该类病例复发的常见原因是下颌升支生长量与后牙升高量不匹配，因此可延长保持时间使下颌升支生长量与后牙升高量协调。对于高角深覆殆患儿，我们通常通过压低前牙减小覆殆。为减少这类病例的复发，可在上颌保持器前牙腭侧区域增加平导结构防止下前牙伸长。

## 三、保持器的种类和特点

目前临床常用的保持器分为活动保持器与固定保持器，临床医生应根据患儿具体情况选择适合的保持器。在此，我们将介绍现阶段临床上几种常用的保持器。

### （一）活动保持器

相较于固定保持器，活动保持器历史更加悠久，应用也更加广泛。目前临床最常使用的活动保持器主要有两类，分别是Hawley保持器和压膜保持器。

1. Hawley保持器。

Hawley保持器的主要结构包括固位体、双曲唇弓和基托。固位体常为两侧第一磨牙处的箭头卡环或最后磨牙上的单臂卡环，可用直径0.8mm的硬质不锈钢丝弯制。唇弓常用直径为0.7~0.8mm的不锈钢丝弯制，常规放置于前牙唇面中1/3的高度，根据患儿的错殆畸形类型可进行相应调整，如深覆殆患儿可将唇弓靠近切1/3，防止前牙伸长，而原本为开殆的患儿可将保持器唇弓置于靠近颈缘1/3，防止开殆复发。唇弓的垂直曲应位于尖牙区，经尖牙和第一前磨牙外展隙转向舌侧。基托主要起连接及固位的作用，前牙区基托应与前牙舌隆突紧密贴合，后牙区基托应与后牙舌/腭侧外形高点接触（图16-3-1）。

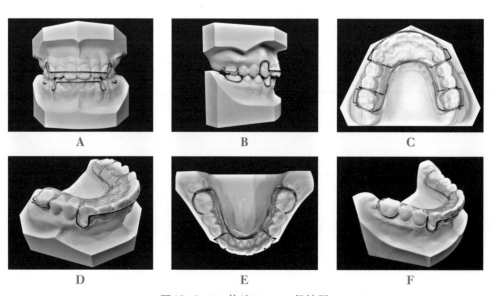

图16-3-1 传统Hawley保持器
A-B. Hawley保持器正、侧面观；C-D. 上颌Hawley保持器；E-F. 下颌Hawley保持器

Hawley保持器设计灵活，临床医生可根据患儿需求对保持器进行改良，达到相应的保持目的。在此我们将介绍几种常见的改良Hawley保持器的结构、特点和应用。

（1）波形双曲唇弓式Hawley保持器：与传统Hawley保持器不同，该保持器唇弓并非光滑弧形，而是与前牙唇面紧密贴合（图16-3-2）。该保持器对前牙保持效能高，适用于前牙移动量大的病例。

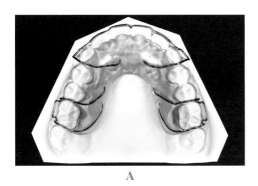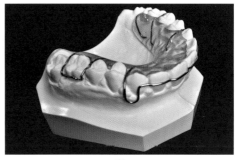

**A**　　　　　　　　　　　　　　　　**B**

图16-3-2　波形双曲唇弓式Hawley保持器
A. 𬌗面观；B. 斜侧面观

（2）塑料挡板双曲唇弓式Hawley保持器：该保持器以亚克力材料制成的透明唇弓代替传统不锈钢唇弓。垂直曲近中端固定于透明唇弓远中，远中端经尖牙远中邻间隙转向舌/腭侧。透明唇弓与前牙唇面及邻间隙严密贴合，可有效减少前牙错𬌗畸形的复发，尤其适用于前牙扭转病例的保持（图16-3-3）。

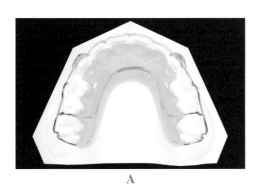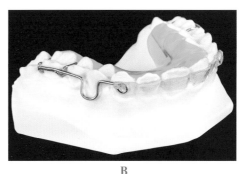

**A**　　　　　　　　　　　　　　　　**B**

图16-3-3　塑料挡板双曲唇弓式Hawley保持器
A. 𬌗面观；B. 斜侧面观

（3）平导式Hawley保持器：对于部分前牙压低的病例，可将上前牙舌侧区域基托设计成平面导板（图16-3-4）。该设计可有效防止治疗结束后下前牙伸长，从而保持前牙正常覆𬌗关系。

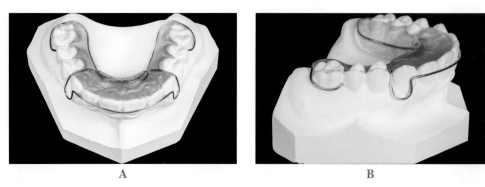

图16-3-4　平导式Hawley保持器
A. 𬌗面观；B. 斜侧面观

（4）反向唇弓式Hawley保持器：与传统Hawley保持器垂直曲由近中弯向远中不同，反向唇弓式Hawley保持器的垂直曲在尖牙唇侧弯向近中，自尖牙与侧切牙的外展隙转向舌/腭侧（图16-3-5）。该保持器可用于尖牙复发风险高的病例，尤其适用于正畸治疗过程中尖牙大幅度扭转的病例。

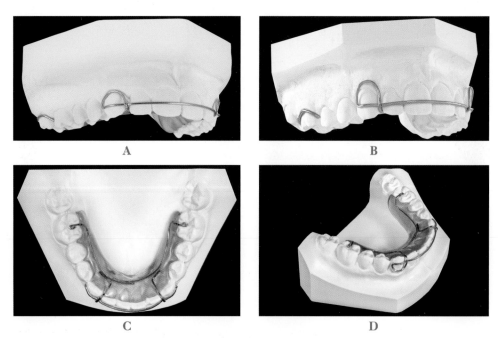

图16-3-5　反向唇弓式Hawley保持器
A-B. 上颌；C-D. 下颌

（5）Ricketts唇弓式Hawley保持器：该保持器唇弓垂直曲的近中端、远中端分别位于侧切牙中1/3和尖牙近中1/3，与垂直曲相连的为一个延伸至尖牙远中的水平曲，水平曲末端自侧切牙与尖牙外展隙转向舌/腭侧。该保持器具有良好的保持性能，尤其适用于正畸过程中尖牙大幅度扭转的病例。除保持作用外，其还可通过调节水平曲纠正尖牙轻度扭转（图16-3-6）。

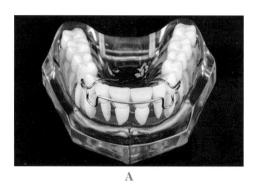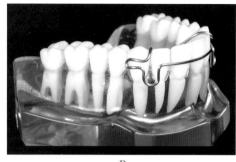

图16-3-6　Ricketts唇弓式Hawley保持器
A. 𬌗面观；B. 斜侧面观

（6）圈簧式Hawley保持器：该保持器用带圈簧的垂直曲取代了传统Hawley保持器位于尖牙处的简单垂直曲。该保持器适用于前牙具有少量散在间隙的患儿，可通过调节带圈簧的垂直曲向前牙施以持续轻柔的力量，逐渐关闭散在间隙（图16-3-7）。

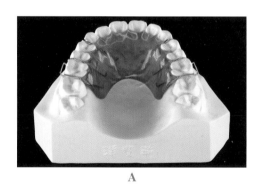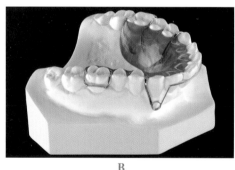

图16-3-7　圈簧式Hawley保持器
A. 𬌗面观；B. 斜侧面观

（7）环绕式Hawley保持器：该保持器的垂直曲远端并未转向舌侧，而是延伸至磨牙处的单臂卡环或箭头卡环处与之焊接相连，在唇弓侧切牙和尖牙之间可焊接邻间钩结构，转向舌/腭侧增强保持器固位。该保持器对牙弓长度保持效能高，适用于散在间隙病例矫治结束后的保持（图16-3-8）。

（8）弹性Hawley保持器：该保持器适用于治疗结束后前牙存在1.0~1.5mm拥挤的病例。该保持器本身并不会创造间隙，需配合邻面去釉使用。在制作保持器前，需在石膏模型上分牙并按理想位置排列。与传统Hawley保持器不同，该保持器唇弓两端弯向舌侧后

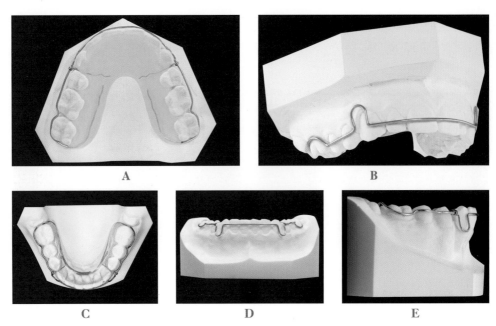

图16-3-8　环绕式Hawley保持器
A-B. 上颌；C-E. 下颌

向近中形成垂直曲并在前牙舌侧中部形成舌弓。不锈钢唇弓与舌弓都由亚克力材料覆盖包裹。在佩戴初期，该保持器通常无法完全就位。随着牙齿的移动，其就位情况逐渐改善。牙齿排列整齐后，可长期佩戴，发挥其功效（图16-3-9）。

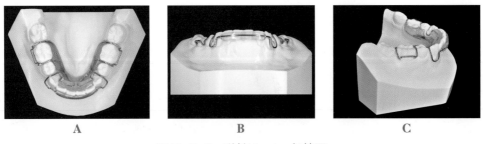

图16-3-9　弹性Hawley保持器
A. 𬌗面观；B. 正面观；C. 斜侧面观

2. 压膜保持器。

压膜保持器是一种新型美观的活动保持器，其制作工艺较为简单，通常使用厚度为1mm热成型膜片。将膜片在高温环境下加热软化，利用气压差使软化的膜片紧密压合在工作模型上，冷却后修剪膜片即可。在制作过程中，需注意以下几点：（1）工作模型上的突起、气泡及过大的倒凹应提前处理，确保保持器取戴顺利；（2）根据膜片厚度及压膜机的性能，选择合适的加热及冷却程序；（3）修剪保持器边缘时，唇颊侧应刚好覆盖龈缘，舌/腭侧应略微超过龈缘以增强保持器固位（图16-3-10）。

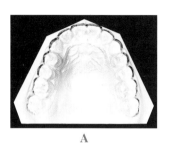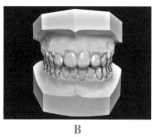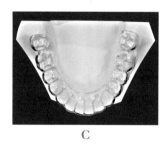

图16-3-10　压膜保持器
A. 上颌压膜保持器𬌗面观；B. 上下颌压膜保持器正面观；C. 下颌压膜保持器𬌗面观

　　压膜保持器美观、性能良好，制作工艺简单，是现阶段应用最广的保持器。相较于Hawley保持器，其对牙冠的包裹作用更强，对牙齿位置的维持更为可靠，舒适感也更加优良。然而，由于其包裹后牙咬合面，矫治结束后后牙无法进行生理性的调整。另外，由于压膜保持器材质的特殊性，在进食过程中无法佩戴，因此容易发生丢失，不佩戴的时间过长亦可能影响保持效果。

## （二）固定保持器

　　固定保持器在临床上的应用少于活动保持器，其主要用于下前牙拥挤、散在间隙关闭及拔牙间隙关闭等需要长时间保持的病例。临床上最常见的固定保持器是舌侧丝保持器。

　　舌侧丝保持器在临床工作中常用直径为0.0175英寸（0.44mm）的多股麻花丝或0.021英寸×0.025英寸（0.53mm×0.64mm）的不锈钢方丝弯制而成。舌侧丝保持器通常固定在两侧尖牙之间，需保证与每颗牙的舌/腭侧贴合。上颌舌侧丝保持器应固定于中切牙舌侧窝平面，下颌舌侧丝保持器应固定于下前牙舌隆突上方。舌侧丝保持器和每颗牙都有接触，但仍有一定弹性，允许牙齿在功能运动的过程中保有生理性的移动。其既可防止切牙错位和扭转，又不影响牙齿的正常生理功能。

　　临床工作中常使用树脂将舌侧丝粘接于前牙舌腭侧。粘接过程中，应严格控制粘接材料的位置，彻底清理溢出材料，以防影响患儿牙周健康。粘接完成后，需检查是否存在咬合干扰。对于轻度咬合干扰，可通过调磨咬合高点解决。对于重度咬合干扰，则应考虑调整保持器粘接位置或者减小覆𬌗（图16-3-11）。

　　除树脂粘接外，常用的舌侧丝固定方法还包括通过金属底板或带环与牙面粘接（图16-3-12）。具体方法为将弯制好的舌侧丝焊接在金属底板或带环上，利用粘接材料将金

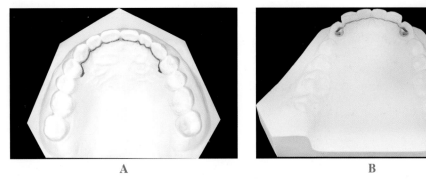

图16-3-11　舌侧丝保持器
A. 上颌；B. 下颌

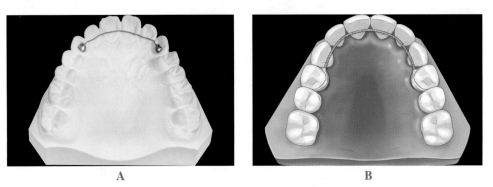

图16-3-12　常见舌侧丝保持器
A. 金属底板式舌侧丝保持器；B. 带环式舌侧丝保持器

属底板或带环固定在牙齿上。最新研究建议即使是通过金属底板或带环固定舌侧丝，仍需利用树脂将舌侧丝与每颗牙牙面进行粘接，从而保证保持效果。

## （三）常用保持器保持疗效的比较

现阶段并无证据表明某种保持器完全优于其余类型，但其各自的结构特点仍然使其在不同方面有一定的效果差异，临床医生应根据患儿的具体情况选择合适的保持器，甚至可以上下颌使用不同种类的保持器。

从牙列整齐的角度考虑，尤其是对于下前牙拥挤和扭转的病例，舌侧丝保持器的保持效果最好，压膜保持器次之，而Hawley保持器的保持效果较差。从促进垂直方向上生理性调整的角度考虑，由于Hawley保持器在后牙垂直向移动空间上的优越性，其明显优于另外两种保持器。从口腔卫生维护的角度考虑，两种活动保持器可由患儿自行取戴，并不影响口腔清洁，因此优于固定于牙面的舌侧丝保持器。而从美观角度考虑，固定于前牙腭侧和舌侧的舌侧丝保持器和透明压膜保持器都对美观无明显影响，而Hawley保持器由于唇弓的存在对美观有一定程度的影响。

## 四、保持器的佩戴与常见问题

在选择合适的保持器后，临床医生需要注意患儿是否正确佩戴保持器。在此，我们将介绍几种常见保持器在佩戴过程中的注意事项及常见问题和对策。

### （一）Hawley保持器

正确佩戴Hawley保持器时，唇弓应位于前牙唇面中1/3区域并与唇面贴合。垂直曲应位于两侧尖牙中及远中1/3，末端不压迫牙龈，跨𬌗部分应与尖牙和第一前磨牙邻接点贴合。卡环与牙面贴合，固位部位进入倒凹区。基托部分应与牙齿舌/腭侧贴合。

在初戴过程中，Hawley保持器常见的问题是就位及固位不佳。就位不佳的原因主要有基托材料多余以及卡环形态异常，可通过修整基托材料以及调整卡环形态解决。还应检查工作模型与口内实际情况是否一致，如有明显变形或损坏，应重新制取工作模型及保持器。对于固位不佳者，可用长臂钳、日月钳或梯形钳调节固位体和轻度夹闭垂直曲。夹闭垂直曲时，唇弓有向切方移动的趋势，因此还需调整唇弓的位置。

在保持过程中，Hawley保持器常出现固位不佳的问题，主要原因是在长期取戴的过程中固位体变形，因此患儿应定期复诊，以便正畸医生检查保持器固位情况并对其进行调整。此外，Hawley保持器佩戴初期常出现压迫牙龈及黏膜等问题，正畸医生在复诊时对压迫软组织的结构进行调整即可解决。虽然Hawley保持器在清洁口腔时可以取下，但长期佩戴仍可能提高患龋病及牙周疾病的风险。因此在复诊过程中，正畸医生不仅应关注保持效果，还应检查患儿的牙体牙周状况。

### （二）压膜保持器

压膜保持器应与临床牙冠紧密贴合，且无明显应力集中现象。保持器唇颊侧边缘应位于牙冠龈缘处，舌腭侧边缘需超过龈缘4~6mm。因包裹咬𬌗面，在压膜保持器的佩戴初期，患儿常有轻微不适感，一般在一周左右可自行适应。

在初戴过程中，压膜保持器常见的问题是不贴合、取戴困难及压迫牙龈。不贴合的主要原因是工作模型上存在明显气泡，此时需重新制作保持器。取戴困难的主要原因是保持器过度进入倒凹区，这在患儿牙龈萎缩等情况下较为常见，可在不影响固位的前提下通过修剪过度进入倒凹区的部分解决该问题，也可在工作模型上用石膏消除倒凹区重新制作保持器。对于牙龈肿胀明显的患儿，压膜保持器常易压迫牙龈造成不适，应嘱患儿尽快行牙周洁治，必要时适当修剪保持器边缘。

在保持过程中，使用压膜保持器常见的问题是保持器的损坏和遗失。保持器损坏的原因主要是患儿取戴方式错误以及佩戴保持器进食，遗失的主要原因是压膜保持器透明且体积小，取下后易被遗忘。保持器损坏或遗失后，患儿应尽快重新制作并佩戴保持器以防止复发。另外，如果长期佩戴保持器饮用可乐、茶等有色饮品，保持器亦可着色而影响美观。如果患儿对美观要求较高，应重新制作保持器。与Hawley保持器相似，长期佩戴压膜保持器易导致菌斑形成，会增加牙体及牙周疾病风险，正畸医生应向患儿充分强调维护口腔卫生的重要性。

### （三）舌侧丝保持器

与活动保持器相比，粘接舌侧丝保持器的操作较为繁琐。在粘接前，需将舌侧丝与口内牙列实际情况进行比对，确认舌侧丝在不对牙齿产生主动应力的前提下与牙齿舌/腭侧贴合，还应反复检查舌侧丝的定位，如过于靠近龈方，则会影响口腔卫生清洁；如过于靠近切方，则可能造成咬合干扰及影响美观。

在粘接过程中，容易出现的问题是定位不精准以及粘接材料残留。使用个性化托盘辅助定位是解决定位不精确最有效的方法，一般可在工作模型上利用丙烯酸或硅橡胶等材料制作个性化托盘。个性化托盘应暴露侧切牙及尖牙部分的舌侧丝，确保口内粘接时可在个性化托盘对舌侧丝有固位作用的前提下粘接舌侧丝两侧。对于粘接材料残留，可在树脂固化前利用牙线和探针清理，固化后可利用探针或带有小尺寸磨头的手机清除。

在保持过程中，使用舌侧丝保持器最容易出现的问题是舌侧丝的损坏，患儿通常不易意识到这个问题。例如，固定舌侧丝的树脂脱落以及舌侧丝本身出现变形甚至断裂，这些情况都将增加错𬌗畸形复发的风险。因此使用舌侧丝保持器的患儿应定期复诊，由正畸医生检查确认保持器是否仍然发挥功效。舌侧丝及树脂材料不利于口腔清洁维护，并易造成菌斑堆积，因此正畸医生应向使用舌侧丝保持器的患儿进行充分口腔卫生宣传教育，使其维护好牙体及牙周健康。

（易俭如）

# 附录 儿童正畸保持器特殊设计

1. 上颌全基托Hawley保持器

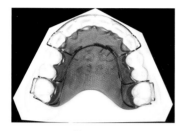

该保持器使用覆盖整个腭顶的树脂基托，对牙弓宽度的稳定作用更好，缺点是异物感较强。

附16-1-1

2. 带圈形邻间钩的下颌Hawley保持器

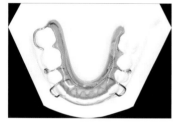

该保持器使用圈形邻间钩固位，可用于第一磨牙萌出高度不足、单臂卡环固位不足、需要增加固位单位的患儿。

附16-1-2

3. 改良三角形双曲唇弓Hawley保持器

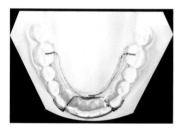 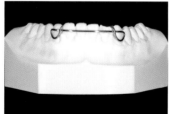

该保持器的三角形唇弓包绕尖牙形态弯制，可防止尖牙扭转。后牙使用简单𬌗支托。

附16-1-3（𬌗面观）　　附16-1-4（正面观）

### 4. 唇侧树脂夹板Hawley保持器

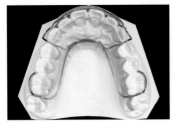

附16-1-5（殆面观）

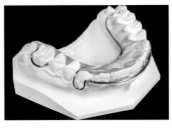

附16-1-6（斜侧面观）

该保持器将唇弓包埋于树脂基托内，环绕前牙唇面形态，有更强的保持作用。

### 5. 透明唇弓Hawley保持器

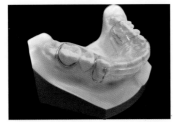

附16-1-7

该保持器的唇弓使用透明树脂基托贴合上前牙唇面制作，更为美观，缺点为树脂较脆，容易折断。

### 6. 环绕式长唇弓Hawley保持器（焊接箭头卡环）

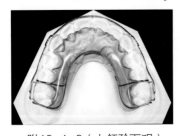

附16-1-8（上颌殆面观）

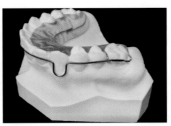

附16-1-9（上颌斜侧面观）

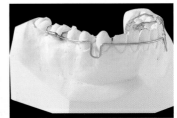

附16-1-10（下颌侧面观）

该保持器的垂直曲远端延伸至磨牙处箭头卡环，并与之焊接相连。该保持器适用于存在散在间隙的患儿。

7. 环绕式长唇弓Hawley保持器（长唇弓焊接单臂卡环）

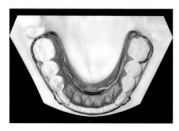

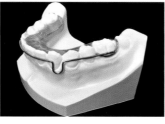

该保持器的垂直曲远端延伸至磨牙处单臂卡环，并与之焊接相连。该保持器适用于存在散在间隙的患儿。

附16-1-11（𬌗面观）　　附16-1-12（斜侧面观）

8. 环绕式Hawley保持器（单箭头卡环）

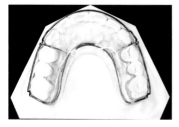

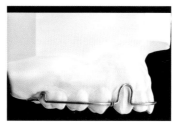

该保持器的固位单位为单箭头卡环。

附16-1-13（𬌗面观）　　附16-1-14（侧面观）

9. 改良环绕式唇弓树脂夹板Hawley保持器　　10. 改良Hawley保持器

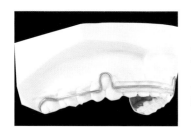

该保持器的唇弓焊接于单臂卡环上，前牙区在唇弓上制作树脂夹板。

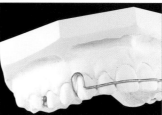

该保持器的唇弓根据前牙唇面形态弯制，防止前牙扭转复发。后牙采用成品邻间钩固位。

附16-1-15　　　　　　　　　　附16-1-16

11. 改良型弹性保持器

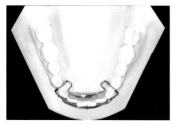

该保持器仅保留前牙唇舌侧树脂夹板。此种设计异物感较小，但容易因佩戴不当导致误吞。

附16-1-17

### 12. 舌/腭侧丝铸造固定保持器

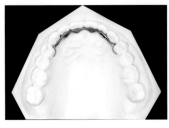

该保持器是舌侧丝保持器的改良型。依照牙齿舌面形态铸造的一金属整体，连接所有需要固定保持的牙齿。该矫治器将丝连接至前磨牙，可防止间隙复发。一般舌侧铸造固定保持器通过树脂粘接剂粘接于前牙舌侧。

附16-1-18

### 13. 舌侧板铸造固定保持器

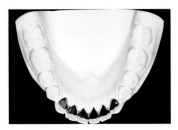

该保持器使用3D打印或铸造舌板沿舌窝形态制作金属舌板，粘接于下切牙舌侧进行下切牙的保持。

附16-1-19

### 14. 正位器

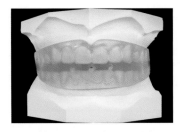 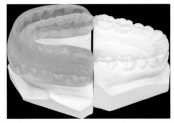

正位器由弹性材料根据患儿牙列制成，于固定矫治结束时对牙位进行精细调整，并可以排齐轻度错位的牙齿，关闭前牙散在的间隙，使咬合关系更趋理想。

附16-1-20（正面观）　　　附16-1-21（斜侧面观）

# 参考文献

[ 1 ]  AGOSTINO P, UGOLINI A, SIGNORI A, et al. Orthodontic treatment for posterior crossbites[J]. Cochrane Database of Systematic Reviews, 2014(8): CD000979.

[ 2 ]  AHMAD AJ, PAREKH S, ASHLEY PF. Methods of space maintenance for premature loss of a primary molar: a review[J]. European Archives of Paediatric Dentistry, 2018, 19(5): 311-320.

[ 3 ]  ALESSIO LE Jr, de ALMEIDA RR, GUERRA JGP, et al. Transverse stability of Class Ⅱ malocclusion correction with the pendulum appliance[J]. American Journal of Orthodontics & Dentofacial Orthopedics, 2020, 158(3): 357-362.

[ 4 ]  AMUK NG, KURT G, KARSLI E, et al. Effects of mesenchymal stem cell transfer on orthodontically induced root resorption and orthodontic tooth movement during orthodontic arch expansion protocols: an experimental study in rats[J]. European Journal of Orthodontics, 2020, 42(3): 305-316.

[ 5 ]  Andrea Wichelhaus. 口腔正畸临床治疗设计[M]. 高丽霞，田玉楼，主译. 沈阳：辽宁科学技术出版社，2019.

[ 6 ]  ARREGHINI A, TRIGILA S, LOMBARDO L, et al. Objective assessment of compliance with intra- and extraoral removable appliances[J]. The Angle Orthodontist, 2017, 87(1): 88-95.

[ 7 ]  BACCETTI T, FRANCHI L, MUCEDERO M, et al. Treatment and post-treatment effects of facemask therapy on the sagittal pharyngeal dimensions in Class Ⅲ subjects[J]. European Journal of Orthodontics, 2010, 32(3): 346-350.

[ 8 ]  BAGATTONI S, COSTI T, D'ALESSANDRO G, et al. Craniofacial and occlusal features of children with Noonan syndrome[J]. American Journal of Medical Genetics (Part A), 2021, 185(3): 820-826.

[ 9 ]  BAHREMAN A. Early-age orthodontic treatment[M]. Batavia, IL: Quintessence Publishing, 2013.

[10]  BATTAGEL JM. The aetiology of Class Ⅲ malocclusion examined by tensor analysis[J]. British Journal of Orthodontics, 1993, 20(4): 283-295.

[11]  BISHARA SE, JAKOBSEN JR, VORHIES B, et al. Changes in dentofacial structures in untreated Class Ⅱ division 1 and normal subjects: a longitudinal study[J]. The Angle Orthodontist, 1997, 67(1): 55-66.

[12]  BISHARA SE, JAKOBSEN JR, TREDER J, et al. Arch length changes from 6 weeks to 45 years[J]. The Angle Orthodontist, 1998, 68(1): 69-74.

[13]  BORRIE FRP, BEARN DR, INNES NPT, et al. Interventions for the cessation of non-nutritive sucking habits in children[J]. Cochrane Database of Systematic Reviews, 2015(3): CD008694.

[14]  BOZKAYA E, TORTOP T, YÜKSEL S, et al. Evaluation of the effects of the hybrid Pendulum in

comparison with the conventional Pendulum appliance[J]. The Angle Orthodontist, 2020, 90(2): 194-201.

[15] BUCCI R, D'ANTÒ V, RONGO R, et al. Dental and skeletal effects of palatal expansion techniques: a systematic review of the current evidence from systematic reviews and meta-analyses[J]. Journal of Oral Rehabilitation, 2016, 43(7): 543-564.

[16] BUKHARI A, KENNEDY D, HANNAM A, et al. Dimensional changes in the palate associated with slow maxillary expansion for early treatment of posterior crossbite[J]. The Angle Orthodontist, 2018, 88(4): 390-396.

[17] BURSTONE CJ. Biomechanics of deep overbite correction[J]. Seminars in Orthodontics, 2001, 7(1): 26-33.

[18] BURSTONE CJ. Rationale of the segmented arch[J]. American Journal of Orthodontics, 1962, 48(11): 805-822.

[19] BUTTNER J, BUTTNER C. Categories and treatment of unerupted teeth[J]. New Mexico Dental Journal, 1999, 50(5): 18-20.

[20] CAI B, ZHAO XG, XIANG LS. Orthodontic decompensation and correction of skeletal Class Ⅲ malocclusion with gradual dentoalveolar remodeling in a growing patient[J]. American Journal of Orthodontics & Dentofacial Orthopedics, 2014, 145(3): 367-380.

[21] CARAPEZZA LJ. The paradox of 1-phase vs 2-phase orthodontic treatment[J]. American Journal of Orthodontics & Dentofacial Orthopedics, 2017, 151(1): 9.

[22] CAROCCIA F, MOSCAGIURI F, FALCONIO L, et al. Early orthodontic treatments of unilateral posterior crossbite: a systematic review[J]. Journal of Clinical Medicine, 2021, 10(33).

[23] CASTELO PM, GAVIÃO M BD, PEREIRA LJ, et al. Masticatory muscle thickness, bite force, and occlusal contacts in young children with unilateral posterior crossbite[J]. European Journal of Orthodontics, 2007, 29(2): 149-156.

[24] CASTILLO AA, VILANOVA L, MIRANDA F, et al. Dentoskeletal changes in open bite treatment using spurs and posterior build-ups: a randomized clinical trial[J]. American Journal of Orthodontics & Dentofacial Orthopedics, 2021, 159(1): 10-20.

[25] CIFTCI V, UGUZ HN, OZCAN M. Laser-assisted management of ectopic eruption of permanent incisors[J]. Nigerian Journal of Clinical Practice, 2019, 22(2): 276-280.

[26] COZZA P, BACCETTI T, FRANCHI L, et al. Mandibular changes produced by functional appliances in Class Ⅱ malocclusion: a systematic review[J]. American Journal of Orthodontics & Dentofacial Orthopedics, 2006, 129(5): 599. e1-599. e12.

[27] da ROSA MOREIRA BASTOS RT, BLAGITZ MN, de CASTRO ARAGÓN M LS, et al. Periodontal side effects of rapid and slow maxillary expansion: a systematic review[J]. The Angle Orthodontist, 2019, 89(4): 651-660.

[28] de ALMEIDA RR, de ALMEIDA MR, OLTRAMARI-NAVARRO PVP, et al. Serial extraction: 20

years of follow-up[J]. Journal of Applied Oral Science, 2012, 20(4): 486-492.

[29] de MEDEIROS ALVES AC, MARANHÃO OBV, JANSON G, et al. Mandibular dental arch short and long-term spontaneous dentoalveolar changes after slow or rapid maxillary expansion: a systematic review[J]. Dental Press Journal of Orthodontics, 2017, 22(3): 55-63.

[30] DHULL KS, BHOJRAJ N, YADAV S, et al. Modified distal shoe appliance for the loss of a primary second molar: a case report[J]. Quintessence International , 2011, 42(10): 829-833.

[31] DIOGUARDI A, AL-HALAWANI M. Oral appliances in obstructive sleep apnea[J]. Otolaryngologic Clinics of North America, 2016, 49(6): 1343-1357.

[32] EKPRACHAYAKOON I, MIYAMOTO JJ, INOUE-ARAI MS, et al. New application of dynamic magnetic resonance imaging for the assessment of deglutitive tongue movement[J]. Progress in Orthodontics, 2018, 19(1): 45.

[33] FERRAZZINI G. Class Ⅱ/2 malocclusion: early treatment with removable appliances and stability after 20 years[J]. Schweizer Monatsschrift fur Zahnmedizin, 2008, 118(9): 814-819.

[34] FICHERA G, GRECO M, LEONARDI R. Effectiveness of the passive lingual arch for E space maintenance in subjects with anterior or posterior rotation of the mandible: a retrospective study[J]. Medical Principles and Practice, 2011, 20(2): 165-170.

[35] FLEMING P, LEE R. Orthodontic functional appliances: theory and practice[M]. Hoboken, NJ: Wiley Blackwell, 2016.

[36] FOERSCH M, JACOBS C, WRIEDT S, et al. Effectiveness of maxillary protraction using facemask with or without maxillary expansion: a systematic review and meta-analysis[J]. Clinical Oral Investigations, 2015, 19(6): 1181-1192.

[37] FRAGA WS, SEIXAS VM, SANTOS JC, et al. Mouth breathing in children and its impact in dental malocclusion: a systematic review of observational studies[J]. Minerva Stomatologica, 2018, 67(3): 129-138.

[38] GERMA A, CLÉMENT C, WEISSENBACH M, et al. Early risk factors for posterior crossbite and anterior open bite in the primary dentition[J]. The Angle Orthodontist, 2016, 86(5): 832-838.

[39] GIUNTINI V, FRANCHI L, BACCETTI T, et al. Dentoskeletal changes associated with fixed and removable appliances with a crib in open-bite patients in the mixed dentition[J]. American Journal of Orthodontics & Dentofacial Orthopedics, 2008, 133(1): 77-80.

[40] GRABER LW, VANARSDALL RL, VIG KWL, et al. Orthodontics: current principles and techniques[M]. 6th ed. St. Louis, MO: Elsevier, 2016.

[41] HARALABAKIS NB, SIFAKAKIS IB. The effect of cervical headgear on patients with high or low mandibular plane angles and the "myth" of posterior mandibular rotation[J]. American Journal of Orthodontics & Dentofacial Orthopedics, 2004, 126(3): 310-317.

[42] HOURFAR J, LUDWIG B, KANAVAKIS G. An active, skeletally anchored transpalatal appliance for derotation, distalization and vertical control of maxillary first molars[J]. Journal of Orthodontics,

2014, 41 Suppl 1: S24-S32.

[43] HUANG YS, GUILLEMINAULT C, LI HY, et al. Attention-deficit/hyperactivity disorder with obstructive sleep apnea: a treatment outcome study[J]. Sleep Medicine, 2007, 8(1): 18-30.

[44] ILERI Z, BASCIFTCI FA. Asymmetric rapid maxillary expansion in true unilateral crossbite malocclusion: a prospective controlled clinical study[J]. The Angle Orthodontist, 2015, 85(2): 245-252.

[45] ISMAIL M Q, LAURIDSEN E, ANDREASEN JO, et al. Ectopic eruption of the second premolar: an analysis of four different treatment approaches[J]. European Archives of Paediatric Dentistry, 2020, 21(1): 119-127.

[46] JAMBI S, THIRUVENKATACHARI B, O'BRIEN KD, et al. Orthodontic treatment for distalising upper first molars in children and adolescents[J]. Cochrane Database of Systematic Reviews, 2013(10): CD008375.

[47] JANSON G, NAKAMURA A, de FREITAS MR, et al. Apical root resorption comparison between Fränkel and eruption guidance appliances[J]. American Journal of Orthodontics & Dentofacial Orthopedics, 2007, 131(6): 729-735.

[48] JUBERG DR, ALFANO K, COUGHLIN RJ, et al. An observational study of object mouthing behavior by young children[J]. Pediatrics, 2001, 107(1): 135-142.

[49] KAJI A, SEKINO S, ITO H, et al. Influence of a mandibular fixed orthodontic retainer on periodontal health[J]. Australian Orthodontic Journal, 2013, 29(1): 76-85.

[50] KALHA AS. Early orthodontic treatment reduced incisal trauma in children with Class Ⅱ malocclusions[J]. Evidence-based Dentistry, 2014, 15(1): 18-20.

[51] KARTHICKEYAN SS. Dentoskeletal morphology in Class I and Class Ⅱ malocclusion with increased overbite[J]. American Journal of Orthodontics & Dentofacial Orthopedics, 2019, 156(6): 710-711.

[52] KAUR H, OWEN B, TRAN B, et al. The biomechanics of posterior maxillary arch expansion using fixed labial and lingual appliances[J]. The Angle Orthodontist, 2020, 90(5): 688-694.

[53] KEELING SD, WHEELER TT, KING GJ, et al. Anteroposterior skeletal and dental changes after early Class Ⅱ treatment with bionators and headgear[J]. American Journal of Orthodontics & Dentofacial Orthopedics, 1998, 113(1): 40-50.

[54] KELES A, TOKMAK EC, ERVERDI N, et al. Effect of varying the force direction on maxillary orthopedic protraction[J]. The Angle Orthodontist, 2002, 72(5): 387-396.

[55] KESKI-NISULA K, KESKI-NISULA L, VARRELA J. Class Ⅱ treatment in early mixed dentition with the eruption guidance appliance: effects and long-term stability[J]. European Journal of Orthodontics, 2020, 42(2): 151-156.

[56] KESKI-NISULA K, LEHTO R, LUSA V, et al. Occurrence of malocclusion and need of orthodontic treatment in early mixed dentition[J]. American Journal of Orthodontics & Dentofacial Orthopedics,

2003, 124(6): 631-638.

[57]　KETTLE JE, HYDE AC, FRAWLEY T, et al. Managing orthodontic appliances in everyday life: a qualitative study of young people's experiences with removable functional appliances, fixed appliances and retainers[J]. Journal of Orthodontics, 2020, 47(1): 47-54.

[58]　KHALAF K, MANDO M. Removable appliances to correct anterior crossbites in the mixed dentition: a systematic review[J]. Acta Odontologica Scandinavica, 2020, 78(2): 118-125.

[59]　KIM JH, VIANA MAG, GRABER TM, et al. The effectiveness of protraction face mask therapy: a meta-analysis[J]. American Journal of Orthodontics & Dentofacial Orthopedics, 1999, 115(6): 675-685.

[60]　KIM WS, KIM Y, CHO JH, et al. Unlocking ectopically erupting permanent first molars using light wires[J]. Journal of the American Dental Association, 2020, 151(11): 857-862.

[61]　KINZINGER GSM, FRITZ UB, SANDER FG, et al. Efficiency of a pendulum appliance for molar distalization related to second and third molar eruption stage[J]. American Journal of Orthodontics & Dentofacial Orthopedics, 2004, 125(1): 8-23.

[62]　KONG XW, CAO M, Ye RD, et al. Orthodontic force accelerates dentine mineralization during tooth development in juvenile rats[J]. Tohoku Journal of Experimental Medicine, 2010, 221(4): 265-270.

[63]　LEDRA IM, GANDINI LG, MARTINS RP. Expansion with transpalatal arch or continuous arch mechanics[J]. American Journal of Orthodontics & Dentofacial Orthopedics, 2020, 157(5): 611-618.

[64]　LEI L, YAN FH, LI HX, et al. Treatment of dilacerated incisors in early and late stages of root development[J]. Journal of Clinical Orthodontics: JCO, 2015, 49(8): 497-507.

[65]　LEONARDI R, CALTABIANO M, CAVALLINI C, et al. Condyle fossa relationship associated with functional posterior crossbite, before and after rapid maxillary expansion[J]. The Angle Orthodontist, 2012, 82(6): 1040-1046.

[66]　LI C, CAI Y, CHEN SH, et al. Classification and characterization of class Ⅲ malocclusion in Chinese individuals[J]. Head & Face Medicine, 2016, 12(1): 31.

[67]　LI MJ, SU XX, LI Y, et al. Cone-beam computed tomography-guided three-dimensional evaluation of treatment effectiveness of the Frog appliance[J]. Korean Journal of Orthodontics, 2019, 49(3): 161-169.

[68]　LITTLEWOOD SJ, MILLETT DT, DOUBLEDAY B, et al. Orthodontic retention: a systematic review[J]. Journal of Orthodontics, 2006, 33(3): 205-212.

[69]　LOPATIENĖ K, TRUMPYTĖ K. Relationship between unilateral posterior crossbite and mandibular asymmetry during late adolescence[J]. Stomatologija, 2018, 20(3): 90-95.

[70]　LOPES FILHO H, MAIA LH, LAU TCL, et al. Early vs late orthodontic treatment of tooth crowding by first premolar extraction: a systematic review[J]. The Angle Orthodontist, 2015, 85(3): 510-517.

[71]　LOPES FREIRE GM, ESPASA SUAREZ de DEZA JE, RODRIGUES da SILVA IC, et al. Non-nutritive sucking habits and their effects on the occlusion in the deciduous dentition in children[J].

European Journal of Paediatric Dentistry, 2016, 17(4): 301-306.

[72] LUTHER F, NELSON-MOON Z. Orthodontic retainers and removable appliances: principles of design and use[M]. New Jersey: Wiley-Blackwell, 2012.

[73] LUTHER F. Orthodontic retainers and removable appliances[M]. New Jersey: Wiley-Blackwell, 2013.

[74] MAJORANA A, BARDELLINI E, AMADORI F, et al. Timetable for oral prevention in childhood--developing dentition and oral habits: a current opinion[J]. Progress in Orthodontics, 2015, 16: 39.

[75] MARAÑÓN-VÁSQUEZ GA, AIKO NAKANE MATSUMOTO M, FERNANDO NEUPPMANN FERES M, et al. Early treatment of failure of eruption of a permanent molar[J]. Journal of Dentistry for Children, 2019, 86(3): 150-153.

[76] MASUCCI C, CIPRIANI L, DEFRAIA E, et al. Transverse relationship of permanent molars after crossbite correction in deciduous dentition[J]. European Journal of Orthodontics, 2017, 39(5): 560-566.

[77] MCNAMARA JA Jr, BRUDON WL. Orthodontics and dentofacial orthopedics[M]. Ann Arbor: Needham Press, 2001.

[78] MCNAMARA JA Jr. Early intervention in the transverse dimension: is it worth the effort?[J]. American Journal of Orthodontics & Dentofacial Orthopedics, 2002, 121(6): 572-574.

[79] MCNAMARA JA Jr, HOWE RP, DISCHINGER TG. A comparison of the Herbst and Fränkel appliances in the treatment of Class Ⅱ malocclusion[J]. American Journal of Orthodontics & Dentofacial Orthopedics, 1990, 98(2): 134-144.

[80] MCNAMARA JA, HUGE SA. The Fränkel appliance(FR-2): model preparation and appliance construction[J]. American Journal of Orthodontics & Dentofacial Orthopedics, 1981, 80(5): 478-495.

[81] MCNAMARA JA. Components of Class Ⅱ malocclusion in children 8-10 years of age[J]. The Angle Orthodontist, 1981, 51(3): 177-202.

[82] MILLETT D, DAY P. Clinical problem solving in orthodontics and paediatric dentistry[M]. 3rd ed. London: Elsevier Health Science, 2016.

[83] MILLETT DT, CUNNINGHAM SJ, O'BRIEN KD, et al. Orthodontic treatment for deep bite and retroclined upper front teeth in children[J]. The Cochrane Database of Systematic Reviews, 2018, 2(2): CD005972.

[84] MYRLUND R, DUBLAND M, KESKI-NISULA K, et al. One year treatment effects of the eruption guidance appliance in 7- to 8-year-old children: a randomized clinical trial[J]. European Journal of Orthodontics, 2015, 37(2): 128-134.

[85] MYRLUND R, KESKI-NISULA K, KEROSUO H. Stability of orthodontic treatment outcomes after 1-year treatment with the eruption guidance appliance in the early mixed dentition: a follow-up study[J]. The Angle Orthodontist, 2019, 89(2): 206-213.

[86] NAINI FB, GILL DS, SHARMA A, et al. The aetiology, diagnosis and management of deep

overbite[J]. Dental Update, 2006, 33(6): 326-328, 330-332, 334-336.

[87]  O'BRIEN K, MACFARLANE T, WRIGHT J, et al. Early treatment for Class Ⅱ malocclusion and perceived improvements in facial profile[J]. American Journal of Orthodontics & Dentofacial Orthopedics, 2009, 135(5): 580-585.

[88]  O'BRIEN K, WRIGHT J, CONBOY F, et al. Effectiveness of treatment for Class Ⅱ malocclusion with the herbst or twin-block appliances: a randomized, controlled trial[J]. American Journal of Orthodontics & Dentofacial Orthopedics, 2003, 124(2): 128-137.

[89]  PAOLANTONIO EG, LUDOVICI N, SACCOMANNO S, et al. Association between oral habits, mouth breathing and malocclusion in Italian preschoolers[J]. European Journal of Paediatric Dentistry, 2019, 20(3): 204-208.

[90]  PAVONI C, LOMBARDO EC, LIONE R, et al. Treatment timing for functional jaw orthopaedics followed by fixed appliances: a controlled long-term study[J]. European Journal of Orthodontics, 2018, 40(4): 430-436.

[91]  PISANI L, BONACCORSO L, FASTUCA R, et al. Systematic review for orthodontic and orthopedic treatments for anterior open bite in the mixed dentition[J]. Progress in Orthodontics, 2016, 17(1): 28.

[92]  PROFFIT WR, FIELDS HW Jr, Larson BE, et al. Contemporary orthodontics[M]. 6th ed. St. Louis: Elsevier , 2018.

[93]  PUJOLS SCR, NOGUEIRA CQ, REIS RS, et al. Stability of Class Ⅱ malocclusion treatment with the distal jet followed by fixed appliances[J]. American Journal of Orthodontics & Dentofacial Orthopedics, 2020, 158(3): 363-370.

[94]  QUINZI V, FERRO R, RIZZO FA, et al. The two by four appliance: a nationwide cross-sectional survey[J]. European Journal of Paediatric Dentistry, 2018, 19(2): 145-150.

[95]  QUINZI V, MARCHETTI E, GUERRIERO L, et al. Dentoskeletal Class Ⅱ malocclusion: maxillary molar distalization with no-compliance fixed orthodontic equipment[J]. Dentistry Journal, 2020, 8(1): 26.

[96]  RAMAZANZADEH B, AHRARI F, HOSSEINI ZS. The retention characteristics of Hawley and vacuum-formed retainers with different retention protocols[J]. Journal of Clinical and Experimental Dentistry, 2018, 10(3): e224-e231.

[97]  RIJPSTRA C, LISSON JA. Etiology of anterior open bite: a review[J]. Journal of Orofacial Orthopedics, 2016, 77(4): 281-286.

[98]  RONAY V, MINER RM, WILL LA, et al. Mandibular arch form: the relationship between dental and basal anatomy[J]. American Journal of Orthodontics & Dentofacial Orthopedics, 2008, 134(3): 430-438.

[99]  RUF S, BALTROMEJUS S, PANCHERZ H. Effective condylar growth and chin position changes in activator treatment: a cephalometric roentgenographic study[J]. The Angle Orthodontist, 2001, 71(1): 4-11.

[100] SADOWSKY C, SAKOLS EI. Long-term assessment of orthodontic relapse[J]. American Journal of Orthodontics & Dentofacial Orthopedics, 1982, 82(6): 456-463.

[101] SEKER ED, YAGCI A, DEMIRSOY KK. Dental root development associated with treatments by rapid maxillary expansion/reverse headgear and slow maxillary expansion[J]. European Journal of Orthodontics, 2019, 41(5): 544-550.

[102] SEO YJ, KIM SJ, MUNKHSHUR J, et al. Treatment and retention of relapsed anterior open-bite with low tongue posture and tongue-tie: a 10-year follow-up[J]. Korean Journal of Orthodontics, 2014, 44(4): 203-216.

[103] SHIN K. The Invisalign appliance could be an effective modality for treating overbite malocclusions within a mild to moderate range[J]. The Journal of Evidence-based Dental Practice, 2017, 17(3): 278-280.

[104] SILVA M, MANTON D. Oral habits—part 1: the dental effects and management of nutritive and non-nutritive sucking[J]. Journal of Dentistry for Children, 2014, 81(3): 133-139.

[105] SILVA M, MANTON D. Oral habits—part 2: beyond nutritive and non-nutritive sucking[J]. Journal of Dentistry for Children, 2014, 81(3): 140-146.

[106] SUGAWARA J, MITANI H. Facial growth of skeletal Class III malocclusion and the effects, limitations, and long-term dentofacial adaptations to chincap therapy[J]. Seminars in Orthodontics, 1997, 3(4): 244-254.

[107] TANG EL, WEI SH. Assessing treatment effectiveness of removable and fixed orthodontic appliances with the occlusal index[J]. American Journal of Orthodontics & Dentofacial Orthopedics, 1990, 98(6): 550-556.

[108] TANNY L, HUANG B, NAUNG NY, et al. Non-orthodontic intervention and non-nutritive sucking behaviours: a literature review[J]. The Kaohsiung Journal of Medical Sciences, 2018, 34(4): 215-222.

[109] TARPOMANOV T, RIMALOVSKA S, BELCHEVA A, et al. Root development of permanent incisors and mandibular molars in correlation with treatment plan[J]. Folia Medica, 2018, 60(2): 283-290.

[110] TULLOCH JFC, PHILLIPS C, PROFFIT WR. Benefit of early Class II treatment: progress report of a two-phase randomized clinical trial[J]. American Journal of Orthodontics & Dentofacial Orthopedics, 1998, 113(1): 62-74.

[111] UGOLINI A, DOLDO T, GHISLANZONI LTH, et al. Rapid palatal expansion effects on mandibular transverse dimensions in unilateral posterior crossbite patients: a three-dimensional digital imaging study[J]. Progress in Orthodontics, 2016, 171: 1-7.

[112] ULGEN M, FIRATLI S. The effects of the Fränkel's function regulator on the Class III malocclusion[J]. American Journal of Orthodontics & Dentofacial Orthopedics, 1994, 105(6): 561-567.

[113] VÄKIPARTA MK, KEROSUO HM, NYSTRÖM ME, et al. Orthodontic treatment need from eight

to 12 years of age in an early treatment oriented public health care system: a prospective study[J]. The Angle Orthodontist, 2005, 75(3): 344-349.

[114] VASILAKOS G, KONIARIS A, WOLF M, et al. Early anterior crossbite correction through posterior bite opening: a 3D superimposition prospective cohort study[J]. European Journal of Orthodontics, 2018, 40(4): 364-371.

[115] VISHWANATH M, CHEN PJ, UPADHYAY M, et al. Orthodontic management of a patient with short root anomaly and impacted teeth[J]. American Journal of Orthodontics & Dentofacial Orthopedics, 2019, 155(3): 421-431.

[116] von BREMEN J, LORENZ N, LUDWIG B, et al. Increased BMI in children—an indicator for less compliance during orthodontic treatment with removable appliances[J]. European Journal of Orthodontics, 2018, 40(4): 350-355.

[117] VOUDOURIS JC, KUFTINEC MM. Improved clinical use of Twin-block and Herbst as a result of radiating viscoelastic tissue forces on the condyle and fossa in treatment and long-term retention: growth relativity[J]. American Journal of Orthodontics & Dentofacial Orthopedics, 2000, 117(3): 247-266.

[118] WELLS AR, SARVER DM, PROFFIT WR. Long-term efficacy of reverse pull headgear therapy[J]. The Angle Orthodontist, 2006, 76(6): 915-922.

[119] WESTWOOD PV, MCNAMARA JA, BACCETTI T, et al. Long-term effects of Class Ⅲ treatment with rapid maxillary expansion and facemask therapy followed by fixed appliances[J]. American Journal of Orthodontics & Dentofacial Orthopedics, 2003, 123(3): 306-320.

[120] WIEDEL AP, BONDEMARK L. Fixed versus removable orthodontic appliances to correct anterior crossbite in the mixed dentition—a randomized controlled trial[J]. European Journal of Orthodontics, 2015, 37(2): 123-127.

[121] WIEDEL AP, BONDEMARK L. Stability of anterior crossbite correction: a randomized controlled trial with a 2-year follow-up[J]. The Angle Orthodontist, 2015, 85(2): 189-195.

[122] WISHNEY M, DARENDELILER MA, DALCI O. Myofunctional therapy and prefabricated functional appliances: an overview of the history and evidence[J]. Australian Dental Journal, 2019, 64(2): 135-144.

[123] WOON SC, THIRUVENKATACHARI B. Early orthodontic treatment for Class Ⅲ malocclusion: a systematic review and meta-analysis[J]. American Journal of Orthodontics & Dentofacial Orthopedics, 2017, 151(1): 28-52.

[124] ZOU J, MENG MM, LAW CS, et al. Common dental diseases in children and malocclusion[J]. International Journal of Oral Science, 2018, 10(1): 7.

[125] 曾祥龙. 口腔正畸直丝弓矫治技术[M]. 北京：中国科学技术出版社，1994.

[126] 曾祥龙. 现代口腔正畸学诊疗手册[M]. 北京：北京医科大学出版社，2000.

[127] 陈莉莉，林久祥，许天民，等. 13－18岁汉族正常青少年上牙弓后段可利用间隙变化的纵向研

究[J]. 口腔正畸学，2007，14（1）：25-28.

[128] 陈扬熙. 口腔正畸学：基础、技术与临床[M]. 北京：人民卫生出版社，2012.

[129] 杜维成. 口腔正畸工艺技术[M]. 2版. 北京：人民卫生出版社，2008.

[130] 段银钟，陈华. 正畸牙齿旋转移动[J]. 国外医学（口腔医学分册），1988（5）：280-282.

[131] 弗雷迪·路德，扎拉那·尼尔森-木恩. 正畸保持器和活动矫治器：临床设计与应用原则[M]. 宋锦璘，戴红卫，主译. 天津：天津科技翻译出版有限公司，2017.

[132] 傅民魁，林久祥. 口腔正畸学[M]. 2版. 北京：北京大学医学出版社，2014.

[133] 金作林. 颅面部生长发育与早期生长改良[J]. 国际口腔医学杂志，2021，48（1）：7-11.

[134] 兰泽栋. 口腔正畸技工学[M]. 西安：世界图书出版西安公司，2006.

[135] 李小兵，李锦涛，周陈晨，等. 一种磨牙矫治器：CN201720095585.9[P]. 2018-01-12.

[136] 李小兵，周陈晨，张凡柯，等. 一种下颌牙弓发育塑形器：CN201921969318.5[P]. 2020-07-31.

[137] 李小兵. 儿童早期肌功能训练与错𬌗畸形预防矫治[J]. 国际口腔医学杂志，2015，42（3）：249-254.

[138] 李小兵. 弯根牙的临床综合治疗及正畸早期矫治的可能性[J]. 中国实用口腔科杂志，2016，9（9）：523-527.

[139] 李小兵. 牙弓/牙槽骨弓的塑形矫治——基于牙弓形态发育不良的儿童错𬌗畸形诊断与阻断治疗[J]. 华西口腔医学杂志，2016，34（6）：556-563.

[140] 田玉楼，岳杨，韩坤，等. 一种矫治前牙反合畸形的舌刺矫治器：CN201620698869.2[P]. 2017-03-15.

[141] 夏恺，孙闻天，余丽媛，等. 不同快速扩弓装置对牙根吸收影响的系统评价[J]. 华西口腔医学杂志，2021，39（1）：38-47.

[142] 于晓艳，郅晓雷，张耐新，等. 前方牵引联合快速扩弓治疗替牙期骨性Ⅲ类错𬌗畸形的疗效分析[J]. 现代口腔医学杂志，2020，34（2）：104-106.

[143] 詹淑仪. 口腔活动矫治器的应用[M]. 北京：人民卫生出版社，1991.

[144] 赵景杰，刘明叶. 改良肌激动器矫治儿童偏𬌗及个别前牙反𬌗[J]. 基层医学论坛，2004，8（12）：1145-1146.

[145] 赵美英，罗颂椒，陈扬熙. 牙颌面畸形功能矫形[M]. 北京：人民卫生出版社，2000.

[146] 赵志河. 口腔正畸学[M]. 7版. 北京：人民卫生出版社，2020.

[147] 左艳萍，尉静，李雅，等. 实用口腔正畸矫治方法与技巧[M]. 北京：科学技术文献出版社，2017.